E. NICOLAS

OPHTALMOLOGIE

VÉTÉRINAIRE ET COMPARÉE

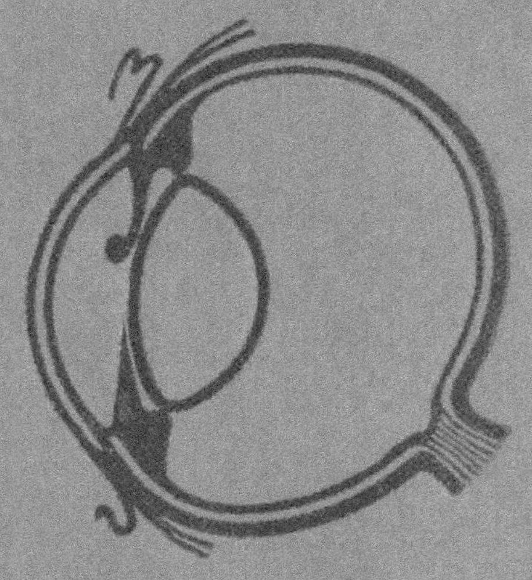

2ᵉ Édition

VIGOT FRÈRES. ÉDITEURS

OPHTALMOLOGIE

VÉTÉRINAIRE ET COMPARÉE

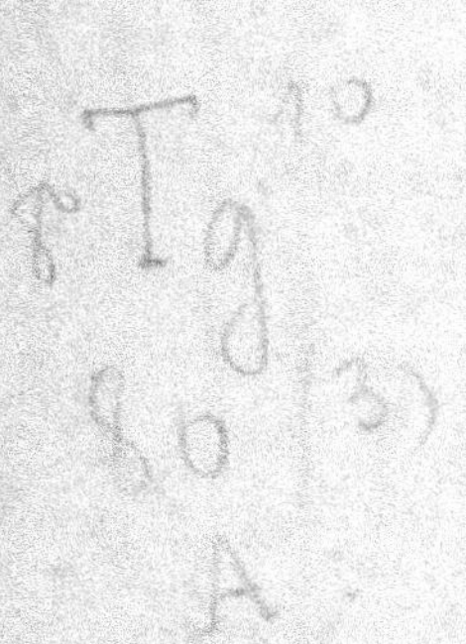

OPHTALMOLOGIE

VÉTÉRINAIRE ET COMPARÉE

PAR

LE Dr E. NICOLAS

Vétérinaire Colonel
Membre correspondant de l'Académie
Vétérinaire de France,
Associé honoraire du Royal College des Chirurgiens Vétérinaires de Londres.

———

DEUXIÈME ÉDITION AUGMENTÉE ET REFONDUE

———

*Avec 9 planches chromolithographiées et 205 figures
intercalées dans le texte.*

———

PARIS

VIGOT FRÈRES, ÉDITEURS

SUCCESSEURS DE ASSELIN ET HOUZEAU

23, RUE DE L'ÉCOLE-DE-MÉDECINE, 23

1928

OPHTALMOLOGIE

VÉTÉRINAIRE ET COMPARÉE

PAR

LE D`r` E. NICOLAS

Vétérinaire Colonel
Membre correspondant de l'Académie
Vétérinaire de France,
Associé honoraire du Royal Collège des Chirurgiens Vétérinaires de Londres.

DEUXIÈME ÉDITION AUGMENTÉE ET REFONDUE

*Avec 9 planches chromolithographiées et 205 figures
intercalées dans le texte.*

PARIS

VIGOT FRÈRES, ÉDITEURS

SUCCESSEURS DE ASSELIN ET HOUZEAU

23, RUE DE L'ÉCOLE-DE-MÉDECINE, 23

1928

AU VÉTÉRINAIRE COLONEL

J. JACOULET

MEMBRE HONORAIRE DE L'ACADÉMIE VÉTÉRINAIRE DE FRANCE
CORRESPONDANT DE L'ACADÉMIE DE MÉDECINE

Respectueux hommage de gratitude.

PRÉFACE

L'*ophtalmologie vétérinaire* s'affirme. Les travaux anatomiques et physiologiques relatifs à l'œil et à la vision continuent d'aller de l'avant. La clinique devient plus précise en même temps qu'elle élargit son horizon. Elle reconnaît la prépondérance de l'action morbifique de l'infection, endogène surtout, et oriente la médication vers la thérapeutique spécifique. A ces connaissances, dont on s'est proposé de faire le point, ont été incorporées d'une part, toutes les fois qu'on en a senti la nécessité tant pour servir d'étais que de phares, des données de l'*ophtalmologie humaine*, d'autre part des faits de l'*ophtalmologie expérimentale* ayant pour but de combler les déficiences de notre observation, d'orienter ses recherches, de préciser quelques déterminismes et encore, leur reproduction étant simple, de faciliter l'enseignement pratique de la pathologie oculaire... L'œil n'est-il pas aussi une fenêtre ouverte sur le cerveau par laquelle il faut savoir regarder et... voir.

Ainsi avons-nous essayé de remplir notre programme : renseigner, suggérer...

Eug. NICOLAS

OPHTALMOLOGIE VÉTÉRINAIRE

CHAPITRE PREMIER

GÉNÉRALITÉS SUR L'ANATOMIE DE L'ŒIL ET SON DÉVELOPPEMENT EMBRYOGÉNIQUE

Les parties de l'anatomie dont s'occupe l'ophtalmologie sont le *globe oculaire* ou *œil* proprement dit, organe essentiel de la vision, et ses *annexes*, c'est-à-dire la cavité orbitaire et les paupières qui le renferment et le protègent, les muscles qui le meuvent, l'appareil lacrymal qui constamment humidifie et nettoie sa partie transparente.

Il ne sera question ici que du globe oculaire envisagé dans son ensemble, particulièrement au point de vue des qualités qui en font un appareil de physique et qu'il est avant tout nécessaire de connaître pour comprendre la dioptrique oculaire. L'anatomie et la physiologie de chacune des parties constituantes de l'appareil visuel trouveront place en tête des différents chapitres qui traiteront plus particulièrement des affections pathologiques.

D'autre part, l'étude des formes par lesquelles passe l'œil pour arriver à son complet développement sera esquissée dans la limite nécessaire à la compréhension des malformations congénitales et à leur différenciation d'avec les altérations morbides.

§ I. — Globe oculaire.

1° **Constitution**. — L'œil est composé de *membranes* qui forment par leur association une enveloppe cavitaire close de toutes parts, mais laissant pénétrer la lumière par une fenêtre, la cornée, et de *milieux transparents* qui remplissent cette cavité.

Le tableau suivant et la figure 1 donneront une idée générale de la disposition de ces parties :

a) Membranes.	Externe. . . .	Fibreuse, protectrice de l'œil..	Opaque.	*Sclérotique.*
			Transparente .	*Cornée.*
	Intermédiaire.	Vasculaire et pigmentaire, nourricière de l'œil.	Tractus uvéal.	*Iris.*
				Corps ciliaire.
				Choroïde.
	Interne. . . .	Nerveuse, sensible aux rayons lumineux		*Rétine.*
		La rétine est reliée au cerveau par le		*Nerf optique.*
b) Milieux transparents. .	Antérieur. . .	Liquide.		*Humeur aqueuse*
	Intermédiaire.	Solide		*Cristallin.*
	Postérieur. . .	Vitreux.		*Corps vitre.*

2º Volume. — Son volume varie d'une espèce à l'autre et dans la même espèce d'individu à individu, suivant l'âge et les races. Le globe du Cheval est avec celui de l'Autruche le plus gros que l'on observe sur les animaux vivant sur terre ferme (Sömmering) (1) : il est plus gros que celui de l'Éléphant, du Rhinocéros. Des études comparées d'Emmert, il ressort que d'après le *volume absolu* de l'œil les animaux domestiques se classent ainsi : Cheval (38 à 50 cmc.), Bœuf (28 à 35 cmc.), Vache (25 à 34 cmc.), Veau de 5 à 10 semaines (15 à 20 cmc.), Mouton (10 à 14 cmc.), Porc (7 à 10 cmc.), Chien (4,5 à 5,5 cmc.), Chat (4,5 à 5 cmc.), Lapin (3 à 4 cmc.) (2) : que *relativement au poids du corps* le Chat a les yeux les plus gros (1 : 336), viennent ensuite le Lapin, le Chien (1 : 960), le Mouton, le Veau, le Cheval (1 : 4007), la Vache, le Porc, le Bœuf (1.8688) (3) ; que, dans une même espèce, ce sont les petits animaux qui ont relativement les plus gros

(1) L'œil des Cétacés est le plus gros que l'on connaisse.

(2) Le volume de l'œil de l'Homme est de 6 cmc.

(3) A ce point de vue, l'Homme se classe entre le Cheval et le Bœuf. D'autre part, les Oiseaux, en particulier les Nocturnes, ont de très gros yeux par rapport à leur taille.

yeux (autrement dit, le volume de l'œil croît plus vite que le
poids du corps); que les animaux les plus rapides ont en
proportion de gros yeux et les plus lents de petits yeux.

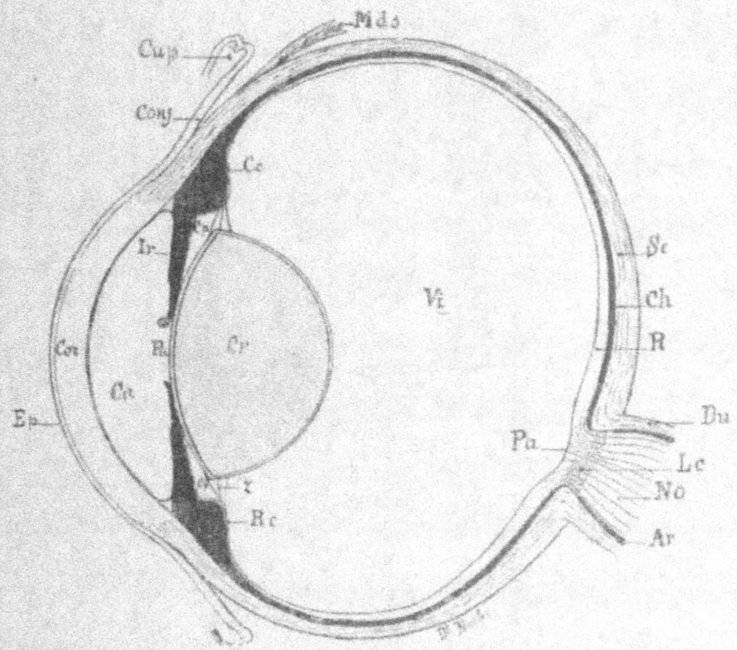

Fig. 1. — Œil du Cheval.

Ca, chambre antérieure. — Ce, corps ciliaire. — Ch, choroïde. — Conj, conjonctive. — Cor,
cornée. — Cp, chambre postérieure. — Cr, cristallin avec sa membrane d'enveloppe ou
cristalloïde. — Cup, cul-de-sac conjonctivo-palpébral. — Du, dure-mère. — Ep, revêtement épithélial de la cornée. — Ir, iris. — Le, lame criblée. — Mds, muscle droit supérieur. — No, nerf optique. — Pa, papille optique. — Pu, pupille. — R, rétine. —
Rc, portion de rétine tapissant le corps ciliaire (pars ciliaris retinæ) et l'iris (pars iridica retinæ). — Sc, sclérotique. — Vt, vitré. — Z, zonule de Zinn.

3° **Poids**. — Le poids du globe varie chez le Cheval de 45 à
60 grammes, chez le Chien de 4 à 8 (Koschel).

4° **Forme**. — La forme du bulbe est chez les Mammifères
généralement celle d'un sphéroïde à axes plus ou moins inégaux. D'après Franz, ils sont presque égaux chez les Carnassiers du genre Chien et quelques Singes. L'axe antéro-postérieur tend à devenir prépondérant chez les Félidés (Chat...),

les Chauves-souris et quelques demi-Singes (Galagos) : la cornée est alors proportionnellement très grande et peut mesurer en profondeur les 2/5 de l'axe oculaire comme chez le Galago : c'est l'*œil télescope*, l'œil des Nocturnes. (Il se rencontre également chez les Oiseaux : Chouette..., et les Poissons abyssaux...) (fig. 2). A l'opposé, l'axe transversal domine sur les autres et le globe tend vers l'ellipticité transversale ; c'est ce qui existe chez les Ongulés et les Baleines où cette forme est le plus caractérisée. Chez l'Antilope, il est ovale verticalement. Les dimensions comparées suivantes des axes chez quelques Mammifères donneront une idée de la différence des formes.

Axes du bulbe.

ŒIL	AXE			
	transversal. mm.	vertical. mm.	antéro-post. mm.	
ORANG	20,00	20,00	20,00	Franz.
CHIEN	21,17	21,34	21,73	Bayer.
CHAT	20,55	20,67	21,30	Thieulin.
HOMME	24,50	23,50	23,50	Franz.
PORC	26,23	25,33	24,65	Bayer.
MOUTON	30,86	31,02	26,85	Bayer.
CHAMEAU	36,00	36,00	29,00	Franz.
BŒUF	41,90	40,82	35,34	—
CHEVAL	48,45	47,63	43,68	—
BALEINE	145,00	129,00	107,00	Matthiessen.
ANTILOPE	28,00	29,00	24,00	Franz.

Chez les Ruminants, l'aplatissement est régulièrement réparti sur toute la face postérieure, tandis que sur le Cheval il est surtout prononcé sur la face postérieure de l'hémisphère inférieur.

En avant, le sphéroïde est un peu déformé par la saillie et la *situation asymétrique de la cornée*, plus rapprochée du pôle inférieur que du supérieur. Cette situation asymétrique est générale chez les Mammifères, mais particulièrement marquée sur les Equidés.

De tout cela, il résulte que l'œil du Cheval a une forme bien spéciale que nous traduisons dans le schéma suivant (fig. 4), qui montre que les distances du centre de la cornée aux dif-

férents points de la paroi postérieure sont inégales : CA >
CB > CD. Nous aurons à tenir compte de ce fait dans la
détermination de la réfraction.

Chez les Oiseaux de basse-cour, le globe est très aplati

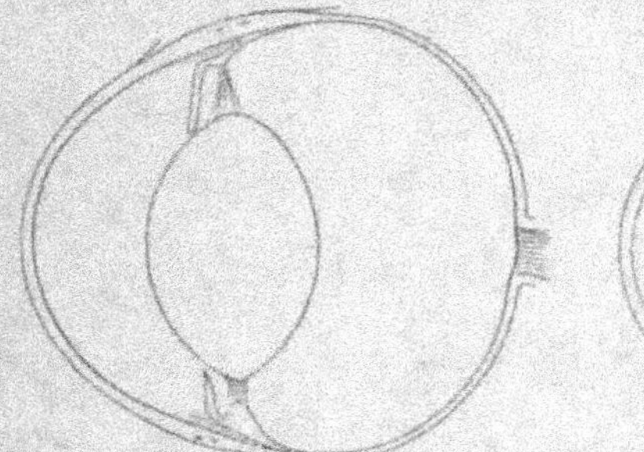

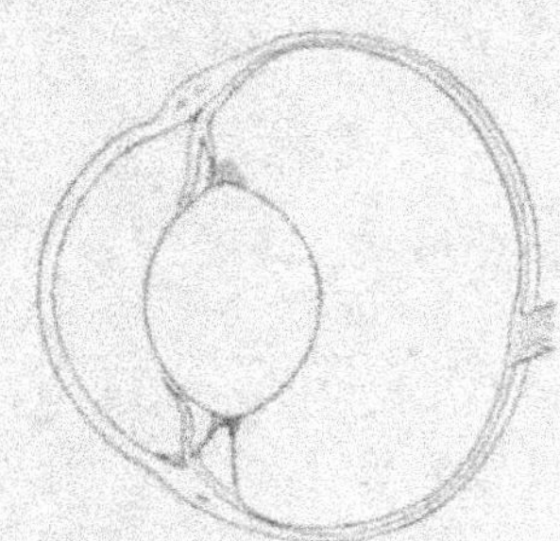

Fig. 2.   Fig. 3.
Œil de Chat (de Siam).   Œil de Chien (fox terrier).
Coupes horizontales (d'après Thieulin).

Par la prédominance de son axe antéro-postérieur, l'œil du Chat est un représentant chez les
animaux domestiques de l'œil télescope. Ce type est beaucoup plus accusé chez certains
oiseaux nocturnes (Chouette, Hibou). Remarquer le grand développement de la cornée, la
profondeur de la chambre antérieure.

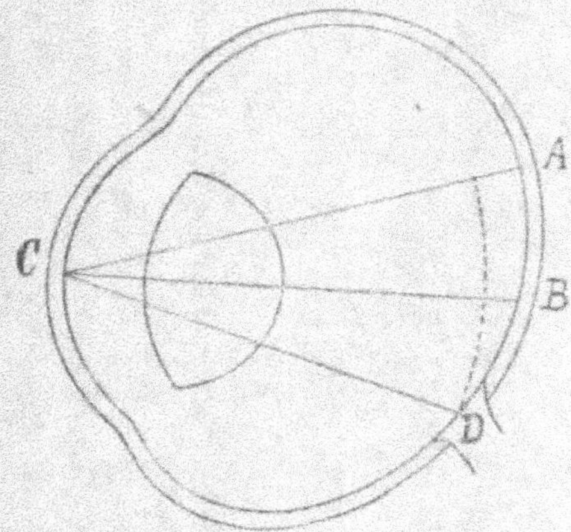

Fig. 4.

d'avant en arrière et ressemble à une cupule demi-sphérique
fermée en avant par un couvercle aplati.

5° **Cornée.** — *Rayons de courbure et dimensions.* — Les rayons
de courbure ont été déterminés par différents auteurs : Mat-

thiessen, Berlin, Koschel, Klingsberg, Dexler, Mœnich, Wolfskehl, Bayer, Thieulin. Ce sont les moyennes de leurs chiffres que nous reproduisons dans le tableau ci-contre. Quant aux dimensions largeur et hauteur, elles sont dues à Koschel.

Rayons de courbure et dimensions de la cornée.

ŒIL	RAYONS DE COURBURE		DIMENSIONS EN LIGNE DROITE	
	vertical mm.	horizontal mm.	largeur mm.	hauteur mm.
CHEVAL	16,57	17,94	33,10	25,80
BŒUF	15,21	16,43	30,50	23,20
MOUTON	11,95	11,37	22,40	15,40
PORC	10,60	11,00	17,70	14,70
CHIEN	8,50	9,30	16,80	15,25
CHAT	8,30	8,40	17,00	16,00
HOMME	7-8	»	12,00	10,00

D'une manière générale, la cornée est donc plus courbe dans le méridien vertical que dans l'horizontal, même chez l'Homme, et les diamètres ne sont pas égaux, l'horizontal étant toujours le plus grand.

6° **Cristallin**. — On trouvera dans le tableau ci-contre les différentes mesures concernant le cristallin.

7° **Direction des yeux et des orbites**. — La première dépend surtout de la seconde. Or, tandis que chez l'Homme et les Singes les orbites ont une direction à peu près parallèle et antéro-postérieure, elles sont divergentes de plus en plus en passant par les Carnivores, les Herbivores, les Oiseaux. Comme mesure comparative de cette direction, on peut prendre l'angle d'intersection des plans tangentiels à la base de chaque orbite. Toujours ouvert en arrière, cet angle est de 145-150 degrés chez l'Homme (Emmert), 168 chez l'Orang (Leuckart) et, d'après Müller, de 105 chez le Chat, 84-92 chez le Chien, 62 chez le Porc, 60-62 chez le Bœuf, 42-45 chez le Cheval, 30 seulement chez les Oiseaux diurnes dont les yeux sont très effacés, alors que les nocturnes les ont plus frontaux.

Koschel nous a donné de son côté sur la direction même des axes oculaires et orbitaires des renseignements comparés précis que nous consignons ici. L'*axe orbitaire* est la ligne qui va du trou optique au centre de l'ouverture orbitaire, et

Caractéristiques métriques du cristallin.

ESPÈCES	VOLUME (Emmert)	RAPPORT du volume du cristallin = 1 au volume de l'œil (Emmert)	POIDS en grammes (Koschel)	ÉPAISSEUR ou AXE ANTÉRO-POSTÉRIEUR (Moyenne d'après les chiffres des auteurs)	DIAMÈTRE (Moyenne d'après les chiffres des auteurs)	RAYON DE COURBURE (Moyenne des auteurs)	
						Face antérieure	Face postérieure
	centim. cube			millimètres	millimètres	millimètres	millimètres
CHEVAL	2,8-3,5	12,1 / 16,3 (Mathiessen)	3,5 / 5,2 (Emmert)	12,8 / 12 et 14 (chiffres extrêmes)	19,4 / 17 et 22 (chiffres extrêmes)	17,0	11,0
BŒUF	2,2	14,5	3,3 / 4,3 (Emmert)	13,0	18,4	12,8	10,0
PORC	0,5-0,8	12,4	1,55	»	»	»	»
CHIEN	0,5	10,2	1,03-1,55	7,0 (Thiédin)	12,0 (Thiédin)	6,2 (Koschel)	5,5 (Koschel)
CHAT	0,5	9,8	1,47	8,0 (Thiédin)	9,5 (Thiédin)	6,3 (Koschel)	6,7 (Koschel)
LAPIN	»	10,0	»	»	»	»	»
HOMME	0,2	18,0	0,25	4,5-5,0	9-10	10,0	6,0

l'*axe oculaire* celle qui passe par le centre de la cornée et du cristallin. Le tableau suivant montre que, l'Homme excepté, les **axes** oculaires sont plus divergents que les axes orbitaires.

Direction des axes oculaires et orbitaires.

	Angle formé par les axes oculaires.	Angle formé par les axes orbitaires.	Angle que forment entre eux l'axe oculaire et l'axe orbitaire.
	degrés.	degrés.	degrés.
Cheval.	137	115	11
Bœuf.	119	94	13
Mouton	134	129	2
Porc	118	85,5	17
Chien	92,6	79	7
Chat	77	49,5	13
Homme (Emmert)	10	42,6	22

8° Ecartement des yeux et des orbites. — Berlin pour les yeux et Koschel pour les orbites nous donnent sur ce point les renseignements suivants :

	Ecartement des points centraux pupillaires. cm.	Ecartement des points centraux orbitaires. cm.
Eléphant.	49,90	»
Cheval	19,60	15.54
Bœuf.	18,00	16,03
Mouton.	8,00	7,38
Porc	»	6,58
Chat	»	1,77
Homme	6,00	»

9° Dimensions et volume de l'orbite — Les données qui suivent sont dues à Koschel pour les dimensions et à Dexler pour le volume comparé du globe et de l'orbite.

	Largeur de l'ouverture orbitaire	Hauteur orbitaire	Longueur de l'axe orbitaire	Volume du globe / Volume de l'orbite
Cheval.	59,4	66,1	85,6	1 : 2,5
Bœuf.	63,5	71,6	101,3	1 : 6,0
Mouton. . . .	37,2	41,2	46,5	1 : 1,6
Porc	37,0	40,7	51,7	1 : 1,4
Chat	24,4	27,9	30,0	»
Homme	40,4	40,0	45,5	»

§ 2. — Développement embryogénique de l'œil.

1° Globe oculaire. — L'œil est un produit de l'ectoderme et du mésoderme. Dès que sont dessinées les trois vésicules cérébrales, renflements de la gouttière invaginée de l'ecto-

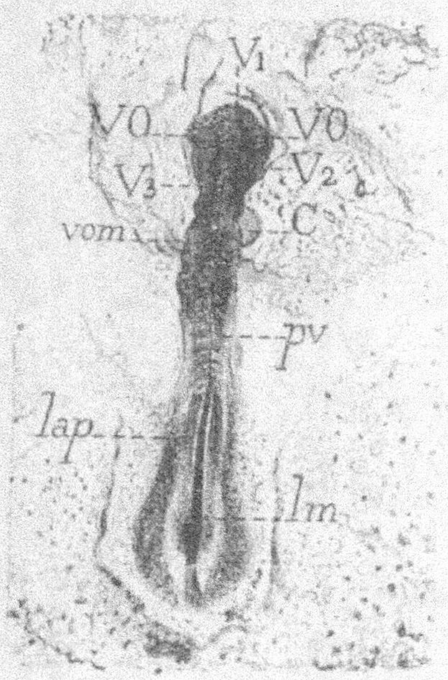

Fig. 5. — Embryon de Poulet, vu par la face dorsale. Milieu du second jour (environ 18 diamètres) (Van Duyse).
V1, V2, V3, vésicules cérébrales antérieure, moyenne et postérieure. — VO, ébauche des vésicules oculaires primitives. — C, cœur.

derme, il se forme sur les parties latérales de la vésicule antérieure de petits renflements secondaires qui sont la première ébauche de l'organe de la vision : ce sont les *vésicules oculaires primitives* (fig. 5,6). En s'accroissant, celles-ci se dilatent à leur partie libre, s'étranglent à leur base d'implantation pour former un pédicule ; mais elles restent creuses et en communication avec les vésicules cérébrales. Puis, par prolifération cellulaire, la partie globuleuse des vésicules oculaires primitives se déprime en cupule à son sommet, s'invagine, pour

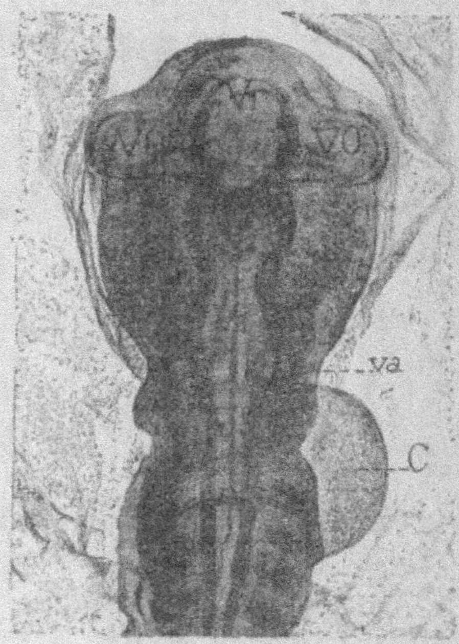

Fig. 6. — Détail de l'extrémité céphalique (Van Duyse).
V'O, vésicules oculaires primitives.

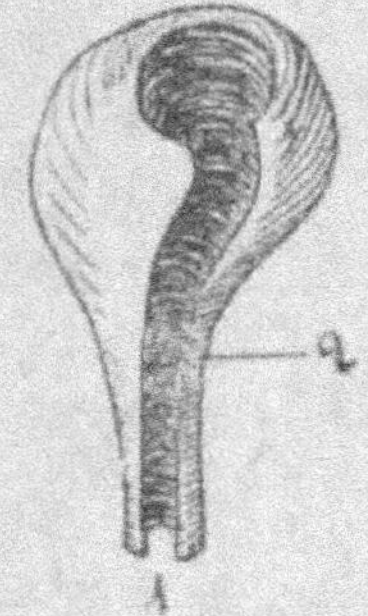

Fig. 7. — Vésicule
oculaire secondaire.

1, vésicule optique secondaire creusée en rigole. —
2, fente fœtale optique.

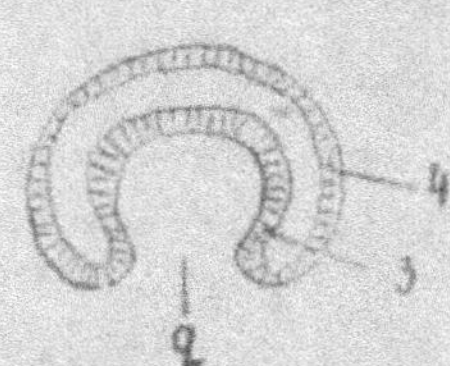

Fig. 8. — Coupe fron-
tale de la vésicule.

2, fente optique. — 3, feuillet
invaginé de la vésicule. —
4, son feuillet non invaginé.

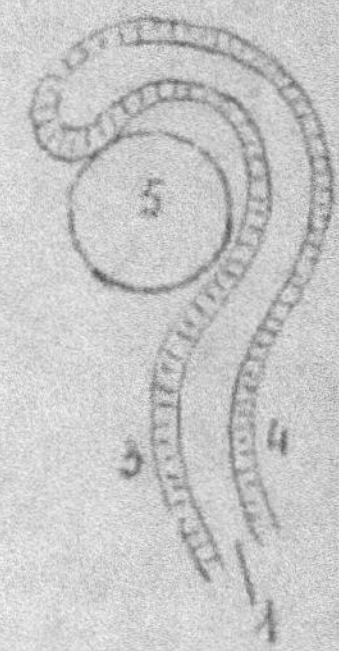

Fig. 9. — Coupe antéro-
postérieure de la vési-
cule (Lagrange).
5, cristallin.

donner naissance à de nouvelles cavités qui sont les *vésicules oculaires secondaires*.

Ces cavités se prolongent sous forme de gouttières sur le bord inférieur des pédicules, de sorte que la vésicule optique

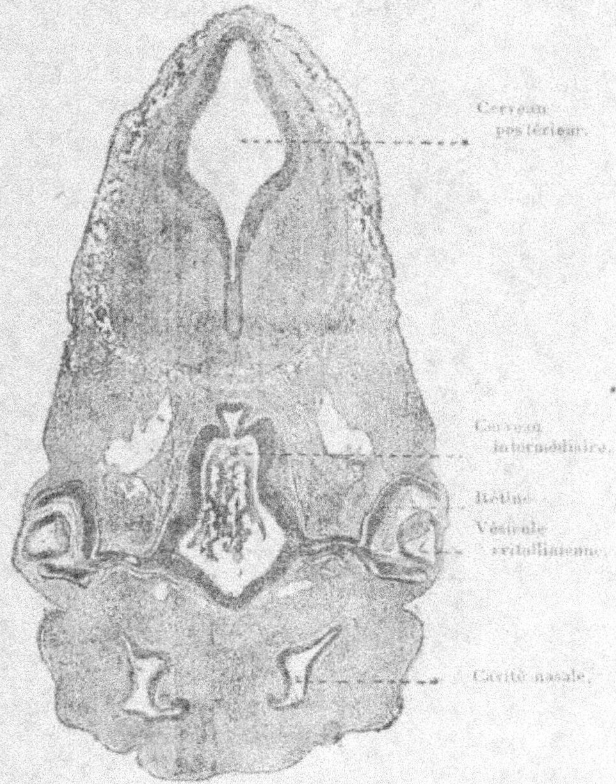

Fig. 10. — Coupe horizontale, un peu oblique, de l'extrémité céphalique d'un embryon de Vache de 14 millimètres (Van Duyse).

secondaire est non seulement ouverte de front, mais encore en dessous. La gouttière vésiculaire et pédiculaire est dite *fente fœtale optique* (fig. 7, 8, 9); elle est destinée à se fermer complètement. Le défaut de coaptation de ses bords pour une raison ou une autre donne naissance aux différentes formes de *colobomes typiques* dont il sera question aux anomalies congénitales.

Les deux feuillets de la vésicule oculaire secondaire formeront la *rétine* proprement dite, ainsi que la couche épithéliale postérieure du corps ciliaire (*pars ciliaris retinæ*), et de l'iris (*pars iridica retinæ*), tandis que les feuillets du pédicule formeront le *nerf optique* et les *bandelettes optiques*. La rétine

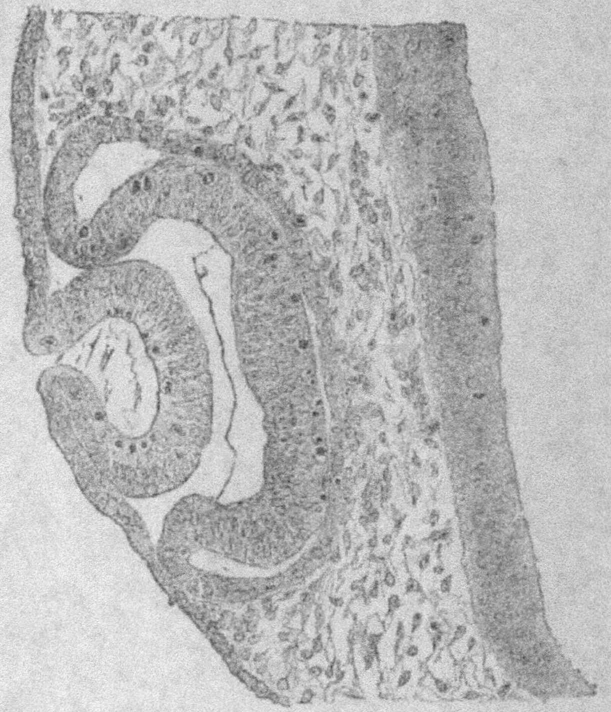

Fig. 11. — Coupe de la vésicule oculaire secondaire du Poulet (Van Duyse) montrant les deux feuillets de la rétine et la première phase de la formation du cristallin.

et le nerf optique sont donc des émanations directes du cerveau (fig. 10).

Au niveau de l'ouverture frontale de la vésicule secondaire, l'ectoderme de recouvrement se déprime en doigt de gant, forme un bourgeon creux qui pénètre à l'intérieur de la vésicule, se pédiculise et se détache, c'est le *cristallin* (fig. 11, 12).

Le mésoderme qui enveloppe de toutes parts la vésicule optique se condense à sa face externe pour donner naissance à la *choroïde*. En mêmps, il pénètre dans son intérieur par la fente fœtale pour former le *corps vitré* (fig. 12, 13).

L'œil est alors en possession de tous les matériaux néces-

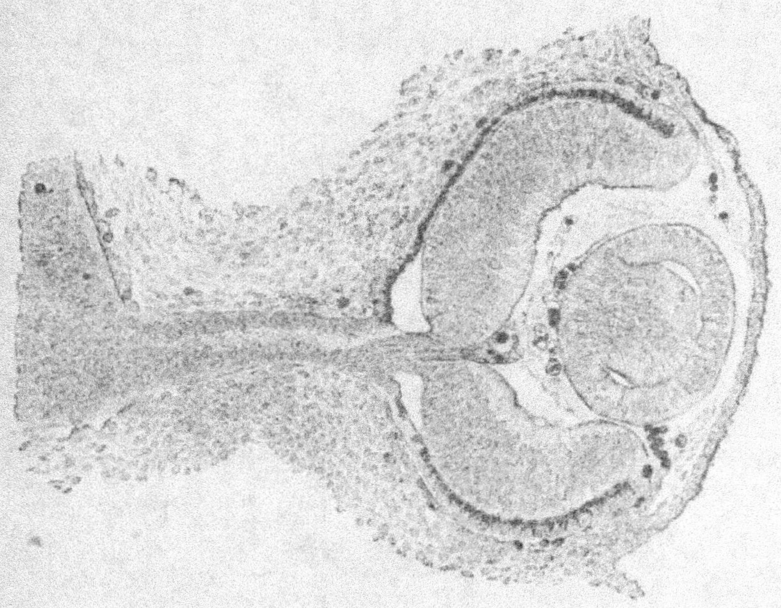

Fig. 12. — Coupe sagittale suivant le grand axe de la vésicule oculaire de *Vesperugo noctula* (Van der Stricht).

Le cristallin est détaché de l'ectoderme. Le mésoderme entourant la rétine formera la choroïde, le corps ciliaire, l'iris et la sclérotique. Celui qui enveloppe le cristallin donnera naissance en arrière au corps vitré et en avant au tissu propre de la cornée dont l'ectoderme formera l'épithélium antérieur.

saires à son complet développement et la fente fœtale peut disparaître. Sa fermeture se fait de bonne heure chez les Mammifères : elle a lieu d'arrière en avant, c'est-à-dire du nerf optique vers les parties antérieures de la rétine. Chez les Oiseaux, elle persiste plus longtemps et devient partie constitutive du *peigne*.

Suivons maintenant l'évolution des autres organes de l'œil. Le mésoderme qui a pénétré dans la gouttière du pédicule optique forme l'*artère centrale de la rétine*, laquelle, sous le

nom d'*artère hyaloïde*, se prolonge dans l'intérieur du vitré
jusqu'à la face postérieure du cristallin. A quelque distance
du pôle, elle donne naissance à un faisceau de branches se dirigeant vers l'équateur, en formant un véritable cône vasculaire
(fig. 14). De l'ensemble de ces vaisseaux naît une *tunique vasculaire* enveloppant le cristallin sur toute la face postérieure

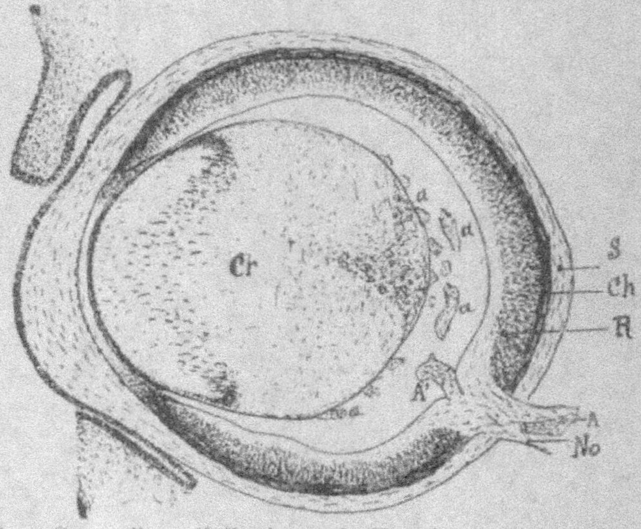

Fig. 13. — Coupe d'un œil d'embryon de Cheval de 5-6 centimètres de long
(Bayer).

A, artère du nerf optique. — A' artère hyaloïde ; a, a, a, ses ramifications dans le vitré et à
la face postérieure du cristallin, Cr. — Ch, choroïde. — PP, paupières marchant à la rencontre l'une de l'autre. — R, rétine. — S, sclérotique.
La chambre antérieure n'existe pas encore ; l'iris et le corps ciliaire ne sont pas encore
développés.

et s'étendant par delà l'équateur sur sa face antérieure
(fig. 15, 16). Vaisseaux hyaloïdiens centraux et périphériques,
et tunique vasculaire cristalloïdienne, ne sont que des organes
temporaires fœtaux.

Après avoir formé la choroïde, le mésoderme se condense
en arrière du globe et donne naissance à la *sclérotique* qui
est séparée de la choroïde par un espace lymphatique (la
lamina fusca). Puis il s'insinue entre le cristallin et l'ectoderme de recouvrement pour former une membrane qui se

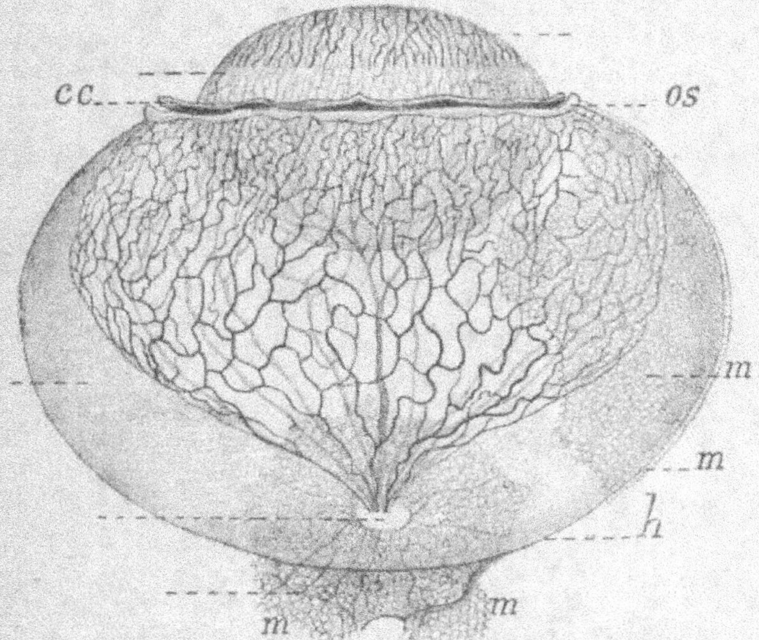

Fig. 14. — Vaisseaux intra oculaires d'un embryon de Porc de 11 centimètres
(O. Schultze).

Les tuniques oculaires sont éloignées, sauf une partie du corps ciliaire CC et de la rétine
au voisinage de l'ora serrata OS.

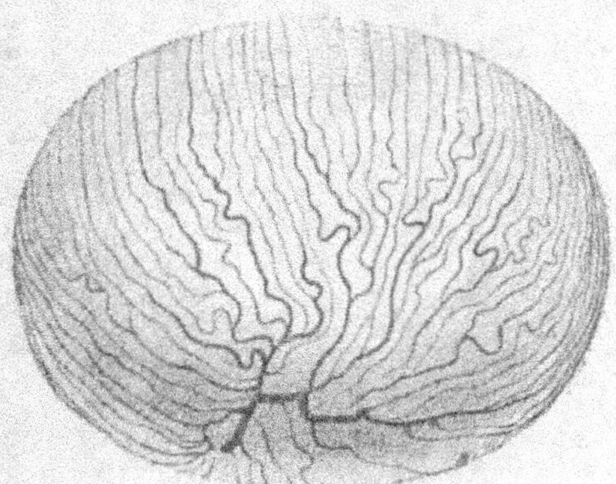

Fig. 15. — Cristallin d'un fœtus de Cheval de 14 centimètres. Injection
au bleu de Prusse (Van Duyse).

clivera en deux (fig. 17) : l'une antérieure, épaisse, sera le *tissu propre de la cornée*, son épithélium étant fourni par l'ectoderme ; l'autre postérieure, très mince, constituera la *membrane pupillaire*. La cavité de fissuration est la *chambre antérieure* qui n'existait pas encore. La membrane pupillaire, vasculaire, entretient des relations anastomotiques avec la

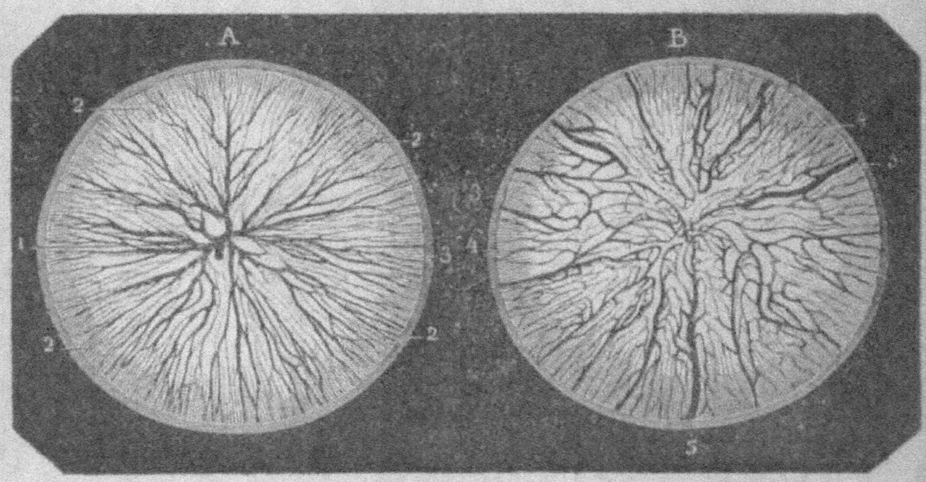

Fig. 16. — Capsule vasculaire du cristallin chez un Chat nouveau-né : A, vue sur la face postérieure de l'organe ; B, vue sur la face antérieure (Testut).

1, artère hyaloïde sectionnée. — 2, vaisseaux radiés se dirigeant vers l'équateur. — 4, ces mêmes vaisseaux après avoir contourné l'équateur. — 5, vaisseaux retiacux se rendant à l'iris. — 6, membrane capsulo-lenticulaire.

tunique vasculaire du cristallin. Comme celle-ci, c'est un organe fœtal qui disparaît à la naissance.

Comme le montre la figure 17, la membrane pupillaire entretient des relations avec la face antérieure de l'iris et non avec son pourtour pupillaire. C'est en cela qu'elle se distingue, lorsqu'elle persiste après la naissance, des exsudats inflammatoires d'origines diverses qui s'accumulent dans cette région.

Enfin, le *corps ciliaire* et l'*iris* naissent par prolifération et bourgeonnement de la partie antérieure de la choroïde.

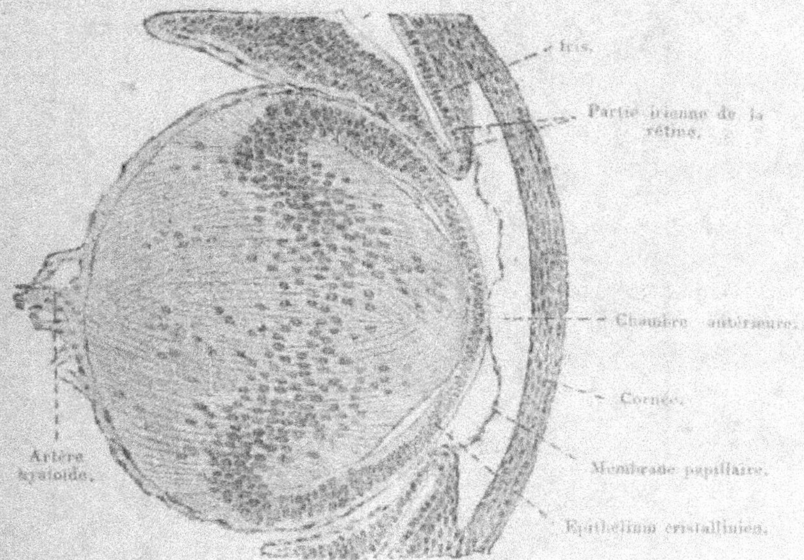

Fig. 17. — Réseau vasculaire péricristallinien et membrane pupillaire. Embryon de Souris (O. Schultze).

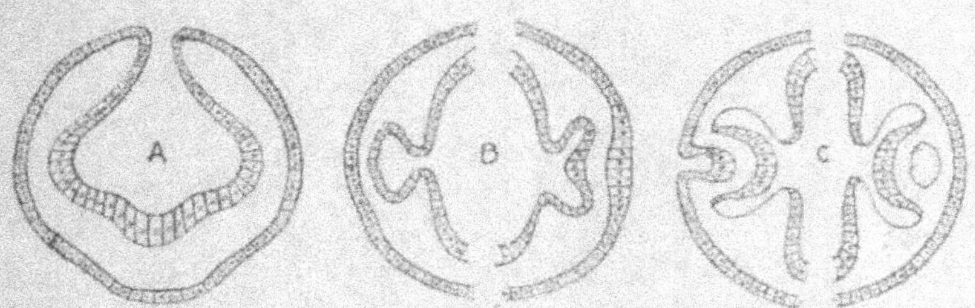

Fig. 18. — Résumé schématique du développement de l'œil cérébral (G. Ovio).

L'œil cérébral est celui des Vertébrés. Il est ainsi appelé en raison de son origine et par opposition à *l'œil épithélial* qui est celui des Invertébrés. L'œil cérébral est d'un type unique ; l'œil épithélial est de types très variés.

A, première ébauche du système nerveux central par invagination de l'ectoderme : *gouttière nerveuse*. Coupe au niveau des vésicules cérébrales antérieures. *B*, à gauche une des *vésicules optiques primitives* ; à droite, ébauche d'une vésicule optique secondaire et différenciation des cellules ectodermiques qui formeront le cristallin. *C*, *vésicules optiques secondaires* dont les parois formeront les deux feuillets de la rétine ; à gauche, sac ectodermique qui formera le cristallin ; à droite, le cristallin complètement détaché et, en pointillé, le mésoderme d'où naîtront le tractus uvéal, la sclérotique, la cornée et le corps vitré.

NICOLAS. — Ophtalmologie. 2

2° Paupières. — La cornée de l'embryon reste à découvert pendant les premiers temps du développement. Les paupières naissent de la périphérie de l'orbite sous forme de deux bourrelets circulaires qui marchent à la rencontre l'un de l'autre, tout en restant séparés du globe par un sillon (culs-de-sac conjonctivaux) (fig. 13). A leur rencontre, elles se soudent par l'intermédiaire de l'épithélium seulement.

La soudure disparaît à la naissance chez l'Homme et certains animaux ; chez d'autres, elle persiste plus ou moins longtemps, une dizaine de jours chez les Carnivores. Elle est permanente chez les Ophidiens où les paupières restent minces et transparentes.

CHAPITRE II

DE L'ŒIL AU POINT DE VUE OPTIQUE

Au point de vue physique, l'œil ressemble à une chambre noire d'appareil photographique comprenant un objectif ou système dioptrique, composé des surfaces courbes de la cornée et du cristallin, et un écran, la rétine. Dans une position déterminée de l'appareil photographique, la lentille, ou objectif, donne sur l'écran une image nette d'un plan toujours le même de l'espace. Mais on peut aussi faire former sur l'écran l'image de tous les plans de l'espace, soit en faisant varier la distance qui sépare la lentille de l'écran, soit en faisant varier seulement la puissance réfringente de l'objectif : c'est ce qu'on appelle la mise au point.

Dans l'œil, les choses se passent de même. Aussi, aurons-nous à étudier la formation des images dans l'œil immobilisé en état de cristallisation, c'est-à-dire la *réfraction statique*, et la formation des images dans l'œil qui, par un travail qu'on appelle *accommodation*, met au point les différents plans de l'espace, c'est-à-dire la *réfraction dynamique*. Nous rappellerons auparavant quelques notions d'optiques utiles pour la compréhension de la marche des rayons lumineux.

§ 1. — Réfraction dans les dioptres.

Quand un rayon lumineux rencontre une surface séparant deux milieux de nature différente, air et eau, eau et verre, par exemple, il change de direction, il subit une *réfraction* (fig. 19) *S'il passe d'un milieu moins dense dans un milieu plus dense, il se rapproche de la normale*, et réciproquement en *passant d'un milieu plus dense dans un milieu qui l'est moins, il s'écarte de la normale.* Entre les deux directions il existe une relation qu'on exprime par la formule générale

$$\frac{\sin i}{\sin r} = \frac{n}{n'}$$

n et n' étant les indices de réfraction des deux milieux considérés. En supposant que le premier milieu est l'air dont l'indice de réfraction est 1, la formule devient

$$\frac{\sin i}{\sin r} = n.$$

Les indices de réfraction des solides et des liquides sont

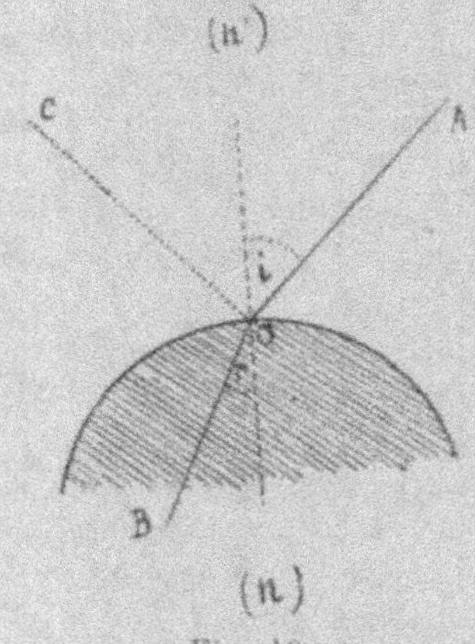

Fig. 19.

déterminés par rapport à l'air. Ce sont des indices relatifs.

Remarque. — En général, lorsque la lumière rencontre une surface de séparation de deux milieux d'inégale réfringence, elle ne se réfracte pas en totalité, *une partie OC se réfléchit* suivant les lois de la réflexion (fig. 19).

A) *Dioptre simple.*

On donne le nom de dioptre à toute surface courbe séparant deux milieux d'inégale réfringence.

1° **Marche des rayons lumineux** (fig. 20). — Supposons un dioptre KK', de centre O, séparant deux milieux de réfringence respective n et n', le milieu n' étant l'air et n un milieu de réfringence plus grande. Un rayon lumineux PK se réfractera suivant KP'. Réciproquement, si l'on considère le

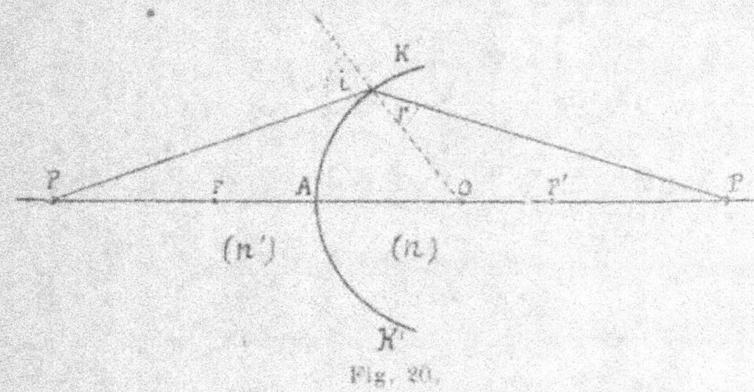

Fig. 20.

rayon P'K, il se réfractera suivant KP. Les points P et P' sont, pour cette raison, appelés *foyers conjugués* : tous les rayons partis de P se réfracteront pour se réunir en P', foyer

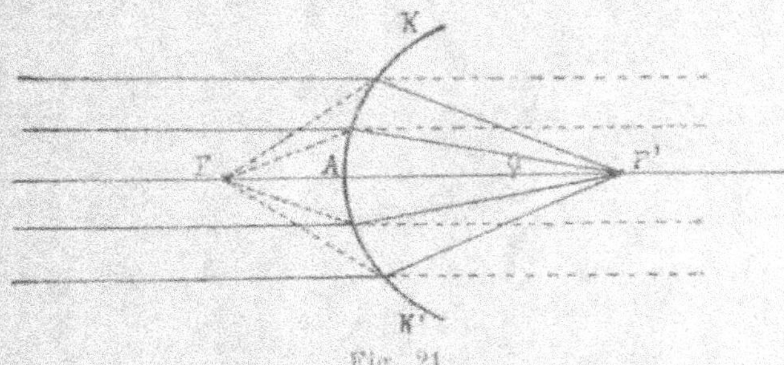

Fig. 21.

de P, tous les rayons partis de P' se réfracteront pour se réunir en P, foyer de P'.

Plus P s'éloigne du dioptre, plus P' s'en rapproche. Il arrive un moment où P étant à l'infini les rayons qui en partent sont parallèles (fig. 21); alors leur foyer F' prend le nom de *foyer principal postérieur*. D'autre part, plus P se rapproche du dioptre, plus P' s'en éloigne. Il arrive un moment où la situation de P est telle que les rayons réfractés sont parallèles; alors P est un point qu'on désigne sous le nom de *foyer principal antérieur*, F. Tout dioptre a donc deux foyers dits *points focaux*, dont les distances au sommet A du dioptre, ou *distances focales*, sont déterminées par la relation suivante :

$$\frac{1}{p} + n\frac{1}{p'} = (n-1)\frac{1}{r} \tag{I}$$

dans laquelle p et p' sont les distances des points P et P' au sommet A du dioptre, n l'indice de réfraction relatif des milieux et r le rayon du dioptre.

Lorsque $p = \infty$, $p' = \dfrac{n}{n-1} r = f'$, distance focale postérieure (1).

Lorsque $p' = \infty$, $p = \dfrac{1}{n-1} r = f$, distance focale antérieure (2).

Les *distances focales* d'un dioptre sont donc inégales, la distance focale postérieure étant la plus longue.

De ces formules on tire les suivantes dont nous aurons à faire usage :

$$\frac{f'}{f} = \frac{n}{1} \tag{3}$$

ce qui veut dire que les distances focales d'un dioptre sont entre elles comme les indices des milieux ;

$$f' - f = r \tag{4}$$

ce qui se traduit ainsi : le rayon d'un dioptre est égal à la différence de ses distances focales.

Par le remplacement de r calculé en fonction de f et f', on passe de la formule (I) à la suivante :

$$\frac{f}{p} + \frac{f'}{p'} = 1. \tag{II}$$

Enfin, désignant par q la distance de l'objet P au foyer antérieur F et par q' celle de l'image P' au foyer postérieur F', on a la relation simplifiée :

$$qq' = ff'. \tag{III}$$

2° **Centre optique**. — Tous les rayons comme PO qui passent par le centre de courbure du dioptre de révolution KK' ne subissent aucune réfraction. On appelle le point O le centre optique.

B) *Lentilles*.

Les lentilles sont formées de deux dioptres. Aussi, la réfraction des rayons lumineux y est-elle plus compliquée que dans le dioptre simple. Pour trouver l'image d'un point lumineux P, on pourrait chercher tout d'abord le point con-

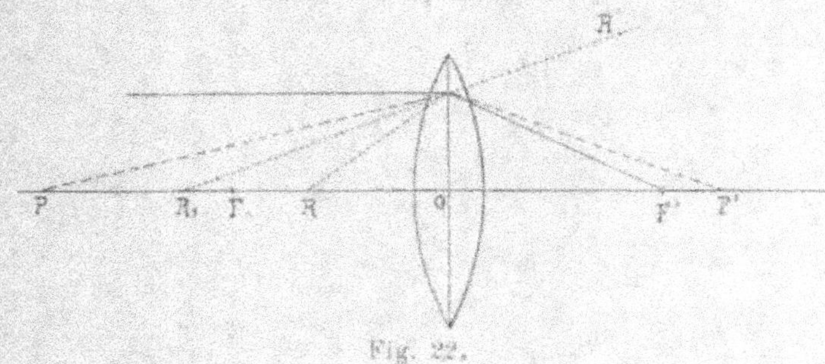

Fig. 22.

jugué P_1 de P à travers le premier dioptre, puis le foyer conjugué P_2 de P_1 à travers le second dioptre, qui serait l'image cherchée. Pour remédier aux difficultés de cette manière de faire, les physiciens ont déterminé des points spéciaux appelés *points nodaux* et *points principaux*, qui, avec les *points focaux* que nous connaissons déjà, forment *6 points cardinaux*, allant deux à deux. Ces différents points jouissent de propriétés qui permettent de suivre exactement la marche des rayons à travers deux ou plusieurs dioptres centrés, tout système dioptrique pouvant être ramené à la connaissance des points cardinaux. Nous renvoyons pour l'étude de ceux-ci aux traités de physique, nous bornant ici à résumer brièvement l'action des lentilles.

1° **Lentilles convexes, convergentes ou positives**. — Elles réfractent les rayons incidents parallèles en les faisant converger en des points appelés foyers principaux : F ou F' (fig. 22). Réciproquement, les rayons partant de F ou F' sont réfractés en parallélisme. Tout rayon venant d'un point placé au delà des foyers principaux, soit P, est réfracté en convergence et forme son foyer conjugué, *réel*, au delà de F', soit en P'. Par contre, tout rayon venant d'un point situé entre les foyers principaux et la lentille, soit R, est réfracté en divergence selon R' et son prolongement vient former en R', le foyer conjugué, *virtuel*, de R. Si, au lieu de points, l'on considère des objets, ceux-ci donnent des images *renversées* aux foyers principaux et aux foyers conjugués réels, des images *droites* aux foyers conjugués virtuels.

2° **Lentilles concaves, divergentes, négatives.** — Elles réfractent les rayons parallèles incidents en les faisant

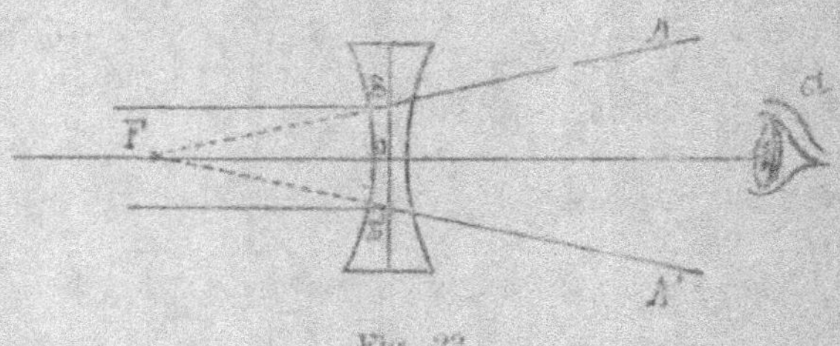

Fig. 23.

diverger. Ils ne peuvent pas se rencontrer et n'ont pas de foyer réel. Mais un observateur placé en *a* (fig. 23) perçoit ces rayons divergents comme s'ils émanaient d'un point F, *virtuel*, qui est un foyer principal. Réciproquement, des rayons lumineux comme AB et A'B', convergeant en F, sont réfractés en parallélisme. Les images des objets sont toujours virtuelles et *droites*.

3° **Distance focale principale.** — Cette distance sépare le foyer principal F d'une lentille du centre optique O de cette lentille. Elle est *positive* dans les lentilles convexes, d'où le nom donné à celles-ci et le signe $+$ par lequel on les représente. Elle est *négative* pour les lentilles concaves qu'on représente par le signe $-$.

4° **Puissance réfringente d'une lentille et sa mesure.** — Cette puissance réfringente, ou de déviation des rayons incidents, est d'autant plus grande que les faces de la lentille sont plus courbes (plus bombées ou plus creuses); ou encore que sa distance focale est plus courte : c'est-à-dire qu'*elle est en raison inverse de la distance focale*. Cela étant, la lentille de 1 mètre de foyer, qu'on appelle *dioptrie* (D), ayant été prise pour unité de mesure, il est facile d'apprécier en dioptries la force réfringente d'une lentille de distance focale connue, ou inversement de déterminer la distance du foyer d'une lentille dont on connait la valeur en dioptries. Ainsi, la lentille concave ou convexe de 0 m. 50 de foyer, c'est-à-dire de distance focale 2 fois moindre que la dioptrie, a une force réfringente 2 fois plus grande, égale par conséquent à 2 dioptries. Ce résultat s'obtient immédiatement en divisant la distance focale de la dioptrie, unité de mesure, par la longueur focale de la lentille considérée. Exemples :

Valeur dioptrique d'une lentille de 0 m. 50 de foyer :

$$\frac{\text{longueur focale de la dioptrie}}{\text{longueur focale de la lentille}} = \frac{1 \text{ m.}}{0 \text{ m.} 50} = \frac{100 \text{ cm.}}{50 \text{ cm.}} = 2 \text{ D.}$$

Valeur dioptrique d'une lentille de 0 m. 25 de foyer :

$$\frac{100}{25} = 4 \text{ D.}$$

Valeur dioptrique d'une lentille de 2 mètres de foyer :

$$\frac{100}{200} = \frac{1}{2} = 0.50 \text{ D.}$$

Réciproquement, une lentille de valeur réfringente égale à 4 D. a une distance focale 4 fois moindre que la lentille-dioptrie, unité de mesure, c'est-à-dire $\frac{100}{4} = 25$ centimètres. Une lentille de 3 D. a pour longueur focale $\frac{100}{3} = 33$ centimètres. Une lentille de 0.75 D. a une longueur focale de $\frac{100}{0.75} = 133$ centimètres.

§ 2. — Constantes dioptriques de l'œil. Œil schématique.

Avant d'aller impressionner la rétine, les rayons lumineux traversent des milieux d'inégale réfringence : cornée, humeur aqueuse, cristallin et humeur vitrée. Par suite de sa faible épaisseur, la cornée peut être considérée comme une simple surface séparant l'air, dont l'indice de réfraction = 1, de l'humeur aqueuse d'indice = 1,33. Un rayon lumineux tombant sur la cornée se rapproche donc de la normale et par suite de l'axe principal. Ce rayon réfracté arrive ensuite sur la face antérieure du cristallin, qui sépare l'humeur aqueuse d'indice = 1,33 de la substance du cristallin d'indice = 1,48 ; il se réfracte par conséquent une seconde fois en convergeant. Enfin, notre rayon arrive sur la face postérieure concave du cristallin pour passer dans l'humeur vitrée d'indice = 1,33 où il se réfracte une troisième fois en s'éloignant cette fois de la normale, ce qui a pour effet de le faire converger davantage vers l'axe principal. *Les milieux oculaires et les surfaces les séparant sont donc disposés de telle sorte que les rayons pénétrant dans l'œil sont rendus de plus en plus convergents.*

Chaque surface courbe séparant deux milieux d'inégale réfringence porte le nom de *dioptre*, avons-nous déjà dit. L'œil en possède donc trois : dioptres cornéen, cristallinien antérieur et cristallinien postérieur. Pour déterminer exactement la marche des rayons successivement dans chacun de ces dioptres, il est nécessaire de mesurer, outre les indices de réfraction des milieux, les rayons de courbure des dioptres et les distances qui les séparent, d'où l'on tire par le calcul la position des points cardinaux du système dioptrique de l'œil. Ces données mesurées et calculées, désignées sous le nom de *constantes dioptriques*, servent à construire *l'œil schématique*. Elles ont été déterminées depuis longtemps chez l'Homme par Listing... Chez les animaux, elles ont fait l'objet de recherches plus récentes poursuivies comparativement dans la série des Vertébrés (Homme, Herbivores, Carnivores, Oiseaux, Poissons) par Matthiessen (1877), et aussi chez le Cheval par Berlin (1882), et chez le Bœuf par Moennich (1883). Nous croyons intéressant et utile de consigner ici quelques-unes de ces données.

1° **Rayons de courbure de la cornée et du cristallin.** — Nous les connaissons déjà (p. 6,7).

2° **Indices de réfraction des milieux oculaires.** — Les indices des divers milieux sont sensiblement les mêmes dans toutes les espèces en ce qui concerne la cornée : 1.337 ; l'humeur aqueuse : 1.337 ; l'humeur vitrée : 1.335. Ils diffèrent un peu pour le cristallin : 1,49 chez le Cheval et le Chien, 1,43 chez l'Homme.

3° Distances focales de la cornée et du cristallin. — Les distances focales d'un dioptre étant entre elles comme les indices de réfraction des milieux qui les séparent (p. 22), il est aisé de comprendre que celles de la cornée sont inégales, puisque cette membrane sépare l'air de l'humeur aqueuse, d'indices différents, tandis que celles du cristallin sont égales, l'humeur aqueuse et l'humeur vitrée ayant même indice.

ŒIL	DISTANCES FOCALES DE LA CORNÉE (Matthiessen)		DISTANCES FOCALES DU CRISTALLIN (Matthiessen)
	Antérieure : F mm.	Postérieure : F' mm.	F_1 mm.
HOMME	— 23,4	31,2	49,2
CHEVAL	— 59,0	78,8	64,4
CHIEN	— 25,3	33,8	22,0

On remarquera que chez l'Homme la distance focale postérieure de la cornée est plus petite que la distance focale du cristallin, ce qui indique que la puissance réfringente de la cornée est plus grande que celle du cristallin, tandis que chez le Cheval, le Chien, le Chat c'est l'inverse qui a lieu, comme il ressort du tableau suivant déduit facilement du précédent. Les données relatives au Chat sont dues à Hartridge et Yamada.

	Puissance réfringente $= \dfrac{100}{f}$ (en centimètres).	
	de la cornée $(f = F')$	du cristallin $(f = F_1)$
HOMME.	32,0 D	20,3 D
CHEVAL	12,6 —	15,5 —
CHIEN	29,5 —	43,6 —
CHAT.	40,0 —	50,0 —

4° Position des dioptres et des points cardinaux de l'œil. — Le tableau suivant donne pour le Cheval et le Chien les distances des dioptres et des points cardinaux comptées à partir du sommet de la cornée (fig. 24).

| | CHEVAL | | CHIEN |
	(Matthiessen)	(Berlin)	de moyenne grosseur (Matthiessen)
	mm.	mm.	mm.
Épaisseur de la cornée. . . .	»	1,50	»
Distance de la face antérieure du cristallin.	5,50	8,50	4,50
Distance de la face postérieure du cristallin.	18,50	21,75	12,25
Distance de la rétine.	44,75	43,50	21,25
Posit. du 1er point princip. (H_1).	5,39	8,13	4,41
— 2e point princip. (H_2).	6,59	9,28	4,60
— 1er point nodal (K_1).	15,68	17,63	8,44
— 2e point nodal (K_2).	16,89	18,18	8,63
Intervalle des points principaux et nodaux ($H_1 H_2 = K_1 K_2$).	1,20	1,15	0,19
Distance du foyer principal antérieur ($S_1 F$)	— 23,56	— 18,38	— 7,60
Distance du foyer principal postérieur ($S_1 F$)	45,75	44,69	20,65

Les longueurs focales se comptant, l'antérieure à partir du premier point principal H_1, la postérieure à partir du second point principal H_2, on a :

| Longueur focale antérieure ($H_1 F$). . . . . | — 28,95 | — 26,51 | — 12,01 |
| Longueur focale postérieure ($H_2 F$). . . . . | 39,16 | 35,41 | 16,05 |

De ces données il résulte que le foyer postérieur du dioptre oculaire du Cheval est situé un peu en arrière de la

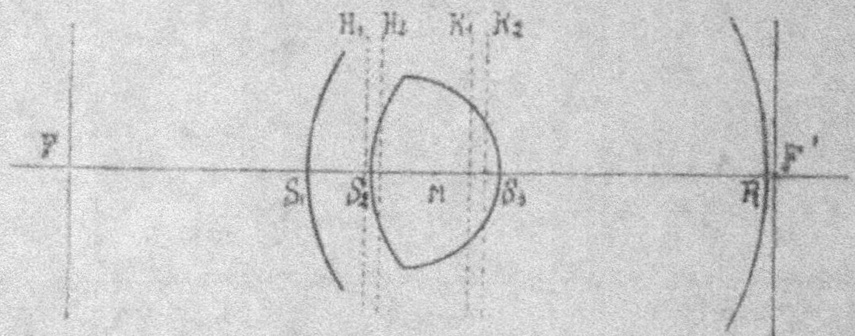

Fig. 24. — OEil schématique du Cheval.

rétine, ce qui indique que l'œil de cet animal est théoriquement un peu hypermétrope de 0,83 D. d'après Matthiessen, de 1 D. environ d'après Berlin. L'œil du Chien est également hypermétrope, de 3 D. d'après les calculs de Matthiessen (Comparez avec les résultats de la skiascopie).

Matthiessen, comparant les distances qui séparent les dioptres et les points cardinaux chez les différents vertébrés les a traduites par des chiffres relatifs. Nous ne rapporterons que ceux concernant l'œil de l'Homme, du Cheval, du Bœuf, du Chien et du Chat. S_1, S_2, S_3 sont les dioptres cornéen, cristallinien antérieur et cristallinien postérieur. R la rétine, H et K respectivement le milieu de l'intervalle des points principaux et des points nodaux et M le milieu de l'épaisseur du cristallin. Ces distances établies en fonction de S_1 M (fig. 24) peuvent l'être en fonction de S_1 R déterminé ou facile à déterminer, ce qui permet la construction de l'œil schématique des espèces considérées.

ŒIL	S_1S_2	S_1H	S_1M	S_1K	S_1S_3	S_1R
HOMME	0,69	0,37	1	1,37	1,38	4,48
CHEVAL	0,56	0,59	1	1,43	1,70	3,84
BŒUF	0,51	0,63	1	1,30	1,69	3,40
CHIEN	0,55	0,55	1	1,03	1,48	2,58
CHAT	0,48	0,49	1	1,07	1,53	2,52

5° **Œil réduit.** — On désigne ainsi une simplification de l'œil schématique consistant dans la réduction des 3 dioptres en un seul ayant pour centre le milieu K de l'intervalle des points nodaux, et pour rayon la distance comprise entre ce point et le milieu H de l'intervalle des points principaux. Le point K devient ainsi le centre optique, le point H le sommet du dioptre qui sépare l'air d'indice $= 1$, de l'humeur aqueuse d'indice $= 1,33$ ou $\frac{4}{3}$. Comme dans tout dioptre simple, les longueurs focales sont comptées à partir du sommet du dioptre.

L'œil réduit de l'Homme le plus employé pour les calculs est celui de Donders, d'un rayon de 5 millimètres. Les formules des foyers principaux en fonction de r et n (Voy. p. 22) donnent pour la longueur focale postérieure $f' = 20$ millimètres et pour l'antérieure $f = -15$ millimètres.

Pour l'œil réduit du Cheval, les calculs de Berlin donnent $r = HK = 8,90$ millimètres ou en chiffres ronds 9 millimètres, ce qui fait $f' = 36$ millimètres et $f = -27$ millimètres.

Mais Matthiessen a simplifié encore et proposé un dioptre de 10 millimètres de rayon, ce qui fait $f' = 40$ millimètres, $f = -30$ millimètres.

L'œil réduit du Bœuf de Mœnnich est une surface courbe de 7 millimètres de rayon dont les foyers sont par conséquent à 28 millimètres en arrière et à 21 millimètres en avant du dioptre.

L'œil schématique du Chien de Matthiessen peut être ramené à un œil réduit ayant 4 millimètres de rayon, ce qui donne pour la longueur focale postérieure $f' = 16$ millimètres et l'antérieure $f = -12$ millimètres.

Force ou puissance réfringente du dioptre oculaire. — Étant inversement proportionnelle à la longueur focale postérieure, cette puissance est donc de $\dfrac{100}{4 \text{ cm.}} = 25$ dioptries pour le Cheval ; de $\dfrac{100}{2 \text{ cm. } 8} = 36$ D. pour le Bœuf ; de $\dfrac{100}{2 \text{ cm.}} = 50$ D. chez l'Homme ; de $\dfrac{100}{1 \text{ cm. } 6} = 60$ D. chez le Chien.

Grandeur des images rétiniennes. — L'examen de la figure 25 montre que les images rétiniennes r et r' d'un même objet

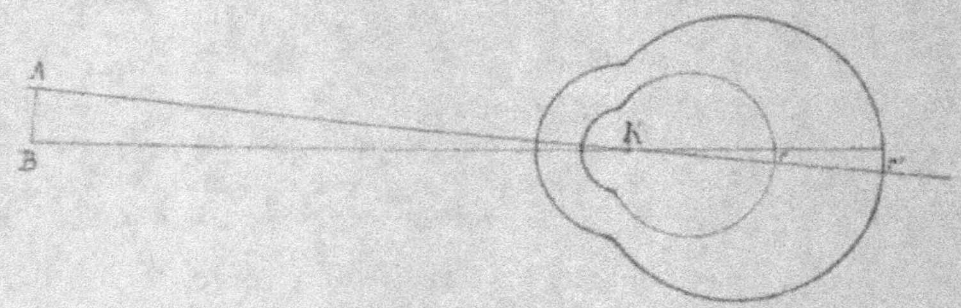

Fig. 25.

AB pour deux yeux différents sont proportionnelles à Kr et Kr', c'est-à-dire à la distance séparant le centre optique K de la rétine. Or, cette distance est elle-même sensiblement proportionnelle à la longueur de l'œil (Matthiessen), d'où il suit que la grandeur de l'image rétinienne augmente avec la longueur de l'œil. Ainsi, le Cheval a des images deux fois plus grandes environ en longueur et quatre fois plus grandes en surface que l'Homme, ce qui ne veut pas dire qu'il voit les objets deux fois plus grands puisque les images r et r' par exemple sont projetées dans l'espace sous le même angle visuel. Mais les images rétiniennes étant plus grandes sont perçues, toutes choses égales quant à la sensibilité rétinienne, plus nettement, à condition encore d'être éclairées en proportion de leur grandeur. Or, si ce dernier point est réalisé sur le Cheval, il s'en faut que la sensibilité de sa rétine soit égale à ce qu'elle est chez l'Homme.

Grossissement de l'image droite du fond de l'œil. — Consi-

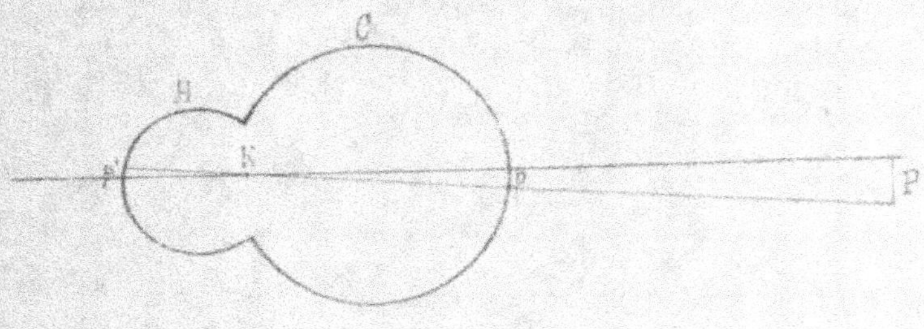

Fig. 26.

dérons la fig. 26 dans laquelle l'œil C du Cheval, pour prendre un exemple, et l'œil H de l'Homme observateur coïncident par leur centre optique K. La portion de rétine p du Cheval, la papille par exemple, donnera sur la rétine de l'observateur l'image p' qui sera vue en projection dans l'espace, à la distance de la vision distincte, avec la grandeur P. Or, le grossissement cherché est le rapport $\dfrac{P}{p} = \dfrac{KP}{Kp}$. Si nous considérons p comme représentant l'unité, $P = \dfrac{KP}{Kp}$. Berlin fait KP, la distance de la vision distincte, égale à 30 centimètres; Kp étant dans l'œil du Cheval d'environ 25 millimètres, l'image droite de la papille serait donc grossie d'environ douze fois. Ce chiffre est manifestement trop élevé, le grossissement empirique ne semblant pas être supérieur à 7 ou 8. En prenant 22 centimètres comme distance de la vision distincte, au lieu de 30, on arrive à un grossissement théorique de 9 environ qui se rapproche davantage de la réalité.

§ 3. — Réfraction oculaire.

A) *Réfraction statique.*

Lorsqu'un œil peut être assimilé à un dioptre constitué par une surface de révolution autour d'un axe et que le foyer postérieur coïncide avec la rétine, on dit qu'il est *emmétrope* (mesure exacte).

Tout œil qui ne réunit pas ces deux conditions est dit *amétrope* (hors la mesure).

L'amétropie est donc la conséquence de deux causes qui peuvent être isolées ou associées.

a) Le dioptre est une surface de révolution, mais le foyer

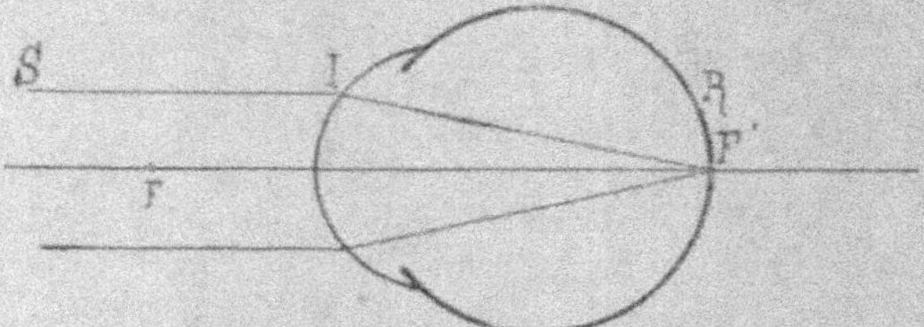

Fig. 27. — Emmétropie.

principal postérieur ne coïncide pas avec la rétine : l'œil est hypométrope (*myope*) ou *hypermétrope*.

b) Le dioptre n'est pas une surface de révolution : l'œil est *astigmate* (de *a* privatif et *stigma*, point).

Étudions chacun de ces états.

1° **Emmétropie** (*Eie*). — *Dans l'œil Emmétrope* (*E*) *le dioptre est une surface de révolution dont le foyer postérieur coïncide avec la rétine.* C'est l'œil normal (fig. 27).

Dans un tel œil, les rayons parallèles, venant de l'infini, se réunissent sur la rétine en une image nette. Réciproquement, la rétine éclairée émet des rayons qui sortent de l'œil en parallélisme et forment leur image à l'infini, en un point dit *foyer conjugué* de la rétine, encore *punctum remotum* ou plus simplement *remotum*. L'œil *E* ne voit donc nettement que les objets situés à l'infini, lesquels lui envoient des rayons parallèles. *En pratique, on considère que les objets situés à 5 mètres envoient des rayons parallèles.*

2° Myopie (*Mie*). — *Dans l'œil myope* (*M*), *le dioptre est une surface de révolution dont le foyer postérieur est situé en avant de la rétine* (fig. 28). Les rayons parallèles après réfraction convergent en avant de la rétine au foyer principal F' du dioptre et forment par conséquent des cercles de diffusion (*ss'*) sur la rétine. L'œil *M* n'a donc pas d'image nette des objets situés à l'infini. Seuls, les rayons partis de *r* forment leur image sur la rétine. Réciproquement, la rétine R émet des rayons qui sortent en convergence pour se réunir en *r*, *foyer conjugué* de la rétine ou son *remotum*. L'œil *M* ne voit donc nettement que

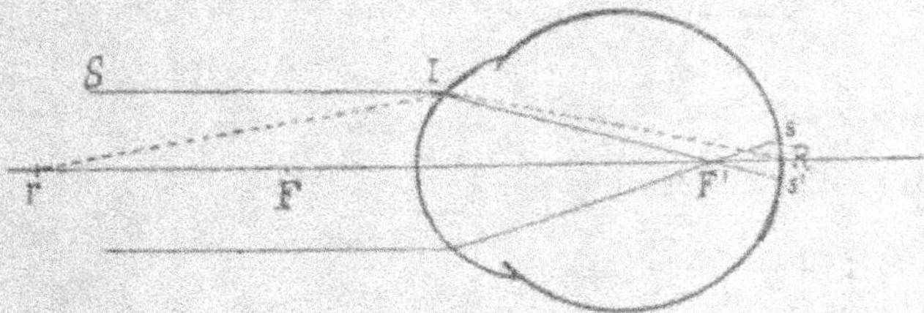

Fig. 28. — Myopie.

les objets situés à une distance finie en avant de lui, c'est-à-dire qui envoient des rayons divergents comme *rI*. Ce *vice de réfraction* peut tenir à plusieurs causes : α) Allongement de l'axe antéro-postérieur, dû, comme chez l'Homme, soit à une conformation congénitale, soit à une lésion du pôle postérieur de l'œil (scléro-choroïdite) qui en diminue la résistance et permet à la pression endoculaire de repousser la rétine en arrière. C'est la *myopie axile*. β) Augmentation de courbure du dioptre : *myopie de courbure*. γ) Augmentation de l'indice de réfraction : *myopie d'indice*. Ces deux dernières causes ont l'une et l'autre pour résultat de diminuer la distance focale postérieure, c'est-à-dire d'augmenter la réfringence de l'œil.

Mesure de la Myopie. — *L'œil M peut être considéré comme possédant un excès de réfringence*. En effet, si devant un œil *E*, on place une lentille convexe de 1 D., on augmente sa réfringence d'autant et les rayons parallèles sortant de l'œil vont après réfraction former leur foyer à 1 mètre en avant de la lentille. On a donc rendu l'œil *E* myope de 1 D. Réciproquement, un œil *M* dont le foyer conjugué de la rétine est situé à 1 mètre équivaut au précédent. Il a en réalité un excès de

réfringence de 1 D. On dit qu'il est myope de 1 D. De même,
un œil M dont le foyer conjugué de la rétine se trouve à
0 m. 25 en avant de l'œil équivaut à un E auquel on aurait
ajouté une lentille convexe de $\frac{1}{0,25} = 4$ D. Son excès de réfringence et par suite sa myopie sont ainsi de 4 D. *La distance du
remotum mesure donc le degré de myopie.*

Autre conséquence. — Un œil M de 1 D., c'est-à-dire dont
le remotum est à 1 mètre en avant du dioptre, est ramené
dans les conditions d'un E quand on place devant lui une

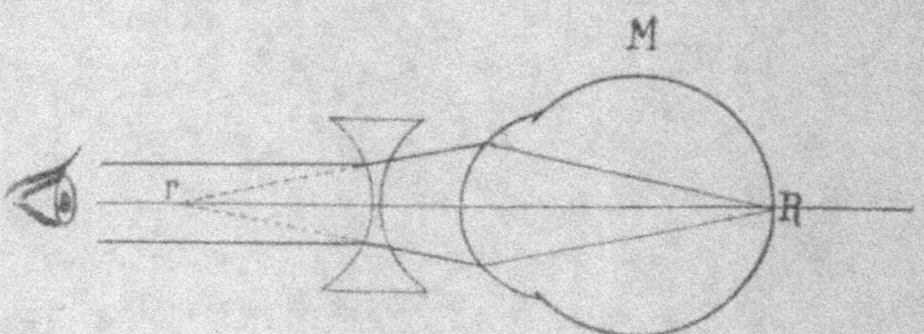

Fig. 29. — Correction de la Myopie.

lentille négative de 1 D., puisque le foyer conjugué de la rétine
où convergent les rayons sortis de l'œil se trouve être le foyer
principal de la lentille négative (fig. 29). De même, un œil M
de 3 D. deviendra E si on place devant lui un verre négatif
de 3 D. En résumé, la *lentille négative* qui ramène l'œil M
dans les conditions de l'E, c'est-à-dire qui ramène au parallélisme les rayons convergents émis par l'œil M, est dite *lentille correctrice. Elle mesure aussi le degré de la Mie.* C'est
sur ce principe qu'est basée la pratique de l'examen ophtalmoscopique à l'image droite.

3° **Hypermétropie** (*Hie*). — *Dans l'œil hypermétrope* (H), *le
dioptre est une surface de révolution dont le foyer postérieur
est situé en arrière de la rétine* (fig. 30). Les rayons arrivant
sur lui en parallélisme forment leur foyer F' en arrière de la
rétine qui ne perçoit par conséquent qu'une image floue due
aux cercles de diffusion (ss'). Les rayons venant d'une distance
finie, ou en divergeant, forment leur foyer plus en arrière de
la rétine et lui laissent par conséquent une image encore plus

floue. Il n'y a que les rayons tombant en convergence sur l'œil *H* comme KI, qui seraient capables de former leur foyer sur la rétine et de donner une image nette. Or, ces rayons n'existent pas dans la nature, les rayons émis par les corps lumineux ou éclairés étant ou parallèles lorsqu'ils viennent de l'infini ou divergents s'ils arrivent d'une distance finie. C'est dire que, sans le secours d'un artifice, l'œil *H* ne peut voir ni les objets éloignés comme l'œil *E*, ni les objets rapprochés comme l'œil *M*.

La rétine R de l'œil *H* émet des rayons qui sortent en diver-

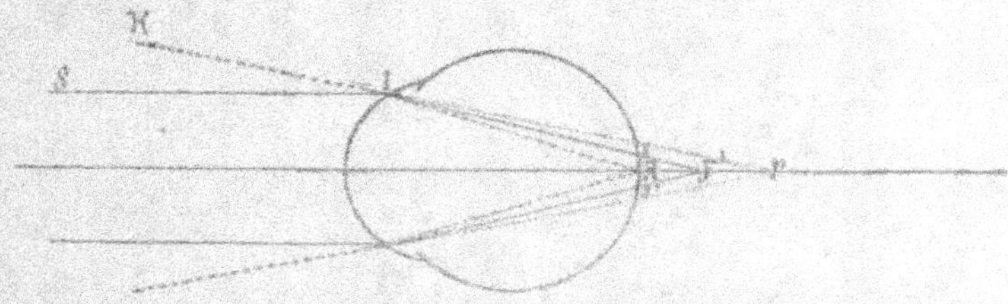

Fig. 30. — Hypermétropie.

gence et ne peuvent se rencontrer; ils ne possèdent pas de foyer réel, mais leur prolongement forme un foyer *virtuel* en *r* qui est le foyer conjugué ou *remotum* de la rétine.

Ce *vice de réfraction* peut tenir à plusieurs causes inverses de celles de la myopie: soit à un aplatissement de l'œil d'avant en arrière, soit à un déficit de réfringence des milieux dioptriques par défaut de courbure ou défaut d'indice.

Mesure de l'Hypermétropie. — *Du point de vue optique, l'œil H peut être considéré comme ayant un déficit de réfringence.* Autrement dit il est, quelle que soit la cause du vice, dans la condition d'un œil *E* dont on aurait diminué la réfringence par addition de verres concaves, ou négatifs. En effet si, devant un œil *E*, on place un verre concave de 1 D., les rayons parallèles sortant de l'œil seront rendus divergents au sortir de la lentille et formeront un foyer virtuel à 1 mètre en arrière de cette lentille. L'œil *H* ayant son foyer à 1 mètre en arrière du dioptre possède donc un déficit de réfringence égal à 1 D. De même, l'œil *H* ayant son foyer à 25 centimè-tres a un déficit de réfringence égal à $\dfrac{1}{0,25} = 4$ D.

Ainsi, comme dans la *Mie, la distance du remotum mesure le degré de l'hypermétropie.*

Autre conséquence. Si, devant un œil *H* de 1 D., on place un verre positif de 1 D., on ramène cet œil dans les conditions de l'*E*, puisqu'on lui ajoute la réfringence qui lui manque.

La lentille convexe qui ramène au parallélisme les rayons divergents de l'*H* est dite *lentille correctrice. Sa valeur en dioptries mesure le degré de l'hypermétropie* (fig. 31).

Equivalence de la dioptrie en longueur axiale. Mesure des inégalités du fond de l'œil. — Nous savons que, d'après

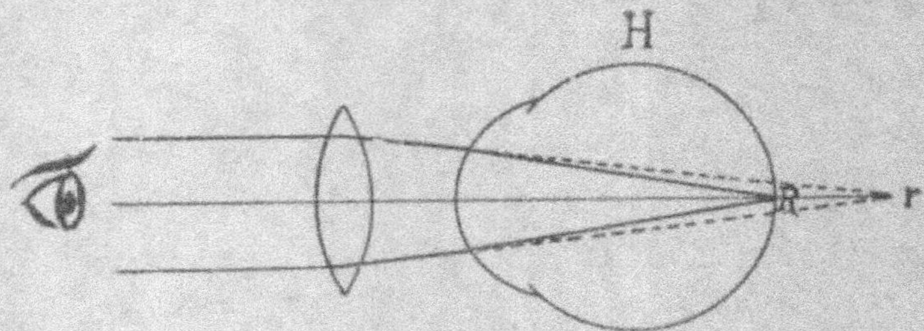

Fig. 31. — Correction de l'hypermétropie.

Matthiessen et Berlin, l'œil du Cheval a son foyer principal postérieur en arrière de la rétine de 1 millimètre à 1 mm. 5. Cet œil est donc hypermétrope. Mais de combien?

Prenons le cas où le foyer postérieur est à 1 millimètre en arrière de la rétine, car il nous fournira d'autres déductions. Le problème se pose ainsi : connaissant la situation de la rétine, quelle est la position de son foyer conjugué ou *remotum?* Or, entre les foyers conjugués, nous avons la relation simplifiée $qq' = ff'$ (voy. p. 22), dans laquelle nous connaissons $q' = 1$ millimètre et les distances focales f et f' égales respectivement à 30 et 40 millimètres (œil réduit de Matthiessen). La position du foyer conjugué cherché est donc déterminée ainsi : $q = \dfrac{30 \times 40}{1} = 1.200$ millimètres $= 1$ m. 20.

Le foyer conjugué étant situé à 1 m. 20 en arrière du dioptre œil (1), et cette distance mesurant l'hypermétropie, celle-ci

(1) En réalité, le foyer conjugué est situé seulement à 1 m. 20 moins la longueur focale antérieure, soit 3 centimètres, puisque q est compté à partir de F. En ne tenant pas compte de cette erreur, ce calcul s'applique aussi bien à la myopie qu'à l'hypermétropie.

est donc $H = \dfrac{1}{1,20} = 0,83$ D. Nous en déduisons immédiatement que 83 centièmes de dioptrie d'hypermétropie équivalent chez le Cheval à 1 millimètre de longueur d'axe et que 1 D. équivaut à 1 mm. 2. Le même raisonnement est applicable à la myopie.

Ainsi, lorsque nous saurons déterminer l'image droite, nous saurons du même coup de combien fait saillie dans le vitré une tumeur du fond de l'œil, un pli de rétine décollée, ou bien quel est le retrait de la papille, par exemple, dans le glaucome ou l'hydrophtalmie.

Un raisonnement analogue nous conduirait à trouver que pour l'œil de l'Homme la dioptrie équivaut à 0 mm. 3 de longueur d'axe, pour celui du Chien à 0 mm. 2, et pour celui du Bœuf à 0 mm. 6.

Calcul du degré d'hypermétropie de l'œil aphaque. — L'œil opéré de cataracte, celui dont le cristallin est luxé, sont des yeux aphaques. En l'absence du cristallin, quel est le nouvel état de réfraction de l'œil? L'œil aphaque est un dioptre simple formé par la cornée séparant l'air de l'humeur aqueuse et du vitré, ces deux derniers milieux ayant même indice $= 1,33$. Nous possédons tous les éléments du dioptre cornéen et le problème revient à chercher quel est par rapport à ce dioptre le foyer conjugué de la rétine, dont nous connaissons aussi la situation. La formule des foyers conjugués $\dfrac{F}{p} + \dfrac{F'}{p'} = 1$ (p. 22, II), dans laquelle F et F' sont les longueurs focales de la cornée, p' la distance de la rétine à la cornée, soit 44,75 millimètres chez le Cheval, et p la distance du foyer conjugué de la rétine qu'il s'agit de trouver, donne :

$$p = \frac{Fp'}{p'-F} = \frac{59 \times 44,75}{44,75 - 78,8} = -77 \text{ millimètres.}$$

Le foyer de la rétine étant virtuel et situé à 7 cm. 7 du sommet du dioptre, l'œil aphaque du Cheval a une hypermétropie de $\dfrac{100}{7,7} = 13$ D. environ (voy. le résultat de la détermination directe).

4° **Astigmatisme (As).** — Lorsque le dioptre de l'œil n'est plus représenté par une surface de révolution, c'est-à-dire ayant même courbure dans tous ses méridiens, on le dit *astigmate*. Les rayons lumineux ne forment plus leur foyer au même point et la vision manque de netteté.

a) *Astigmatisme régulier*. — Le dioptre possède des méridiens dont la courbure varie progressivement de l'un à l'autre, mais reste constante dans l'étendue d'un même méridien. Le méridien de plus petite courbure et celui de plus grande courbure sont dits méridiens principaux. Ils sont presque toujours perpendiculaires l'un à l'autre, mais non pas constamment orientés l'un dans la direction verticale et l'autre dans l'horizontale.

Formes de l'As. régulier. — Lorsque le méridien horizontal est E et le vertical M ou H, on dit l'*As. simple*, myopique ou hypermétropique. L'As. est *composé* lorsque les méridiens sont tous deux M. ou H., mais de quantités inégales. Enfin l'*As.* est *mixte* lorsque l'un est M. et l'autre H. La différence de réfraction existant entre les deux méridiens mesure dans tous les cas le degré de l'As. C'est la règle que le méridien vertical soit le plus réfringent et l'horizontal le moins réfringent (*As. conforme à la règle*). L'As. est *contraire à la règle*, lorsque le méridien horizontal est le plus réfringent, ce qui est exceptionnel.

L'astigmatisme régulier est d'origine congénitale.

b) *Astigmatisme irrégulier*. — Il n'y a plus aucune régularité dans la courbure des méridiens du dioptre, ni quand on les envisage l'un par rapport à l'autre, ni quand on les considère isolément. On conçoit que la vision est mauvaise, puisque l'image est déformée dans tous les sens; l'on peut en avoir une idée en regardant un même objet successivement à travers un verre bien taillé et dans un morceau brut de cristal de roche...

L'astigmatisme irrégulier peut être dû à des malformations congénitales de la cornée et du cristallin, mais le plus souvent il est le résultat d'altérations pathologiques de ces organes.

Cercles de diffusion dans l'amétropie. — Comme nous l'avons vu déjà, les cercles de diffusion résultent de ce que les rayons réfractés ne formant pas leur foyer sur la rétine, celle-ci coupe le cône lumineux soit en avant de ce foyer comme dans l'Hypermétropie, soit en arrière comme dans la Myopie (fig. 32). L'image rétinienne d'un point de l'espace est ainsi un cercle et celle d'une ligne un rectangle à extrémités arrondies formé d'autant de cercles imbriqués qu'il y a de points dans la ligne. L'image rétinienne est donc floue et la vision mauvaise comme est floue l'image obtenue sur l'écran de la chambre noire lorsqu'il n'est pas au point. Elle est d'autant plus mauvaise que les cercles de diffusion sont plus grands. Or, la grandeur de ceux-ci varie, toutes choses égales, avec la distance de l'objet à l'œil et avec les dimensions de la pupille. Expliquons chacun de ces points pour nous mettre à même de comprendre certains faits.

a) Soit un œil Myope dont le remotum est en *r*, ce qui veut

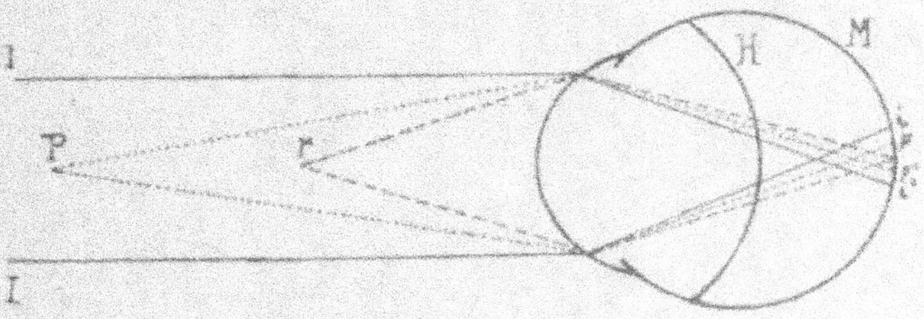

Fig. 32.

dire que *r* est le point le plus éloigné de la vision distincte (fig. 32). Le point lumineux P forme les cercles de diffusion *pp'*, tandis que le point I, situé à l'infini, forme les cercles de diffusion *ii'*. Le point lumineux P, situé au delà du remotum, en s'éloignant de plus en plus de l'œil forme donc des cercles de diffusion de plus en plus grands, et la vision est de plus en plus mauvaise. C'est pourquoi les Myopes rapprochent les objets de l'œil jusqu'au remotum, point où la vision est la meilleure, les cercles de diffusion n'existant plus. Dans l'œil Hypermétrope, c'est le contraire qui existe, comme on peut s'en rendre compte sur la même figure (écran H). Plus l'objet se rapproche de l'œil, plus la grandeur des cercles de diffusion augmente et plus la vision est défectueuse. Mais à la différence du Myope, il n'est pas de circonstance dans laquelle l'Hypermétrope puisse sans artifice, nous l'avons déjà dit ailleurs, supprimer les cercles de diffusion qui se forment sur sa rétine.

b) Les cercles de diffusion varient de grandeur avec les dimensions de la pupille. Prenons un point lumineux R (fig. 33) dont le foyer conjugué est en π, dans un œil Myope. Dans l'état de dilatation maximum de la pupille PP', les cercles de diffusion sont *rr*, tandis qu'ils sont *r'r'* dans l'état de dilatation normale *pp'*. La vision d'un Myope est donc meilleure, toutes choses égales, avec une dilatation pupillaire petite qu'avec une grande. Cela explique que le myope cligne des paupières pour voir de loin, car il rétrécit ainsi à volonté la porte d'entrée des rayons lumineux. De ce fait vient l'expression de *Myopie*, qui veut dire cligner.

Trou et fente sténopéiques. — C'est là le principe du trou et de la fente sténopéiques, plaques percées d'un trou d'épingle

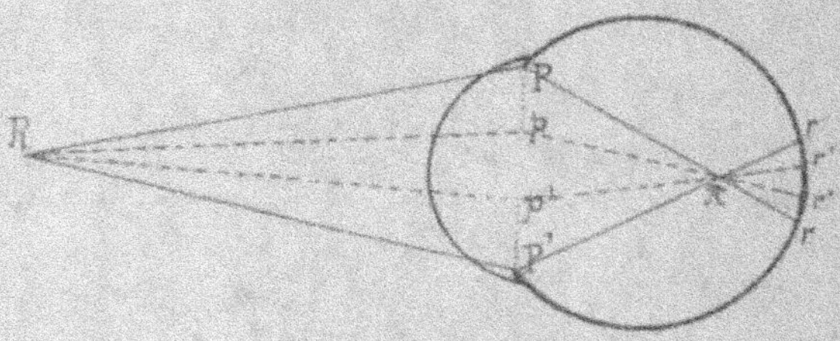

Fig. 33.

central seulement ou d'une fente très étroite, qui placées devant l'œil des *amétropes* et des *astigmates* diminuent la grandeur des cercles de diffusion et rendent la vision plus nette.

Raison physiologique de la pupille en fente des animaux. — Peut-être est-il possible de trouver dans le principe de la fente sténopéique l'explication de la forme de la pupille chez certains animaux; du moins c'est ce que Wolfskehl a cherché à contrôler. Il se trouve en effet que dans l'œil du Veau, dont la pupille est oblongue à grand axe horizontal, c'est le méridien vertical de la cornée qui est le plus courbe (7 fois sur 11 examens) et par suite qui forme des cercles de diffusion : le rétrécissement vertical de la pupille corrigerait donc l'astigmatisme conforme à la règle de la cornée... De même, chez le Chat, dont la pupille est une boutonnière verticale, c'est le méridien horizontal de la cornée qui serait le plus courbe (4 fois sur 5 examens). Par contre, le Lapin, dont la pupille est circulaire, ne présenterait pas d'astigmatisme cornéen appréciable (Schelske). Ces faits confirmeraient donc l'hypothèse de Wolfskehl, à laquelle s'opposent toutefois les recherches de Wewe sur les yeux de 5 Chats qui ne présentaient pas d'astigmatisme ni de la cornée ni du cristallin. Par ailleurs, nous verrons que la pupille en fente et sa direction semblent avoir une relation importante avec le genre de vie de l'animal (Voy. champ visuel).

B) *Réfraction dynamique ou accommodation.*

L'œil à l'état de repos, tel que nous venons de l'étudier, ne peut voir distinctement que les objets situés au foyer conjugué de la rétine ou *remotum*. Tous les objets situés *en deçà* du remotum n'auraient pas d'image rétinienne nette si l'œil ne possédait la faculté d'augmenter le pouvoir réfringent de son appareil dioptrique, en un mot de mettre l'image des objets au point. Cette faculté, c'est l'*accommodation*. Mais, nous y insistons, elle ne peut s'exercer qu'en deçà du remotum. Autrement dit, l'accommodation augmente la réfraction de l'œil, elle ne peut la diminuer.

Quel en est le mécanisme? — Il devait être cherché tout d'abord dans l'*allongement de l'œil* (fig. 22) (1), que l'on considérait comme étant déterminé par la contraction des muscles externes, le puissant choanoïde en particulier chez les animaux, puis dans l'*augmentation de courbure soit de la cornée, soit du cristallin*. Young, en 1801, a montré que les deux premières hypothèses (allongement de l'œil et augmentation de courbure de la cornée), n'étaient pas confirmées par les faits, et donné les premières preuves expérimentales du *changement de courbure des faces du cristallin*.

Plus tard, la découverte des images de Purkinge (1821) permit à Cremer et à Helmoltz de préciser que c'est surtout par l'*accroissement de la courbure de la face antérieure du cristallin* que se fait l'accommodation.

Il restait à trouver comment se produit le phénomène. Ce ne pouvait être que sous l'action des muscles ciliaire et sphincter de l'iris.

(1) Si O est le cristallin indéformable d'un œil Emmétrope, seuls les rayons venant de l'infini formeront leur image en F' sur la rétine. Les objets comme P auront leur image en P', en arrière de la rétine, et pour qu'ils soient vus distinctement il faudra que celle-ci se porte en arrière, c'est-à-dire que l'œil s'allonge.

En 1861, Graefe ayant observé qu'un homme privé accidentellement de son sphincter irien accommodait comme par le passé, il ne restait que le *muscle ciliaire* à mettre en cause. Et, effectivement, son excitation électrique permit d'obtenir des accommodations senblables à celles que l'on constate dans l'état physiologique. Mais alors que des savants pensent avec Helmohltz que dans l'œil qui n'accommode pas le cristallin est aplati par les fibres de la zonule qui tirent sur ses bords, tandis que dans l'œil accommodé la contraction du muscle ciliaire relâche la zonule et permet au cristallin de prendre une forme globuleuse (*accommodation par relâchement du muscle ciliaire*), Tscherning montre que dans l'état de repos le cristallin a sa forme normale (passive), que dans l'accommodation il augmente sa courbure (forme active), et que cette courbure est plus accusée au centre qu'à la périphérie, ce qui entre parenthese a pour conséquence de corriger l'aberration de sphéricité (*accommodation par contraction du muscle ciliaire*).

Actuellement, on tend à expliquer l'accommodation par un *mécanisme hydraulique*. Le canal de Petit, qui entoure l'équateur du cristallin, est plein de liquide qui subissant la pression du muscle ciliaire la transmet à la périphérie de la lentille qui devient plus globulaire..

Chez les Oiseaux et les Sauriens, le sphincter irien, auquel on dénie toute action dans l'accommodation de l'Homme et des Mammifères, comme nous venons de le voir, jouerait par contre un rôle capital (Hess, Leplat). Le fait est particulièrement frappant sur le Cormoran, oiseau plongeur qui a besoin de voir à la fois dans l'air et dans l'eau. Dans l'air, il lui suffit de 10-12 D. pour voir à 10 centimètres, mais dans l'eau l'action réfringente du dioptre cornéen étant supprimée, celle du cristallin doit suppléer à ce déficit et fournir à l'oiseau une accommodation de 40-50 D. Pour arriver à ce résultat, d'une part les procès ciliaires ondulés se redressent, diminuent le diamètre de la couronne qu'ils forment au cristallin et compriment celui-ci à son équateur, d'autre part l'iris s'épaissit et presse le cristallin qui, en raison de sa grande mollesse — c'est une loi générale que plus l'amplitude accommodative est grande dans la série animale, plus le cristallin est mou — s'aplatit à la périphérie, tandis que le centre se projette en avant sous forme d'un cône qui pénètre dans la pupille et vient même faire saillie dans la chambre antérieure. Cette déformation n'est en somme que l'exagération de celle constatée chez l'Homme par Tscherning.

De ces théories variées il est deux points sur lesquels les auteurs sont généralement d'accord : c'est que l'accommodation est le résultat de l'élasticité du cristallin et de la contraction du muscle ciliaire qui en modifie d'une manière ou de l'autre la forme.

Grâce à l'accommodation, l'œil est capable de modifier sa réfraction suivant les distances. A l'état statique, il possède son minimum de réfringence et le point le plus éloigné qu'il puisse voir nettement est le *remotum*, comme nous le savons.

A l'état dynamique, il augmente sa puissance réfringente jusqu'à un maximum. A ce moment, le point le plus rapproché qu'il puisse voir distinctement est dit *proximum*. La vision dynamique s'exerce donc sur la distance séparant le remotum du proximum, qu'on désigne sous le nom *d'amplitude de l'accommodation*.

Mesure de l'accommodation. — Si, devant un œil E à l'état de repos, on place une lentille convexe + 1 D., le remotum de cet œil se trouve être fixé à 1 mètre, et seuls les objets situés à cette distance seront vus nettement. Mais si, enlevant la lentille + 1 D., l'œil fait un effort accommodateur suffisant pour voir nettement les objets à 1 mètre, il aura accommodé de 1 dioptrie : l'accommodation peut donc s'exprimer en dioptries ou être représentée par une lentille positive qu'on ajouterait à l'œil à l'état de repos.

Le pouvoir réfringent de la lentille convexe qui, placée devant un œil au repos, produirait le même résultat que l'accommodation intervenant avec son maximum d'énergie est le *pouvoir accommodatif de l'œil*. Il varie avec les espèces et l'âge. Chez l'Homme, il est maximum à 10 ans et mesure 14 D. Il n'est généralement plus que de 3 D. à 45 ans, et à 70 ans il est nul : le punctum proximum d'un enfant de 10 ans est donc à $\frac{1}{14} = 7$ centimètres ; celui d'un homme de 45 ans à $\frac{1}{3} = 33$ cm. 33 et celui du vieillard à son *remotum*.

Autres conséquences. — La lecture n'est plus possible à

22 centimètres, *distance de la vision distincte*, pour l'homme de 45 ans, ce qui l'oblige à porter des lunettes. C'est là ce qui constitue la *presbytie* (de *presbus*, vieillard). Dans la presbytie, la vision est bonne de loin, mais mauvaise ou impossible de près. Elle diffère ainsi de l'hypermétropie où la vision n'est bonne ni de loin, ni de près. Cette anomalie de la réfraction dépendante de l'âge est le fait de la sclérose du cristallin qui l'empêche de changer de forme sous l'influence des contractions ciliaires. A 70 ans, le cristallin ressemble à une lentille de verre.

Le *pouvoir accommodatif* des animaux sera indiqué plus loin.

C) *Convergence*.

Toutes les fois que les deux yeux fixent en même temps un point de l'espace, ils convergent et ils convergent d'autant plus qu'ils fixent un objet situé plus près. Les deux yeux regardant à l'infini convergent à l'infini; s'ils regardent à 1 mètre, ils convergent d'un angle métrique et accommodent d'une dioptrie; s'ils regardent à 25 centimètres ils convergent de $\frac{1}{0,25} = 4$ angles métriques et accommodent de 4 D. *Un angle métrique de convergence correspond donc à une dioptrie d'accommodation.*

CHAPITRE III

MÉTHODES D'EXPLORATION

Avant d'aborder l'étude des différentes parties de l'œil tant au point de vue anatomique, physiologique, que pathologique, nous exposerons les principales méthodes d'examen permettant de l'explorer, nous réservant d'indiquer au cours des chapitres suivants et là où ce sera nécessaire quelques moyens d'examen plus spéciaux.

§ 1. — Examen à l'œil nu.

Ce procédé s'adresse, il va de soi, aux annexes du globe, mais comme il ne comporte rien de plus particulier ici que dans les autres régions du corps, nous indiquerons seulement son mode d'application au segment antérieur de l'œil : conjonctive, cornée, humeur aqueuse, iris, cristalloïde antérieure et cristallin...

On se placera sous une porte cochère, d'écurie, de remise..., un peu en dedans d'elle, la tête du patient regardant le dehors, et pour avoir une lumière plus vive on la choisira de préférence tournée à l'est ou au midi, mais on évitera les rayons solaires directs. Les petits animaux d'appartement seront placés sur une table, face à une fenêtre.

Fait dans de bonnes conditions d'éclairage et de position des animaux, cet examen fournit des renseignements très précis sur l'état de la conjonctive, la transparence de la cornée, la limpidité ou le trouble de l'humeur aqueuse, les dimensions de la chambre antérieure, l'aspect de la face antérieure de l'iris et de son bord pupillaire.

Il permet, dans la majorité des cas, de se passer de l'examen suivant.

§ 2. — Examen à l'éclairage oblique, latéral ou focal.

Il s'adresse surtout au segment antérieur du globe et permet de préciser certains points que l'examen précédent aurait laissés dans l'ombre.

Instrumentation. — Un moyen d'éclairage avec réflecteur :

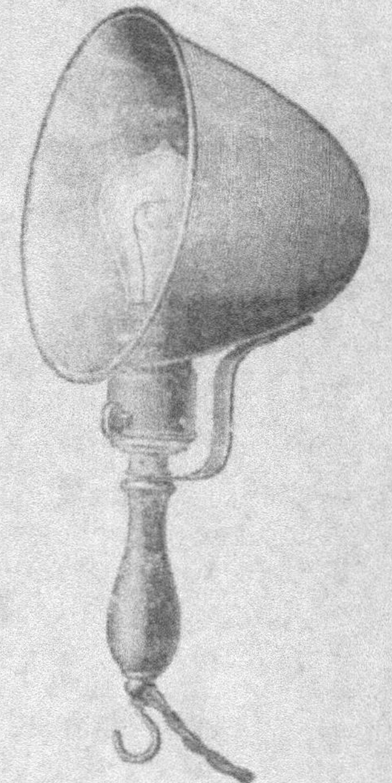

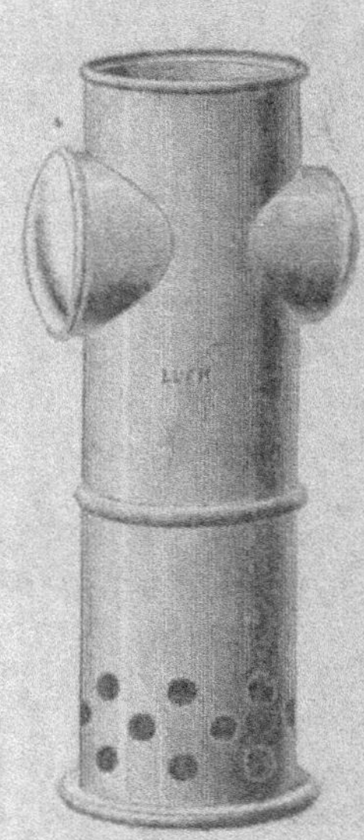

Fig. 34. — Lampe électrique à main, avec réflecteur parabolique.

Fig. 35. — Éclaireur à bougie de Priestley-Smith, avec deux lentilles convergentes de foyers différents, simplifiant l'instrumentation nécessaire à l'éclairage focal.

lampe à pétrole, lanterne sourde, ampoule électrique... et une loupe de 15 à 20 dioptries sont nécessaires. La lumière du jour ne peut être utilisée. Priestley-Smith a imaginé une combinaison de lampe et de lentilles méritant d'être signalée (fig. 35). La lampe électrique de poche donne des résultats parfaits et son emploi primerait certainement tous les autres moyens si la pile sèche ne s'usait au repos.

Préparatifs. — L'examen de la cornée, de la chambre antérieure, de la face antérieure de l'iris, ne réclame pas d'instillation d'atropine. Mais pour examiner le cristallin, ainsi que pour déceler l'existence de certaines adhérences du bord pupillaire ou de la face postérieure de l'iris, on instillera une demi-heure avant l'examen II ou III gouttes de collyre au sulfate d'atropine à 0,05 centigrammes pour 100 grammes d'eau distillée et bouillie.

Manière de procéder. — L'animal est conduit dans un local

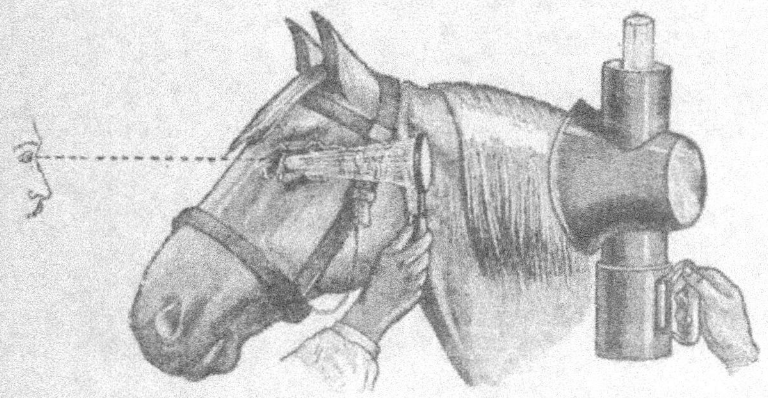

Fig. 36. — Éclairage latéral ou focal (Cadiot et Almy).

aussi sombre que possible, mais une chambre noire n'est pas indispensable ; un coin d'écurie suffit souvent. Un aide le maintient par les moyens ordinaires, tandis qu'un autre tient la lampe à la disposition de l'observateur. Elle est placée du même côté que l'œil à examiner et à sa hauteur, soit en avant, soit en arrière, de manière que les rayons atteignent l'œil obliquement (fig. 36). Ceux-ci sont redressés au fur et à mesure qu'on veut éclairer une partie plus profonde. La distance de la lampe varie avec son intensité d'éclairage ; sur ce point d'ailleurs, la pratique renseigne vite.

L'observateur interpose la loupe sur le trajet des rayons lumineux, les concentre sur la partie à examiner et, en faisant varier la distance de la loupe à l'œil et la distance de la lampe, il cherche à produire le maximum d'éclairement, ce qui a lieu lorsque la partie examinée est au foyer de la loupe, d'où le nom d'examen focal. Les détails de la région éclairée sont d'autant plus nets que le nombre des rayons réfléchis est plus grand, c'est-à-dire qu'elle est plus opaque et moins absorbante, comme la face antérieure du cristallin opacifié.

L'éclairage oblique pourra être indispensable pour localiser les opacités de la cornée et du cristallin, qui apparaissent avec une teinte blanche, opaline.

§3. — Images de Purkinje-Sanson.

Une bougie placée devant l'œil, en *chambre noire*, fournit trois images dans le champ pupillaire, formées au niveau des

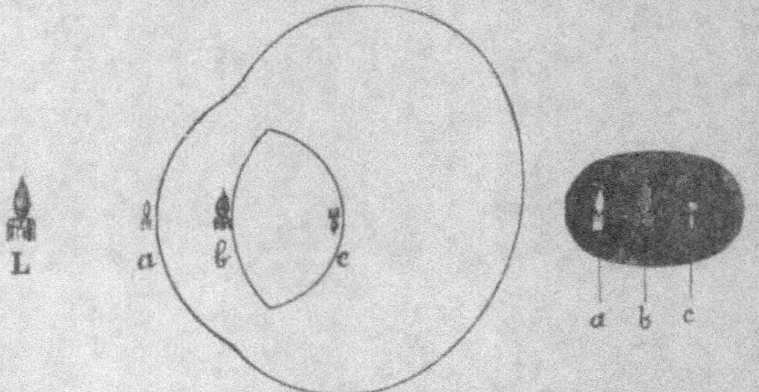

Fig. 37. — Images de Purkinje-Sanson.

trois dioptres de l'œil : cornée, cristalloïdes antérieure et postérieure (fig. 37). Deux sont *droites*, de grandeur et de luminosité différentes, et *se déplacent de compagnie dans le même sens que la source lumineuse*. Elles sont données par les surfaces convexes de la cornée (image très lumineuse et petite) et de la cristalloïde antérieure (image floue et grande). La troisième, *renversée*, petite et *se déplaçant en sens contraire de la source*, est assez lumineuse chez le Cheval et le Chien; elle est fournie par la surface concave de la cristalloïde postérieure.

Ces trois *images principales*, dites de Purkinje-Sanson, utilisées par les physiologistes pour déterminer les changements de courbure du cristallin dans l'accommodation, le sont aussi par les cliniciens en sémiotique oculaire. Elles ne sont nettes que si les surfaces cornéenne et cristallinienne sont bien transparentes. Quand celles-ci présentent des opacifications et forment des surfaces réfléchissantes, les images sont plus ou moins noyées. Certaines opacités des cristalloïdes, surtout de la postérieure, très peu visibles à l'ophtalmoscope, sont ainsi mises en évidence. D'autre part, l'absence de la troisième et de la seconde images sont un signe d'aphakie ou de luxation du cristallin; dans ce dernier cas cependant, la seconde image peut être présente si la cristalloïde antérieure est restée en place.

Parfois, aux images principales s'ajoutent des *images supplémentaires*. Elles peuvent être *physiologiques* : Tscherning en a sur l'Homme étudié quatre qui résultent de réflexions multiples : elles sont ordinairement peu visibles. Il en est aussi d'*anormales*, provenant le plus souvent d'un défaut d'homogénéité des couches du cristallin ou d'opacités siégeant à leur niveau : sur le Cheval, Bayer et Schmidt ont trouvé quatre et cinq images.

§ 4. — Examen à l'ophtalmoscope.

De même qu'au grand jour l'intérieur d'une chambre éclairée seulement par un œil de bœuf n'est pas visible pour un observateur situé au dehors, de même l'intérieur du globe oculaire n'est pas visible sans artifice : parce qu'il n'est pas suffisamment éclairé, la pupille étant trop étroite; parce que le pigment rétinien qui en tapisse la paroi postérieure absorbe une trop grande partie des rayons lumineux; et pour d'autres raisons encore que nous dirons. Cependant, si l'on considère que l'œil de la plupart des animaux domestiques est pourvu d'un *tapis*, véritable surface réfléchissante profonde, que leur pupille est grande, on s'explique que sous certaines incidences et dans certaines conditions le fond de l'œil du Cheval, du Bœuf, du Chien, du Chat, soit visible sans artifice, mais pas suffisamment pour qu'on en puisse distinguer les détails. Qui n'a vu l'œil du Chat briller dans une demi-obscurité? Si un Cheval, situé dans sa stalle, vient à tourner la tête du côté de la porte, il arrive souvent que la pupille prenne le ton vert du tapis ou rouge de la papille, suivant que les rayons incidents frappent l'une ou l'autre de ces surfaces réfléchissantes. Mais, si l'on place le Cheval sur le pas de la porte, on se trouve immédiatement dans l'impossibilité de voir au delà de l'iris, parce qu'un grand nombre des rayons lumineux incidents sont réfléchis par la cornée et les faces du cristallin et impressionnent l'œil de l'observateur plus vivement que les rayons extériorisés par le fondus de l'observé. Il se produit là un phénomène semblable à celui que l'on constate lorsque du dehors on regarde dans l'intérieur d'une chambre à travers les vitres de la fenêtre vivement éclairée.

Ce qui prouve la réalité des rayons réfléchis par le cristallin, leur grand nombre et leur action éblouissante, c'est que, dans l'*aphakie*, le fond de l'œil du Cheval est visible sans le secours de l'ophtalmoscope. On en voit tous les détails, aussi bien les points ocellés du tapis clair que les vaisseaux papillaires, moins nettement cependant qu'avec l'ophtalmoscope, ce qui prouve d'autre part l'action réfléchissante de la cornée : placer l'animal aphaque (à luxation du cristallin, par exemple) à 3 ou 4 mètres dans l'intérieur de l'écurie, la tête regardant la porte et légèrement tournée de biais pour que l'œil à examiner soit frappé directement par les rayons lumineux. Le fondus apparaît alors avec une assez grande netteté.

L'éclairage direct de l'œil au moyen d'une source lumineuse ordinaire, lampe, bougie, ne peut pas donner le résultat cherché parce que l'œil de l'examinateur reçoit directement de la source des rayons dont l'intensité est plus grande que ceux réfléchis par le fond de l'œil observé. Ceux-ci étant noyés dans les premiers ne fournissent pas d'image nette. C'est le cas d'une personne se promenant dans une cave avec une bougie placée à quelques centimètres de ses yeux. Mais sa vision augmente si la lampe est tenue à bout de bras; elle devient très bonne si la main est placée en écran entre la lumière et les yeux. En 1848, *Brucke* ayant compris ce phénomène arriva à voir l'intérieur de l'œil en faisant l'expérience suivante : il plaça une bougie devant l'œil à examiner, mit derrière la bougie un écran et, regardant par dessus celui-ci, il put voir l'intérieur de l'œil pour la première fois.

L'orthoscope que nous décrirons plus loin a pour principe cette découverte.

Pour voir l'intérieur de l'œil, il faut donc : *a*) qu'il soit éclairé suffisamment; *b*) que l'œil observateur soit garanti contre les rayons provenant de la source lumineuse; *c*) et que nécessairement il soit situé sur le trajet des rayons extériorisés par l'œil observé. *Découverte d'Helmholtz* : C'est ce

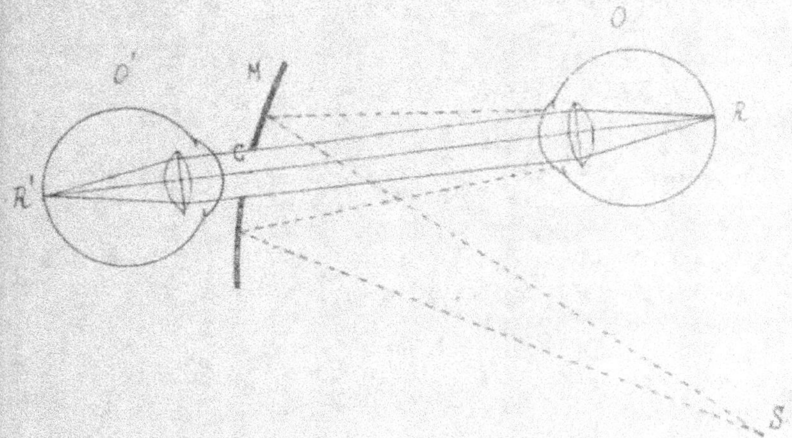

Fig. 38. — Marche des rayons lumineux dans l'examen à l'ophtalmoscope.
M, miroir ophtalmoscopique placé devant l'œil *O'* de l'observateur, réfléchissant les rayons lumineux d'une source *S* dans l'œil *O* de l'observé.

que réalisa Helmholtz en 1851, au moyen d'une plaque de verre inclinée à 45 degrés réfléchissant dans l'œil les rayons d'une source éclairante placée latéralement. Dans ces conditions, le fondus éclairé devient objet lumineux, envoie un faisceau qui, au sortir de l'œil, se réfléchit en partie sur la lame de verre tandis que l'autre partie la traversant vient impressionner l'œil observateur placé derrière; c'est là le principe de l'*ophtalmoscope* (je regarde l'œil), qui n'a été perfectionné que dans ses détails. Ainsi, la lame de verre réfléchissante d'Helmholtz a été remplacée dans les ophtalmoscopes actuels par un miroir plan ou concave percé en son milieu d'une petite ouverture circulaire permettant à l'observateur de recueillir seulement le faisceau lumineux sortant de l'œil observé (fig. 38).

La *pratique ophtalmoscopique* se propose plusieurs choses que nous étudierons successivement : *a*) l'examen des milieux; *b*) l'examen des membranes profondes; *c*) la détermination de la réfraction.

A) *Examen des milieux, encore dit examen à l'éclairage direct.*

Choix d'une source lumineuse. — Chez l'Homme où la pupille est petite, les membranes profondes tapissées dans toute leur étendue de pigment absorbant, il est nécessaire d'utiliser une source lumineuse artificielle intense : lampe à pétrole, manchon à gaz, ampoule électrique. En *vétérinaire*, on peut procéder de la même manière, mais l'éclairage de la pupille est plus difficile en raison des mouvements incessants de la tête des animaux, qui nécessitent un déplacement parallèle de la source lumineuse. L'emploi d'une source lumineuse artificielle qu'on croyait indispensable après la découverte d'Helmholtz fut certainement une des causes pour lesquelles l'ophtalmoscopie n'eut pas d'essor tout d'abord dans la pratique vétérinaire, malgré les tentatives de Raynal, en 1858, qui semble bien avoir été le premier à appliquer la nouvelle découverte.

1° **Eclairage à la lumière du jour.** — Heureusement qu'un chercheur avisé, dont le nom ne nous est pas resté, pensa à utiliser chez les animaux une source lumineuse qu'on trouve partout, la *lumière du jour, diffuse*, qui fait de l'ophtalmoscopie vétérinaire une méthode d'exploration vraiment originale et d'une grande simplicité. Grâce à la grandeur relative de la pupille chez les animaux domestiques, grâce surtout à la présence dans le fond de l'œil d'un véritable miroir réflecteur qu'on appelle le *tapis* et dont l'Homme est privé, la lumière du jour est la meilleure source éclairante. Elle présente l'avantage incontestable d'être toujours à la disposition de l'observateur, de ne pas nécessiter de chambre noire, et de ne rien changer à la coloration des parties qu'elle frappe. Avec elle, l'éclairage de l'œil se ramène à projeter dans la pupille, au moyen d'un miroir, un faisceau de rayons réfléchis, jeu d'enfant auquel nous nous sommes tous livrés avec succès et, il faut l'avouer, sans beaucoup d'apprentissage. On évitera seulement de réfléchir les rayons directs du soleil qui éblouissent les animaux et provoquent des défenses de leur part. On évitera aussi, autant que possible, les rayons déjà réfléchis par un obstacle extérieur — à moins que ce ne soit un mur très blanc — qui donnent au fondus un aspect jaunâtre susceptible d'en imposer pour une altération pathologique : on dirait en effet que la lumière s'est salie au contact de l'obstacle. En un mot, on recherchera les *rayons diffus* provenant du ciel, que celui-ci soit clair ou couvert. Avec un peu d'habitude, il est facile de pratiquer l'examen ophtalmoscopique en puisant la lumière aux quatre points cardinaux, soit qu'on se mette sous une porte ou un hangar, soit qu'on se trouve en regard d'une fenêtre dans une écurie fermée. Mais, pour les débutants, il est nécessaire qu'ils se placent dans les conditions que nous allons dire.

Local. — Choisir une porte d'écurie donnant au midi ou au levant le matin, au couchant le soir pour avoir une lumière plus vive. Une écurie dock prenant jour par des impostes est particulièrement indiquée pour les grands animaux, en raison de la faculté qu'on a de fermer la porte, de faire par conséquent une obscurité relative et de recevoir les rayons lumineux venant de haut en bas, direction la plus favorable.

Situation de l'animal. — Il est placé parallèlement à la porte, l'œil à examiner tourné vers l'intérieur de l'écurie. Un aide, à l'opposé, immobilise la tête du patient. Dans cette position, l'œil à explorer est dans l'ombre portée par la tête, et les images sont perçues nettement.

Les petits Herbivores seront placés dans les mêmes conditions, mais sur une table, l'examinateur assis opérant plus à l'aise. Le Chien, le Chat sont examinés dans les pièces d'habitation, sur une table, devant une fenêtre ordinaire.

Position de l'observateur. — Se placer du côté de l'œil à examiner. De la main gauche prendre un point d'appui sur l'encolure, le cou, l'oreille, la corne, le crâne, la face du patient autant pour s'assurer une stabilité plus grande, une protection plus efficace contre les mouvements de l'animal, que pour participer à l'immobilisation de la tête. L'ophtalmoscope *tenu à pleine main*, l'index relevé sur le bord du miroir, est placé devant l'œil, dans l'angle orbito-nasal, comme un monocle. Ainsi, la vision se fait facilement par le trou du miroir et dans un champ d'exploration le plus grand possible. Placé à 20-25 centimètres de l'œil à examiner — c'est-à-dire à la distance de la vision distincte — et à sa hauteur, l'observateur cherche alors, par de petits mouvements de la tête et rotatoire du miroir autour de son manche, sans que le dit miroir quitte sa position sous-orbitaire.

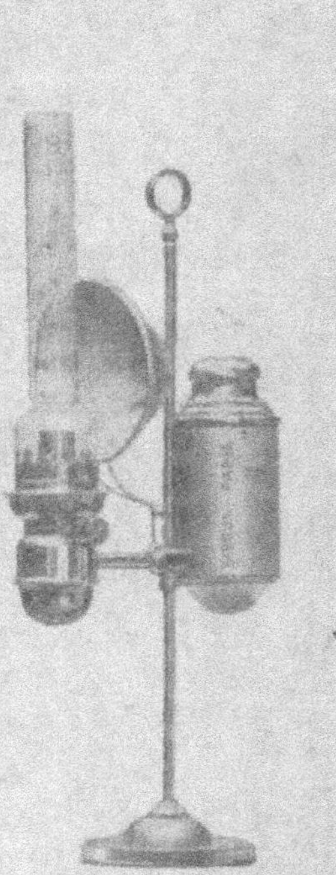

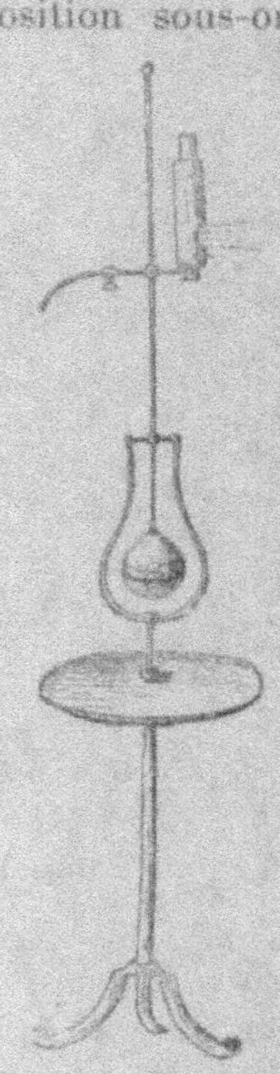

Fig. 39. — Lampe à pétrole avec réflecteur, mobile le long de la tringle.

Fig. 40. — Manchon à gaz, monté sur tablette portative (Vachetta).

à diriger sur la cornée un faisceau lumineux. Tant que ce faisceau que les deux yeux peuvent suivre sur la tête de l'animal n'atteint pas la cornée, la pupille reste noire; elle s'éclaire vivement dans le cas contraire.

2° **Éclairage artificiel.** — Ayant donné la préférence à l'éclairage du jour qu'avec la majorité des observateurs nous croyons le plus propre à l'extension de l'ophtalmoscopie vétérinaire, nous ajouterons que d'autres oculistes préconisent l'emploi de la lumière artificielle : éclaireur à bougie, lampe à pétrole, à alcool, électrique (ampoule à réflecteur mobile, ou même lampe de poche qu'on peut tenir soi-même de la main gauche mais qu'il est préférable de confier à un aide pour conserver la liberté de ses mouvements).

3° **Renseignements fournis par l'éclairage direct**. — *Dans l'état normal des milieux, la pupille s'éclaire uniformément,*

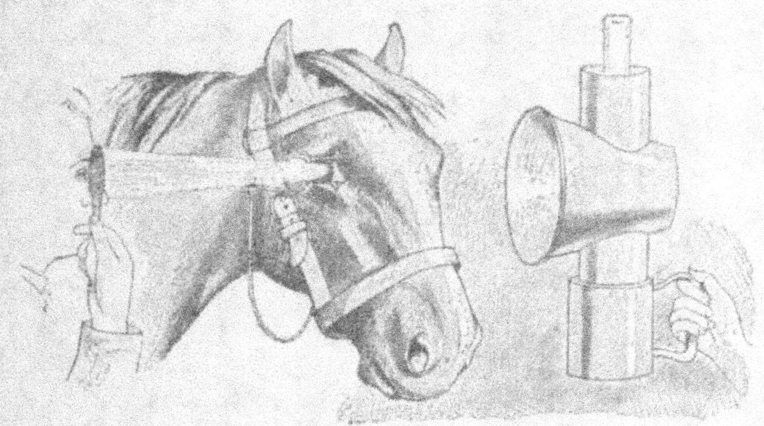

Fig. 41. — Examen des milieux à l'éclairage direct (Cadiot et Almy).

en prenant une coloration variable avec la région éclairée du fondus. Ils sont transparents. Ils ne présentent pas d'opacités.

Dans l'état anormal ou pathologique des milieux, il existe des opacités dans le champ pupillaire, qui se détachent en noir ou en gris suivant leur épaisseur, non avec leur couleur propre, blanche, jaune ou rouge d'exsudat ou d'hémorragie. Ces opacités sont fixes ou mobiles.

Opacités fixes. Leur localisation. — Elles se déplacent avec les mouvements de l'œil et dans la limite de ceux-ci. Elles siègent dans les milieux solides : cornée et cristallin. *Le diagnostic de leur siège* peut se faire de plusieurs manières : a) *Par l'habitude de l'accommodation.* Si, dans la vie ordinaire, nous pouvons apprécier la distance séparant deux objets même très rapprochés, nous le devons à l'éducation de notre accommodation qui exige un effort musculaire différent pour voir nettement et successivement ces deux objets : notre sens musculaire nous renseigne ici comme il nous renseigne dans l'appréciation du poids des choses par exemple. b) *Par les mouvements de l'œil de l'animal*. Dans les déplacements latéraux beaucoup plus étendus et appréciables chez nos animaux que les verticaux, l'œil pivote autour d'un axe vertical passant approximativement par le centre du cristallin. Il résulte de là : α) que les opacités de la cornée et de la cristalloïde antérieure se déplacent dans le sens des mouvements de l'œil; β) que les

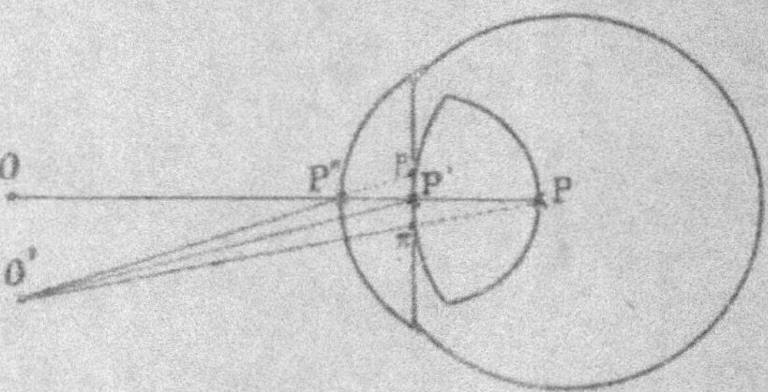

Fig. 42. — Déplacements parallactiques par rapport à la pupille.

opacités de la cristalloïde postérieure se déplacent en sens inverse des mouvements de l'œil. c) *Par les déplacements parallactiques*. Le principe est le suivant : trois points P″, P′, P confondus en un seul par un observateur placé en O (fig. 42) se trouveront séparés si l'observateur se porte en O′ et se projetteront dans le champ pupillaire en p, P′, π. L'opacité cornéenne P″, vue en p, se sera donc rapprochée du bord pupillaire opposé au déplacement de l'observateur; l'opacité cristallinienne antérieure P′ n'aura pas changé de place par rapport aux bords pupillaires; et l'opacité cristallinienne postérieure P, vue en π, se sera rapprochée du bord pupillaire correspondant au déplacement de l'observateur. En un mot, *quand l'observateur se déplace, les opacités cornéennes vont en sens inverse, les opacités cristalliniennes postérieures dans le même sens et les opacités cristalliniennes antérieures restent fixes.*

Opacités mobiles ou flottantes. Leur localisation. — Elles sont mobiles en dehors des mouvements de l'œil; elles se déplacent avec l'œil, mais elles continuent de se mouvoir lorsque l'œil s'immobilise. Elles siègent par conséquent dans un milieu liquide ou semi-liquide : humeur aqueuse ou humeur vitrée plus ou moins liquéfiée. Le diagnostic de leur siège se fait : *a*) par l'accommodation ou l'habitude ; *b*) par les déplacements parallactiques ; *c*) par leurs mouvements propres. Il est bien évident qu'une opacité qui se meut dans le champ pupillaire et qui disparaît derrière l'iris se trouve dans le vitré (du fait que l'iris s'appuie par son bord pupillaire sur le cristallin, il est peu vraisemblable que les opacités flottantes de l'humeur aqueuse puissent passer dans la chambre postérieure), tandis qu'une opacité qui sort du champ pupillaire, tout en restant visible, a son siège dans l'humeur aqueuse en avant de l'iris.

L'éclairage direct permet encore *l'examen de la face antérieure de l'iris et du bord pupillaire.*

B) *Examen du fond de l'œil.*

Il peut se pratiquer de deux manières : à l'image droite et à l'image renversée. *La méthode à l'image droite est par excellence la méthode vétérinaire.*

1° Examen à l'image droite. — Cet examen est simple, facile, applicable en toute circonstance. Le fond de l'œil donne à l'observateur une image droite, d'où son nom.

Principe. — Si l'œil ne possédait pas d'appareil dioptrique, cet examen ne différerait pas de l'examen des milieux. Il suffirait seulement à l'observateur de se rapprocher aussi près que possible de l'œil à examiner, à 5 centimètres environ, pour avoir du fond de l'œil une image aussi étendue et aussi nette que possible, pour la même raison qu'on voit d'autant mieux l'intérieur d'une chambre par le trou d'une serrure qu'on se place plus près. Mais l'œil possède un appareil dioptrique qui fait émerger les rayons sortant dans des directions variables. Ainsi faut-il nous rappeler que l'œil Emmétrope extériorise des rayons parallèles, que l'œil Myope extériorise des rayons convergents, enfin que l'œil Hypermétrope extériorise des rayons divergents. Or, l'œil normal de l'observateur Emmétrope, considéré à l'état statique, ne peut percevoir que des rayons parallèles, ainsi que nous l'avons dit ; il en résulte que seul le fond de l'œil éclairé d'un Emmétrope est capable de former sur la rétine de l'observateur une image nette. Le fond de l'œil d'un observé H ou d'un M ne peut être vu distinctement par un œil E qu'avec l'aide d'un artifice.

L'œil *Hypermétrope*, éclairé, émet des rayons divergents qui forment sur la rétine de l'œil observateur en état de cristallisation des cercles de diffusion. En plaçant sur le trajet de ces rayons des lentilles convergentes de plus en plus fortes, on arrive, par tâtonnement, à ramener au parallélisme les rayons divergents. A ce moment, l'œil E a une vision nette du fond de l'œil H.

Mais l'œil E de l'observateur *peut* disposer d'un pouvoir accommodatif lui permettant de se passer de l'adjonction de verres convergents pour voir nettement le fond us de l'œil H : c'est par suite de l'éducation de notre œil que l'accommodation mathématiquement et automatiquement nécessaire se fait ici en quelques secondes comme elle se fait dans les différents actes de la vie pour nous permettre de voir successivement les objets situés au loin, qui nous envoient des rayons parallèles, et ceux qui sont situés à 25 centimètres qui nous envoient des rayons divergents comme l'œil H. Nous disons « peut », parce que la condition nécessaire est que le pouvoir accommodatif de l'observateur soit supérieur ou au moins égal à l'Hypermétropie de l'observé. C'est généralement le cas d'un homme jeune, tandis qu'un observateur de 45 ans qui n'a plus que 3 D. d'accommodation ne pourra voir le fond us d'un Hypermétrope de 5 D., et devra avoir recours à une lentille convergente de 2 D. (Voy. accommodation).

L'œil *Myope* éclairé, émet, au contraire de l'H, des rayons convergents qui ne peuvent jamais former d'image dans l'œil de l'observateur E cristallisé dans l'état statique et encore moins en état d'accommodation. Pour que celui-ci pût voir le fond de l'œil d'un M, il faudrait qu'il fût capable de diminuer sa réfraction, ce qui est impossible naturellement. Il ne peut y arriver que par un artifice, en interposant devant son œil un verre concave, *négatif*, convenablement choisi.

D'où la *conclusion : un observateur E peut voir distinctement à l'image droite le fond de l'œil d'un E, celui d'un H à condition qu'il ait une accommodation suffisante. Il lui est impossible de voir celui d'un M sans le secours d'un verre correcteur négatif.*

L'examen à l'image droite
comporte donc l'emploi d'un
ophtalmoscope muni de verres
correcteurs : d'où son nom
d'ophtalmoscope à réfraction.

Ophtalmoscope à réfraction. —
Il en existe un grand nombre
de modèles plus ou moins com-
pliqués. Un des plus simples et
des plus complets pour l'usage
vétérinaire est celui du Professeur Badal qui a été adopté par
le Service vétérinaire de l'armée
française. C'est lui que nous décrirons (fig. 43, 44). En arrière
d'un miroir ophtalmoscopique se
trouve un disque mobile autour de son centre, percé près de
sa périphérie de 13 ouvertures,

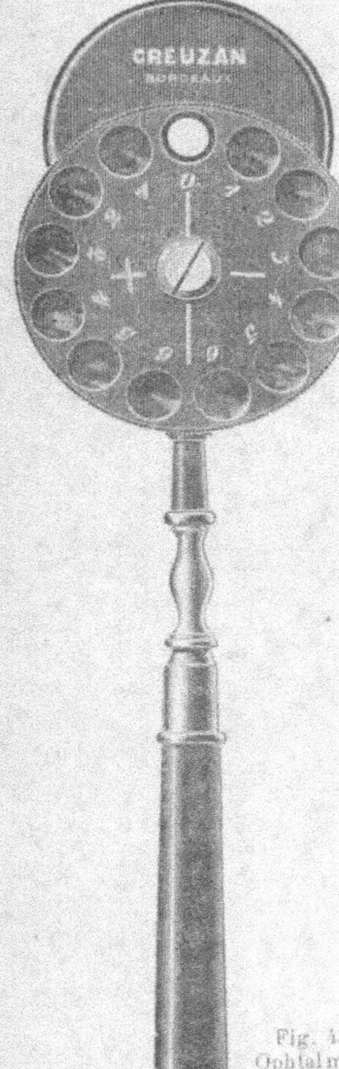

Fig. 43.
Ophtalmo-s-
cope à ré-
fraction du
Pr Badal ;
modèle sim-
ple, face pos-
térieure.

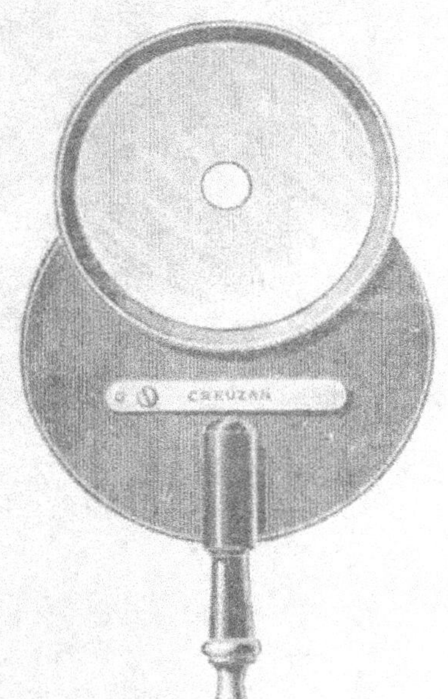

Fig. 44. — Le même, face antérieure.

dont chacune peut être amenée en regard de celle du miroir. D'un côté sont six lentilles positives numérotées de + 1 à + 6, de l'autre six lentilles négatives numérotées de — 1 à — 6. La treizième ouverture est libre et marquée O. Une légère pression de l'index de la main qui tient l'instrument en faisant

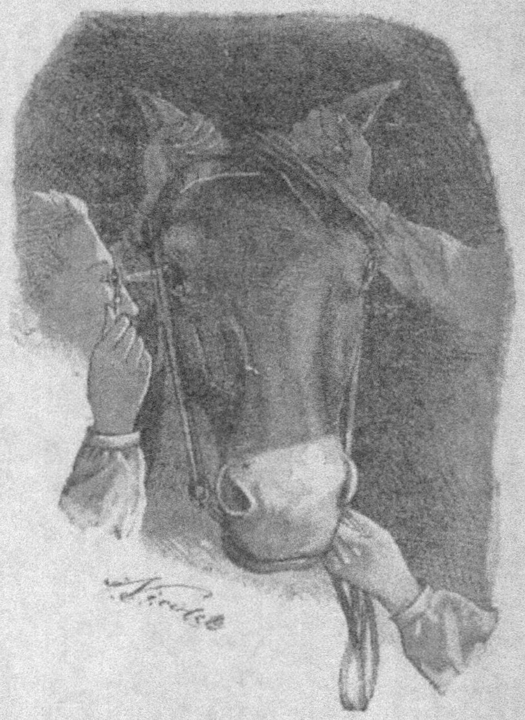

Fig. 15. — Pratique de l'image droite à la lumière du jour (Cadiot et Almy).

tourner le disque permet d'interposer devant l'œil de l'observateur l'une quelconque des douze lentilles.

Manière de procéder. — L'animal étant placé comme pour l'examen des milieux, qu'il procède à la lumière du jour ou à la lumière artificielle l'observateur s'approchera aussi près que possible de l'œil à examiner. Avec un peu d'habitude, il n'est pas nécessaire de dilater la pupille, à moins qu'il ne s'agisse d'une étude du procédé, d'une démonstration, ou

encore de l'examen complet d'un œil
supposé malade, auquel cas on instillera environ trois quarts d'heure avant
II ou III gouttes de solution faible
d'atropine qui, contrairement à ce qui
se passe chez l'Homme, n'a guère
d'inconvénient pour la vision, l'accommodation chez les animaux domestiques étant peu développée chez les
uns et relativement peu utile chez tous.
L'action de l'atropine étant toujours
plus ou moins persistante, il sera bon, dans
certains cas, de requérir l'assentiment du
propriétaire avant d'instiller le mydriatique.
Un Cheval par exemple mis en vente pendant la mydriase provoquée pourrait être
en effet considéré comme atteint d'une altération oculaire.

Orthoscope et orthoscopie. — Au moyen
de l'ophtalmoscope, on envoie sur l'œil de
la *lumière réfléchie* naturelle ou artificielle;
avec l'orthoscope on envoie de la *lumière
directe*, l'appareil lui-même étant éclairant.
L'orthoscope a pour principe l'expérience
de Bruck (p. 50). Celui du Docteur Aubaret, représenté ci-contre, consiste essentiellement en une petite ampoule électrique de
la dimension d'un gros pois, encapuchonnée
d'un manchon métallique recouvrant la demi-sphère postérieure de la lampe et qui
sert de réflecteur à celle-ci et d'écran à
l'observateur. La lampe, de 5, 6, 8 volts, est
reliée par des fils à un accumulateur, à une
pile sèche de poche. La figure représente
l'orthoscope monté sur l'ophtalmoscope à
réfraction de Badal, l'orthoscope seul pou-

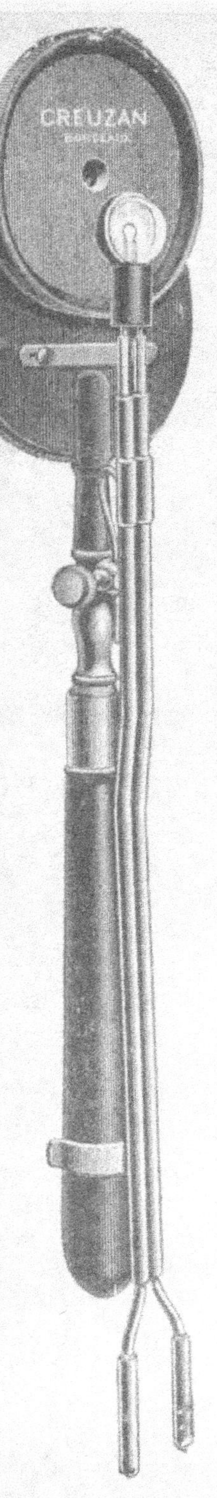

Fig. 46. — Orthoscope électrique du Dr Aubaret,
monté sur l'ophtalmoscope à réfraction du Pr Badal.
Le miroir réflecteur de celui-ci, inutile, a été enlevé.

vant servir d'ophtalmoscope simple pour l'examen des milieux, mais non pour l'examen du fond de l'œil. D'autres orthoscopes diffèrent du précédent en ce que l'ampoule est cachée dans une des parties de l'instrument, le manche par exemple,

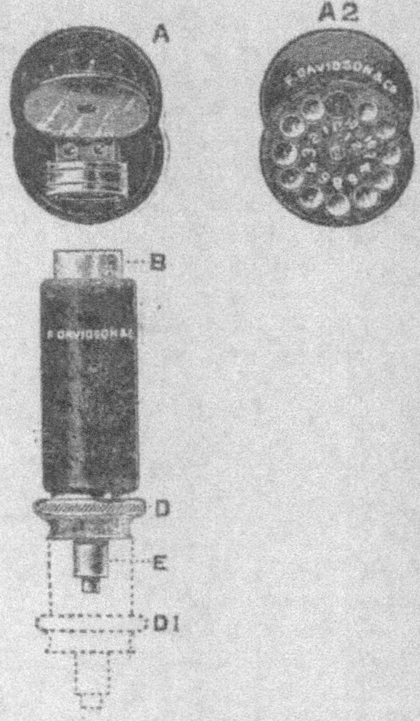

Fig. 47. — Orthoscope électrique à réfraction de Davidson.

La partie *B*, ou manche, est creuse et renferme une ampoule électrique. La partie *A* contient dans sa bague une lentille. Lorsqu'elles sont vissées l'une à l'autre, les rayons lumineux concentrés par la lentille sur le miroir incliné à 45° sont réfléchis à angle droit dans l'œil examiné. — *A2*, le disque mobile portant les lentilles correctrices.

et que la lumière est réfléchie par des miroirs dans la direction convenable. Tel celui de la maison Davidson a. Co., de Londres (fig. 47), adopté par le Service vétérinaire de l'armée anglaise...

L'éclairage de l'œil au moyen de ces instruments, ou *orthoscopie*, est une simplification de l'ophtalmoscopie, parce que l'observateur n'a plus à se préoccuper de la réflexion dans

une direction déterminée des rayons lumineux provenant
d'une source extérieure ; parce que l'examen de l'œil peut se
faire quelle que soit la position debout ou couchée de l'observé. En Vétérinaire, bien que l'ophtalmoscopie à l'image
droite et à la lumière du jour soit déjà d'une grande simplicité, l'orthoscopie présente néanmoins l'incontestable avantage de pouvoir être pratiquée immédiatement par le premier
venu.

2° **Examen à l'image renversée**. — *Principe de la méthode*.
— Le fond de l'œil éclairé à l'ophtalmoscope peut être con-

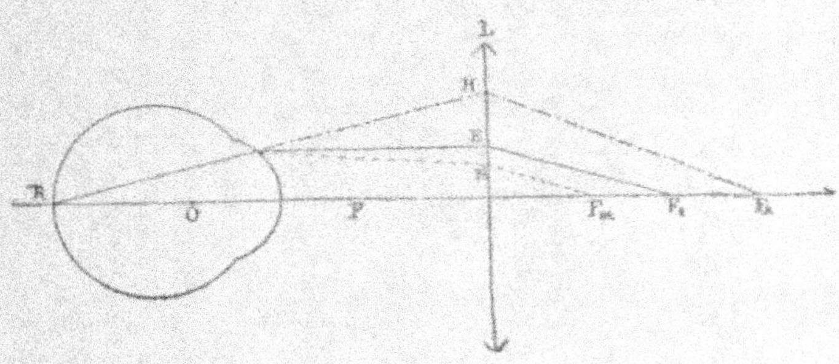

Fig. 48.

sidéré comme un objet lumineux émettant des rayons parallèles s'il est E, divergents s'il est H, convergents s'il est M,
(fig. 48). Si, sur le trajet de ces rayons, on place une lentille
positive L, suffisamment forte, on les fera converger tous
vers l'axe où ils formeront des images réelles et renversées du
fond de l'œil. L'œil E formera son image au foyer principal
de la lentille, l'œil H au delà et le M en deçà de ce foyer.
Tout le problème revient donc à se placer dans des conditions telles que l'on puisse voir l'image aérienne du fond de
l'œil (fig. 49).

Dispositif et manière de procéder. — Deux instruments sont
nécessaires : l'*ophtalmoscope simple* et une *lentille convexe* de
15 D. environ.

De plus, on disposera d'une chambre noire et d'une lumière
artificielle qui sera placée du côté opposé à l'œil examiné, un
peu en avant de la tête s'il s'agit d'animaux à yeux latéraux,
un peu en arrière s'il s'agit d'animaux à yeux plus frontaux.
L'observateur, placé à 60 centimètres environ de l'animal,

applique devant son œil, sous le rebord orbitaire, le miroir ophtalmoscopique et cherche à éclairer la pupille. Ce résultat obtenu, il prend la lentille convexe entre le pouce et l'index de la main gauche et se servant de l'auriculaire et de l'annulaire pour prendre un point d'appui sur le crâne de l'animal, au pourtour de l'orbite, il interpose la dite lentille sur le trajet des rayons lumineux. Il cherche alors à voir l'image aérienne du

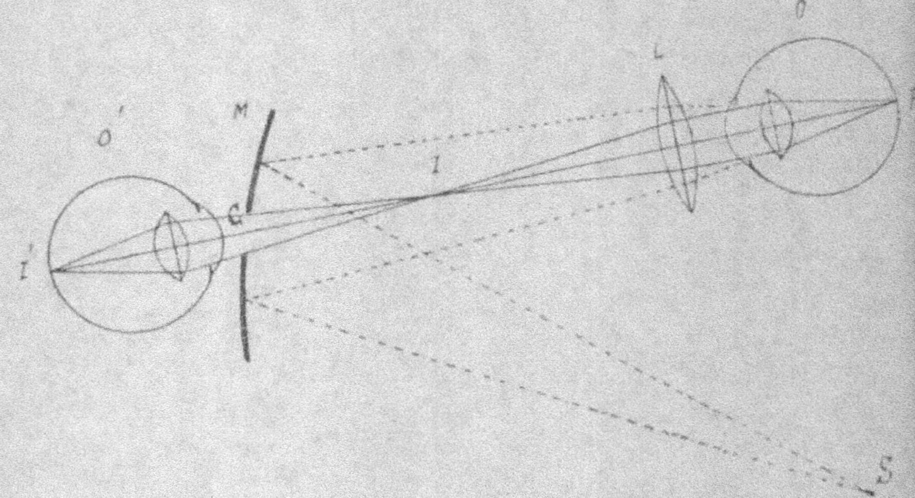

Fig. 49. — Marche des rayons lumineux dans l'examen à l'image renversée.
M, miroir ophtalmoscopique placé devant l'œil O de l'observateur, réfléchissant les rayons lumineux d'une source S dans l'œil O de l'observé. — L, lentille positive formant en I l'image renversée du fond de l'œil examiné.

fond de l'œil, en avant de la lentille, vers son foyer principal ; lorsqu'il a vu cette image, il lui faut, pour la rendre nette, déplacer légèrement la lentille en avant ou en arrière, en somme faire qu'elle coïncide avec le foyer principal. L'image est *renversée* : donc, tout ce qui est à droite doit être rapporté à la partie gauche de l'œil, ce qui est en bas à la partie supérieure, et réciproquement.

Cette méthode est par excellence celle de l'ophtalmologie humaine. Elle trouvera parfois son emploi dans les toutes petites espèces animales, mais en général elle est beaucoup trop difficile à appliquer en vétérinaire — autant parce que la recherche de l'image aérienne réclame une véritable éducation de l'œil que par suite de l'indocilité des animaux dont il est difficile de maintenir la tête dans une position fixe — pour ne pas rester une méthode d'exception.

C) *Détermination de la réfraction statique*.

Au seuil de ce chapitre, il est intéressant de se demander quelle est, en dehors du point de vue scientifique, la portée pratique de telles recherches chez les *Animaux*, et si les résultats à obtenir sont dignes des moyens à employer. Nous n'avons pas l'illusion de croire que nous arrivions de longtemps à corriger par des verres — encore que la chose ait été tentée quelquefois — l'amétropie de nos frères inférieurs. Mais si, dans ce cas, nous ne pouvons agir en vue de leur bien propre, nous avons le droit de nous préoccuper de conserver le nôtre. Il est incontestable que le Cheval, de selle tout au moins, doit être de par sa vue apte à remplir son service sans que soit compromise l'existence de son cavalier. Or, les anomalies de la réfraction diminuant considérablement l'acuité visuelle, il y a lieu de rechercher si ces anomalies, qui existent chez le Cheval, comme nous le verrons plus loin, peuvent être d'un degré suffisamment élevé pour rendre dangereux son emploi à la selle.

On s'est accordé jusqu'ici à reconnaitre que la myopie du Cheval ne dépasse guère 4 D., et que l'hypermétropie ne va pas au delà de 2 D. Si donc l'on s'en rapporte à ce qu'est la vision chez l'Homme myope de 4 dioptries — ce dont tout emmétrope peut d'ailleurs se rendre compte facilement en se servant momentanément de lunettes portant des verres + 4 D, — non pas au point de vue de la vie intellectuelle qui n'est pas ici en cause, mais en ce qui est de la vie animale proprement dite, on est obligé d'avouer que tout en créant une gêne certaine la diminution de l'acuité visuelle n'est pas incompatible avec les exigences de la vie de relation.

La question posée ainsi n'envisage cependant pas toute l'étendue du problème, car l'Homme myope de 4 D., tout en vaquant à ses affaires, est exposé à des accidents (faux-pas, chutes...), qu'il éviterait avec une vue normale ou s'il portait des verres correcteurs. N'en est-il pas de même du Cheval, et cette diminution de l'acuité visuelle n'est-elle pas pour quelque chose dans certains accidents comme les chutes sur les genoux, vraiment fréquentes, et certaines maladresses au saut par exemple? Des recherches conduites dans ce sens, avec Clerget, sur des chevaux de cavalerie, ne nous ont permis de tirer aucune conclusion précise ; mais nous devons dire que l'effectif examiné était fort réduit, alors que pour conclure il faudrait des milliers d'observations.

En tout cas, si ce problème laisse la porte ouverte surtout à des études comparées intéressantes, *on ne saurait actuellement*, à notre avis, *formuler des restrictions aux conditions d'acceptation des chevaux achetés basées sur l'état de leur réfraction*. La question demanderait seulement à être envisagée sérieusement si la myopie s'élevait à 6, 8 et 9 D., comme le fait a été observé en Allemagne, si l'on en croit l'exactitude des études de Riegel.

Au point de vue utilitaire, la recherche de la réfraction du Cheval a encore une autre face. Combien de fois un cavalier n'a-t-il pas abordé le vétérinaire en lui posant cette question : mon cheval est peureux. Ce vice est-il l'effet d'une mauvaise vue due à la myopie, ou tient-il seulement à son caractère? Le pessimiste pourrait répondre : qu'importe! Si la vue est en cause, nous n'y pouvons rien. Or, le médecin qui ne soignerait que la lésion de son malade n'aurait pas accompli tout son devoir. Il lui faut encore s'occuper du moral du patient et aussi du moral de son entourage. Ce que, dans la circonstance, le cavalier vient chercher en se confiant au vétérinaire, c'est moins un traitement qu'un diagnostic qui calme ses inquiétudes. Et d'ailleurs, si la vue n'était pas en cause, il serait peut-être possible d'amender le caractère de l'animal. Le vétérinaire doit donc être en mesure de répondre sûrement à la question posée, ainsi que déjà l'a fait observer le Général Vétérinaire Smith. En étudiant les moyens de rechercher les vices de réfraction des animaux, encore peu connus dans leurs effets, nous avons donc conscience de ne pas faire œuvre vaine...

1° **Détermination de la réfraction à l'image droite**. — Principe. — C'est celui même de l'examen à l'image droite, auquel nous prions de se reporter, ne voulant envisager ici que l'application.

a) Diagnostic de l'Emmétropie et des Amétropies. — Dans

tout ce qui va suivre, on supposera que l'observateur est *E*, ou s'est rendu tel par l'emploi de lunettes. L'observateur procède à l'examen ophtalmoscopique, l'instrument étant au zéro.

α) Il a une image nette du fond de l'œil : il s'agit d'Eie ou d'Hie, et, dans ce dernier cas, le fond de l'œil n'est vu nettemen que par suite de l'accommodation de l'observateur. Pour savoir s'il y a *Eie* ou *Hie*, faire passer derrière le trou du miroir de l'ophtalmoscope à réfraction le verre convexe + 1 D. Si le fondus devient flou, c'est que l'observateur n'accommodait pas et que l'œil observé est *E*. Si le fondus reste net, c'est que l'observateur accommodait d'au moins 1 D., et que l'œil observé est *H*.

β) Il n'a pas une image nette du fond de l'œil : il s'agit de Mie.

b) MESURE DU DEGRÉ DE L'HYPERMÉTROPIE. — Le fond de l'œil est net et reste tel en interposant un verre convexe de 1 D. Il y a *Hie* et on peut conclure déjà qu'elle est égale au moins à 1 D. Faire passer alors devant le trou du miroir le verre + 2 D. : si l'image du fondus devient floue, l'*Hie* n'est pas supérieure, à une 1/2 D près en moins, à 1 D. ; si l'image du fondus reste nette, l'observateur accommodait d'au moins 2 D. et l'*Hie* est au moins de 2 D. Ainsi de suite... *Le dernier verre positif qui laisse l'image nette mesure à 1/2 D. près* (en moins) *le degré de l'Hypermétropie.*

Pour mesurer mathématiquement le degré de la réfraction, il faut se servir des verres divisionnaires + 0,25 + 0,50 + 0,75 D ; mais dans la pratique courante la mesure de l'amétropie à 1/2 D. près est grandement suffisante. Quand le verre + 3 D. laisse l'image nette et que le verre + 4 D. la rend floue, l'Hypermétropie est en réalité comprise entre 3 et 4 D. ; si donc nous prenons pour mesure de l'*Hie* le verre + 3 D. qui laisse l'image nette, nous commettons une erreur *en moins* de 1/2 D. Mais nous pouvons aussi bien choisir le verre + 4 D. qui rend l'image floue et nous commettrons une erreur *en plus* de 1/2 D. C'est pourquoi on peut dire avec la même approximation : *le premier verre convexe qui rend l'image floue mesure à 1/2 D. près* (en plus) *le degré de l'Hypermétropie.* Chez le Cheval, nous aurons à choisir entre ces deux formules, de manière à serrer la vérité le plus près possible.

Correction à apporter à la méthode. — Ce procédé ne donne la mesure exacte de l'*Hie* qu'autant que le verre correcteur est placé tout près de l'œil, contre la cornée. En pratique, il est difficile de s'approcher de l'œil à une distance inférieure à 5 centimètres. Il faut donc tenir compte de cette distance. Quand, placée à 5 centimètres d'un œil hypermétrope, une lentille $+ 2$ D. rend parallèles les rayons divergents émis par cet œil et permet par conséquent à l'observateur E. d'en voir nettement le fond, c'est que le foyer principal de la lentille coïncide avec le foyer conjugué r de la rétine ou du remotum

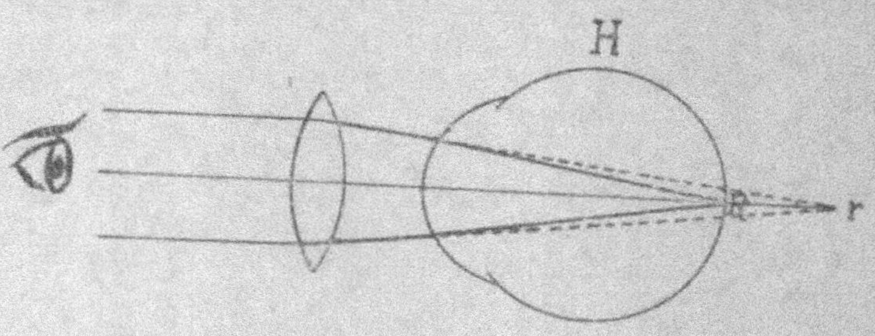

Fig. 50.

de l'œil H (fig. 50). Or, la distance de ce foyer à la lentille est $\dfrac{1 \text{ m.}}{2} = 0 \text{ m.} 50$. Le remotum r de l'œil H. ne se trouve donc qu'à $0 \text{ m.} 50 - 0 \text{ m.} 05 = 0 \text{ m.} 45$ du dioptre (1), et, comme la distance du remotum mesure le degré de l'*Hie*, il résulte que cette Hypermétropie est égale à $\dfrac{1 \text{ m.}}{0 \text{ m.} 45} = 2.22$ D. *Examiné à 5 centimètres, à l'image droite, l'œil H. apparaît donc moins H. qu'il ne l'est en réalité.*

Dans l'exemple choisi ci-dessus, l'erreur de 1/4 de D. est négligeable, mais nous allons montrer que cette erreur croît

(1) En prenant la cornée comme sommet du dioptre oculaire, c'est-à-dire comme le lieu d'où sont comptées les longueurs focales, nous commettons encore une erreur, car celles-ci se comptent, nous l'avons dit, à partir des points principaux. Aux 5 centimètres qui séparent la lentille correctrice de la cornée, sur lesquels nous avons raisonné, il faudrait donc ajouter la distance séparant le sommet de la cornée du 2e point principal dans le cas actuel, soit 6 à 9 mm. environ, pour avoir exactement l'erreur commise. Mais, pour le but que nous poursuivons, cet absolu n'est pas nécessaire; il nous suffit d'une approximation, pourvu qu'elle soit toujours la même, les faits restant ainsi comparables.

avec le degré de l'*Hie*, et l'éloignement de la lentille correctrice.

1° Supposons qu'une lentille + 4 D., située à 5 centimètres d'un œil *H*, corrige son Hypermétropie. La distance focale de la lentille étant $\dfrac{1\ m.}{4} = 0\ m.\ 25$, la distance du remotum de l'œil *H*. sera seulement de 0 m. 25 — 0 m. 05 = 0 m. 20 et l'Hypermétropie réelle $\dfrac{1\ m.}{0\ m.\ 20} = 5\ D.$ L'écart en moins est donc ici de 1 D.; ensuite il grandit considérablement.

2° Supposons maintenant que cette même lentille + 4 D. soit située à 0 m. 10 de l'œil *H*. et corrige son *Hie*. La distance du remotum de l'œil *H*. sera par conséquent 0 m. 25 — 0 m. 10 = 0 m. 15 et l'Hypermétropie réelle $\dfrac{1\ m.}{0\ m.\ 15} = 6\ D.$ environ. L'écart en moins sera donc de 2 D.

C'est pour se mettre à l'abri des erreurs relevant de l'éloignement de la lentille correctrice qu'on prend pour valeur dioptrique de l'Hypermétropie le verre répondant à la formule :

$$Hie = \frac{1}{D - d}.$$

dans laquelle *D* est la longueur focale de la lentille correctrice et *d* la distance qui la sépare de l'œil.

Exemple : Le calcul nous a donné 13 D. d'Hypermétropie pour l'œil aphaque du Cheval (Voy. p. 37). Que nous donnera l'ophtalmoscopie à l'image droite? Dans plusieurs cas, le verre + 8 D., situé à 5 cm. environ de l'œil aphaque, nous a fourni une image nette du fondus. La longueur focale du verre correcteur étant de $\dfrac{1\ m.}{8} = 0\ m.\ 125$, l'Hypermétropie réelle était donc de $\dfrac{1}{0,125 - 0,05} = 13\ D.$ environ. Le calcul et l'expérience sont ici d'accord.

c) MESURE DU DEGRÉ DE LA MYOPIE. — Le fond de l'œil est flou avec le zéro de l'ophtalmoscope ; c'est qu'il y a *Mie*. Faire passer alors devant le trou du miroir le verre concave — 1 D.; si l'image est rendue nette, la *Mie* est de 1 D.; si au contraire l'image reste floue, la *Mie* est supérieure à 1 D. Amener le verre — 2 D.; si l'image devient nette, la *Mie* est de 2 D...

Le dernier verre négatif qui laisse l'image floue mesure, à 1/2 D. près (en moins), le degré de la Mie. On peut dire également: *le premier verre concave qui rend l'image nette mesure, à 1/2 D. près (en plus), le degré de la Mie.*

Correction à apporter à la méthode. — Comme pour l'*Hie*, la mesure de la *Mie* a besoin de subir une correction du fait que la lentille utilisée au lieu d'être en contact avec la cornée en est distante de 5 centimètres. Quand, placée à 5 centimètres d'un œil M., une lentille — 2 D. rend parallèles les rayons convergents émis par cet œil et permet par conséquent à l'observateur E d'en voir nettement le fond, c'est que le foyer principal de la lentille coïncide avec le foyer conjugué r de la rétine ou remotum de l'œil M. (fig. 51). Or, la distance de ce foyer à la lentille est $\dfrac{1\ m.}{2} = 0\ m.\ 50$. Le remotum r de l'œil M. se trouve donc à 0 m. 50 + 0 m. 05 = 0 m. 55 du dioptre, et, comme la distance du remotum mesure le degré de la *Mie*, il résulte que cette Myopie est égale à $\dfrac{1\ m.}{0\ m.\ 55} = 1{,}80$ D. *Examiné à 5 centimètres, à l'image droite, l'œil M. apparaît donc plus M. qu'il ne l'est en réalité.*

L'erreur en plus commise pour le cas ci-dessus est de 1/4 D. environ et négligeable. Mais cette erreur grandit avec le degré de la *Mie* et la distance de la lentille correctrice, comme pour l'Hypermétropie. La valeur en dioptries de la Myopie réelle est donnée par la formule :

$$Mie = \frac{1}{D + d}.$$

Exemple : si, à 10 centimètres, le verre — 4 D. corrige la Myopie, celle-ci est en réalité de $\dfrac{1}{0{,}25 + 0{,}10} = \dfrac{1}{0{,}35} = 2{,}85$ D.

Avantages et inconvénients de la méthode. — Elle a pour incontestable avantage d'être très rapide. En ayant soin de se placer *à 5 centimètres de l'œil, l'erreur commise, du fait de cette distance, dans les amétropies ne dépassant pas 4 dioptries, est négligeable si l'on prend pour mesure de l'Hie le premier verre convexe qui rend l'image floue et pour mesure de la Mie le dernier verre concave qui laisse l'image floue.*

Dans ces conditions, elle peut être utilisée par tous, au moment de l'achat d'un cheval, particulièrement dans l'Armée, pour faire un tri entre ceux dont l'amétropie est faible, et par conséquent sans inconvénient sur leur devenir, et ceux, *rares*, qui présenteraient un degré élevé d'amétropie pouvant faire naître des doutes sur leur acceptation, et qu'il y aurait lieu de soumettre à l'examen de la fonction visuelle. En raison de leur simplicité, les formules de la *Mie* et de l'*Hie* réelles ne peuvent être un empêchement à l'emploi de la méthode en toute circonstance.

On a reproché en outre à l'image droite de nécessiter une

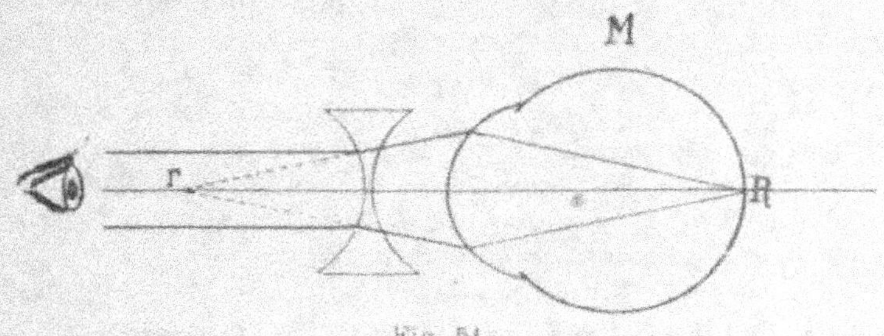

Fig. 51.

éducation de l'accommodation qui ne pourrait être acquise que par les spécialistes. Or, le *relâchement de l'accommodation* ou son *accroissement* ne sont que des réflexes qui nous échappent *a priori*, que nous constatons seulement dans leurs effets, et qui, exceptionnellement, se transforment en spasmes, surtout dans la pratique ophtalmologique du Cheval où l'observateur peut opérer sans fatigue.

Enfin, l'erreur provenant de l'appréciation exacte du moment où l'image nette du fondus devient floue, ou réciproquement, facile à commettre chez l'Homme où les vaisseaux pris comme point de repère sont gros, à double contour, est plus facile à éviter sur le Cheval où les vaisseaux rétiniens situés au-dessus de la papille sont fins comme des cheveux.

L'image droite ne peut donner la mesure de l'astigmatisme.

Exceptionnellement appliquée en oculistique humaine, en raison de difficultés tenant à la situation enfoncée de l'œil dans l'angle orbito-nasal, *cette méthode est la plus pratique en vétérinaire.*

2° **Détermination de la réfraction par l'image aérienne du fond de l'œil.** — L'observateur placé à 1 mètre, 60 centimètres, 50 centimètres, de l'œil éclairé à l'ophtalmoscope, voit, parfois, très nettement une partie du fondus, avec les détails du tapis. Pourquoi? Pour comprendre ce phénomène, et en tirer parti le cas échéant, rappelons de nouveau que l'œil E, extériorise des rayons parallèles et que l'image du fondus se fait à l'infini; que l'œil M extériorise des rayons convergents formant une image réelle en avant de l'œil; que l'œil H, extériorise des rayons divergents formant une image virtuelle en arrière de l'œil. Il suit de là que l'observateur E, placé à 1 mètre en avant de l'œil éclairé ne verra pas l'image du fondus d'un E., puisqu'elle est derrière lui; qu'il pourra voir celle d'un M de plus de 1 D., située à moins d'un mètre en avant de l'œil; qu'il pourra voir également celle d'un H., quel que soit le degré de l'Hypermétropie, située toujours en arrière de l'œil.

Conclusion. — Si donc l'image du fondus de l'œil examiné apparaît pendant l'éclairage direct du champ pupillaire, c'est que l'œil est H., ou bien qu'il est M. de plus d'une dioptrie si l'observateur est à 1 mètre, ou de plus de

$$\frac{1\ m.}{0\ m\ 60}, \frac{1\ m.}{0\ m.\ 50}, \frac{1\ m.}{0\ m.\ 30} = x\mathrm{D}.,$$

s'il est à 60, 50, 30 centimètres de l'œil. Voilà un premier fait.

Maintenant, s'agit-il d'Hypermétropie ou de Myopie? Rien de plus facile que de s'en assurer par les déplacements parallactiques. En effet, si l'image du fondus, qui se projette dans le champ pupillaire, appartient à un œil M., elle est située en avant et alors elle se déplace en sens inverse des mouvements de l'observateur : elle se dirige vers le bord pupillaire droit lorsque l'observateur se déplace vers la gauche. Au contraire, si l'image appartient à un œil H., elle est située en arrière du champ pupillaire et alors elle se déplace dans le même sens que l'observateur. Mais, répétons-le, l'Hypermétropie est quelconque, tandis que la Myopie est toujours supérieure au quotient dioptrique fourni par la distance séparant l'observateur de l'observé. Il ne faut pas demander davantage à cette méthode.

3° **Détermination de la réfraction par la skiaskopie ou Méthode de Cuignet**. — L'expression skiaskopie, qui signifie « examen des ombres », est préférable à celle de kératoscopie qui veut dire examen de la cornée, attendu que le phénomène ne se passe pas sur la cornée, comme le croyait Cuignet.

Définition. — Lorsque, placé à 1 mètre de l'œil à examiner, on projette sur lui, au moyen du miroir ophtalmoscopique, un faisceau de rayons lumineux, la pupille s'éclaire vivement comme nous le savons. Si, à ce moment, l'observateur fait *très légèrement* tourner le manche de l'instrument entre les doigts, il déplace évidemment d'un côté ou de l'autre le champ lumineux qui couvre l'œil et l'éclaire, comme l'enfant qui joue à réfléchir le soleil dans une glace déplace à volonté la surface éclairée. Si le miroir regardant d'abord en avant est dirigé ensuite de telle sorte qu'il regarde vers la gauche ou vers la droite, vers le bas ou le haut, la surface éclairée se déplace dans le même sens. Eh bien, faisons que ces déplacements du miroir soient assez faibles pour que, malgré les déplacements parallèles du champ d'éclairage, l'œil ou mieux la pupille se trouve toujours dans ce champ. Il se passe alors ce phénomène : la pupille étant bien éclairée, le déplacement progressif du miroir amène la formation, près de l'un des bords pupillaires, d'une ombre en forme de croissant, d'abord très peu large, puis qui grandit et marche jusqu'à couvrir tout le champ pupillaire, et disparaît ensuite progressivement vers le bord opposé. Cette ombre, qu'on peut aussi bien produire dans le sens vertical que dans le sens horizontal, comme nous l'avons dit, est l'*ombre pupillaire*, observée pour la première fois par Cuignet, en 1873. *Les caractères de l'ombre pupillaire sont dans un rapport déterminé avec la nature et le degré de la réfraction*. Parmi ces caractères : l'intensité ou la densité, qui fait que l'ombre est plus ou moins sombre, le sens de sa marche..., le dernier seul nous retiendra.

MARCHE DE L'OMBRE. — On dit que l'*ombre est directe* quand elle se déplace dans le même sens que le miroir (fig. 52). Ainsi, le miroir se déplaçant pour regarder de plus en plus vers la droite, l'ombre qui marche de gauche à droite dans le champ pupillaire est directe. *L'ombre est inverse*, lorsqu'elle se déplace en sens inverse du miroir (fig. 53). Quand il n'y a pas formation d'ombre, malgré les

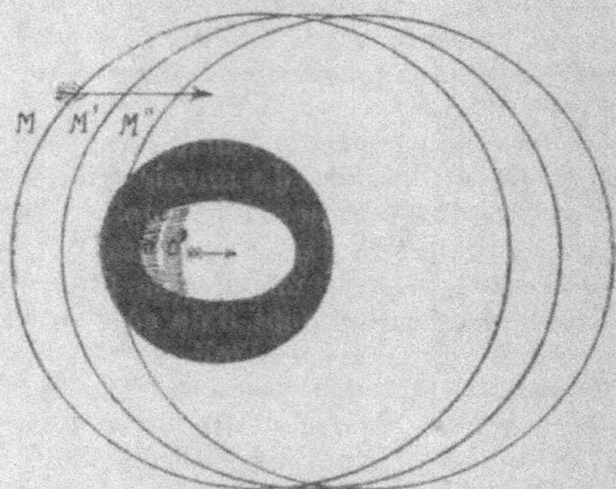

Fig. 52. — Ombres directes.

M, M', M'', marche des cercles d'éclairage du miroir. — *O, O'*, marche de l'ombre directe dans la pupille.

mouvements du miroir, ou bien quand la pupille s'éclaire

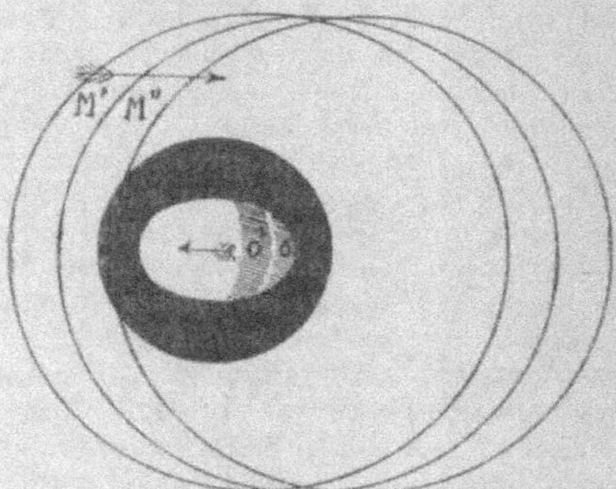

Fig. 53. — Ombres inverses.

uniformément quelle que soit la marche du miroir, on dit que *l'ombre est nulle*, ou encore que l'on est au *point neutre*.

Principe de la méthode. — *L'ombre est nulle, toutes les fois que l'observateur se trouve au remotum de l'œil observé*. Or connaître le remotum, c'est connaître la réfraction. D'autre part, quelle que soit la position de l'observateur, il peut toujours faire, par l'interposition de verres correcteurs devant l'œil observé, que l'ombre devienne nulle, c'est-à-dire que le remotum de l'œil observé coïncide avec sa position à lui, observateur. De cette position et de la valeur de la lentille interposée, il est facile de déduire la réfraction. Soit un œil O dont nous voulons déterminer la réfraction : mettons-nous à 1 mètre et supposons que l'*ombre nulle* a été obtenue en plaçant contre l'œil un verre + 4 D. A ce moment, nous sommes au remotum d'un œil M de 1 D., puisque nous sommes à 1 mètre en avant de cet œil. Mais pour obtenir ce résultat, nous avons dû *augmenter* la réfraction de l'œil O de 4 D., c'est donc qu'il a un *déficit de réfringence* de 3 D., ou qu'il est H. de 3 D. En d'autres termes, pour obtenir une réfraction + 1 D., nous avons dû ajouter + 4 D., la réfraction cherchée est par conséquent : $x + 4$ D. $= + 1$ D., d'où $x = + 1$ D. $- 4$ D. $= - 3$ D.

En pratique, l'observateur se place à 1 mètre ou à 5 mètres. A 5 mètres, il est situé au remotum d'un œil E., les rayons qui convergent à 5 mètres étant supposés parallèles. Le problème reste le même que précédemment, les chiffres seuls de l'équation diffèrent. Exemple : l'observateur placé à 5 mètres a obtenu l'*ombre nulle* en faisant placer devant l'œil O le verre — 3 D. Quelle est la réfraction cherchée ? L'observateur est à ce moment au remotum d'un œil E. (en réalité, il se trouve au remotum d'un M. de $\dfrac{1 \text{ m.}}{5 \text{ m.}} = 0{,}20$ D., mais l'erreur est négligeable). Pour obtenir ce résultat, il a dû *diminuer la réfringence* de l'œil O de 3 D., c'est donc que cet œil est M. de 3 D. : $x + (- 3$ D.$) = 0$, d'où $x = + 3$ D. Tel est le raisonnement simple qui conduit à la mesure de la réfraction par la méthode des ombres.

Manière d'opérer. — *Choix de la distance*. — La méthode peut s'appliquer à toutes les distances, mais deux sont déterminées dans la pratique en raison d'abord de la facilité de raisonnement : *5 mètres* où l'observateur se trouve au remotum d'un œil E., et *1 mètre* où il est au remotum d'un œil *M.* de 1 D.; mais aussi pour d'autres causes que nous allons faire comprendre rapidement.

Pour mesurer la réfraction statique d'un œil, il faut que cet œil n'accommode pas. Pour cela, on place l'observé, Homme, dans une chambre noire, et on le fait regarder au loin. Toutefois, comme l'observateur et l'ophtalmoscope qu'il manie pourraient quand même attirer les regards de l'observé, on pallie à toute chance d'erreur en se plaçant *à 5 mètres*. Les mêmes raisons existent-elles chez le Cheval et les autres animaux domestiques? C'est peu probable pour le premier dont l'accommodation, nous le verrons plus loin, est très faible. C'est possible pour certains autres comme le Chat qui a un fort pouvoir accommodateur. Mais, par ailleurs, on peut se mettre à l'abri des erreurs provenant de l'accommodation en la paralysant par l'atropine, ce qui a en outre l'avantage de dilater le champ pupillaire et de rendre beaucoup plus facile la perception des ombres.

Il y a plus. La distance de 5 mètres nécessite l'emploi d'un *miroir plan* pour disperser les rayons lumineux et permettre l'éclairage du champ pupillaire qui n'est pas possible avec le miroir concave ordinaire des ophtalmoscopes qui les concentre. Elle réclame une chambre noire, une lampe; elle demande en somme une installation et des instruments spéciaux. Elle est très fatigante en raison de l'effort d'attention qu'elle exige d'abord du fait de la distance, surtout du fait que les mouvements fréquents de l'œil de l'animal font sortir très facilement la pupille du champ d'éclairage. Ce sont là des inconvénients sérieux que ne compensent pas quelques avantages.

Au contraire, l'examen de l'ombre *à la distance d'un mètre* peut se pratiquer à la *lumière du jour* aussi bien qu'à la lumière artificielle, avec le miroir concave de tous les ophtalmoscopes. Si les ombres sont un peu moins nettes qu'avec le miroir plan, elles le sont toujours suffisamment pour qu'on en puisse déterminer facilement la marche.

Skiascopie à 1 mètre, avec le miroir concave. — Les animaux sont placés comme pour l'examen ophtalmoscopique (fig. 54). L'observateur situé à 1 mètre, en position d'éclairage, son *ophtalmoscope à hauteur de l'œil à examiner*, projette un faisceau lumineux dans le champ pupillaire et cherche tout d'abord à déterminer la marche de l'ombre dans le sens horizontal. Trois cas peuvent se présenter :

a) L'OMBRE EST NULLE, ou, si l'on veut, il n'y a pas marche d'ombre ; on est au point neutre : *l'œil est M de 1 D.*

b) L'OMBRE EST DIRECTE : *l'œil est M de plus de 1 D.*

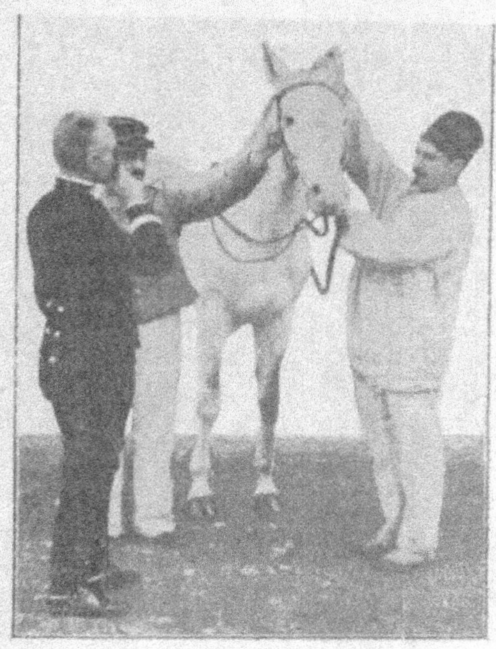

Fig. 54. — Skiascopie à un mètre. Position de l'observateur et des aides.

Pour déterminer le degré de *Mie*, faire placer devant l'œil observé, par un aide, le verre — 1 D., et chercher de nouveau la marche de l'ombre. Si l'ombre est encore directe, faire placer le verre — 2 D., et ainsi de suite jusqu'à ce que l'ombre directe fasse place à l'ombre nulle. Supposons que ce résultat soit obtenu avec le verre — 2 D. : pour avoir une réfraction de + 1 D., il a fallu enlever à l'œil 2 D. de réfringence : c'est donc que l'œil est *M* de 3 D.

RÈGLE. — *Lorsque l'ombre est directe, la valeur du verre*

*négatif qui produit l'ombre nulle ajoutée à 1 D. donne la
mesure de la réfraction.*

Exemples :

$$- \text{4 D. donne l'ombre nulle :}$$
$$\text{Réfraction} = 1\,\text{D.} + 4\,\text{D.} = 5\,\text{D. de } \textit{Mie.}$$
$$- \text{0,25 D. donne l'ombre nulle :}$$
$$\text{Réfraction} = 1\,\text{D.} + 0,25\,\text{D.} = + 1,25\,\text{D. de } \textit{Mie.}$$

c) L'OMBRE EST INVERSE : *L'œil est H, E, ou M de moins
de 1 D.* — Placer alors devant l'œil observé le verre + 1 D., et
chercher de nouveau la marche de l'ombre. Trois cas peuvent
se présenter :

α) *L'ombre devient directe.* — Cela veut dire que l'œil est
rendu M *de plus de 1 D.*, mais comme on n'a ajouté qu'une
D., il fallait donc qu'il fût M de moins de 1 D. Quelle est
cette M? Remplacer le verre + 1 D. successivement par les
verres + 0,75 + 0,50 + 0,25 D., et chercher avec chacun d'eux
la marche de l'ombre. Si le verre + 0,50 donne l'ombre nulle,
cela veut dire qu'à ce moment l'œil a été rendu M de 1 D.;
pour arriver à ce résultat, il a fallu augmenter sa réfringence de
+ 0,50 D. : la *Mie* cherchée est donc de 1 D. — 0,50 D. =
+ 0,50 D.

β) *L'ombre devient nulle.* — L'observateur se trouve alors
au remotum d'un œil M de 1 D.; pour obtenir ce résultat
il a fallu augmenter sa réfringence d'une D. : c'est donc qu'il
est E : + 1 D. — (+ 1 D.) = 0 = E.

γ) *L'ombre reste inverse.* — Il s'agit d'Hie. Quelle est sa
mesure? Remplacer devant l'œil observé le verre + 1 D par
des verres positifs de plus en plus forts + 1,50, + 2, + 2,50 D.
..., et rechercher avec chacun d'eux la marche de l'ombre. Si
+ 2,50 D donne l'ombre nulle, l'observateur se trouve à ce
moment au remotum d'un œil M de 1 D.; pour obtenir ce
résultat, il a dû augmenter la réfringence de l'œil de 2,50 D. :
la réfraction cherchée est par suite : $x + 2,50$ D. = + 1 D.,
d'où $x = 1$ D. — 2,50 D. = — 1,50 D. d'Hypermétropie.

RÈGLE. — *Lorsque l'ombre est inverse, la valeur du verre
positif qui produit l'ombre nulle retranchée de 1 D. donne le
signe et la mesure de la réfraction.*

Exemples :

+ 4 D. donne l'ombre nulle :
Réfraction = 1 D. — 4 D. = — 3 D. d'*Hie*.
+ 0,75 D. donne l'ombre nulle :
Réfraction = 1 D. — 0,75 D. = + 0,25 D. de *Mie*.
+ 1 D. donne l'ombre nulle :
Réfraction = 1 D. — 1 D. = 0 = *Eie*.

Tableau récapitulatif.

OMBRE NULLE — Myopie = 1 D.	MARCHE DIRECTE — Myopie > 1 D	MARCHE INVERSE — 1° Mie. < 1 D.; 2° Eie.; 3° Hie.
Un verre positif donne une ombre directe. Un verre négatif donne une ombre inverse.	La valeur du *verre négatif* qui produit l'ombre nulle *ajoutée* à 1 D. donne le degré de myopie : Ex. : — 2 D. donne l'ombre nulle : Mie. = 1 D. + 2 D. = 3 D.	La valeur du *verre positif* qui produit l'ombre nulle *retranchée de* 1 D. donne la réfraction et sa mesure. Ex. : + 0,75 D. donne l'ombre nulle. Réfr. = 1 D. — 0,75 D. = + 0,25 Mie. + 1 D. donne l'ombre nulle. Réfr. = 1 D. — 1 D. = 0 = Eie. + 4 D. donne l'ombre nulle. Réfr. = 1 D. — 4 D. = — 3 D. d'Hie

Skiascopie à 5 mètres, avec le miroir plan. — Les manipulations sont les mêmes, mais il n'y a pas de calcul à faire : *le verre qui rend l'ombre nulle mesure la réfraction.* Il faut simplement savoir que là où le miroir concave donne des ombres directes, le miroir plan en donne d'inverses, et réciproquement. Ainsi *le miroir plan donne des ombres inverses dans la Myopie et des ombres directes dans l'Hypermétropie.* Cela étant, la marche de l'ombre donne les trois cas suivants :

1° On a l'ombre nulle, sans interposition de verre : il y a *Eie*.

2° On a une ombre inverse : il y a *Mie*, c'est-à-dire excès de réfringence ; on interpose donc des verres négatifs, et si — 3 D. donne l'ombre nulle : *Mie* = 3 D.

3° On a une ombre directe : il y a *Hie*, c'est-à-dire défaut de réfringence ; si donc le verre + 3 D. donne l'ombre nulle : *Hie* = 3 D.

Mesure de l'astigmatisme. — L'astigmatisme a pour mesure

la différence de réfraction existant entre les deux méridiens principaux de l'œil.

Il ne peut être mesuré que par la skiascopie, l'ombre étant cherchée d'abord dans le méridien horizontal, puis dans le vertical. Si le méridien horizontal est E, et le vertical M de 0,50 D., l'astigmatisme est dit Myopique *simple* et égal à 0,50 D. Si le méridien horizontal est M de 1 D., et le vertical M de 2 D., l'astigmatisme est dit Myopique *composé* et égal

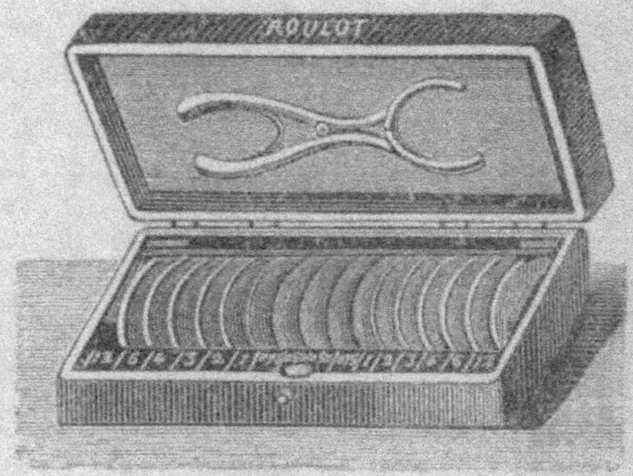

Fig. 55. — Boîte de verres pour skiascopie.

à 1 D. Enfin, si le méridien horizontal est H de 1 D. et le vertical M de 1 D., l'astigmatisme est dit *mixte* et égal à 2 D.

Dans tous ces exemples, *l'astigmatisme est conforme à la règle*, le méridien vertical étant toujours plus réfringent que l'horizontal; mais si le méridien horizontal est M de 1 D., et le vertical E, H, ou $M < 1$ D., c'est-à-dire si le méridien horizontal est plus réfringent que le vertical, *l'astigmatisme est contraire à la règle*.

PARTICULARITÉS ET CAUSES D'ERREUR DE LA SKIASCOPIE. — a) *Ombres paradoxales*. — Ce nom a été donné à des ombres rencontrées à l'examen skiascopique de l'Homme, lesquelles se forment apparemment en dehors des règles ordinaires. Au lieu d'une seule ombre directe ou inverse on en constate deux, l'une centrale, l'autre périphérique, qui marchent en sens inverse, soit qu'elles se rapprochent, soit qu'elles s'éloignent l'une de l'autre comme les branches de ciseaux

qu'on ferme ou qu'on ouvre. Se produisant lorsque la pupille
est dilatée au maximum, les ombres paradoxales sont le
résultat de l'*aberration de sphéricité* des dioptres oculaires :
au delà d'une certaine ouverture d'angle ou, si l'on veut,
d'un certain diamètre, une lentille convexe par exemple est
plus réfringente à sa périphérie qu'à son centre, si bien
qu'elle n'a pas pour foyer principal un point géométrique
(fig. 58). Les dioptres de l'œil *peuvent* réaliser les mêmes conditions, de sorte que la périphérie du champ pupillaire et son
centre se trouvant avoir des réfractions différentes auront
aussi des ombres indépendantes, et qui pourront être de
sens contraire.

Ballangée, qui a étudié sur le Cheval des « ombres anormales » marchant en sens contraire, les a vues naître aux
deux extrémités du diamètre examiné. Il s'est rendu compte
qu'elles dépendent du diamètre de la pupille et qu'elles disparaissent par l'emploi d'un diaphragme rétrécissant l'ouverture pupillaire; qu'elles se rencontrent surtout dans la Myopie
et avec une fréquence d'autant plus grande que celle-ci
est plus élevée, et que l'observateur est plus éloigné de
l'observé. Elles n'auraient pas de rapport avec l'aberration
de sphéricité.

Sous le nom d'ombres paradoxales, Ablaire a aussi décrit
un phénomène qu'on pourrait plus justement qualifier de
renversement de l'ombre. Une ombre d'abord directe à un
premier mouvement du miroir devient inverse à un second
mouvement. Ablaire explique le fait par l'accommodation du
Cheval. La chose n'est pas impossible, encore que soit des
plus limitées l'accommodation de cet animal. Mais comme
l'inversion se produit également après l'action de l'atropine,
il faut en chercher surtout la raison, ainsi que nous l'avons
fait remarquer avec Fromaget, dans la forme particulière de
l'œil du Cheval.

*Influence de la forme de l'œil du Cheval sur sa réfraction
statique*. — Nous savons que CA > CB > CD. (fig. 59).
Si donc la rétine en B est *E.*, elle sera *M.* en A, et *H.* en D.
Maintenant, que l'observateur qui vient de chercher l'ombre
dans la direction CB, la cherche ensuite dans la direction CA,
alors que le Cheval a levé la tête, et l'ombre inverse d'abord
deviendra directe, car entre A et B il y a parfois une diffé-

rence de réfraction de 2 et 3 D., ainsi qu'on s'en rend surtout bien compte à l'image droite.

En tout cas, cette forme particulière de l'œil du Cheval explique certainement les résultats variables obtenus par les différents observateurs concernant l'état de la réfraction statique de cet animal. A l'image droite, on a tendance à déterminer la réfraction suivant CD, la papille se trouvant dans cette direction, et l'on a une trop grande proportion d'Hypermétropes. Par la skiascopie, et si peu que le Cheval ait de la taille, on la détermine suivant CA et l'on a une trop forte proportion de Myopes. Pour avoir des résultats comparables, il faut chercher la réfraction suivant CB parce que c'est la ligne visuelle qui aboutit à l'*area*, lieu de la plus grande sensibilité chez les animaux dépourvus de *foveæ*. Chez le Cheval, cette région s'étend horizontalement à la limite des deux tapis, dans la moitié temporale de l'œil.

b) *Ombres annulaires*. — Tous ceux qui ont fait de la skiascopie sur le Cheval ont pu remarquer que le champ pupillaire ne s'éclaire pas toujours d'une manière uniforme. Il existe parfois des zones concentriques alternativement claires et ombrées. Si l'on déplace le miroir, le jeu des ombres peut être tel qu'il soit impossible de déterminer le sens de leur marche. Ces zones d'éclairage différent s'expliquent parfois par la présence dans le cristallin de cercles concentriques bien visibles à l'éclairage direct, relevant de couches cristalliniennes de densité variable, et produisant un astigmatisme qui donne du fond de l'œil une véritable image kaléidoscopique tant elle se déforme dans tous les sens au moindre mouvement.

Valeur de la méthode de Cuignet. — La skiascopie demande un outillage comprenant une collection de verres gradués (verres des boîtes des oculistes), qui peuvent être montés sur une réglette (fig. 57), ou être isolés et placés au fur et à mesure dans une *pince ad hoc* (fig. 56). Pour que la distance de l'observateur à l'observé soit toujours la même, 1 mètre ou 5 mètres, on peut relier l'ophtalmoscope au porte-verre par une chaînette, un fil métallique souple, un ruban (fig. 60).

L'appréciation du moment exact où l'ombre d'abord directe ou inverse devient nulle n'est pas toujours facile; elle demande en tout cas des tâtonnements rendant la *méthode peu rapide*. Enfin, elle présente chez le Cheval, du fait de la forme de son œil, des causes d'erreur qui ne sont pas négligeables. Néanmoins, c'est la méthode la plus mécanique, la plus capable de donner des résultats précis et par conséquent la plus apte à être mise entre les mains des débutants et de tous ceux qui veulent se livrer à des recherches scientifiques. C'est de plus

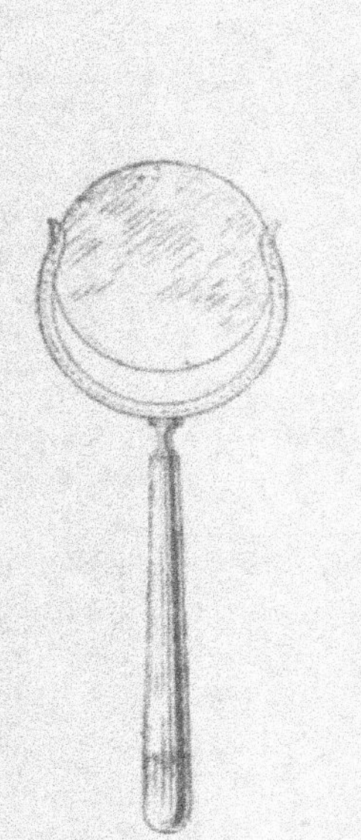

Fig. 56.
Porte-verre pour skiascopie.

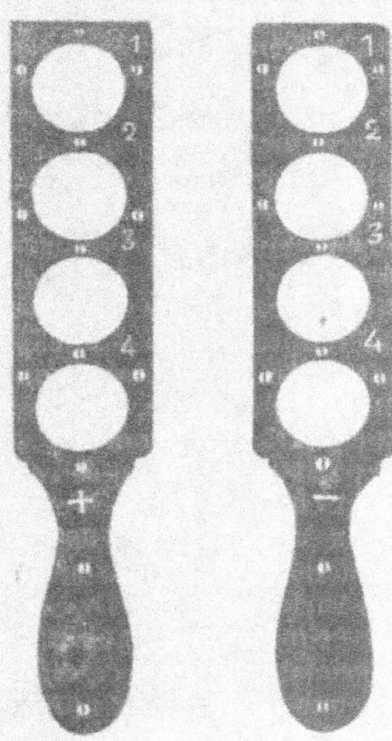

Fig. 57.
Réglettes d'Ablaire pour skiascopie.

la seule méthode pour déterminer l'astigmatisme. Mais, dans l'examen des Chevaux au moment de l'achat, on n'y aura recours que dans les cas où l'image droite aura fait soupçonner un haut degré d'amétropie.

D) *Etat de la réfraction des animaux*.

La réfraction des animaux domestiques, en particulier, a été recherchée par un nombre relativement grand d'observateurs de tous pays. Des résultats obtenus, il ressort qu'elle oscille dans d'assez faibles limites autour de l'Emmétropie et que ce n'est que dans des cas exceptionnels qu'elle s'en écarte d'une façon importante.

1° **Emmétropie.** — Elle se rencontre dans la proportion de 75 p. 100 environ sur le Cheval d'après les recherches faites en France, en Allemagne, en Amérique du sud, en Hollande; et de 48 p. 100 sur le Chien, jeune notamment. Pour Dubar et Thieulin, elle est, sans distinction d'âge, de 60 p. 100 sur le Chien, y compris les amétropies de 1/2 D., et de 75 p. 100 sur le Chat.

2° **Myopie.** — Cette amétropie a été relevée sur un assez grand nombre d'animaux, mais les résultats des observateurs ne concordent pas toujours. Sur le Cheval où elle n'est pas rare : 20 p. 100, — le général Smith en Angleterre, Glück et Singer dans les Pays Scandinaves, lui donnent même le pas sur l'Emmétropie — elle peut atteindre 2 et 3 D. et tout à fait exceptionnellement un degré plus élevé ; 5 cas de 5-6 D. (Riegel, Ballangée, Glück et Singer), 1 de 7 et 1 de 9 (Riegel). Sur le Bœuf, Lindenau la trouve dans la proportion de 70 p. 100 et d'un degré variant de 1 à 3 D. Elle existe également chez le Veau. Sur le Chien, après 100 examens d'animaux de races et d'âges différents, Boden conclut que la réfraction est exclusivement myopique. De 3-D. en moyenne, elle varie de 1.5 à 6 D. Elle existe chez les jeunes et ne progresse pas avec l'âge. Elle serait en quelque sorte un état physiologique?.. Très différents toutefois sont les résultats obtenus par Nikoletz après examen de 200 Chiens, mâles et femelles, âgés de 6 semaines à 20 ans et de races diverses : 37 p. 100 sont myopes, la plupart de 1 à 3 D., quelques-uns, âgés, de 4 et exceptionnellement de 8 D. Les Bouledogues fournissent la plus forte proportion de Myopes, 59 p. 100, puis viennent les Fox-terriers avec 29 p. 100 et les Bergers Allemands avec 18 p. 100. Chez le Chat, Dubar et Thieulin ne trouvent pas de Myopie supérieure à 0,50 D., amétropie négligeable.

Les *causes* de la *Mie* semblent se trouver dans la *domestication*. Son influence ressort du fait que chez les animaux vivant à l'écurie, dans les étables ou enfermés étroitement dans des cages, on constate la *Mie* qu'on ne trouve pas ou tout au moins qu'on trouve en moins grande proportion dans les mêmes espèces vivant en liberté. D'après Sustmann, elle atteindrait les Poulains au sortir de l'herbage, dans les premières années surtout de la mise en stalle. Lindenau trouve la *Mie* sur 54 p. 100 des Bovins laissés au pâturage et sur 90 p. 100 de ceux vivant à l'étable. Au dire de Gray, la *Mie* est la réfraction normale du Lapin vivant en clapier, alors que celle du Lièvre est l'*Hie*. Motais observa la *Mie* chez les grands Fauves en cage.

Enfin Levinsohn a provoqué expérimentalement, en un an, une *Mie* élevée de 7 à 12 D sur des Singes en les contraignant plusieurs heures par jour à r·garder à terre et de près, cependant que Behr dit n'avoir jamais rien produit de tel par les mêmes moyens et avoir constaté sur 25 Singes de taille moyenne importés depuis peu 4 myopes de 1 à 10 D.

La domestication agirait donc sur les Animaux comme la civilisation sur l'Homme : en leur imposant d'une part la vision rapprochée lorsqu'ils sont enfermés, d'autre part la position fléchie de la tête dans le travail, elle les met dans les conditions favorables à l'élévation de la pression intra-oculaire et par suite à l'agrandissement du diamètre antéro-postérieur du globe (Myopie axile).

De fait, Levinsohn releva à l'autopsie des Singes qu'il rendit Myopes des sclérectasies péripapillaires semblables à celles qu'on rencontre dans l'œil *M.* de l'Homme. Chez un Singe aussi, en captivité depuis 18 mois, et trouvé *M.* de 5,5 D, Stargard a constaté à l'examen anatomique, en dehors d'un enfoncement papillaire considéré comme physiologique parce que rencontré sur d'autres Singes, même hypermétropes, l'allongement de l'axe oculaire, la cornée ni le cristallin n'étant en cause. Par contre, les recherches de Behr sur les Singes *M.* ne montrèrent pas d'allongement ; il s'agissait de Myopie d'indice... Pour d'autres, la Myopie, plus particulière à certaines races de Chiens comme il a été dit, et de Chevaux (Czerwonsky), serait un *caractère ethnique...*

Quelles sont les conséquences fonctionnelles de la Myopie chez les animaux? — Elle diminue l'acuité visuelle ainsi que nous l'apprend l'ophtalmologie comparée, mais dans quelle mesure? C'est ce que nous ne savons guère. Le Chien est-il moins apte à chasser? Aucune observation ne nous renseigne. Le Cheval de selle à remplir son rôle? Il n'apparaît pas.

Trouble-t-elle son psychisme et le rend-t-elle ombrageux, peureux, comme certains l'ont affirmé? D'autres l'ont infirmé...

3° Hypermétropie. — Cardo-Ssisoïeff la considère comme étant la réfraction normale de la plus grande partie des Vertébrés chez qui elle serait d'autant plus élevée qu'ils sont plus petits et plus jeunes. Ainsi, chez le Cheval, le Bœuf, le Chat, elle serait d'environ 1 D., alors qu'elle est de 7 sur l'Écureuil, de 8 sur le Rat, de 12 sur la Souris. Sur la Grenouille et le Lézard, elle varie de 8 à 12 D. Ce serait également la réfrac-

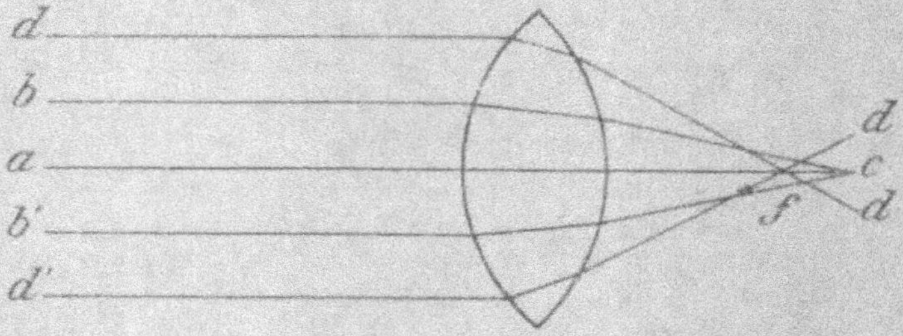

Fig. 58. — Aberration de sphéricité.

tion des Oiseaux. D'autre part, l'*Hie* diminue considérablement avec l'âge : celle d'un Poussin passe du 5e au 45e jour de la naissance de 8 à 1,5 D. Plauge rapporte le même fait chez le Lapin où il vit une *Hie* très forte tomber à une *Hie* moyenne dans l'espace de 3 mois. De son côté, Rochon-Duvigneaud constate que, si paradoxal que cela puisse paraître, il semble que nombre d'animaux — notamment parmi les Poissons, les Amphibies, les petits Rongeurs — ont des yeux fortement *H.* ; d'autre part, qu'il y a un écueil dans la détermination skiascopique de la réfraction des petits yeux, à savoir que le point neutre persiste pour toute une série de verres convexes, $+ 4$ à $+ 8$ par exemple, et que cela paraît résulter moins de la petitesse de l'œil que de la faible largeur de la pupille par rapport à la distance focale.

Pour nombre d'observateurs, l'*Hie* du Cheval serait au contraire l'exception (4 à 10 p. 100). Le plus haut pourcentage rapporté à notre connaissance est de 53 (Del Seppia). Son degré ne dépasse guère 1 D. Rarement elle atteint 2-3 D.

Chez le Bœuf, elle se tient dans les limites relevées sur le Cheval quant à la fréquence et au degré. Sur le Chien, Nikoletz trouve seulement 15 p. 100 d'Hypermétropes. La proportion monte à 23 p. 100 avec Dubar et Thieulin qui notent 1 à 4,5 D. Chez le Chat, ces auteurs rencontrent 20 p. 100 d'hypermétropes de 1 à 1,5 D.

Le plus souvent, l'*Hie* est congénitale et tient à la forme de l'œil, notamment sur le Cheval (fig. 59). Mais elle peut être

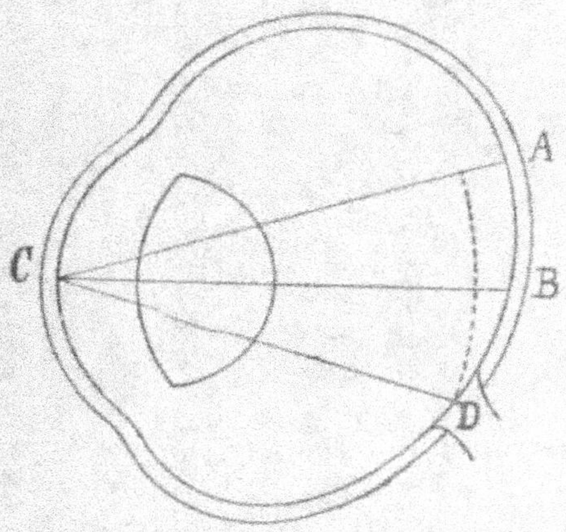

Fig. 59. — Schéma de la forme de l'œil du Cheval.

acquise et se rencontre dans l'atrophie oculaire commençante déterminée par les infections uvéales, dans l'aphakie par luxation du cristallin...

Il est vraisemblable qu'elle apporte peu de trouble dans la vision des grands animaux où elle existe à un faible degré, encore qu'ils aient peu d'accommodation. Chez les petits, son haut degré doit être compensé par la forte accommodation dont ils sont généralement pourvus comme on le verra plus loin.

4° **Astigmatisme**. — L'Astigmatisme régulier est en quelque sorte un état physiologique chez le Cheval, mais il est généralement si faible (0,25 D) qu'il est négligeable. Les autres formes sont rares : Glück et Singer ont observé 2 fois l'*As*. myopique, 2 fois l'hypermétropique et 1 fois l'*As*. mixte. Dubar et Thieulin ont relevé les *As*. hypermétropique, myopique et mixte sur 17 p. 100 des Chiens examinés; et l'*As.* hypermétropique composé sur 5 p. 100 des Chats. Expérimentalement, Heine a pu provoquer des *As.* myopiques de 3 à 6 D. chez le Pigeon. Nous n'avons rencontré que deux fois l'*As.* contraire à la règle sur le Cheval.

L'astigmatisme irrégulier est relativement fréquent et tient le plus souvent à des anomalies du cristallin et parfois de la cornée.

L'*anisométropie*, ou réfraction différente des deux yeux, est rare (2 p. 100 environ chez le Cheval).

E) *Accommodation chez les Animaux.*

Sa mesure. — Chez l'Homme on détermine le pouvoir accommodatif en mesurant la distance du remotum et celle du proximum : la différence donne l'accommodation. Cette méthode, qui réclame la volonté du sujet examiné, ne peut être appliquée aux animaux chez lesquels on est obligé d'avoir recours à des examens purement objectifs. Ils consistent à chercher la réfraction d'une part après avoir paralysé l'accommodation par les mydriatiques, d'autre part après avoir mis en jeu cette accommodation soit par les myotiques, soit par des électrodes placées au niveau de la région ciliaire : la différence donne la mesure cherchée. Hess et Heine ont obtenu les mêmes résultats après l'emploi des myotiques, dont la nicotine en instillation à raison d'une goutte de solution au centième, et des courants faradiques.

Pouvoir accommodateur. — Sur le Cheval, après instillation d'ésérine pendant une huitaine de jours, nous avons trouvé, Fromaget et moi, une augmentation de réfraction de 1 D. environ. Chez le Chien, le Chat, le Lapin, le Loup, Heine et Hess ne déterminèrent qu'une accommodation rudimentaire. Même chez les jeunes, elle ne dépasse pas 1 à 3 D, cependant qu'Hartridge et Yamada estiment que le Chat dispose de 15 D. Par contre, chez les Singes elle atteint 10 à 12 D. Il en est de même chez les Oiseaux, le Pigeon et le Buzard en particulier. Sur un Poussin, Cardo-Ssisoïeff a obtenu 8 D.

L'*accommodation varie avec le genre de vie* : chez les Oiseaux diurnes qui picorent les graines très près de leurs yeux elle est de 10-12 D , chez les Nocturnes qui saisissent

leur proie relativement grosse et de plus loin avec leurs
serres, elle n'est que de 2-3 D.

Le *pouvoir accommodateur* est en relation avec le *développement du muscle ciliaire* : les grands Herbivores pourvus
d'un muscle ciliaire rudimentaire ont très peu d'accommodation. La puissance d'accommodation de certains Oiseaux va

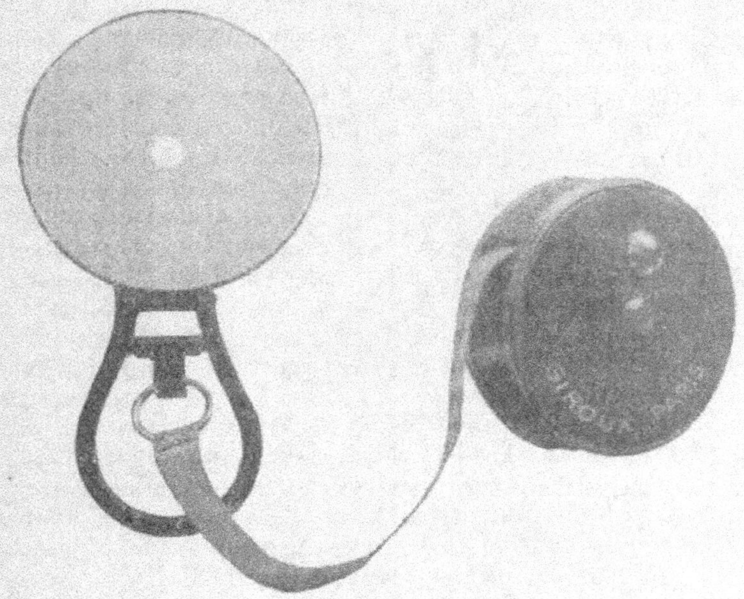

Fig. 60. — Miroir plan avec ruban métrique pour skiascopie à 5 mètres.

de pair avec leurs puissants muscles ciliaires, à fibres striées.

Le muscle ciliaire innervé par le moteur oculaire commun,
comme le sphincter pupillaire, agit synergiquement avec ce
dernier. Il en résulte que l'accommodation (vision de près)
s'accompagne d'une contraction pupillaire ou myose; et réciproquement, le relâchement de l'accommodation (vision de
loin) s'accompagne de mydriase (1).

(1) Sur le Chien, la vision de près s'accompagne de mydriase et la vision
de loin, de myose (Muller). Ce *paradoxe de la pupille* ne semble pas avoir
été expliqué.

§ 5. — Tonus oculaire et tonométrie.

L'œil possède une certaine tension, une certaine consistance, dont l'étude constitue la *tonométrie*.

On constate la tension oculaire avec les doigts comme la fluctuation dans une poche liquide. Placer les deux index sur le globe, par dessus la paupière supérieure, appuyer l'œil sur le plancher de l'orbite en en déprimant la coque légèrement et alternativement avec la pulpe de chaque doigt. Pour être plus sûr de la pression exercée, prendre avec les autres doigts un point d'appui sur le pourtour de l'orbite. Avant de conclure à une diminution ou augmentation de tension, comparer toujours avec l'œil opposé s'il paraît sain, ou avec les yeux d'un animal de même espèce dans le cas contraire.

La *tension normale* se représente par Tn. Elle varie avec les espèces animales, et dans chacune d'elles sous l'influence de causes physiologiques, mécaniques, osmotiques et pathologiques. Lorsqu'elle augmente, il y a *hypertonie* ou *hypertonus*. On représente cet état par $T + _1$, $T + _2$, $T + _3$, suivant le degré de dureté du globe. Lorsqu'au contraire elle diminue, il y a *hypotonie* ou *hypotonus* et on représente le fait par $T — _1$, $T — _2$, $T — _3$, suivant qu'on veut exprimer que l'œil a perdu un peu de son tonus, qu'il est mou ou très mou. L'examen de l'œil n'est pas complet si on n'a pas recherché la tension oculaire qui est souvent un élément important de diagnostic et de pronostic.

Mesure du tonus oculaire. — Pour avoir des mesures exactes et comparables de la tension oculaire, on se sert d'instruments d'un emploi très simple — *tonomètres* (fig. 61) — qui dépriment la coque oculaire d'une quantité déterminée et toujours la même et indiquent la pression en millimètres de mercure.

Tn varie chez l'Homme entre 15 et 28 millimètres. Le massage de l'œil, les sels de sodium *per os* ou dans les veines, la gélatine la font baisser. Chez le Chien, elle est de 10,5 à 26 millimètres, mais elle varie constamment suivant que l'animal est tranquille ou s'agite : elle saute à 36 lorsqu'il jappe ou subit une constriction du cou (Mazzei). Parmi les mydriatiques instillés, l'atropine et la dionine ne la modifient pas, l'adrénaline l'augmente, la cocaïne la diminue. Les myotiques, pilocarpine et ésérine, la diminuent (Leplat). Il en est de même de la narcose (Mazzei). Magitot sur le Chat provoque l'hypertension (70 millimètres) par ligature des veines vortiqueuses, qui dis-

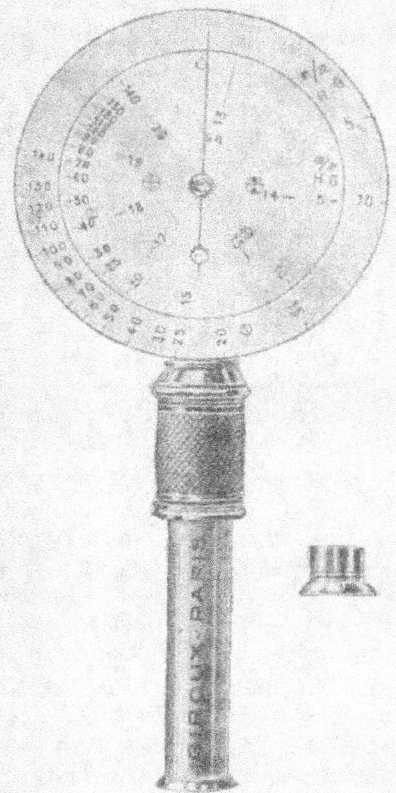

Fig. 61. — Tonomètre de Bailliart.

paraît après établissement d'une circulation collatérale; par ponction de la chambre antérieure et irritation de l'iris, qui n'est que passagère. Il n'a jamais obtenu d'hypotension. Sur le Lapin, Tn oscille entre 24 et 27 millimètres, dans des limites très étroites par conséquent, au-delà et en-deçà desquelles le tonomètre seul peut mettre en évidence des lésions qui ne se manifestent pas autrement chez l'animal (Mabel Gregg Boyden). Les injections d'eau distillée, quelle qu'en soit l'entrée, l'augmentent. Par cautérisation ignée ou attouchement à la teinture d'iode de la sclérotique sous le tendon du droit supérieur, Weekers provoque, en même temps qu'un décollement rétinien local, de l'hypertonie passagère suivie assez rapidement d'hypotonie et du retour au tonus normal. Une pression constante exercée sur le globe fait baisser le tonus jusqu'à l'ophtalmomalacie (Bonnefon).

Parmi les affections oculaires des animaux qui font le plus varier Tn sont l'hydrophtalmie, les tumeurs intra-oculaires et parfois intra-orbitaires... qui l'augmentent, les infections uvéales... qui l'abaissent.

Syndrome de compression oculaire. Réflexe vago-sympathique. — Si, appuyant les doigts sur le globe par dessus la paupière supérieure, on le presse sur le plancher de l'orbite, il arrive un moment où l'on détermine chez l'Homme des phénomènes variés : *généraux*, inconstants, dépendant de la sensibilité du sujet : impression de chaleur ou de froid, de constriction, coliques, céphalée, bourdonnements d'oreilles, vertige, nausées et vomissements ; *cardiaques* : ralentissement du rythme, plus rarement accélération, dissociation auriculo-ventriculaire ; *tension artérielle* abaissée, quelquefois augmentée ; *rythme respiratoire* amplifié et ralenti. Ces réflexes ont pour voie de conduction les fibres vago-sympathiques du trijumeau. On les provoque également chez le Chien, en exerçant une pression oculaire de 150-200 grammes environ dans quelque sens que ce soit; et aussi quand, après énucléation du globe et suture des paupières, on remplit l'orbite de gélose tiède : alors au fur et à mesure que les tissus se distendent, et qu'au fond du cornet le trijumeau est comprimé, le rythme respiratoire se ralentit... (Magitot et Bailliart) (1). Sur l'Homme, Morax a vu une hémorragie faisant suite à l'énucléation oculaire déterminer le réflexe vago-sympathique, qui n'est donc pas exclusivement d'origine oculaire.

(1) Le réflexe oculo-cardiaque existe chez les Ovins, les sujets âgés exceptés, les Caprins, les Porcins. Il est nul chez le Cheval, les Bovins... (Arloing F., Jung et Lesbats).

§6. — Examens divers.

1° **Mensurations de la pupille, de la protrusion du globe.** — La double règle du Docteur Landolt (fig. 62), dont les divisions correspondantes se trouvent sur des lignes perpendiculaires aux règles, et forment des lignes de visée, permet de mesurer la pupille aussi bien que la saillie de l'œil en dehors de l'orbite avec une approximation plus grande qu'au jugé.

2° **Photographie et microscopie de l'œil vivant.** — Nous indiquons ici pour mémoire que toute une instrumentation a

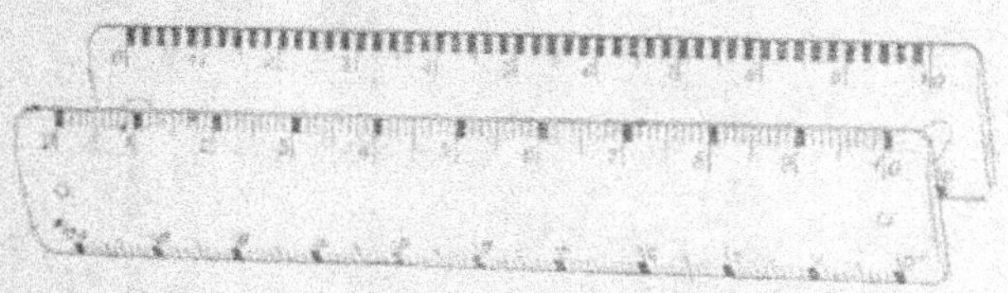

Fig. 62. — Double règle du Docteur Landolt.

été imaginée pour photographier le fond de l'œil ainsi que pour étudier microscopiquement l'œil sur le vivant, dans toutes ses parties : stéréoscope de Lœwenstein, microscope cornéen de Zeiss, de Czapski, avec éclairage de Gulstrand, de Nerst...

§7. — Examen de la fonction visuelle.

Chez l'Homme, on mesure avec une assez grande précision l'acuité visuelle, ou, si l'on veut, la quantité de vision de chaque œil, par des méthodes subjectives. Chez les animaux domestiques, le Cheval en particulier qui peut compromettre notre existence et dont nous avons besoin de connaître la vision, les renseignements objectifs que nous sommes à même de recueillir n'ont rien de comparable aux précédents. Il est possible d'affirmer après un examen assez court qu'un Cheval voit ou ne voit pas. Ce n'est toutefois que par une fréquentation journalière peut-on dire avec l'animal qu'on peut se rendre compte d'une *diminution de vision*. Est-ce à dire que nous soyons complètement à la merci d'anamnestiques souvent suspects, en raison de la qualité de ceux qui nous les apportent, nous ne le croyons pas. D'abord, nous avons dans certains phénomènes réflexes objectifs — palpébral, pupillaire — un moyen de contrôle dont la valeur peut être dans certains cas absolue. En second lieu, l'ophtalmologie comparée nous fournit sur les rapports qui existent entre la fonction visuelle et les altérations de son organe des renseignements théoriques à priori, c'est vrai, mais dont la connaissance a l'avantage d'appeler notre attention et de provoquer de notre part une investigation expérimentale qui est à notre portée et d'où découlera le bien ou le mal fondé de notre suspicion. Telle lésion oculaire s'accompagne chez l'Homme d'une diminution notable de la vision ; la physiologie comparée nous autorise à admettre qu'il doit en être de même chez l'animal, il nous reste à vérifier par les moyens qui sont à notre disposition dans quelle mesure ces troubles affectent les fonctions de l'animal ; telle est en d'autres termes la question.

1° **Réflexe palpébral d'occlusion**. — Il est connu depuis longtemps des vétérinaires pour qui sa recherche a été et est encore trop souvent le seul moyen d'investigation et le seul critérium de la capacité visuelle. C'est un réflexe de protection, ayant son point de départ dans la sensibilité rétinienne et se produisant toutes les fois qu'un objet s'avance avec quelque rapidité dans la direction de l'œil. On provoque la fermeture réflexe des paupières avec la main, généralement après avoir attiré l'attention de l'animal par un léger coup porté sur la face. On évitera de toucher les cils, d'exagérer le geste de la main, ou de déplacer une trop grosse colonne d'air qui donnerait alors une occlusion par réflexe cornéen. Pour pallier à cette dernière cause d'erreur, Berger recommande, chez l'Homme, d'interposer au devant de l'œil une plaque de verre contre laquelle on lance une flèche de papier.

Le résultat ne sera pris en considération que si le réflexe est négatif, c'est-à-dire si l'occlusion palpébrale ne se produit pas. Toutefois, lorsque le sphincter palpébral est paralysé (Voy. Chap. XIV), le réflexe n'a pas lieu quoique la sensibilité rétinienne puisse être intacte, mais il est remplacé parfois par la saillie brusque du corps clignotant.

2º Réflexes pupillaires photomoteurs. — Ils trouvent, comme le précédent, leur point de départ dans la sensibilité rétinienne à la lumière. Nous en exposerons les voies anatomiques plus loin (fig. 63).

Ils consistent en un resserrement des pupilles sous l'influence d'une augmentation de lumière, en une dilatation au contraire lorsque l'intensité de l'éclairage diminue. Ils se produisent en même temps dans les deux yeux, alors qu'un seul œil est éclairé. Dans l'œil éclairé, le réflexe est dit *direct* ; il est dit *croisé ou consensuel* dans l'œil non éclairé.

a) *Réflexe direct.* — Placer l'animal sur le pas d'une porte ou devant une fenêtre, l'œil à examiner tourné du côté de la lumière et de telle sorte que la vue de la pupille ne soit pas gênée par les reflets cornéens. Fermer l'œil opposé. Cela fait, au moyen du pouce et de l'index agissant sur l'œil exposé à la lumière, fermer et ouvrir alternativement les paupières en mettant quelques secondes d'intervalle entre chaque mouvement. Si la rétine est sensible à la lumière, la pupille se dilate pendant l'occlusion des paupières, et se resserre pendant leur ouverture. Si, au contraire, la rétine est insensible, la pupille reste fixe.

Le réflexe pupillaire direct, facile à constater sur le Chat et le Chien en raison de la promptitude et de l'amplitude du mouvement, réclame plus d'attention sur le Cheval où il est paresseux et borné. Ici, on s'attachera surtout à observer l'accroissement et la diminution du diamètre vertical. Sur les Oiseaux, il est extrêmement rapide et prononcé, le réflexe consensuel est moins accusé.

b) *Réflexe croisé ou consensuel.* — Il s'examine bien à l'ophtalmoscope, chez le Cheval, où il est plus net que le réflexe direct. Même position que pour l'examen ophtalmoscopique, un œil étant exposé à la lumière, l'autre restant dans l'ombre. Un aide ferme l'œil tourné du côté de la lumière, tandis que l'observateur tenant les paupières de l'œil opposé écartées surveille la pupille avec l'ophtalmoscope. Commandant alors à l'aide d'ouvrir, puis de fermer les paupières, il est dans les meilleures conditions pour constater ce qui se passe. Lorsque le réflexe existe, la pupille située dans l'ombre se resserre quand l'aide ouvre les paupières de l'œil exposé à la lumière : elle se dilate quand il les referme.

Si le réflexe est aboli, la pupille examinée reste fixe dans l'ouverture comme dans la fermeture des paupières.

Chez le Chien et le Chat, on se placera dans une lumière peu vive et l'observateur fermera et ouvrira lui-même les paupières de l'un des yeux pendant qu'il examinera les réflexes pupillaires dans l'autre.

Les réflexes pupillaires doivent être cherchés successivement dans chaque œil.

Déductions diagnostiques tirées de l'examen des réflexes pupillaires photomoteurs. — Nous rapportons, d'après Berger, les déductions intéressantes pour le diagnostic qui découlent de ces réflexes chez l'Homme. Elles sont applicables aux Animaux, ayant été tirées en partie d'expériences réalisées sur eux, notamment par Bach et Meyer (1) :

a) « L'existence des réflexes constatée successivement dans chaque œil indique que la rétine et les voies de conduction nerveuses sont normales ou tout au moins peu altérées.

b) « La pupille du côté exposé à la lumière ne se contracte pas, mais celle du côté opposé se contracte normalement. En changeant le côté d'illumination, la réaction consensuelle ne se produit pas » : la rétine et les voies de transmission ne sont pas altérées, mais il existe une lésion « dans l'appareil innervateur de la pupille du côté primitivement examiné ; c'est le cas dans la *mydriase paralytique* », qu'elle soit d'origine centrale ou causée par une lésion périphérique de l'oculomoteur commun.

c) « La pupille du côté exposé à la lumière ne se contracte pas et il n'y a pas de réaction consensuelle, alors que l'exposition à la lumière de l'autre œil détermine une contraction pupillaire dans les deux yeux. Ce trouble s'observe dans les lésions de la rétine ou du nerf optique qui provoquent la cécité complète monoculaire » ; c'est le cas de l'*embolie de l'artère centrale* et de l'*atrophie papillaire monoculaire*.

d) « Il existe enfin des cas où la réaction consensuelle ne se produit plus, quel que soit le côté éclairé : il s'agit toujours de *lésions du système nerveux central* ou *périphérique* ».

Le schéma ci-contre (fig. 63), établi d'après des expériences

____

(1) Voy. aussi : RIGAUD G. Étude séméiologique des réflexes pupillaires du Chien. *Th. de doctorat vétér.*, Lyon, 1928.

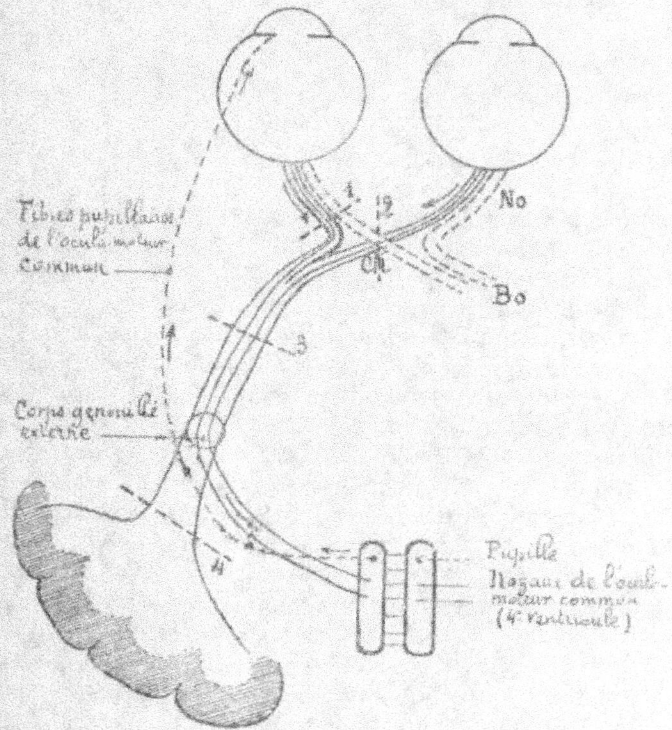

Fig. 63. — Schéma de l'arc réflexe pupillaire (d'après Fuchs).

Les fibres pupillaires centripètes provenant des rétines et contenues dans les nerfs optiques sont en traits pleins marqués de flèches. Elles quittent les fibres visuelles des nerfs optiques après les corps genouillés externes et se rendent aux noyaux de l'oculo-moteur commun situés dans le plancher du 4e ventricule. Les fibres pupillaires centrifuges de l'oculo-moteur commun sont en traits discontinus également marqués de flèches.

On suit donc facilement le parcours du *réflexe pupillaire direct*. Le *réflexe croisé* ou *consensuel* se fait par suite des communications nerveuses reliant transversalement entre eux les noyaux ventriculaires droits et gauches de l'oculo-moteur commun.

1. *Section du nerf optique gauche* (suivant le trait discontinu). — Cécité à gauche. Pupilles égales. Pas de réflexe photo-moteur direct à gauche et pas de réflexe croisé à droite. L'illumination de l'œil droit provoque la contraction des deux pupilles.

2. *Section au niveau du chiasma.* — Pupilles égales. Réflexes pupillaires conservés. La sensibilité rétinienne à la lumière est perdue dans les deux moitiés nasales et la vision est abolie dans les régions correspondantes, temporales, du champ visuel. Ce symptôme (perte d'une moitié du champ visuel), appelé *hémiopie* ou *hémianopsie* chez l'Homme, est difficile, sinon impossible à constater chez les Animaux.

3. *Section de la bandelette optique gauche.* — Hémiopie. Réflexes photomoteurs conservés, car ils se font par la bandelette optique droite.

4. *Section des fibres optiques après le corps genouillé externe.* — D'un côté : hémiopie avec conservation des réflexes. Des deux côtés : cécité double avec conservation des réflexes.

Section des fibres pupillaires centripètes entre le corps genouillé externe et les noyaux moteurs ventriculaires. — D'un côté : vision conservée et réactions pupillaires normales. Des deux côtés : vision conservée et réactions photomotrices abolies, mais le réflexe de convergence ou d'accommodation est intact (signe d'Argyll Robertson).

NICOLAS. — Ophtalmologie.

chez les Animaux, permet de se rendre compte des phénomènes précédents.

3° **Réflexe de convergence.** — Lorsque l'Homme regarde au loin, ses pupilles sont légèrement dilatées, mais si on lui fait fixer le doigt placé à 30 ou 20 centimètres, la pupille se contracte : c'est là le réflexe pupillaire de convergence. Il est indépendant du réflexe photomoteur. L'absence complète du réflexe photomoteur avec conservation du réflexe de convergence constitue en médecine humaine le *signe d'Argyll Robertson*, d'une si grande valeur séméiologique dans les altérations nerveuses centrales de nature syphilitique (tabes, paralysie générale).

Le réflexe de convergence existe chez tous les animaux à vision binoculaire, mais il n'est guère possible de le bien mettre en évidence que chez le Chien qu'on peut faire regarder au loin en lançant une pierre, par exemple, et de près en approchant ensuite de ses yeux un morceau de sucre.

La perte du réflexe de convergence existe toujours chez l'Homme dans les cas de *mydriase paralytique* tenant à une *paralysie* de la troisième paire, ou à l'instillation d'un *mydriatique* (Berger). Il en est de même chez le Chien, ainsi qu'il résulte des expériences de Bach et Meyer.

4° **Renseignements tirés de l'ophtalmologie comparée.** — Ces renseignements concernant l'appréciation de l'acuité visuelle dans les différentes altérations de l'œil seront donnés à propos de l'étude de chacune de celles-ci. Il sera question ici seulement de la définition de quelques symptômes subjectifs.

Amaurose. — Cette expression, synonyme de cécité, représente à l'esprit un effet, non une maladie ni une cause. Elle ne doit être appliquée qu'aux états de cécité reconnus après examen objectif fonctionnel de l'animal (Voy. ci-après), et examen physique complet de l'œil n'ayant fait découvrir aucune lésion oculaire. L'amaurose est un symptôme subjectif d'altérations matérielles ou fonctionnelles du système nerveux central. Lorsque l'altération est matérielle, anatomique, l'amaurose est généralement permanente (méningites) ; lorsqu'elle est fonctionnelle, l'amaurose est généralement passagère (hystérie, neurasthénie, intoxications diverses, par urémie entre autres). Si l'amaurose est le fait d'une lésion anatomique, il est possible que celle-ci traduise

à un moment donné sa présence dans l'œil par une papillite...
La constatation de l'amaurose réclame donc des examens
ophtalmoscopiques successifs, si l'on veut en déterminer la
cause.

Amblyopie. — Il y a ici diminution de la vision seulement.
L'amblyopie existe évidemment dans la plupart des affections
internes du globe, mais à quel degré? C'est ce que nous ne
pouvons déterminer d'une manière relativement sûre comme
on le fait chez l'Homme. Nous ne pouvons en tout cas la
déduire qu'avec une faible approximation de la nature des
états pathologiques. Moins encore ici que pour l'amaurose ou
cécité, nous ne devons parler d'amblyopie qu'après un examen
objectif fonctionnel sérieux.

Amaurose et amblyopie sont constatées dans les infestations parasitaires de l'intestin (ankylostomiase duodénale) de
l'Homme.

5° **Examen fonctionnel de l'animal**. — Le Cheval atteint
d'amblyopie d'un degré élevé, ou aveugle, ne tarde pas à
attirer l'attention de son conducteur qui donnera le plus
souvent d'amples renseignements : l'animal est maladroit, il
se heurte fréquemment aux obstacles, trouve difficilement sa
place à l'écurie ou à l'abreuvoir... Par un examen rapide, on
s'assurera *de visu* du bien-fondé de cette anamnèse. Abandonné à lui-même, dans un manège ou un endroit clos, le
Cheval reste immobile ou ne se déplace qu'avec lenteur et
prudence. Le conduit-on par le bridon contre un mur, il
s'avance avec prudence et parfois y donne de la tête. Place-
t-on sur ses pas un obstacle peu dangereux, botte de paille,
branche de bois assez grosse et surélevée par un côté, mais qui
tombera au premier choc, il le renverse sans avoir fait le
moindre mouvement réflexe pour l'éviter. Dans ce cas, le diagnostic est facile. Il en est de même si le cheval est borgne,
car il suffit de lui couvrir alternativement les deux yeux au
moyen d'une capote à œilleton mobile pour se trouver dans les
conditions de l'expérience précédente et reconnaître le bon
œil du mauvais. Il en va autrement s'il y a simplement diminution de la perception visuelle, et c'est ici que l'observateur
doit mettre en jeu toute sa perspicacité. On peut mettre le
Cheval en liberté dans un manège où l'on a réparti deux ou
trois claies ou une ou deux barres levées seulement par un

bout. Si l'on craint que ce moyen ne soit pas sans danger, on mettra l'animal à bout de corde sur des obstacles variés, d'abord en lui laissant l'usage de ses yeux, puis en le privant alternativement de l'un et de l'autre.

Dans ces conditions, si, après deux ou trois passages, l'animal retombe dans les mêmes fautes, renverse l'obstacle avec les genoux ou les avant-bras, par exemple, sans avoir fait l'effort manifestement suffisant pour la tâche à accomplir, la présomption d'amblyopie passe à l'état de certitude. Si le Cheval a été monté et que le cavalier donne des renseignements précis, on se placera autant que possible dans les conditions où les symptômes d'amblyopie auront été constatés.

Les mêmes moyens, adaptés à chaque espèce, seront employés, le cas échéant, dans l'appréciation du degré d'acuité visuelle des animaux suspects d'avoir mauvaise vue.

CHAPITRE IV

ÉTAT OPHTALMOSCOPIQUE DU FOND DE L'ŒIL NORMAL. PARTICULARITÉS CONGÉNITALES

§ 1. — Etat ophtalmoscopique du fondus normal.

1° **Équidés** (Cheval, Ane, Mulet). — Voyons d'abord à l'œil nu ce que nous aurons à reconnaître à l'ophtalmoscope. Pour cela, ouvrons un œil énucléé fraîchement, suivant l'équateur, l'un des pôles étant au centre de la cornée et l'autre au fond de l'œil. La paroi interne de l'hémisphère postérieure représente grandeur nature le tableau agrandi qu'éclairera l'ophtalmoscope sur l'animal vivant. D'une teinte brune plus ou moins foncée à la périphérie, ce tableau présente en son milieu deux zones plus claires : l'une supérieure plus grande, ayant la forme d'un demi-cercle à base horizontale, réfléchit dans une gamme variée le mélange des couleurs bleue et jaune vert : c'est le *tapis clair*, ou *tapetum lucidum*, appelé ainsi par contraste avec le reste du fond de l'œil qu'on désigne du nom de *tapis sombre* ou *tapetum nigrum* ; l'autre zone, claire, située dans le tapis sombre mais affleurant le tapis clair par son bord supérieur, petite, légèrement elliptique, de couleur blanc rosé et d'où émergent de fins et courts vaisseaux rayonnés, est la *papille optique* ou extrémité du nerf optique.

A l'ophtalmoscope, on ne peut avoir une image d'ensemble du tableau précédent, pas plus qu'on ne peut voir tout l'intérieur d'une chambre en regardant par le trou de la serrure. En tout cas, on en verra la plus grande partie possible d'abord en s'approchant d'assez près de la pupille, ensuite en dirigeant le cône d'éclairage successivement dans toutes les directions. En regardant horizontalement dans la pupille, on reconnaît le tapis clair au brillant de son coloris beaucoup plus vif qu'à l'œil nu. Se baisse-t-on pour regarder en haut, apparaît par petites bandes et amas espacés d'abord, plus serrés ensuite, le pigment brun du tapis sombre, coupé parfois de stries violacées ou de bandes rouges qui sont des vaisseaux choroïdiens. Cherche-t-on en se portant légèrement en avant à regarder en arrière, ou inversement, on aperçoit les limites latérales des deux tapis. Se lève-t-on légèrement et progressivement sur la pointe des pieds pour regarder dans la région inférieure de l'œil, apparaît de même la limite du tapis sombre sous forme d'une bordure de pigment plus ou moins accusée, rectiligne et horizontale. Puis, un peu au-dessous, se reconnaît, entourée de tous côtés par le *tapetum nigrum*, la papille, très grossie. La cornée et le cristallin jouent en effet le rôle de loupe, ce qui fait que l'image du fond de l'œil est agrandie d'environ 8 fois, comme on le sait déjà, et qu'on peut l'examiner dans tous ses détails (Pl. I).

Tapis clair. — Véritable miroir du fond de l'œil, il tire son aspect très variable des plans anatomiques qui en forment la base : couche spéciale à certains animaux, appelée couche fondamentale du tapis, surajoutée à la choroïde. Ses couleurs dominantes sont le bleu, le vert et le jaune. Elles sont plus ou moins pures, plus ou moins fondues ou séparées sous forme de plaques, d'ocelles, plus rarement de bandes. Puis brochant sur le fond, des points de la grosseur de têtes d'épingles, verts ou bleus, plus rarement jaunes, assez régulièrement répartis. Des recherches faites par Kelemen sur un grand nombre de chevaux, la plupart de petit modèle, il ressort qu'il n'existe pas de relation étroite entre la couleur de la robe et celle du tapis. Cependant chez les blancs et alezans domine le tapis vert-jaune, chez les bais le vert-bleu-jaune, chez les noirs le vert-bleu.

Tapis sombre. — Sa teinte est la résultante de l'épaisseur des pigments rétinien et choroïdien et, sur les confins du tapis clair, du prolongement de la couche anatomique propre à celui-ci. Aussi s'éclaire-t-il relativement bien autour du tapis clair et sur les côtés de la papille et mal ailleurs, parfois très mal au point qu'on ne distingue rien. Mais il suffit d'un point de dépigmentation comme il en existe souvent pour qu'immédiatement le tapis sombre s'éclaire et qu'on s'y

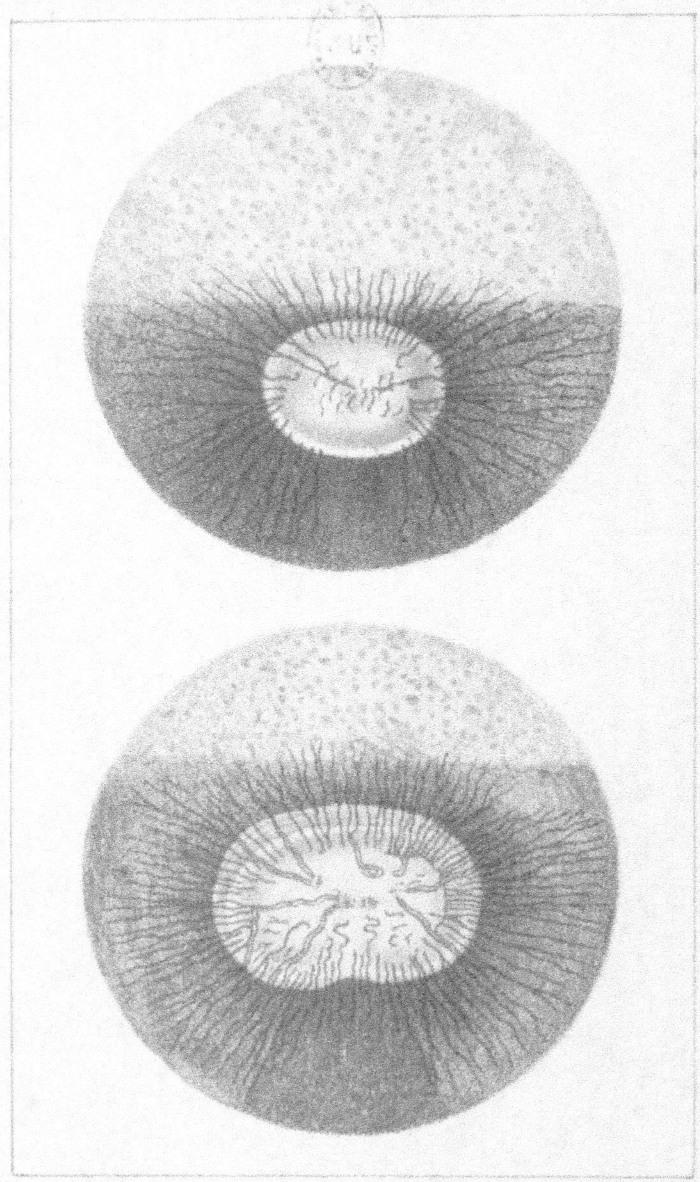

Fig. 1 — CHEVAL — Fond d'œil normal.
Fig. 2 —   d°   d°   papille avec ses différentes
        zones; au-dessous, région trapézoïde toujours plus foncée que le
        reste du tapis sombre.

retrouve. Il arrive encore que le tapis sombre reflète une teinte rouge brique ou lilas, que tempère un revêtement brun granulé. Sur ce fond embrasé, qu'il ne faut pas prendre pour de la congestion choroïdienne, se dessinent parfois des bandes rouges de 2-3 millimètres de largeur et de longueur variable, qui semblent être en relief quand elles sont bordées de pigment.

Cet aspect n'est nullement dû comme on l'a dit à un pigment spécial, mais uniquement à la raréfaction du pigment existant qui laisse transparaître la couche des vaisseaux choroïdiens, ainsi qu'il ressort de l'expérience suivante : comprime-t-on le globe avec les doigts de la main gauche placés sur la paupière supérieure en même temps qu'on continue l'examen ophtalmoscopique, alors la circulation se trouvant gênée les vaisseaux rétiniens disparaissent, la papille devient blanche et la coloration rouge du tapis sombre pâlit considérablement.

Les chevaux vivant dans les mines présentent de la dépigmentation du tapis. Le pigment réapparaît rapidement quand on les ramène en plein air (Keller).

Papille. — C'est le lieu d'épanouissement des fibres du nerf optique. Pour la voir il faut la chercher un peu en bas et du côté temporal. Sur le Mulet, dont la cornée regarde plus en bas, la papille se trouve sur un plan plus élevé, ce qui la fait tomber immédiatement sous le rayon de lumière explorateur. De forme elliptique à grand axe horizontal, elle mesure à l'image droite 3-4 centimètres environ dans le grand axe et 2-3,5 dans l'autre. Exceptionnellement elle se rapproche du cercle, ou du demi-cercle par aplatissement de son contour inférieur. Exceptionnellement aussi son grand axe s'incline jusqu'à décrire un arc de 90°. Ajoutons que ces orientations peuvent être le résultat de l'astigmatisme et dès lors n'être qu'apparentes et non réelles.

Sa *coloration* générale varie suivant les individus du rouge vif au rose pâle, ce qui fait que le diagnostic de congestion papillaire ou d'anémie ne doit être porté qu'avec beaucoup de circonspection. A ce point de vue, on reconnaît dans la papille trois zones : périphérique, centrale, intermédiaire. La zone périphérique, blanchâtre, l'entoure sur tout son pourtour comme un anneau ; elle se continue sur le milieu

du bord inférieur avec un espace triangulaire réfléchissant
fortement la lumière et dont le sommet arrondi s'avance
comme une dent dans la partie centrale. Sur quelques
yeux, cette dent est pénétrée elle-même par une dent de la
choroïde. Cette zone représente les gaines du nerf optique,
et la dent inférieure sans doute la trace de la fente fœtale
optique. La zone centrale blanc jaunâtre est formée d'un
réseau d'aspect cicatriciel, qui est la lame criblée, dont
les mailles sont occupées par des taches nettement rouges,
dans lesquelles on distingue, par de petits mouvements du
miroir ou en interposant des verres correcteurs, de fins capillaires. La zone intermédiaire a une couleur rouge qui va en
se dégradant vers le centre. Elle est le siège d'une vascularisation capillaire abondante et contient semble-t-il la plus
grande partie des fibres nerveuses qui vont former la rétine.
C'est à cela qu'elle doit d'être légèrement plus saillante que
le centre de la papille.

Anneau sclérotical et anneau choroïdien. — Autour de la
papille existe assez fréquemment un anneau plus ou moins
complet représentant anatomiquement la tranche de la sclérotique et que pour cela on appelle *anneau sclérotical*. Complet, il est toujours un peu plus épais en haut qu'en bas et son
bord excentrique est parfois bosselé. Incomplet, il affecte la
forme d'un croissant pouvant mesurer en son milieu de 5 à
6 millimètres à l'image droite, embrassant le plus souvent la
moitié supérieure de la papille, plus rarement une autre
partie de sa circonférence. L'anneau sclérotical réfléchit fortement la lumière. Il est blanc jaunâtre, gris bleu, ou même
franchement bleu. Son aspect lamelleux avec taches noires en
coups d'ongle en indique nettement l'origine. On ne le
prendra pas pour un staphylôme postérieur. L'accumulation
de pigment bordant l'anneau sclérotical en dehors, désigné
en ophtalmologie comparée sous le nom d'*anneau choroïdien*,
s'observe assez rarement chez le Cheval.

Vaisseaux rétiniens. — Ils émergent chez le Cheval de la
périphérie de la papille, exceptionnellement du centre; dans
ce dernier cas, ils peuvent présenter des interruptions dans
leur continuité. Flexueux, quelquefois spiralés, ils vont souvent deux par deux, mais ne se distinguent pas en artériels
et veineux. Ils se divisent suivant le type dichotomique et ne

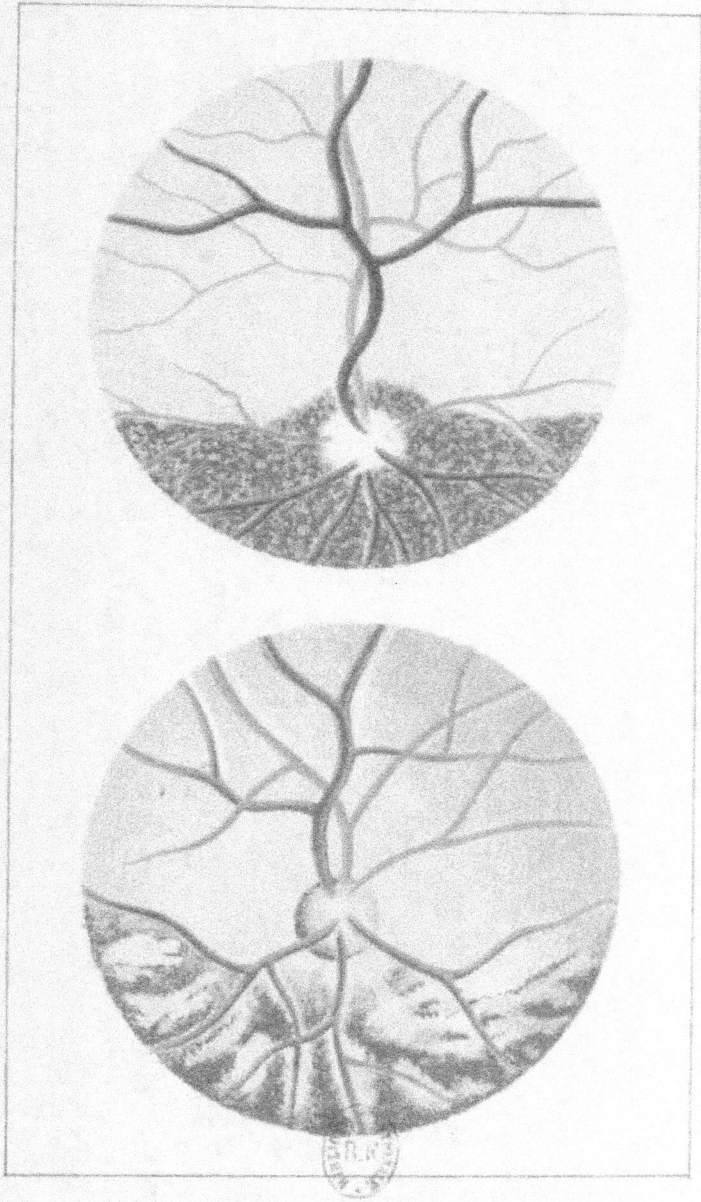

Fig. 1 — BŒUF — MOUTON — Fond d'œil normal.
Fig. 2 — CHÈVRE — Fond d'œil normal.

s'anastomosent pas. Ils sont le plus abondants, le plus gros et le plus longs sur les côtés où ils mesurent environ 1 diamètre papillaire transversal, tandis qu'en haut et en bas leur longueur n'est guère que 1/2 ou 3/4 du diamètre vertical. Dans la région inférieure correspondant à la fente fœtale, les vaisseaux rétiniens font presque complètement défaut.

2° **Bovins**. — Le *tapis clair* (Pl. II, fig. 1) offre une coloration d'un beau vert brillant, sans pointillé bien net. Il s'étend sur une partie plus étendue de la coque oculaire que sur le Cheval, et il faut regarder tout à fait en bas pour voir le *tapis sombre* qui est peu foncé. La *papille*, située dans le *tapetum nigrum* tout près de la limite des deux zones, a une forme très irrégulière. Elle est relativement petite et mal délimitée. Sa teinte est blanchâtre. Ce qui la fait surtout reconnaître, c'est l'émergence des *vaisseaux rétiniens*. Ceux-ci sont groupés en trois faisceaux principaux formant un Y renversé, et partent du centre de la papille pour s'étendre jusqu'à l'ora serrata. On distingue facilement les veines des artères : celles-là, d'une couleur rouge noirâtre, sont énormes, mesurant 3-4 millimètres à l'image droite ; celles-ci plus fines, plus rouges, s'enroulent ou non autour des veines. Les ramifications artérielles ou veineuses quittent ou abordent les troncs principaux presque à angle droit.

3° **Ovins**. — Dans cette espèce, l'aspect du *fondus* est le même que chez les Bovins, avec quelques variantes dans la distribution des vaisseaux. Le *tapis*, le plus souvent vert, peut quelquefois être d'un beau bleu céleste.

4° **Caprins**. — Le *tapetum lucidum* (Pl. II, fig. 2) présente plusieurs couleurs où le bleu domine avec des régions violacées, lilas. Le pourtour de la papille forme souvent un halo jaune qui peut envahir tout le tapis. Le *tapis sombre* est très peu foncé et ne se sépare pas nettement du précédent. Au travers du pigment peu abondant on perçoit le fond bleuâtre de la choroïde avec quelques îlots jaunâtres. La *papille*, située dans le tapis clair, n'est ordinairement bien limitée que sur une moitié de sa circonférence. Sa forme générale est circulaire, sa couleur rouge clair. Pour la trouver, il suffit de suivre un des *vaisseaux rétiniens*. Ceux-ci partent du centre de la papille. Rouges à la surface du disque optique, ils deviennent noirâtres en dehors et se distinguent mal par leur couleur en artériels et veineux. Les derniers sont par contre beaucoup plus gros que les premiers. Quelquefois, les vaisseaux rétiniens sont bordés d'une ligne claire jaunâtre. Leur distribution rappelle celle du Bœuf et du Mouton.

5° **Dromadaire** (*Chameau, Lama*). — Ni tapis clair, ni tapis sombre. Le fond de l'œil est d'une couleur uniforme : rouge brun parsemé de points grisâtres chez le Chameau, rouge fuschia très brillant chez le Lama. Parfois transparaissent les vaisseaux choroïdiens. La *papille* excavée est circulaire sur le Chameau, ovale sur le Lama. Les *vaisseaux rétiniens* ressemblent à ceux du Bœuf.

6° **Chien**. — Le *tapis clair* ne présente pas une teinte uniforme. Ordinairement jaune doré au milieu, il devient vert brillant à la périphérie ; d'autres fois, il est bleu jaunâtre, rouge carmin avec des plaques vertes disséminées. On rencontre dans quelques cas un fin pointillé vert. Sa couleur est en rapport avec celle du pelage (H. Gray). Il n'est visible à l'ophtalmoscope que plusieurs semaines après la naissance et son premier aspect diffère considérablement de celui qu'il revêt sur l'animal adulte (Usher).

Le *tapis sombre* varie également beaucoup. En haut, le pigment rétinien est raréfié et se dispose sous forme de petits amas laissant voir entre eux des îlots du tapis clair. Cette région forme une mosaïque du plus bel aspect, dont les parties sombres semblent être en relief sur celles qui sont colorées. Quelquefois la couche pigmentaire extrêmement raréfiée laisse voir, comme chez l'Homme, la couleur rouge des couches vasculaires de la choroïde (Pl. III, fig. 1) ; dans ce cas, le pigment choroïdien peut se grouper dans les espaces intervasculaires pour former des bordures aux vaisseaux. La *papille* est située tantôt à la partie supérieure du tapis sombre, tantôt à l'inférieure du tapis clair ou encore à la limite des deux zones. Généralement triangulaire à sommets arrondis, elle peut être circulaire, elliptique, trilobée... Sa couleur varie du blanc au gris foncé. Elle présente assez souvent une petite excavation physiologique au centre où se forme une ombre. Son bord est tantôt nettement dessiné par un trait foncé, tantôt dentelé, ce qui probablement est dû à des fibres à myéline fort courtes. Les *vaisseaux* sont groupés en λ et se distinguent en veineux et artériels. Les premiers, gros,

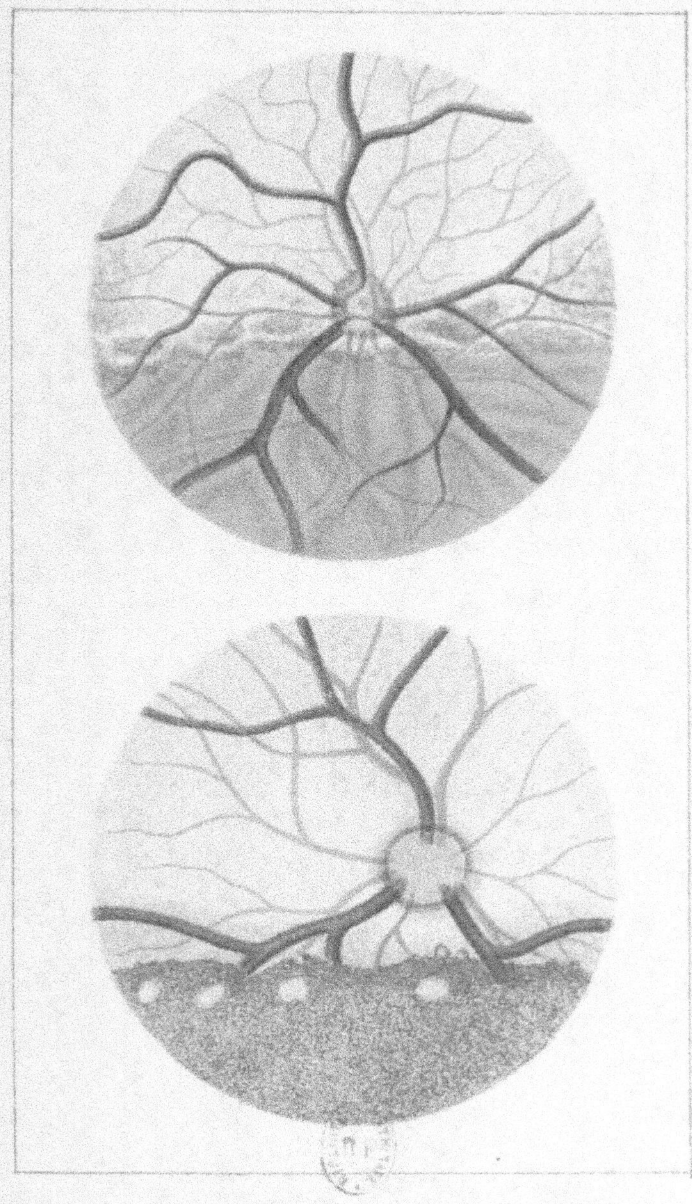

Fig. 1 — CHIEN — Fond d'œil normal.
Fig. 2 — CHAT — d°   d°

mesurent à l'image droite jusqu'à 3-4 millimètres, sont rouge
sombre, violacés, et présentent parfois une ligne centrale
plus claire qui est sans doute le résultat d'un reflet lumineux.
Les artères sont plus petites, plus rouges, plus nombreuses
et moins régulièrement distribuées. Les vaisseaux rétiniens
irriguent toute la rétine (fig. 64).

7° **Chat**. — En raison de la mobilité de la pupille, il sera

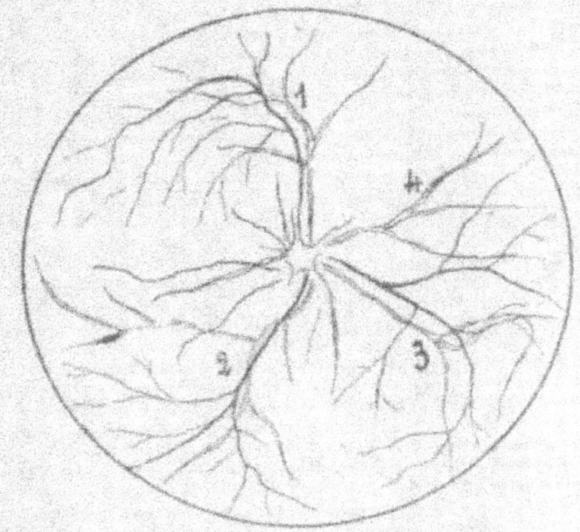

Fig. 64. — Vaisseaux rétiniens du Chien (d'après Bruns).
1. Vaisseaux supérieurs nasaux. — 2, vaisseaux inférieurs nasaux. — 3, 4, vaisseaux
supérieurs et inférieurs temporaux.

souvent nécessaire pour examiner le fondus d'instiller préalablement un mydriatique. Le *tapis clair* (Pl. III, fig. 2) présente un riche coloris de bleu, de jaune et de vert; on y
rencontre assez fréquemment un pointillé vert. Le *tapis
sombre* est assez souvent d'un noir intense où il est difficile
de suivre les vaisseaux. La *papille* est située dans le tapis
clair. Circulaire, d'une teinte grise, saumonée, elle est
bordée d'une ligne noire ombrée. On distingue les veines
des artères dont la disposition est à peu près la même que
chez le Chien.

8° **Porc**. — Pas de tapis clair. Fond d'œil rouge, artères et
veines à double contour ne pouvant être distinguées les unes
des autres.

9° **Lapin**. — Pas de tapis, fond d'œil rose rouge. Deux

faisceaux seulement de vaisseaux latéraux, longs, plus ou moins interrompus par des fibres à myéline, constantes.

§ 2. — Particularités congénitales dans l'aspect du fondus.

1° Fibres à myéline ou à double contour. — Au moment de s'étaler pour former la rétine, les fibres du nerf optique perdent leur myéline et forment ainsi une membrane parfaitement transparente pour les rayons lumineux qui vont impressionner la couche des cônes et bâtonnets. La rétine est par cela même invisible à l'ophtalmoscope et, n'étaient ses vaisseaux sanguins, on ne se douterait pas qu'une membrane, la plus sensible de l'œil, tapisse la face interne de la choroïde. Mais lorsque la gaîne de myéline, substance de nature graisseuse entourant et protégeant le cylindre-axe, persiste, les fibres rétiniennes deviennent apparentes sous forme de stries blanchâtres. On les désigne encore sous le nom de *fibres à double contour*. Sur le Cheval où elles se rencontrent dans la proportion de 60 p. 100, elles sont suivant les yeux plus ou moins abondantes et serrées, et forment par conséquent des voiles d'épaisseur variable, siégeant de préférence autour de la papille et ne s'étendant pas excentriquement plus loin que les vaisseaux rétiniens. Tantôt elles sont suffisamment espacées pour laisser éclairer la choroïde qui est vue comme à travers un voile ténu ; tantôt elles sont plus abondantes et forment un recouvrement plus opaque : alors les vaisseaux sont masqués ou interrompus, le bord de la papille est diffus, strié. Exceptionnellement enfin le voile est complètement blanc, laiteux et tout à fait opaque : les vaisseaux rétiniens ne sont plus visibles, les anneaux choroïdien et sclérotical sont nettement interrompus. Les fibres à myéline occupent alors un espace plus limité, forment des faisceaux finement striés, ressemblant à des houppes de poils blancs, qu'on rencontre ordinairement sur les côtés latéro-inférieurs de la papille (Pl. IV, fig. 1). Quelques observateurs ne considérant que ces cas les plus typiques ont nié à tort, selon nous, la grande fréquence des fibres à myéline chez le Cheval.

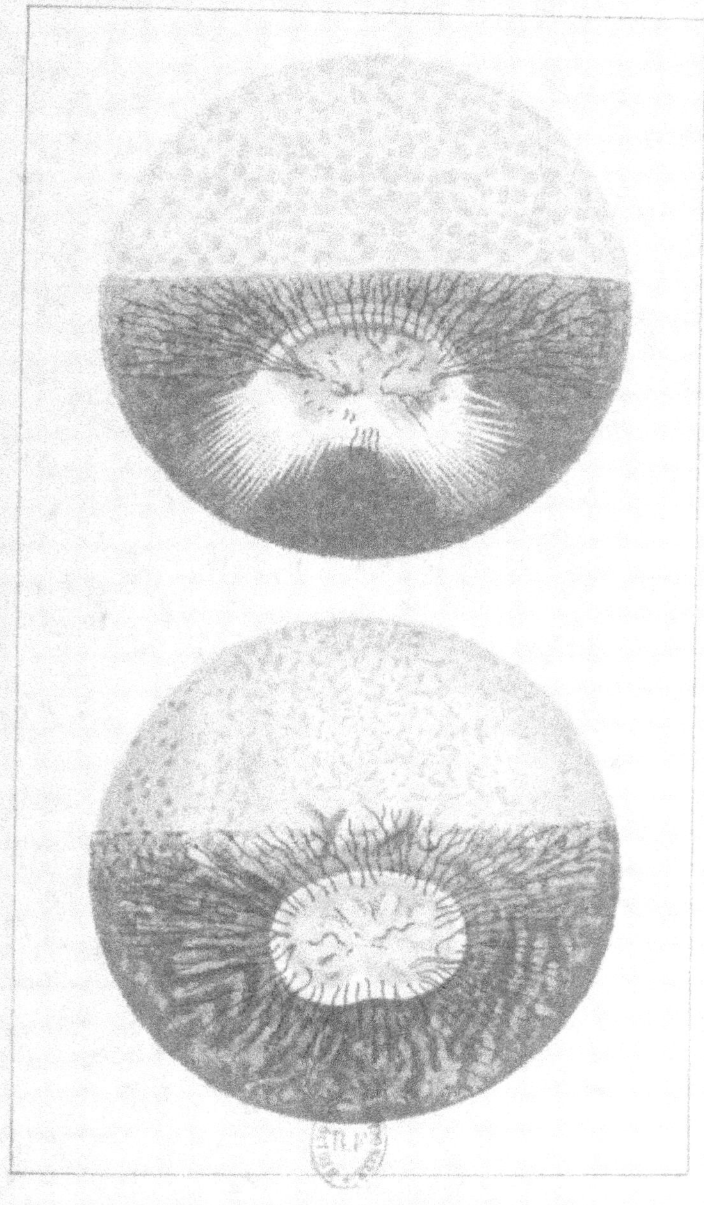

Fig. 1 — CHEVAL — Anomalie congénitale : fibres à myéline.
Fig. 2 —   d°   d°   d°   colobome du tapis clair
                                          en haut, et du pigment rétinien en bas.

(Page 108, 2ᵉ Édition)   Vigot Frères, Éditeurs

Elles sont également fréquentes chez le Chameau et le Porc. Leur existence est la règle dans l'œil du Lapin où elles s'étalent de chaque côté de la papille, dans le sens horizontal, en masquant plus ou moins les vaisseaux (fig. 65). Les examens d'Hippel chez le Lapin, corroborés par ceux de Hambronn et Held, ont montré qu'elles ne se développent qu'après que l'œil s'est ouvert à la lumière...

Enfin on les a constatées chez le Bœuf, le Chien, l'Ours, le Pigeon, les Poissons...

2° Colobome du tapis clair. — Le terme colobome, qui

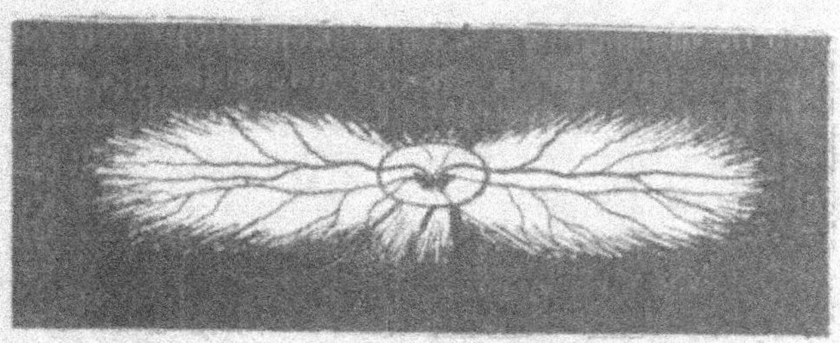

Fig. 65. — Fibres à myéline, papille et vaisseaux rétiniens du Lapin (d'après Haab).

signifie « mutilation », sert à désigner les anomalies où il y a solution de continuité dans l'organe envisagé. Que la couche fondamentale du tapis vienne à manquer partiellement ou totalement — cela se produit généralement dans la région médiane — et l'on a le colobome du tapis. Sur le Cheval où il est fréquent, il découvre la choroïde et ses vaisseaux qui apparaissent en rose rouge (Pl. IV, fig. 2). Il ne semble déterminer aucun trouble visuel...

3° Dépigmentation rétinienne, ou colobome du pigment rétinien. — La dépigmentation se produit sous forme de taches à bords irréguliers ayant pour fond la couche fondamentale du tapis et ses couleurs si elles siègent dans les parties supérieures et latérales de la papille, et la choroïde avec sa teinte rouge plus ou moins éteinte par le pigment choroïdien si elles existent au-dessous. Si, sur un œil énucléé, après enlèvement de la rétine qui laisse toujours son pigment à la surface de la choroïde, on passe le doigt sur le tapis clair ou sombre, il reste une tache semblable à celles dont il s'agit ici.

4° **Dépigmentation choroïdienne, ou colobome du pigment choroïdien**. — L'absence de pigment choroïdien n'apporte de modification dans l'aspect ophtalmoscopique du fondus qu'autant que les couches superficielles font également défaut : couche pigmentaire rétinienne dans le tapis sombre, couche fondamentale dans le tapis clair. Si alors le pigment choroïdien est raréfié, ou fait défaut, le réseau vasculaire choroïdien apparaît plus ou moins nettement (Pl. IV, fig. 2 et Pl. IX, fig. 1).

Il y a lieu de distinguer ces dépigmentations congénitales, sans retentissement sur la vision, du moins apparent, des plaques de choroïdite circulaires ou polycycliques, à fond blanc, d'aspect cicatriciel, généralement taché de pigment, qui sont d'origine inflammatoire (Pl. VI, fig. 1 et 2).

CHAPITRE V

GÉNÉRALITÉS SUR LA PROPHYLAXIE ET LA THÉRAPEUTIQUE DES INFECTIONS OCULAIRES TECHNIQUE DE QUELQUES MOYENS D'EMPLOI DES MÉDICAMENTS PANSEMENTS OCULAIRES

§ 1. — Généralités sur la thérapeutique des infections oculaires.

L'infection domine de haut l'étiologie des affections oculaires. Elle commande donc une prophylaxie appropriée et réclame une thérapeutique spécifique que nous sommes encore loin d'avoir, mais vers laquelle doivent tendre nos efforts. En tout cas, quels sont nos moyens actuels et suivant quelle discipline dirons-nous doit-on les employer? C'est ce qu'il nous a paru utile, indispensable même d'exposer au seuil de la pathologie oculaire, tant pour montrer qu'ici la thérapeutique médicale n'a plus rien de particulier et se fond de plus en plus dans la thérapeutique générale, que pour éviter des redites au long des chapitres suivants.

A) *Moyens dont elle dispose.*

A la lumière de l'expérimentation et des faits vers lesquels celle-ci a orienté la clinique, l'infection oculaire s'est révélée non seulement externe ou exogène, relativement bénigne et... facile à atteindre, mais surtout interne ou endogène, et plus grave. Aussi, à la médication locale des antiseptiques, appliqués en lavages, instillations, pommades, injections sous-conjonctivales..., s'est-il ajouté l'aseptisation générale de tout l'organisme par injections sous-cutanées, intra-musculaires, intra-veineuses..., et aussi sa mise en défense par la mobilisation et la multiplication des phagocytes, et surtout, et *enfin* dirons-nous, la thérapeutique des sérums et des vaccins spécifiques, la seule vraie, la seule durable, celle de l'avenir.

1° **Bactéricides**. — Ils sont très nombreux et hélas aussi bien changeants... Quelques-uns agissent cependant comme spécifiques. Nous renvoyons aux différents chapitres traitant de la pathologie et à l'index thérapeutique pour leur mode d'emploi et leur dosage.

2° **Sérothérapie**. — *Autosérothérapie*. — Elle fait appel au sérum du sang du malade. Elle a donné des résultats dans de nombreuses affections de l'Homme (ulcères graves de la cornée, uvéites, ophtalmies sympathiques). Elle s'est montrée insuffisante dans la panophtalmie. Sur le Cheval, Prumeau l'a appliquée avec succès dans l'irido-cyclite. Recueillir aseptiquement 20 centimètres cubes de sang dans une veine superficielle, transvaser dans un flacon stérilisé à sec, bouché à l'émeri, et conserver au frais. 24 heures après, prélever 3-4 centimètres cubes de sérum qu'on injecte sous la conjonctive après aseptisation et anesthésie de la région. Les injections peuvent être renouvelées tous les deux jours.

Sérothérapie spécifique. — Le sérum antidiphtérique de Roux contre la diphtérie de l'Homme est le type de cette thérapeutique. Le sérum polyvalent de Leclainche et Vallée, préparé avec des souches multiples de staphylocoques, streptocoques, colibacilles et pyocyaniques, agit de même, partiellement tout au moins, contre les infections oculaires externes et internes des animaux où staphylos, streptocoques, colibacilles... dominent, et elles sont nombreuses si l'on en croit certaines recherches (blépharites et plaies orbitaires, suppurations des voies lacrymales, conjonctivites, kératites ulcéreuses, uvéites...). Le sérum anti-pneumococcique joue un rôle semblable dans les mêmes affections de l'Homme où la flore est surtout riche en pneumocoques. Sérum antituberculeux...

Ces sérums peuvent être utilisés en pansements locaux, instillations, injections sous-conjonctivales, sous-cutanées, rétro-bulbaires et, mieux encore, intraveineuses. Ils sont aussi employés pour aseptiser le champ opératoire en chirurgie oculaire, les produits chimiques étant tous plus ou moins irritants.

Par ailleurs, des traitements sérothérapiques ont été essayés contre les tumeurs oculaires par Deutschmann, et la cataracte par Davis, dont il sera dit un mot ailleurs (Voy, Ch. XII et XIII).

Sérothérapie paraspécifique. — Il est reconnu que les sérums en général, et certains plus particulièrement, en apportant à l'organisme des moyens de défense, ont une action salutaire dans beaucoup d'affections oculaires : kératites à hypopion, pustuleuses, ulcéreuses; panophtalmie... Les plus actifs sont l'antidiphtérique de Roux, l'antitétanique, le polyvalent de Leclainche et Vallée. A ce titre, ils sont utilisables par voie veineuse de préférence à la voie sous-cutanée, aux doses pour le polyvalent et l'antitétanique de 40-60 centimètres cubes sur le Cheval, 20-30 sur le Chien.

3° **Hémothérapie**. — *Autohémothérapie.* — La méthode consiste à prélever du sang de l'animal malade et à le lui réinjecter sous la peau ou mieux dans le tissu musculaire. Chez le Cheval la prise de sang est faite à la jugulaire, au lieu d'élection de la saignée, au moyen d'une seringue de 20-30 centicubes, dans laquelle on a préalablement aspiré une solution tiède de citrate de soude à 10 p. 100 pour en mouiller seulement les parois et qu'on a rejeté ensuite avant de ponctionner la veine. La réinjection se fait soit sous la peau de l'encolure, soit de préférence dans les muscles. Pour faciliter l'opération qui réclame plusieurs seringuées de sang, disposer de deux aiguilles mouillées au citrate dont l'une est en place dans la veine et l'autre dans la masse musculaire choisie pour la réinjection. La dose à injecter est de 100 centimètres cubes par séance qu'on peut renouveler tous les 4-5 jours. Chez le Chien, on choisit la veine saphène externe ou la jugulaire. La seringue de 10 centimètres cubes suffit. La réinjection a lieu dans les muscles de la fesse, sous la peau de la face interne de la cuisse ou de la paroi abdominale. La dose est de 2-10 centimètres cubes, selon le poids des sujets. Renouveler les injections tous les 4-5 jours, ne pas dépasser huit injections.

Cette thérapeutique appliquée par Palussière dans la conjonctivite purulente du Chien, métastase de la « maladie » du jeune âge, et l'irido-cyclite primitive du Cheval, s'est montrée efficace contre les symptômes, mais n'a pas empêché les récidives. Elle est sans danger : résorption rapide du sang ne laissant pas de trace, réaction générale presque nulle, quelquefois cependant vrai choc hémoclasique se traduisant par hyperthermie, chute de la tension sanguine, arthralgie... La première injection est suivie d'une phase négative (augmentation des symptômes) qui disparaît rapidement. Chez l'Homme, elle a donné des résultats favorables dans les kératites et iritis.

Hétérohémothérapie. — Le sang provenant de chiens sains ou de chiens convalescents de la « maladie », citraté au 1/10ᵉ, et injecté dans les veines à dose de 10 centimètres cubes, ou dans les muscles à dose de 50 centimètres cubes, s'est montré utilement agissant dans la maladie du jeune âge entre les mains de Vechiu.

4º **Pyothérapie**. — Cette médication assez répandue en vétérinaire, notamment dans le traitement des lymphangites suppuratives, se rapproche par plus d'un point de la vaccinothérapie locale dont il sera question plus loin, et mérite d'être appliquée aux affections oculaires, conjonctivites et kératites purulentes, épizootiques en particulier.

Préparation du pyovaccin. — Recueillir aseptiquement des produits de sécrétion catarrhale ou purulente dans un flacon bouilli, d'une capacité telle qu'après addition de 4 parties d'éther il soit à demi rempli. Ajouter l'éther progressivement. Agiter très énergiquement jusqu'à homogénéisation ou dissociation aussi complète que possible des produits recueillis. Quand ceux-ci sont consistants, pratiquer le broyage. Après 18-24 heures, ajouter à peu près autant d'eau bouillie froide qu'il a été mis d'éther et le vaccin est prêt. Il présente l'avantage de rester stérile, malgré les souillures possibles lors de son utilisation dans des conditions défectueuses.

On utilisera les pyovaccins localement en pansements, instillations, injections sous-conjonctivales. Ils pourront être aussi employés par voie veineuse dans les conditions fixées pour le traitement des lymphangites du Cheval : 1ʳᵉ injection, 1-6 centimètres cubes; 2º 1,5-2,5 centimètres cubes, 8-12 jours après; 3º 0,75-1,25 centimètre cube, 8-12 jours après la seconde; puis ensuite injections répétées aux mêmes doses que ci-dessus tous les 8 jours (Belin).

5° Pyrétothérapie. — Il est des agents d'origine très diverse qui ont pour effet de stimuler les défenses de l'organisme en provoquant une leucopoïèse rapide et abondante, laquelle est en quelque sorte mesurée par le degré d'hyperthermie qui l'accompagne. Parmi ces agents, citons, d'après Darier, d'abord les *métaux colloïdaux* pour les écarter tout de suite de la médication équine parce qu'ils causent des réactions trop impressionnantes et dangereuses (Pécherot); mais qu'on adoptera en thérapeutique canine où ils sont bien supportés (électrargol) en injections sous-dermiques ou intraveineuses, à la dose de 5-10 centimètres cubes qu'on pourra répéter plusieurs fois par jour (Pineau); le *sérum antidiphtérique* de Roux, le prototype des leucopoïétiques, très utilisé chez l'homme dans l'ulcère à hypopion, la panophtalmie..., en injections sous-cutanées de 20 centimètres cubes répétées pendant 3-4 jours; le *chlorure de sodium*, le *sérum normal de cheval*; les différents *sérums activés*; les *vaccins*; le *lait*, préféré en médecine animale. La *galactothérapie* utilise le lait de vache ou de toute autre espèce, frais, écrémé, bouilli, en injections tièdes (37-38°) sous-cutanées, de préférence intra-musculaires, à la dose de 10-20 centimètres cubes sur le Cheval (Houdemer), 50-100 centimètres cubes sur le Cheval et le Bœuf, 25 sur le Veau et le Porc, 5-10 sur le Chien (Panisset et Verge), 2-5 sur le Chat (Mandet). Les injections peuvent être faites en série de 4-5-6. Toutefois, après chaque injection, on attendra que la réaction provoquée ait disparu avant d'en faire une nouvelle. S'il est nécessaire, répéter la série après un intervalle de 4-5 jours. Piérot donne la préférence au lait cru, complet.

La réaction hémoclasique est ordinairement très marquée après la première injection à laquelle reviendrait, d'après les oculistes de l'Homme, le maximum d'efficacité. Elle se traduit par une fébrilité intense, des œdèmes diffus résorbables, des abcès froids. La méthode est contre-indiquée chez les cardiaques, emphysémateux, diabétiques...

Mise en œuvre sur les animaux dans d'assez nombreux cas d'irido-cyclite, la galactothérapie donna sur le Cheval des résultats qui ne se montrèrent pas inférieurs à ceux obtenus avec les autres traitements, mais elle n'empêcha pas la production d'accès (Houdemer). Il fallut de 3 à 10 injections, soit 3 à 15 jours pour amener la disparition des symptômes. Mandet obtint sur le Chien la guérison de l'irido-cyclite après 4 injections : chacune d'elles était suivie pendant 24 heures d'inappétence, de tristesse et d'abattement. Il fut moins heureux sur le Chat : 15 injections n'aboutirent une première fois qu'à une amélioration; dans un second cas, la méthode n'entrava pas le développement d'un abcès cornéen qui se transforma en ulcère et aboutit à la panophtalmie.

Chez l'Homme, elle donne d'excellents résultats entre les mains d'oculistes qui estiment que le lait ne doit pas être pasteurisé, et que les doses doivent être relativement fortes et commencer par 10 centimètres cubes...

6° **Vaccinothérapie.** — *Vaccination générale ou pasteurienne.* — On vaccine par voie sous-cutanée préventivement et même curativement contre certaines maladies oculaires des animaux : conjonctivite purulente enzootique des Chèvres par le vaccin de Delmer et celui de Carré; diphtérie aviaire conjonctivale par les vaccins de Panisset et Verge, de Blick et Heelberger...; kératite de l'agalacie contagieuse du Mouton et de la Chèvre par les sérums de Carré, de Bridré et Donatien...

Vaccination locale. — Les vaccins de Besredka — on peut en préparer autant qu'il y a d'agents infectants — immunisent la région où ils sont portés et arrêtent le développement de l'infection si elle est déjà en cours. Ils sont donc préventifs et curatifs. Carrère étudiant expérimentalement sur le Lapin l'immunité locale oculaire conférée par ces vaccins a posé les principes suivants : 1° l'instillation d'un vaccin approprié dans le sac conjonctival, ou son injection sous-conjonctivale, immunise en 24-48 heures l'œil contre l'inoculation dans la cornée ou la chambre antérieure de cultures microbiennes qui provoquent dans l'œil témoin une infection plus ou moins grave; ces modes de vaccination ne protègent pas contre l'infection du vitré; 2° seule la vaccination par injection dans la chambre antérieure paraît protéger contre l'infection provoquée du vitré; 3° l'immunité conférée est strictement localisée à l'œil qui a reçu le vaccin. Sa durée qui semble courte mérite d'être déterminée pour chaque vaccin. Chaillous et Cotoni qui ont expérimenté sur le Lapin avec les vaccins antipneumococciques prétendent obtenir plus sûrement l'immunisation de la cornée par injection intraveineuse, qui détermine une immunisation générale, que par l'emploi local des dits vaccins.

Auto- et stockvaccins. Ce qu'ils sont. — Les *autovaccins* sont préparés extemporanément avec les agents mêmes, actifs et associés, des infections en présence desquelles on se trouve, et qu'on prélève dans les exsudats ou sécrétions qu'elles produisent. Ils agissent spécifiquement au plus haut degré. Les *stockvaccins*, au contraire, sont préparés d'avance, avec des agents actifs qu'on sait jouer un rôle important ou capital dans telles ou telles infections, et qu'on puise dans les cultures de laboratoire. Une fois prêts, on les stocke comme les vaccins pasteuriens en vue des besoins à venir. Ils sont monovalents, bivalents, polyvalents à volonté, suivant qu'on veut agir soit contre des infections qu'on sait être déterminées généralement par un seul agent actif, telles certaines kératites à hypopion où le pneumocoque est le principal ou seul acteur, soit contre des suppurations reconnaissant pour agents principaux le staphylo- et le streptocoque, par exemple... Leur nombre n'est pas indéfini comme on pourrait le croire, la clinique montrant que dans telle ou telle région infectée ce sont à peu près toujours les mêmes germes qu'on rencontre : pneumocoques, staphylocoques, streptocoques, colibacilles... Les stockvaccins sont exposés à se montrer moins spécifiquement agissants que les autovaccins si les agents actifs de l'affection sont associés à d'autres non absolument saprophytes, ou même s'ils sont d'une race plus virulente que ceux dont on leur oppose le vaccin.

Préparation des auto- et stockvaccins. — On prépare les uns et les autres par les mêmes procédés : ensemencement des produits de sécrétion dans le premier cas, des agents de culture dans le second, sur différents milieux : bouillon, substances grasses, huileuses, gélose peptonée... qui donnent des *bouillons vaccins* liquides, des *lipovaccins* plus adhérents, des *gélovaccins* plastiques permettant de faire de vrais pansements de recouvrement. La culture demande trois ou quatre jours. Puis, on la traite suivant le cas par filtrage qui retient les corps microbiens, d'où le nom de *filtrats* donnés aux vaccins ainsi préparés, ou bien en tuant les germes par la chaleur ou les antiseptiques, les antivirus conservant alors toxines et microbes morts. La difficulté pour un chacun de préparer les autovaccins fait qu'ils ne sont guère utilisés que dans les hôpitaux et les cliniques outillés, et que les stock-vaccins encore que moins actifs sont cependant une nécessité de l'heure pour la pratique courante. Cependant, on a conseillé d'agir plus simplement et plus rapidement pour avoir des autovaccins : diluer la sécrétion pathologique prélevée dans une capsule de porcelaine avec 4-6 grammes d' « yatrem » (combinaison chimique secrète, en poudre, très bactéricide...) et de l'eau bouillie froide en quantité suffisante pour faire 8 centimètres cubes de solution. En 10 minutes, on obtient un vaccin pour 4 injections intraveineuses chez l'Homme. Efficacité, aucun danger (Orsos). A défaut d' « yatrem », se servir d'éther comme bactéricide (Voy. pyovaccin).

Mode d'emploi. — Selon les affections, les vaccins sont utilisés en pansements comme des topiques ordinaires, en instillations, pommades après incorporation dans la vaseline, la lanoline. On les emploie aussi en injections sous-conjonctivales, rétro-bulbaires, intraveineuses...

Résultats. — Les stockvaccins en bouillon de staphylo- et streptocoques associés de Besredka et Urbain ont donné sur les Equidés de l'armée française du Levant, entre les mains de Belet, Lemétayer, Colin, Lassaux, Saunié, les résultats les plus encourageants dans les traumatismes des paupières et de l'orbite, les conjonctivites, les kératites ulcéreuses avec ou sans perforation, et non ulcéreuses. Ils semblent avoir eu également une action dans l'irido-cyclite. On les a utilisés sur le Cheval en injections intraveineuses à la dose de 50-100 centimètres cubes en une fois. Ont été également employés avec succès les auto- et stockvaccins de Gaucher, préparés avec toute la flore rencontrée dans la gourme et les pleuro-pneumonies infectieuses du Cheval, et qu'on pourra opposer non seulement aux infections oculaires métastatiques des maladies précédentes mais aussi aux infections primitives... Les vaccins Gaucher, comme le sérum polyvalent L.-V., contiennent des toxines du B. pyocyanique dont le rôle dans les maladies oculaires n'est pas négligeable.

B) *Thérapeutique méthodique*.

Disposer de moyens nombreux est bien. En bien user est mieux. Dans l'exposé de ces moyens, nous avons suivi à peu près l'ordre dans lequel la pratique les a appelés successivement à son aide. A l'heure actuelle, comment les utiliser au mieux de leur action et des déductions à en tirer.

1° **La nature de l'affection n'est pas déterminée**. — *a*) La considérer comme infectieuse et faire usage d'emblée, à titre de *pierre de touche*, des stockvaccins antistaphylo-streptococciques de Besredka et Urbain, antipneumococciques-gourmeux de Gaucher, du sérum polyvalent de Leclainche-Vallée, les uns et les autres utilisés selon l'affection, en pansements, instillations, injections sous-conjonctivales, sous-cutanées, intraveineuses, rétrobulbaires. Dans les cas positifs, on enregistrera du même coup un succès thérapeutique et un *diagnostic causal*.

b) A défaut de ces moyens ou de réussite rapide : autovaccins préparés extemporanément à la manière des pyovaccins dans toutes les affections fournissant des sécrétions ou exsudats : conjonctivites, kératites ulcéreuses, irido-cyclites (aspiration d'humeur aqueuse ou d'hypopion de préférence), suppurations endorbitaires... ; autohémothérapie et autosérothérapie ; sérothérapie para-spécifique.

c) Associer ou substituer le cas échéant aux moyens précédents les injections intraveineuses de sels d'argent, de mercure, d'arsenic, de bismuth et de quinine : argyrol, cyanure de mercure, énésol, arsénobenzol, iodo-bismuthate de quinine..., puissants antiseptiques généraux.

d) Autres agents thérapeutiques *ad libitum* en désespoir de cause...

2° **La nature de l'affection est déterminée ou soupçonnée**. — *a*) Médication spécifique si elle existe, qui confirmera ou non le diagnostic étiologique.

b) Dans le cas de non confirmation, agir comme précédemment.

§ 2. — Technique de quelques modes d'emploi des vaccins, sérums, solutions bactéricides.

1° **Injections sous-conjonctivales**. — Immobiliser l'animal. Anesthésier l'œil à la cocaïne. Ecarter les paupières au moyen du blépharostat. Saisir au moyen des pinces, en un point aussi éloigné que possible du bord supéro-temporal cornéen un pli de conjonctive bulbaire et injecter à sa base 1-2 centimètres cubes du liquide thérapeutique. Faire plusieurs piqûres voisines suivant la grosseur de l'œil. Avec un peu d'habitude, il est facile et préférable de pratiquer l'injection sans l'aide ni du blépharostat, ni des pinces qui ont l'inconvénient de froisser la conjonctive, ni même de l'anesthésie préalable : la main gauche relevant la paupière supérieure, la droite tient la seringue de telle sorte que l'aiguille aborde le globe tangentiellement et pique très obliquement la conjonctive. On reconnaît par transparence que l'aiguille a bien pénétré le tissu épiscléral, et la boule d'œdème que forme le liquide injecté confirme qu'on est en bonne place. Renouveler les injections les jours suivants, après résorption.

2° **Injections intracraniennes transorbitaires par le trou optique ou la fente sphénoïdale** — Dans un but expérimental ou thérapeutique, Remlinger et Bel (1924) ont préconisé l'introduction du virus ou du médicament dans la cavité cranienne. Sur le Chien, l'animal étant fixé sur un plateau et la tête reposant solidement sur celui-ci, une aiguille de 5-7 centimètres est introduite le long du bord inférieur du corps clignotant, poussée sous le globe en direction presque droite, mais un peu en bas et du côté nasal. Après quelques tâtonnements, on sent son extrémité s'engager dans l'un des orifices précités. La seringue chargée est alors adaptée à l'aiguille et l'injection faite doucement dans la cavité cranienne. La longueur de l'aiguille étant proportionnée à celle du cornet, les injections s'effectuent de façon identique sur le Cheval (1), le Bœuf, le Mouton, la Chèvre, le Porc, le Chat. Il ne semble pas qu'il y ait danger de traumatisme : chez le Lapin et le Cobaye, l'examen ophtalmoscopique ne montre aucune lésion du vitré et du fond de l'œil. Les auteurs n'ont jamais vu se produire de phénomènes sympathiques, mais... il peut y avoir mort subite.

(1) Sur le squelette du Cheval, l'aiguille, rasant la portion osseuse du plancher orbitaire pour se diriger un peu vers le plan médian de la tête, touche après 9-10 centimètres le glacis interne de la fente sphénoïdale et glisse ensuite à l'intérieur de celle-ci. Elle ne doit pas avoir moins de 13-15 centimètres pour réaliser l'injection intracranienne...

3° Injections rétrobulbaires — Entrées dans la pratique oculaire de l'Homme pour réaliser surtout l'anesthésie totale du globe et opérer sans narcose, elles consistent à pénétrer par l'angle inféro-temporal de l'orbite avec une aiguille de 3 cm. 5, et à injecter en arrière de l'œil 2,5 à 3 centi-cubes environ d'une solution novocaïne-adrénaline qui en agissant sur les nerfs ciliaires et le ganglion ophtalmique d'une part, les vaisseaux d'autre part, amène l'insensibilisation complète de tout le globe et une vaso-constriction des plus favorables aux interventions. On y a recours également en thérapeutique. Elles ne présentent aucun danger, le nerf optique fuyant devant l'aiguille, les nerfs et vaisseaux étant trop fins pour être atteints et le traumatisme des muscles n'ayant pas plus d'importance ici qu'ailleurs. Lorsque l'anes-thésie est complète, la cornée est insensible et l'œil en *légère* exophtalmie.

Chez les animaux, elles doivent permettre non seulement de réaliser l'anesthésie, mais surtout de lutter plus active-ment contre l'infection en portant les antivirus tout autour du globe, comme par ailleurs les injections veineuses les portent en dedans.

Sur le Cheval on peut pénétrer par trois voies : la *voie nasale* de Remlinger et Bel (Voy. ci-dessus), la voie tempo-rale et la voie du creux de l'orbite, celles-ci nous paraissant préférables parce que plus courtes.

Voie du cul-de-sac conjonctivo-temporal. — Nous savons que les culs-de-sac conjonctivaux sont suffisamment amples et profonds pour recevoir l'extrémité de l'index. Cela étant, procéder ainsi. Immuniser le sac par instillation de sérum ou de vaccin. Puis, 15 minutes avant d'opérer, l'anesthésier par instillation de cocaïne ou de novocaïne. Introduire par l'angle des paupières, le coude haut levé, l'index gauche dans le cul-de-sac, ongle contre globe pour l'OD, pulpe pour l'OG, et l'abaisser jusqu'au niveau de l'angle inféro-temporal de l'orbite. Du pouce de la même main abaisser la paupière infé-rieure en l'éversant. De la main droite tenant la seringue armée d'une aiguille *résistante* de 5 centimètres, enfoncer celle-ci au-dessous du doigt en direction postérieure, légère-ment supérieure et interne ; retirer l'index ; lorsque l'aiguille a traversé la conjonctive du cul-de-sac, qui se laisse refouler et oppose une légère résistance, la diriger très nettement en dedans. La pousser ainsi jusqu'à ce que l'ajutage soit à niveau de la paupière inférieure et injecter lentement 4 à 6 centimètres cubes du liquide thérapeutique.

Voie du creux sus-orbitaire. — C'est la plus directe. Le creux sus-orbitaire est limité en avant par une arête osseuse qui forme deux courbes à concavité postérieure séparées par un éperon. De ces deux courbes, l'externe ou temporale est la plus large et la plus creuse. Fixer le point de piqûre immédiatement en arrière de l'arête de cette courbe et en son milieu. Couper les poils et aseptiser la peau à la teinture d'iode. La tête étant tenue à 45 degrés ou moins sur l'horizon, enfoncer l'aiguille directement en bas et un peu en dedans. Si la tête se rapproche de la verticale, diriger l'aiguille un peu en arrière. Elle rencontre deux résistances nettement appréciables, celle de la peau et 2-2 cm. 5 au-dessous celle du cornet. A ce moment, enfoncer encore de 2 centimètres et l'on est en plein dans l'entonnoir que forment les muscles oculaires.

Dans les deux cas, *assujettissement* solide.

Sur le *Chien* et le *Chat*, procéder de même avec des aiguilles de 2 cm. 5 à 3 centimètres et n'injecter que 1 cmc. 5 à 3 centimètres cubes.

§ 3. — Pansements oculaires occlusifs et moyens divers de soustraire les yeux malades aux frottements.

1° **Suture des paupières.** — C'est un des meilleurs moyens de mettre l'œil à l'abri de l'infection et de produire une douce compression. Deux points de suture chez le Chien, trois ou quatre chez les grands animaux, rapprochant les bords libres et ménageant à l'angle interne un point d'écoulement pour les larmes et les sécrétions conjonctivales. Suivant le cas, on peut laisser les sutures en place cinq-six jours, voire même les renouveler.

2° **Capote oculistique de Pécus. Protecteur de Brusasco.** — La capote s'emploiera pour les grands animaux et surtout le Cheval, l'appareil de Brusasco pour les petits, le Chien en particulier. L'appareil de Pécus est une capote d'abatage

qui a l'avantage d'être entre les mains de tous les vétérinaires et de ne demander qu'une transformation de peu d'importance pour être adaptée aux besoins de l'oculistique : les
œilletons en cuir embouti sont mobiles et fixés par trois ou

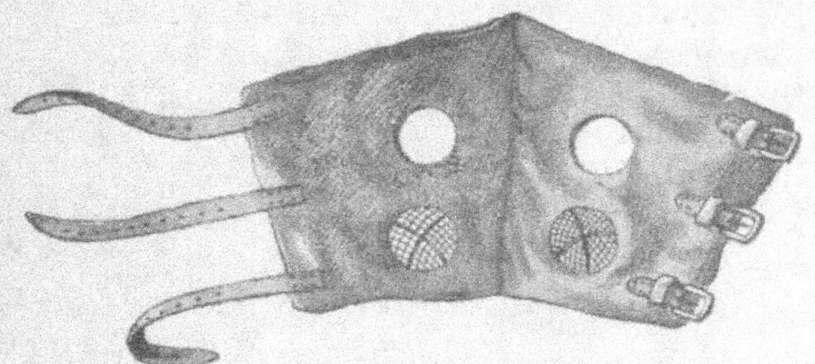

Fig. 66. — Protecteur de Brusasco (Cadiot et Almy).

quatre petites courroies. Pour appliquer un pansement
occlusif, mettre la capote en place, appliquer le pansement
et fixer l'œilleton.

Le protecteur Brusasco (fig. 66, 67) est pour ainsi dire le

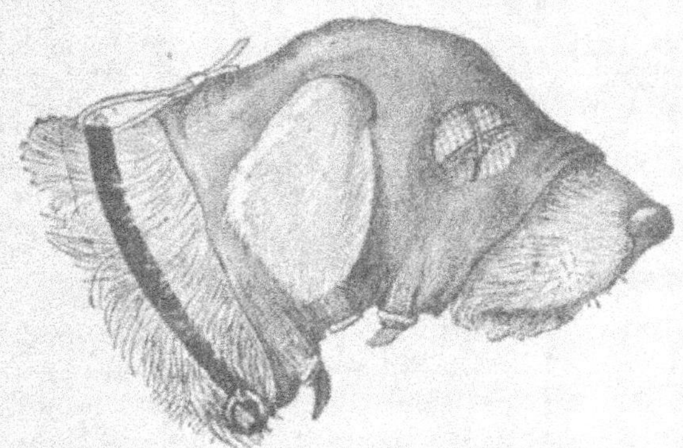

Fig. 67. — Le même, en place (Cadiot et Almy).

même appareil. Il peut être confectionné sur l'heure au
moyen d'un carré de toile, en remplaçant les boucles par
des tresses. Dans la région correspondant aux yeux, pratiquer dans la toile de simples fentes dont les bords seront

plus ou moins coaptés après application du pansement au moyen de tresses rapportées.

Rares sont les sujets qui conservent volontiers le simple *bandage*, lequel présente en outre l'inconvénient d'être difficile à confectionner.

3° **Moyens de fortune.** — Par ailleurs, pour mettre les patients dans l'impossibilité de se frotter, on placera les

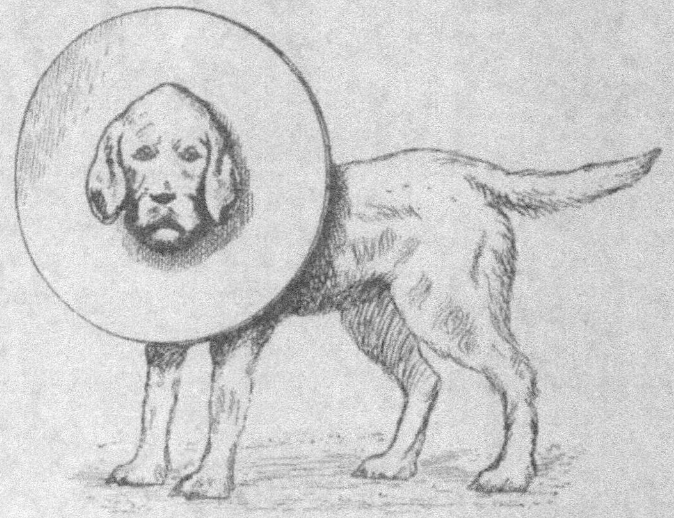

Fig. 68. — Carcan, en place (Cadiot).

grands animaux dans la position tête à queue, la tête attachée court par deux longes à deux poteaux. Les petits seront munis de *carcans* qu'on prépare sur l'heure au moyen de feuilles de carton ou de planchettes (fig. 68); ou bien placés dans des paniers, des boîtes d'où on ne laissera passer que la tête. On peut aussi immobiliser les pattes en les mettant dans des chaussettes, dans un sac...

CHAPITRE VI

CONJONCTIVE

§ 1. — Anatomie et physiologie.

La conjonctive est une membrane muqueuse qui continue la peau au niveau du bord libre des paupières, tapisse leur face interne, se replie sur la partie antérieure du globe (l'épithélium de la cornée n'est que le prolongement de celui de la conjonctive) et celle du corps clignotant. Elle forme ainsi un sac ouvert au niveau de la fente palpébrale, dont le fond est refoulé en avant d'une part par le globe, d'autre part par la 3ᵉ paupière, et dont les parois glissent l'une sur l'autre lorsque se meuvent les voiles palpébraux et le globe. On lui distingue trois portions : *conjonctive palpébrale*, intimement unie aux paupières ; *conjonctive bulbaire*, lâchement reliée à la sclérotique par le tissu épiscléral ; *conjonctive des culs-de-sac*, réunissant les deux portions précédentes en formant des plis qui permettent les mouvements de l'œil. Les culs-de-sac, qui forment dans leur ensemble un sillon enveloppant tout l'hémisphère antérieur du globe, sont généralement plus profonds en haut et du côté nasal qu'en bas et du côté temporal. Sur le Cheval, leur fond est à 3 centimètres du bord cornéen en haut, à 2-2.5 centimètres dans les autres régions. La conjonctive est presque toujours pigmentée autour de la cornée sur le Cheval. On dit *l'œil cerclé* lorsque le pigment fait défaut. Cela donne à l'animal une physionomie particulière qu'il n'y a pas lieu d'interpréter dans un sens défavorable à l'intégrité de la vision comme le public a tendance à le croire. La conjonctive est moins fréquemment pigmentée sur le Chien ; surtout chez le Bœuf, le Porc.

Structure. — Elle présente à étudier un chorion et un

épithélium. α) Le *chorion*, formé d'un stroma conjonctif et d'abondantes fibres élastiques chez le Cheval, le Chien, le Chat, le Bœuf, est riche de tissu lymphoïde et de glandes. Les *cellules lymphatiques* forment sur l'Homme un infiltrat particulièrement riche au-dessus des tarses supérieurs et des angles palpébraux. Sur les animaux, il existe des follicules fermés, globuleux ou allongés, plus ou moins nombreux et développés suivant les espèces et chez un même animal suivant l'âge et même la saison. Ils donnent à la portion de conjonctive envahie un aspect velouté assez marqué. Morano les a trouvés plus gros en automne et en été qu'au printemps sur la Brebis, ce qui serait le résultat de la meilleure nourriture. Chez le Bœuf, ils sont si nombreux qu'ils forment les plaques de Bruck. Ils se rangent autour de la cornée sur le Cheval et aussi au voisinage du bord supérieur du tarse où ils prennent l'aspect de véritables papilles. Sur le Chien ils sont groupés à l'angle interne des paupières et dans la portion bulbaire correspondante. Chez le Lapin, ils se disposent en placards localisés aux angles internes et externes de la conjonctive palpébrale. Chez tous, ils sont particulièrement abondants à la face interne de la troisième paupière et dans le cul-de-sac inférieur où ils rappellent la disposition des plaques de Peyer. Les follicules manquent chez les animaux jeunes, ce qui les a fait considérer comme des formations pathologiques. Les *glandes* sont de plusieurs sortes : glandes acineuses, peu nombreuses, occupant la commissure temporale, et considérées comme des glandes lacrymales accessoires ; glandes utriculaires de Manz, situées tout près de la circonférence de la cornée ; glandes de la membrane clignotante, décrites par Peters sur le Bœuf, le Porc, le Lapin et ressemblant sur les coupes à la grande lacrymale... β) L'*épithélium* varie suivant les régions : cylindrique à la face interne des paupières et dans les culs-de-sac, il devient pavimenteux au bord libre des paupières et sur la conjonctive bulbaire où il se continue sans transition avec celui de la cornée.

Les *artères* proviennent en majorité des palpébrales, et pour une faible part des ciliaires antérieures. Celles-ci, après avoir fourni quelque peu à la conjonctive bulbaire, et avant de perforer la sclérotique pour irriguer l'iris, déta-

chent des branches vers le bord de la cornée où elles forment
à la surface de la sclérotique un réseau sous-conjonctival de
vaisseaux violacés, parce que vus à travers la conjonctive,
qu'il est très important de bien distinguer des vaisseaux
conjonctivaux pour établir le diagnostic différentiel des
conjonctivites et des irido-cyclites. Les *veines* se rendent à la
faciale et à l'ophtalmique. Les *nerfs*, sensitifs, émanent de
la V⁵ paire.

§ 2. — Exploration de la conjonctive et des culs-de-sac.

L'*exploration visuelle* est facile chez le Chien et le Chat.
En écartant alternativement les paupières au moyen des
pouces placés près des bords ciliaires, on étale une bonne

Fig. 69. — Releveur spécial de Terson
pour l'examen du cul-de-sac conjonctival supérieur.

partie de la conjonctive supérieure surtout. Elle est plus
difficile sur les Équidés et les Ruminants en raison de la
saillie du rebord orbitaire qui ne permet de découvrir que
la conjonctive périkératique. Mais si chez les premiers on
peut procéder à l'exploration par une autre méthode comme
nous le dirons, chez les seconds, qui opposent une vive résistance aux attouchements, l'exploration visuelle est la seule à
mettre en œuvre. On use alors de l'artifice suivant : faire saisir
les naseaux par un aide comme pour l'examen des dents, et
placer la tête en oblique transversal. Si les naseaux sont à
droite, l'animal fixe son œil en strabisme inféro-interne et
découvre largement sa conjonctive supéro-interne. En faisant ensuite pivoter la tête sur l'atlas on arrive à amener
presque toutes les régions conjonctivales dans l'ouverture
palpébrale (Champagne).

Pour les Équidés, on pratiquera l'*exploration digitale*
(Hamoir), relativement facile à condition d'immobiliser la tête
aussi complètement que possible et de la tenir un peu baissée

pour faciliter les mouvements de la main qui explore. Elle
est de plus sans danger pour l'œil et donne de très utiles renseignements. L'index, dont l'ongle est préalablement et soi-
gneusement coupé, est introduit entre la paupière supérieure
et le globe jusqu'au fond du cul-de-sac, la pulpe, plus sensible,
tournée du côté de la conjonctive à explorer, bulbaire ou
palpébrale. De la région médiane, le doigt est glissé en dehors
et en dedans, sus et sous le corps clignotant, et en bas, de
manière à reconnaître dans toute leur étendue les parois et le
fond du sac.

Quelle que soit la pratique utilisée, on s'aidera de l'anesthésie cocaïnique, si c'est nécessaire.

§ 3. — **Malformations congénitales.**

Dermoïdes. — Ces productions sont relativement fréquentes chez le Bœuf, le Chien, le Mouton, le Cheval, le
Porc, le Chat. On les a aussi constatées chez les Oiseaux.
Elles sont caractérisées par leur aspect cutané, leur surface
étant habituellement garnie du revêtement pileux caractéristique de l'espèce : poils plus ou moins fins et longs chez la
plupart, soie chez le Porc, laine chez le Mouton, plumes chez
les Oiseaux. Leur siège de prédilection est le limbe scléro-
cornéen et l'angle temporal de l'ouverture palpébrale. Mais on
les rencontre aussi en pleine cornée qu'elles peuvent recouvrir complètement et déborder même. On les voit également
dans l'angle nasal d'où elles s'étendent parfois jusqu'à la troisième paupière qu'elles peuvent recouvrir partiellement. Un
seul œil est atteint, parfois les deux. Elles peuvent être multiples, contiguës ou séparées par des sillons. Leur adhérence
a lieu par une partie ou la totalité de leur base, ou seulement
par la périphérie. Elles s'accroissent en dimensions en
même temps que l'œil. Elles sont accompagnées quelquefois
d'autres anomalies et peuvent se transmettre héréditairement.

Anatomiquement, les dermoïdes ont la structure de la peau.
On en explique la formation par une inflexion fœtale du
feuillet externe du blastoderme (Remak). Quelques savants
les considèrent comme étant une réversion à des types animaux inférieurs — reptiles — dont l'œil est normalement

recouvert par une membrane cutanée continue dont la troisième paupière des vertébrés supérieurs est un vestige.

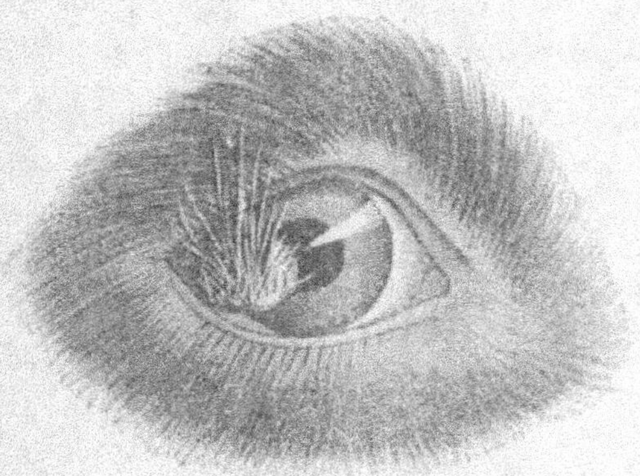

Fig. 70. — Dermoïde conjonctivo-cornéen du Chien (Cadiot et Almy).

Le *traitement* comporte l'excision, après anesthésie locale

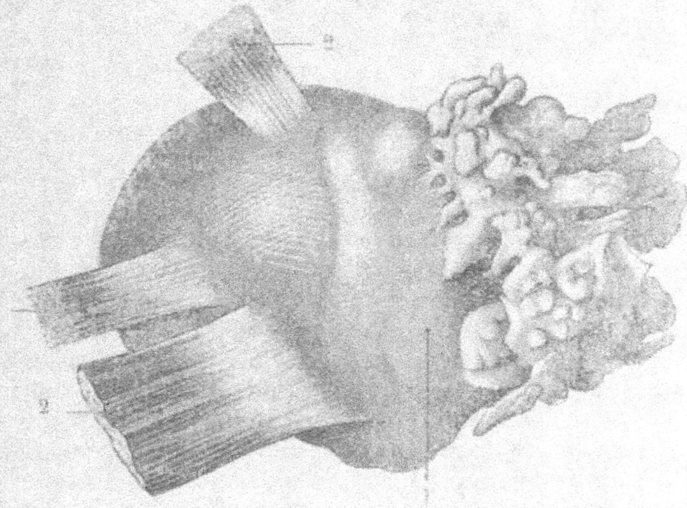

Fig. 71. — Cancer conjonctival du Cheval (Petit et Coquot).
1, partie de la cornée non envahie; 2, muscles oculaires.

chez les grands animaux, générale des petits, et l'instillation d'adrénaline pour éviter l'hémorragie, ces tumeurs étant très vascularisées. Il reste toujours une opacité de la cornée. La récidive est rare. Immuniser l'œil contre l'infection en instillant avant et après l'opération quelques gouttes de sérum ou de vaccin antistaphylo-streptococcique.

§ 4. — Néoformations

1° **Tumeurs.** — Parmi les tumeurs *bénignes*, le lipome a été relevé chez le Cheval, ainsi que l'angiome, le fibrome et le papillome chez le Chien. Les *malignes* sont plus fréquentes.

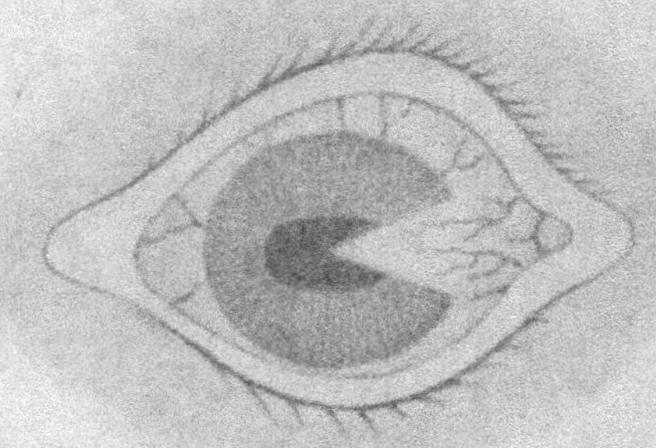

Fig. 72. — Ptérygion chez le Cheval (Vachetta).

Tuberculome principalement chez les Ruminants. Sarcome, épithéliomes sur le Cheval, le Chien et occasionnellement chez le Chat et les Oiseaux de basse-cour. On les rencontre de préférence dans la région du limbe où elles prennent généralement naissance pour se propager aux parties externes ou gagner l'intérieur de l'œil par la soudure scléro-cornéenne. L'enlèvement des premières ne donnera sans doute lieu à aucune récidive. Quant aux secondes, elles réclameront presque toujours l'extirpation de l'œil parce que souvent récidivantes. Toutefois, on pourra, suivant le cas, tenter une première fois l'excision par plans superficiels et grattage de la base d'insertion (fig. 71).

2° **Ptérygion** (aile) (fig. 72). — De très rares cas de ptérygion ont été signalés sur le Cheval, le Bœuf et le Chien. C'est un repli triangulaire de la conjonctive, dont le sommet s'avance sur la cornée où il s'attache plus ou moins près du centre, dont la base se continue dans la conjonctive et dont la région moyenne est libre et contiguë seulement aux parties sous-jacentes. Il siège invariablement dans la fente palpébrale, de préférence en dedans, quelquefois en dehors. Il est congénital ou acquis et, dans ce dernier cas, il se développe sans inflammation, progressivement, et n'apporte de gêne que lorsqu'il arrive à recouvrir une portion du champ pupillaire.

Ses *causes* sont mal déterminées : pour Treacher-Collins, il n'est si rare sur les animaux que parce que leur fente palpébrale est plus étroite comparativement au globe que chez l'Homme, et que la conjonctive est mieux protégée des injures extérieures…

Son *traitement* nécessite l'excision de la tête et le grattage du point d'implantation cornéen, puis l'excision de la base et la réunion des lèvres de la plaie conjonctivale. Il peut récidiver chez l'Homme où il se présente parfois comme une affection familiale et héréditaire. Armaignac l'a constaté sous cette forme huit fois sur 22 membres d'une famille ; dans deux cas, il était quadruple à chaque œil.

§ 5. — Corps étrangers, traumatismes, brûlures.

1° **Corps étrangers.** — Ils sont vivants ou inertes. *Vivants*, ce sont des *nématodes* du genre *Thelazia* qui habitent généralement les conduits de la glande lacrymale du Cheval, du Bœuf, du Buffle, du Dromadaire, du Chien…, d'où ils s'échappent assez souvent et qu'on retrouve sous les paupières, à la surface de l'œil, sous le corps clignotant où on les a rencontrés à plusieurs formant des kystes fermés, adhérents, dans les voies lacrymales… Ils sont surtout fréquents dans les régions palustres. Ce sont des *spiroptères*, plus particuliers aux Oiseaux ; de petites *sangsues* trouvées sur le Cheval et le Mulet en Algérie (Cavalin) ; des *larves d'œstrus ovis*, sur le Chien de berger. Les corps *inertes* sont, par leur nature, généralement en rapport avec le genre de vie de l'animal : fétus de graminées, épicarpes de graines chez les Herbivores, éclats de bois provenant de mangeoires ou de parois de stalles sur le Cheval, épine de porc-épic sur un Chien…

Les parasites sont plus généralement tolérés que les corps inertes ; mais les uns et les autres peuvent déterminer des troubles inflammatoires de la conjonctive, de la cornée... On désigne du nom de *myiase oculaire* ceux qui sont dus aux larves que déposent les mouches sur les yeux des bergers surtout et des Chiens (parfois aussi dans les cavités de la face) et qu'on retrouve à la loupe dans les produits de sécrétion ; traiter par la fumée de tabac et les injections détersives...

Le diagnostic sera fait par l'exploration visuelle ou digitale. Une fois reconnus, les corps étrangers sont entraînés par le doigt recouvert d'ouate ou par tout autre moyen jugé sur l'heure le plus convenable : pinces, jet liquide d'une seringue ou d'un irrigateur (fig. 74), barbe de plume.

2° **Traumatismes.** — Les *plaies* par coup d'ongle de l'homme qui intervient, griffe de chat, corps coupants ou piquants, fétu de paille, branche d'arbre..., ne présentent rien de particulier ici, si ce n'est qu'elles s'accompagnent souvent d'ecchymoses sous-conjonctivales. Les *contusions* amènent de l'œdème des paupières et de la conjonctive, du chémosis sanglant... A ces accidents on opposera les sérums et vaccins antistaphylo-streptococciques.

3° **Brûlures et corrosions.** — Elles se présentent dans les mêmes conditions et sous le même aspect que sur la cornée (Voy. Ch. VIII), mais ici l'ulcération consécutive à la chute de l'escarre peut donner lieu à des complications telles qu'adhérence du bulbe et des paupières, entropion... Les anamnestiques serviront de base au diagnostic. On enlèvera la substance corrosive avec des pinces ou un jet liquide, puis on neutralisera la partie restant dans l'œil soit par le lait s'il s'agit d'alcali, soit par l'huile si l'on a affaire à de la chaux, ce qui est

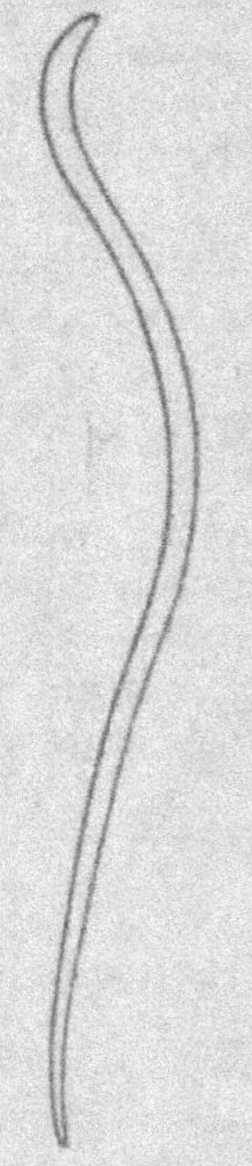

Fig. 73. — *Thelazia callipaeda* ♀ ; Gr. 5. Extrait de l'œil d'un Chien : face profonde du corps clignotant (Raillet et Henry).

généralement le cas, soit avec de l'eau boratée s'il s'agit
d'acide. Pendant la cicatrisation, on préviendra les adhérences en mobilisant les surfaces en contact et en maintenant
les plaies recouvertes de pommade antiseptique.

§ 6. — Inflammation de la conjonctive. Conjonctivites.

A) *Considérations générales*.

Par sa vascularisation abondante, sa richesse en cellules
lymphatiques, sa sensibilité réflexe et son exposition partielle

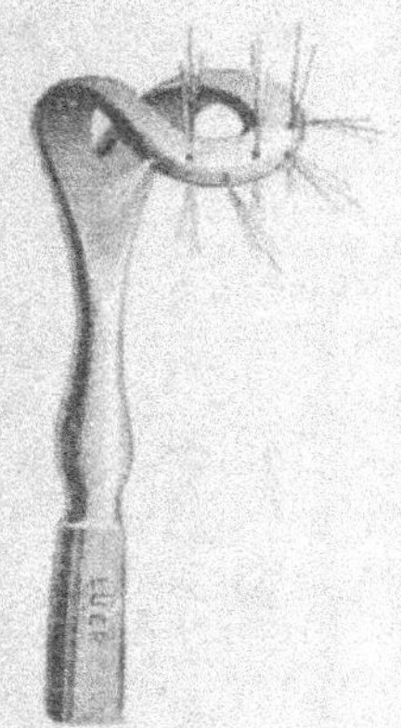

Fig. 74. — Releveur injecteur du
Docteur Motais, pour le lavage
des culs-de-sac conjonctivaux.

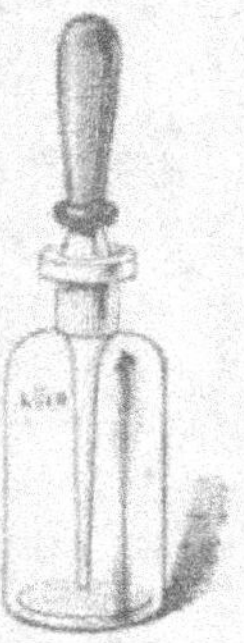

Fig. 75. — Compte-gouttes.

à l'air, la conjonctive est souvent le siége de phénomènes
inflammatoires revêtant des formes cliniques variées.

Deux *symptômes* caractérisent les conjonctivites : l'hyperémie et la sécrétion, l'un et l'autre pouvant être très localisés.
Ils sont souvent accompagnés de dépoli, d'infiltration de la
muqueuse allant jusqu'à l'œdème, d'hémorragies punctiformes ou en plaques.

L'*infection* exogène ou endogène — aidée de causes occasionnelles (mécaniques, physiques, chimiques) et favorisantes
(pathologiques ou parapathologiques : diabète, diathèse eczémateuse, coccidiose intestinale, mauvaises conditions hygié-

niques...) — joue le rôle principal dans leur développement.
Le diabète, la coccidiose favorisent la purulence ; les mauvaises conditions hygiéniques et la diathèse eczémateuse, la
chronicité Lorsque l'infection est exogène, elle provient soit
de la pénétration directe des agents dans la muqueuse saine,
possible pour certains : bacille de la tuberculose, de la peste,
bacillus prodigiosus, pneumocoques, voire même trypanosomes, organismes relativement élevés..., soit le plus souvent
de leur entrée à la faveur d'altérations du revêtement
épithélial : les microbes sont alors quelconques, ou bien
ce sont ceux mêmes qui vivent en saprophytes dans les culs-
de-sac et dont la virulence a été exaltée : pneumocoques et
staphylocoques..., qui sont communs à la conjonctive de
l'Homme et à celle des Animaux, streptocoques, coccis,
colis, sarcines... qui habitent plus particulièrement la conjonctive de ces derniers. Tous ces saprophytes se montrent
au contraire pathogènes en tout temps pour la conjonctive de
la Souris (Ruata, Grap, Karsten). Si l'infection est endogène,
son origine doit être cherchée dans tout foyer septique,
grand ou petit (1) de l'organisme, d'où se sont évadés les
micro-organismes qui, par la voie sanguine, ont été convoyés
jusque dans la trame de la conjonctive, comme d'ailleurs ils
auraient pu l'être dans les autres parties de l'œil, ou dans
des régions quelconques de l'organisme. Mais le phénomène
est si constant dans la conjonctive que cette membrane est
pour le vétérinaire le miroir où se reflète toute infection de
l'organisme. Le clinicien ne peut pas toujours donner un
nom à la cause première de l'infection par la seule inspection
de la muqueuse, alors que le bactériologiste y arrive souvent
en y prélevant les matériaux nécessaires. Dès 1900, un Ano-
nyme ne prétendait-il pas, devant la Société centrale de
médecine vétérinaire, établir le diagnostic des infections

(1) Un Mulet présente depuis trois ans dans un œil de la conjonctivo-
kératite chronique, avec entropion des deux paupières, qu'on a traitée localement sans succès, le syndrome se reproduisant après opération de l'entropion et amélioration passagère. Une légère déformation de la joue du côté
correspondant attirant un jour l'attention, on découvre d'abord une vieille et
petite cicatrice de la peau sous l'épine zygomatique, un peu en avant de la
verticale passant par l'œil malade; puis un abcès du masséter contenant
un éclat d'obus. La poche vidée de son contenu, tout rentre dans l'ordre
Observation inédite de Lassaux).

générales par l'examen bactériologique des sécrétions conjonctivales des malades?... Lignières ne transmit-il pas la pasteurellose d'un Cheval mort de la maladie à un Cheval sain par le moyen des pasteurella recueillies dans les conjonctives malades du premier, et n'obtint-il pas la réédition des mêmes lésions oculaires?... En 1907, Morax, étudiant anatomiquement et bactériologiquement les yeux de Chiens et de Chèvres infectés à dessein par voie péritonéale avec différents trypanosomes, les retrouva à l'état pur et vivant après un à deux mois dans les yeux, la cornée en particulier. Il ne constata pas, il est vrai, de réactions conjonctivales, mais celles-ci sont courantes dans les trypanosomiases spontanées, et il serait bien étrange qu'on ne retrouve pas les parasites dans la conjonctive alors que pour envahir la cornée ils doivent arriver par les artères ciliaires qui irriguent partiellement la conjonctive bulbaire.

La *marche* des conjonctivites suit un cycle parallèle à celui de la virulence des agents déterminants. Celle-ci diminuant avec le temps, elles guérissent dans une période qui ne dépasse généralement pas un mois. Elles passent rarement à la chronicité.

Leur *gravité* dépend des complications qu'elles peuvent déterminer du côté de la cornée : ulcération, perforation, cécité. Et aussi du *caractère contagieux* qu'elles revêtent assez souvent.

On leur opposera des *mesures prophylactiques* : isolement des malades, éloignement des causes occasionnelles et favorisantes, les vaccins préventifs s'il y a lieu, et le *traitement méthodique* des infections oculaires.

Classification — Chez l'Homme, les conjonctivites revêtent des formes parfois révélatrices des agents déterminants et l'on tend à les classer d'après l'étiologie, qui est confirmée sous le microscope : conjonctivites à bacille de Weeks, à diplobacille de Morax, à pneumocoque. Sur nos Animaux, le champ bactériologique a été trop peu exploité pour qu'on puisse suivre cet exemple et le diagnostic causal manque généralement de précision. L'ancienne classification clinique que nous conservons : conjonctivites catarrhales, purulentes..., est évidemment peu satisfaisante pour une thérapeutique spécifique, mais elle ne peut être que celle de la pratique vétérinaire, de même d'ailleurs qu'elle reste dans beaucoup de cas celle de la clinique humaine. Néanmoins, nous devons souhaiter que nos hommes de laboratoire s'occupent de déterminer la flore des infections oculaires en général dans le but de fournir aux praticiens les vaccins appropriés.

B) *Conjonctivites catarrhales*.

L'infiltration rosée, rouge, jaune rouge, avec pétéchies; la sécrétion plutôt muqueuse, filamenteuse, floconneuse, qui s'attache à la cornée et que les paupières déplacent et les larmes charrient, les caractérisent objectivement. Leur marche est rapide, leur gravité généralement faible. Elles sont peu ou pas contagieuses.

FORMES EXPÉRIMENTALES.

1° **Conjonctivite à streptocoque**. — Produite sur le Lapin par inoculation sous-conjonctivale. Vascularisation intense, mais circonscrite, avec sécrétion abondante tarissant en 4-5 jours. Avec un streptocoque plus virulent, on obtient une conjonctivite franchement purulente et généralisée (Morax). Elle apparaît spontanément chez l'Homme dans l'obstruction des voies lacrymales, d'où son nom de conjonctivite lacrymale à streptocoque.

2° **Conjonctivite à pneumocoque**. — Obtenue par inoculation sous-conjonctivale de culture pure sur le Lapin (Gasperini). Inflammation légère disparaissant en une dizaine de jours. Elle peut se présenter sous les types muco-purulent et pseudo-membraneux. Très contagieuse au Lapin, même à l'Homme.

FORMES SPONTANÉES.

1° **Conjonctivite à cocco-bacille**. — Avec catarrhe oculo-nasal, rencontrée par Bertrand à l'état épizootique sur de jeunes Faisans qui souffraient aussi de diarrhée.

2° **Conjonctivites symptomatiques d'infections générales**. — On les constate au début de presque toutes les grandes infections des Animaux domestiques. Elles sont endogènes, les agents ou leurs toxines étant amenés par le sang. Ce sont plutôt des conjonctivites interstitielles, tant la sécrétion est peu apparente et frappante l'infiltration de la muqueuse (œdème, tuméfaction des paupières). Elles sont constantes, peut-on dire, dans les trypanosomiases de tous les Animaux, les affections typhoïdes du Cheval, le rouget et le choléra du Porc, le purpura hémorragique du Chien, surtout « la maladie du jeune âge », où elles peuvent constituer tout le tableau symptomatique, la jaunisse épizootique des Chiens de chasse, fréquente en Grande-Bretagne et qui serait due à un spirille... L'hyperémie est presque toujours accompagnée de pétéchies circulaires ou en plaques irrégulières, de piquetés hémorragiques, particulièrement abondants et importants dans les affections à trypanosomes, la muqueuse pouvant être lie de vin, les malades pleurant parfois des larmes de sang (Velu). *Traiter* l'infection générale. Médication méthodique locale.

3° **Conjonctivite par obstruction des voies lacrymales.** — Observée sur les Chevaux de troupe travaillant en groupe sur les routes, les champs de manœuvre, les manèges. Les lavages oculaires et naso-lacrymaux avec eau salée physiologique en ont parfaitement raison. Sérums et vaccins anti-staphylo-streptococciques dans le cas contraire.

4° **Conjonctivite par action mécanique.** — Des cils déviés (trichiasis), des paupières enroulées en dedans (entropion), des corps étrangers vivants ou inertes. Opérer le trichiasis, l'entropion. Éloigner les corps étrangers. Traiter par sérum polyvalent et stockvaccins; et, si besoin, par collyres de sulfate de zinc qui agissent comme spécifiques sur certaines conjonctivites de l'Homme, d'argyrol...

5° **Conjonctivite par action physique.** — De la *lumière*, agissant particulièrement par ses rayons ultra-violets (expériences sur le Veau et le Lapin de Schwanz et Stochhausen). Elle peut s'accompagner de kératite avec ulcération (cas d'Ohler, sur le Cheval), voire même d'iritis et de rétinite. Protéger les yeux du Cheval dans les pays chauds avec le chapeau de paille dont les ailes rabattues sont percées de trous pour le passage des oreilles et qu'on fixe sous le cou par des tresses, ou bien avec le frontal à franges.

C'est surtout comme *conjonctivite des neiges* qu'on connaît cette affection fréquente à rencontrer en Russie sur le Bœuf vivant en troupeaux dans les steppes, et aussi sur le Chien dans les hautes altitudes où elle se complique et conduit souvent à la cécité. On a utilisé les lunettes à verre fumé comme moyen protecteur; la résille à points serrés et le frontal à franges sont plutôt indiqués. Collyre de novocaïne à 1 p. 100.

6° **Conjonctivite par action caustique.** — De la *chaux* des écuries et étables nouvellement blanchies; des *gaz vésicants*. Collyre huileux de cocaïne ou novocaïne : 1 p. 100 d'huile d'olive.

7° **Conjonctivite par action toxique.** — Des *poussières* et *vapeurs de bitume* des chaussées goudronnées, provoquant chez l'Homme des lésions variées reproduites expérimentalement sur le Chien et le Lapin (Truc et Fleig) : traiter comme ci-dessus; de *médicaments* ou autres produits chimiques instillés à trop forte dose chez des sujets prédisposés : catarrhe atropinique constaté sur le Cheval, le Chien, le Chat, ou administrés à l'intérieur : arsenic, iodure de potassium seul ou associé à l'action externe de préparations mercurielles; d'*aliments* : millepertuis agissant surtout sur les animaux à robe blanche exposés à la lumière et pouvant amener la cécité par opacification de la cornée, lupin... Supprimer la cause.

C) *Conjonctivites purulentes.*

Le tableau symptomatique est plus accusé que précédemment. Les paupières gonflées et fermées, l'abondance de la suppuration plus ou moins fluide, parfois caséeuse, très irritante, qui souille l'œil et les régions voisines et provoque la chute des poils ou des plumes, témoignent de l'intensité de la réaction inflammatoire. L'hyperémie est surtout marquée à la conjonctive bulbaire, l'infiltration à la conjonctive palpébrale, l'une et l'autre muqueuses pouvant former bourrelet saillant dans la fente palpébrale (chémosis). L'affection, gênante, douloureuse, provoque des mouvements de tête, des contractions fréquentes du corps clignotant, des grattages avec les membres ou des frottements contre les objets voisins. On observe aussi des symptômes généraux : tristesse, inappétence, amaigrissement. Les *causes* se révèlent plus nettement infectieuses que dans les conjonctivites catarrhales et provoquent des enzooties et épizooties. Encore qu'elles soient peu déterminées, elles semblent aussi variées que les espèces animales. Le *pronostic* est toujours grave et doit être réservé, en raison des complications fréquentes du côté de la cornée, des cavités nasales et des sinus, des sacs aériens chez les Oiseaux.

1° FORME EXPÉRIMENTALE.

Conjonctivite à pasteurella. — Rencontrée sur une Femme soignant des Poules atteintes d'une maladie endémique générale caractérisée par diarrhée, abattement, sécrétions muco-purulentes de la gorge contenant une pasteurella, et reproduite sur deux Poules par inoculation conjonctivale, après légère irritation de la muqueuse, de la culture de la pasteurella d'une part, de la sérosité du chémosis de la femme d'autre part. En 48 heures, on obtint dans les deux cas photophobie et œdème de la nictitante et, les jours suivants, sécrétion muco-purulente abondante, contenant les coéco-bacilles (Aubaret, Rouslacroix et Herrmann).

2° FORMES SPONTANÉES.

1° **Conjonctivite purulente des Chèvres**. — Spéciale à cette espèce, décrite par Delmer (1905) qui l'observa à l'état enzootique sur un troupeau importé de Suisse en France. Elle est classique par ses symptômes, sa marche, ses complications. Extrêmement contagieuse, on la transmet facilement à des chèvres saines soit en déposant du pus sur leur conjonctive, soit en introduisant au milieu d'elles des malades, voire en empêchant tout contact entre animaux sains et malades. La conjonctivite provoquée débute après 24 heures par de l'hyperémie et une sécrétion qui, d'abord muqueuse, devient franchement purulente 48 heures après. Chien, Mouton, Porc, Bœuf, Lapin se montrent réfractaires à l'infection. Les microcoques se présentant isolés ou associés en diplo-et staphylocoques furent isolés, mais ne reproduisirent pas l'affection. Le nitrate d'argent en collyre à 1,5 p. 100 augmenta la suppuration et fut abandonné. Appliquer la médication méthodique des infections oculaires. Prophylaxie.

2° **Conjonctivites purulentes des Bovins**. — Elles ont été constatées très fréquemment, sous la *forme primitive*, dans tous les pays, principalement ceux où l'élevage est extensif et la surveillance sanitaire insuffisante : Russie, Indes, Amériques, Afrique du sud... Elles sont très graves tant du fait de leur grande contagiosité que de celui de leurs complications cornéennes. Le siège primitif de l'infection étant le plus souvent resté vague, ou bien les complications du côté de la cornée ayant plus particulièrement retenu l'attention des observateurs, on les a décrites souvent sous les noms d'ophtalmies ou de kératites aiguës, infectieuses, contagieuses, enzootiques, épizootiques... On ne sait rien de positif sur les agents de l'infection. La non-transmissibilité au Bœuf et au Mouton de la conjonctivite des Chèvres de Delmer autorise à penser que peut-être chaque espèce a sa ou ses conjonctivites propres. D'où la classification par espèce adoptée ici. Essayer la bactériothérapie de la kératite contagieuse des Bovidés, de Blaizot.

La conjonctivite purulente se présente aussi comme affection secondaire dans le coryza gangréneux du Bœuf, maladie fréquente en Suisse : elle s'y montre si grave qu'elle amène la cécité dans 70 p. 100 des cas (Ackermann) ; au début de la *maladie des drèches* : ici l'avitaminose serait en cause. Thérapeutique méthodique. Prophylaxie.

3° **Conjonctivite purulente du Chien et du Chat.** — Signalée un peu partout, en Belgique, en Allemagne, en France et surtout en Angleterre où sa propagation est favorisée par l'élevage sélectionné intensif de ces animaux, les « concours de beauté » fréquents auxquels ils donnent lieu, les refuges nombreux où sont hospitalisés les abandonnés, les vieux, les éclopés, les malades... Elle atteint les adultes et les jeunes et, en dehors d'agents spécifiques bien déterminés, elle est rapportée généralement à deux causes : la *maladie du jeune âge* que nous savons déjà produire des conjonctivites catarrhales, la *blennorragie* chez les animaux de tout âge. Depuis Guilmot (1853), les observateurs font jouer un rôle infectant important aux sécrétions uréthrales, balano-préputiales et vaginales, l'infection se faisant par auto-ou hétéropropagation chez les adultes, au moment de la naissance chez les jeunes (*conjonctivite des nouveau-nés*), la blennorrée apparaissant très tôt après l'ouverture des paupières, parfois même avant, auquel cas l'infection se produirait par les voies naso-lacrymales. Si Guilmot reproduisit expérimentalement la blennorrée oculaire du Chien avec ses complications cornéennes, bon nombre d'autres expérimentateurs n'y réussirent pas.

Il est bon de préciser que cette affection n'a de commun avec la conjonctivite gonococcique de l'Homme que la purulence, le gonocoque n'étant pas inoculable aux animaux, si ce n'est le Singe. Par contre, elle peut être rapprochée quant aux moyens de contage de la blennorrée oculaire des enfants nouveau-nés, observée lorsque les mères sont atteintes de vaginite ou de métrite, non gonococcique, le pus ne contenant que du staphylocoque, du streptocoque ou du pneumocoque (Morax, Parinaud), voire du bacterium coli commune (Bietti), ou bien de la conjonctivite des fillettes qui ont des flueurs blanches et, de fait, bien des mères de chiens ou chats nouveau-nés présentent de la vaginite.

Nul doute que l'action bien observée des sérums et vaccins antistaphylo-streptococciques n'arrive à mettre un peu de jour dans cette confusion étiologique.

4° **Conjonctivite purulente du Cheval.** — Hönisch et Roloff l'ont observée sur des Poulains nouveau-nés. Sur les adultes, Saint-Yves Ménard la vit se propager à distance à 14 animaux du Jardin d'Acclimatation ; de même, Mello, dans un régiment de cavalerie, où, après avoir atteint près du 1/3 de l'effectif, elle s'étendit aux chevaux de la population civile du voisinage. Dans ce dernier cas, on put infecter un cheval sain avec du pus et isoler un microcoque... *Complications spéciales* enregistrées par Mello : ulcérations des bords palpébraux et de la caroncule lacrymale. *Thérapeutique* méthodique. Prophylaxie.

5° **Conjonctivite purulente du Lapin.** — Constatée chez plusieurs de ces animaux par Rose et transmise au Lapin neuf soit par l'exsudat purulent, soit par les cultures de deux bacilles ne prenant pas le Gram... isolés à l'état pur.

6° **Conjonctivites purulentes des Oiseaux.** — Emmerez de Charmoy et Mégnin (1901), sur des Poules et Poulets de l'Ile Maurice, Marotel et Carougeau (1902), sur des Gallinacés de l'Annam, enregistrèrent des épizooties de conjonctive purulente qu'ils rapportèrent à des *spiroptères* vivant en grand nombre dans les culs-de-sac conjonctivaux, sous la nictitante et, plus rarement, dans les conduits lacrymaux et les sacs aériens. D'autres observateurs ont, par contre, signalé la présence abondante de vers, filaires ou spiroptères, sur la conjonctive de Poules sans qu'il en résultât de suppuration. La muqueuse présentait, il est vrai, un aspect rugueux, granuleux, un léger épaississement épithélial qu'on pouvait attribuer à l'action des vers, mais qu'on retrouvait sur les conjonctives de Poules non parasitées. D'autre part, dans les observations de conjonctivites purulentes relevées par Zminiewiez sur des Canaris et des Faisans, et par Rabus sur des Oiseaux de basse-cour, il n'est pas fait mention de la présence de parasites. Il est donc probable que ceux-ci ne jouent qu'un rôle favorisant et laissent celui de déterminant aux agents microbiens. Ces conjonctivites sont très contagieuses et leur propagation a pour vecteur les sécrétions qui, gênant la vision, collant plus ou moins les paupières, obstruant les premières voies aériennes, sont projetées par les mouvements de tête que font les oiseaux pour s'en débarrasser.

Par ailleurs, la conjonctivite purulente peut être une complication de la forme oculo-nasale de la variole aviaire (Basset).

Thérapeutique méthodique. Prophylaxie.

7° **Conjonctivite purulente de réaction clinique.** — Provoquée dans un but diagnostique chez les animaux morveux et tuberculeux soumis à l'instillation conjonctivale ou à l'injection intra-dermo-palpébrale de malléine ou de tuberculine.

D) *Conjonctivites à fausses membranes.*
FORMES EXPÉRIMENTALES.

Conjonctivites membraneuses du Lapin. — Sourdille, étudiant sur la conjonctive palpébrale du Lapin l'action comparative de l'ammoniaque diluée et de l'inoculation de cultures virulentes de bacilles diphtériques, a obtenu dans les deux cas le même tableau symptomatique et anatomique que nous adopterons comme type de description. Si la cautérisation est légère, les vaisseaux se dilatent, la muqueuse devient rouge, l'œil est larmoyant, l'animal accuse de la douleur. La conjonctive est bientôt vernissée comme si elle était recouverte d'une couche de gomme-laque transparente : c'est le début de la fausse membrane qui est constituée au bout d'une heure. D'abord grise, elle passe au jaunâtre. On l'enlève facilement, mais la muqueuse saigne abondamment. Elle se reforme plusieurs fois si on l'enlève de nouveau. Vers le troisième jour, la conjonctive reprend son aspect normal. Lorsque la cautérisation est plus intense, la conjonctive de rouge saignant qu'elle était s'épaissit, pâlit, prend une teinte jaune tachée d'ecchymoses, et sécrète quelque peu de sérosité entraînant des flocons membraniformes. L'augmentation d'épaisseur s'étend à toute la paupière qui devient dure, cartilagineuse, chaude, violacée et difficile à retourner. L'infiltration interstitielle dure généralement 4-5 jours, parfois plus, après quoi les phénomènes s'atténuent, la paupière s'assouplit, la conjonctive se vascularise de nouveau en même temps qu'apparaît une abondante sécrétion purulente. Dès lors, l'amélioration est rapide et après dix jours commence la cicatrisation conjonctivale

En inoculant dans la conjonctive du Lapin des cultures de diphtérie et de streptocoque associés, Sourdille a reproduit en même temps que des conjonctivites diphtériques des *complications cornéennes* : chute de l'épithélium, épaississement de la membrane de Bowmann, à peine différenciée sur le Lapin, accumulation de globules blancs dans les couches sous-jacentes du stroma ; la membrane de Bowmann se brise et une ulcération cupuliforme farcie de leucocytes apparaît, ce qui laisse supposer que le streptocoque est l'agent déterminant de celles-ci.

Du point de vue anatomo-pathologique, la fausse membrane est d'abord uniquement composée d'épithélium altéré ; un peu plus tard, s'ajoutent des strates fibrineuses parsemées de quelques globules blancs et rouges ; enfin, à une période plus avancée, ces derniers éléments dominent tandis que les autres ont à peu près complètement disparu. Elle n'est donc ni un simple dépôt de fibrine, ni uniquement une escharre épithéliale : c'est un produit complexe identique à celui qui se forme dans les localisations laryngées de la diphtérie.

FORMES SPONTANÉES.

1° **Conjonctivites membraneuses des Oiseaux.** — Ce sont le plus souvent des localisations de la diphtéro-variole aviaire, maladie protéiforme, à localisations multiples, atteignant surtout la peau et les muqueuses de la tête, qui reconnaît pour causes des agents autres que le bacille de Klebs-Lœffler de la diphtérie humaine, encore qu'il ait été parfois rencontré dans les fausses membranes de l'affection des oiseaux où il ne jouerait aucun rôle : pasteurella de Guérin, inoculable au Poulet et au Pigeon qui y est particulièrement sensible, fine bactérie de Bordet et Fally, inoculable à la Poule et reproduisant l'affection en quatre jours, bacille de la nécrose (Guillé), bacilles pseudo-diphtériques de Kampmann, Hirschbruch et Lange, trouvés dans une épizootie de diphtérie sévissant uniquement sur les Canards, virus filtrant de Panisset et Verge. La propagation de l'affection, contagieuse, épizootique, se fait par les excréments qui contiennent la pasteurella de Guérin, et par les exsudats purulents et membraniformes.

Les *symptômes* sont ceux constatés dans la forme expérimentale du Lapin, mais, suivant la période d'évolution dominent tantôt la sécrétion séro-purulente et l'aspect vernissé de la muqueuse, tantôt les fausses membranes qui raidissent les paupières, recouvrent le globe comme d'une coiffe plastique, résistante et adhérente, colorée en jaune ou en brun (Larcher), tantôt l'exsudat purulent, glaireux, vitreux, qui colle les paupières, remplit les sinus, souille le bec et le corps. C'est à la fin de cette période qu'apparaissent les *complications* : ulcère de la cornée, fonte purulente de l'œil, cécité, amaigrissement, ralentissement de la ponte, cachexie et mort autant par toxémie que par inanition, les oiseaux ne trouvant plus leur nourriture.

Marche et gravité. — Il faut plusieurs semaines pour arriver à la guérison, s'il reste un œil bon. La forme chronique est fréquemment observée dans les élevages de Coqs de combat du nord de la France où l'infection est permanente et la virulence atténuée. La gravité peut se mesurer à la statistique suivante de Kampmann, Hirsbruch et Lange : sur 240 Canards, il y eut 100 atteints, 25 morts, 15 sacrifiés, 60 guéris.

Prévention et traitement. — *Prévention* par le *vaccin de Guérin*, délivré par l'Institut Pasteur de Lille : la vaccination se fait en deux inoculations pratiquées à 12 jours d'intervalle avec des virus d'intensité croissante; elle ne doit avoir lieu que sur des animaux très jeunes et sûrement indemnes de la maladie, le plus favorablement par conséquent du 10ᵉ au 15ᵉ jour de la naissance; par le *vaccin de Panisset et Verge*, d'Alfort, injecté soit en milieu indemne, soit en milieu infecté, en une seule fois, dans le tissu conjonctif d'un barbillon, à raison de 1/10ᵉ de centimètre cube sur la Poule et le Pigeon et de 2/10ᵉ de centimètre cube sur l'Oie et le Dindon, qui confère une immunité d'au moins 10 mois.

Traitement. — Le vaccin de Panisset et Verge est aussi curatif. Il doit être inoculé tous les 4 ou 5 jours, à raison de 1/10e de centimètre cube, alternativement dans chaque barbillon jusqu'à guérison. En l'absence de vaccin spécifique, appliquer le traitement méthodique des infections oculaires : décoller plusieurs fois par jour les paupières ; pyovaccins préparés avec les exsudats et utilisés en instillations et injections ; sérum et vaccin antistaphylo-streptococciques en instillations contre agents associés et sous la peau comme para-spécifiques ; galactothérapie (Herneath), à raison de 6-8 centimètres cubes ; nitrate d'argent à 1 p. 250 ou 1 p. 400 selon l'intensité des lésions, appliqué en badigeonnages après enlèvement des fausses membranes (Moussu)...

2° **Fausse conjonctivite membraneuse par traumatisme.** — Lorsque les traumatismes de l'œil ou des régions voisines amènent une tuméfaction suffisante des paupières qui deviennent lisses, brillantes, dures, très sensibles, on voit se former à la surface de la conjonctive palpébrale œdématiée et formant ectropion une membrane blanc jaunâtre pouvant acquérir 1 millimètre d'épaisseur sur le Cheval, assez adhérente, et qui s'accompagne d'une sécrétion abondante de larmes limpides entraînant quelques petits placards membraneux. Sous la membrane, la muqueuse est dépolie et pâle en raison de son infiltration séreuse. Puis, au fur et à mesure que la tension diminue, la membrane se détache et tout rentre dans l'ordre. *Intervention.* Soins antiseptiques. En cas de besoin, traitement méthodique.

E) *Conjonctivites nodulaires et diverses*.

1° **Conjonctivite folliculaire des animaux, et conjonctivite trachomateuse** (âpre, rugueux) **de l'Homme.** — La plus ou moins grande fréquence des follicules lymphoïdes dans la conjonctive des animaux domestiques, dont la plupart n'en souffrent pas, de même que leur existence sur un grand nombre d'enfants dont les yeux sont apparemment sains, a laissé longtemps supposer qu'il n'y avait pas de conjonctivite folliculaire, spécifique du moins, et que l'hyperplasie des follicules pouvait être le fait d'une irritation de cause interne, agissant sur la muqueuse à la manière des instillations trop répétées d'atropine et d'ésérine qui déterminent chez l'Homme un état particulier auquel on a donné le nom de *conjonctivite atropinique* ou *ésérinique*. Depuis quelques années, l'idée de spécificité a repris le dessus. De plus, l'on tend à établir une relation très étroite entre la conjonctivite folliculaire et la conjonctivite trachomateuse.

Dites encore l'une et l'autre granuleuses, en raison de leur aspect clinique, elles ont les mêmes bases anatomiques, les follicules lymphoïdes, et peut-être aussi la même cause infectante. Elles diffèrent toutefois par leur siège. Chez l'Homme, l'hyperplasie siège au niveau des tarses, le supérieur principalement, et des culs-de-sac. Chez le Chien on la trouve sur la conjonctive de la troisième paupière, face profonde, en particulier. Sur le Lapin, — Nicolle et Lumbroso la disent fréquente, voire même constante dans certains élevages de Tunisie — elle forme des placards localisés aux angles nasal et temporal des paupières, si réguliers dans leur disposition qu'on pourrait y voir un élément pour ainsi dire normal de la conjonctive. Mais, en réalité, ils représentent la forme localisée, torpide et tenace, d'une conjonctivite granuleuse qui a eu sa période de généralisation à toute la conjonctive — celle de la paupière inférieure plus particulièrement — et qui est susceptible à la moindre cause, telle une simple scarification, de l'envahir de nouveau. Alors, de l'œil scarifié elle passe à l'autre œil en quelques jours.

Conjonctivite folliculaire des animaux et conjonctivite trachomateuse sont très contagieuses. Le trachome de l'Homme est l'infection la plus répandue du globe (Morax). Il est inoculable à certains Singes et, semble-t-il, au Chien et au Lapin. Chez les Singes, la période d'incubation dure 8 jours, puis la conjonctive s'hyperémie et prend un aspect œdémateux, infiltré. Les granulations apparaissent vers le 14e jour et disparaissent vers le 3e mois (Nicolle, Blaizot et Cuénot). Le Singe est un réactif qui a permis de constater que les larmes des malades humains sont infectantes. Chez le Chien, l'inoculation sur les conjonctives du liquide exsudé d'un trachome non traité de l'Homme donne après 8 jours de petits follicules qui s'accroissent les jours suivants et se dissipent après un mois environ. Sur le Lapin, il en est de même (Trapesontzeva). La conjonctivite folliculaire spontanée du Chien, rencontrée par Fröhner et Weber sur 40 à

90 p. 100 des animaux examinés, en particulier sur les Chiens d'appartement, de chasse, les Saint-Bernard et dogs, n'a pu être inoculée par eux à des Chiens sains, tandis que d'autres observateurs admettent sa transmission par cohabitation. Celle du Lapin a été transmise de Lapin à Lapin et du Lapin aux petits Singes avec report possible de ceux-ci au Lapin (Nicolle).

Elles ont un cours chronique et sont de gravité très différente. Tandis que chez l'Homme la granulation se transforme avec le temps en tissu fibreux qui irrite la cornée et en amène l'opacification, chez le Chien, en dehors d'un léger catarrhe intermittent, elle ne produit guère que du blépharospasme et de l'entropion spastique.

Au sujet de l'origine des deux conjonctivites, Nicolle et ses collaborateurs émettent pour l'heure l'hypothèse que le virus est tellurique ou mieux « humique », ce qui expliquerait que les petits animaux vivant constamment les yeux au contact du sol s'infectent si facilement et d'une façon si générale, et que l'Homme se contamine à la source de virus qu'ils constituent...

Par ailleurs, il est une conjonctivite granuleuse fréquemment signalée sur le Cheval, le Bétail, le Chien, dans l'ouest du Kentucky et le sud de l'Illinois, qui est analogue, dit Eaton, au trachome de l'Homme très répandu dans les mêmes régions, et se présente sous la forme enzootique et épizootique. L'existence d'une mouche spéciale qui pique les animaux à l'angle nasal des paupières fait émettre à l'auteur la supposition qu'elle est peut-être un lien entre les deux affections.

Enregistrons encore qu'on rencontre chez les enfants des conjonctivites folliculaires reconnaissant un état général adénoïdique, ou coexistant avec lui (Terson), qu'il sera bon de rechercher sur certains Chiens d'appartement avant de conclure à une infection conjonctivale primitive.

Prophylaxie et traitement. — Isolement. Hygiène de grand air. Éviter l'usage trop prononcé de l'atropine et de l'ésérine. Essayer sérums et vaccins. Alun en collyre. Acétate de plomb en lotions et pommade (Darier).

2° **Conjonctivite granuleuse habronémique des Equidés.** — Cette affection, assez rare, résulte de l'infestation des plaies conjonctivales — la conjonctive saine ne se laisse pas pénétrer — par les larves de Nématodes du genre *Habronema* que convoient les mouches. De même nature que les « plaies d'été », elle est comme elles saisonnière. Elle est caractérisée comme elles aussi par des nodules d'abord caséeux, puis fibreux, enfin calcaires, qui contiennent les larves ou leurs débris. Du volume d'un grain de mil, parfois d'un pois, jaunâtres, un peu saillants, entourés d'une auréole claire, ils tranchent sur le fond rouge, parfois cramoisi, de la muqueuse. Au stade avancé de leur évolution, ils font place à de petites ulcérations. Ces lésions qui siègent de préférence sur la conjonctive palpébrale et le corps clignotant peuvent provoquer des réactions oculaires assez vives : paupières gonflées, œdématiées, fermées, très douloureuses, laissant échapper d'abondantes larmes. Irritées par le frottement des granulations, la conjonctive bulbaire se vascularise et s'épaissit et la cornée s'opacifie (kératite panneuse ou pannus).

Traitement et Prophylaxie. — La guérison peut être obtenue par cautérisation au sulfate de cuivre ou excision des granulations, mais souvent les nodules se reproduisent. Belpel a obtenu des résultats satisfaisants du novarsénobenzol en injections intraveineuses. Prophylaxie par destruction des larves vivant dans l'estomac des Équidés (arsenic à la dose de 1-2 grammes par jour), et aseptisation des fumiers, où les mouches s'infectent, par la méthode biothermique de Roubaud.

3° **Conjonctivite cryptococcique**. — Localisation de la lymphangite cryptococcique du Cheval. Rare avant la grande guerre, Rivolta et Torregni ayant été à peu près les seuls à la signaler, elle a été observée assez souvent depuis, mais tend à disparaître en même temps que l'affection cutanée. Elle se caractérise, comme sur la peau, par des ulcérations, de la suppuration contenant le cryptocoque, des cordes lymphatiques gagnant la base de l'oreille et qui peuvent s'ulcérer. Le siège de prédilection des ulcères primitifs est la troisième paupière. L'affection a été reproduite expérimentalement sur deux Chiens (Méladini et Stylianopoulo), chez lesquels la guérison survint spontanément en dix jours.

Faire de la prophylaxie. Traiter par les pyovaccins ou l'enlèvement des lésions.

4° Conjonctivites vésiculeuses, bulleuses, pustuleuses. — Rentrent dans ce groupe les éruptions à contenu transparent ou trouble qu'on rencontre sur la conjonctive au cours du horsepox, de la fièvre aphteuse des Bovins, de la clavelée du Mouton... Le lait de vache aphteuse non bouilli a été accusé fréquemment de déterminer après absorption l'affection sur l'Homme, les Enfants en particulier, et sur le Chien. Sur le Chien aussi, Brusasco et Fröhner ont décrit une conjonctivite vésiculeuse qui doit être rapprochée de celle qu'on rencontre sur les Enfants atteints de strume, d'eczéma, d'impétigo de la face et du cuir chevelu, manifestations morbides relevant généralement de la staphylococcie....

Les élevures sont souvent accompagnées de petits pinceaux vasculaires. Au bout de quelques jours, leur sommet se nécrose et il reste de petites ulcérations donnant lieu à une photophobie intense.

Traiter par les sérums et stockvaccins...

5° Conjonctivite par poils de chenilles et de végétaux. — L'inflammation nodulaire à laquelle Saemisch a donné le nom *d'ophtalmia nodosa* est déterminée chez l'Homme par les poils de la chenille processionnaire qu'on retrouve au milieu des nodules et qu'on peut reconnaître à la loupe. Elle a été reproduite sur le Lapin par Krüger et Becker en pressant les chenilles contre l'œil ouvert. Le nodule ne suppure pas. Les poils de chenilles mortes se sont montrés moins actifs que ceux des chenilles vivantes, ce qui plaide pour une action venimeuse plutôt que traumatique. Les poils de la figue de Barbarie déterminent les mêmes lésions (Novellone). C'est sans doute à ceux-ci qu'il faut rapporter les conjonctivites granuleuses des Chameaux, qui siègent de préférence sur le corps clignotant, sont assez fréquentes en saison sèche, et que les chameliers guérissent par le grattage et la cautérisation ignée.

6° Tuberculose de la conjonctive — *Formes expérimentales.* — Inoculée sur la conjonctive du Lapin, la tuberculose donne des tubercules, des abcès, des ulcères à fond parsemé de granulations grises, jaunes. Sur le Cobaye, on obtient des réactions très nettes, suivies de tuméfaction et souvent d'abcédation des ganglions préauriculaires.

Formes spontanées. — La tuberculose conjonctivale a été surtout rencontrée sur le Bœuf. Des observations récentes montrent qu'elle ne doit pas être rare sur le Chat. On l'a aussi observée sur le Chien. Elle prend généralement le type végétant, avec parfois réaction très accusée, œdémateuse, hémorragique, de la muqueuse, qui peut masquer les végétations. Elle est le plus souvent une localisation de l'infection générale ; mais si elle y débute, sa propagation se limite généralement à l'œil.

Le *diagnostic* précis ne peut être fait que par la tuberculine, ou l'inoculation sous la conjonctive tarsienne du Lapin, animal très réceptif par cette voie aux tuberculoses animales, celle du Chien exceptée. A l'occasion, *traiter* par le sérum antituberculeux, la tuberculine, le trépol.

7° **Morve de la conjonctive**. — *Forme expérimentale*. — L'inoculation de la morve dans la chambre antérieure du Chien est suivie assez rapidement de l'infection des paupières avec formation de tubercules dans leur épaisseur, puis de nécrose et d'ulcérations de la conjonctive palpébrale. La conjonctive bulbaire est envahie plus tardivement.

Forme spontanée. — Sur un Cheval, Richter observa une conjonctivite à nodules gris jaunâtres de la dimension de grains de semoule, siégeant au niveau du limbe scléro-cornéen, évoluant en un jour ou deux et disparaissant en laissant de légères érosions. L'injection de malléine provoqua 12 heures après la turgescence des granulations qui devinrent rouge foncé, et l'apparition dans le voisinage d'une éruption granuleuse. L'œil reprit son aspect normal après 36 heures. L'examen bactériologique confirma le diagnostic.

CHAPITRE VII

SCLÉROTIQUE

§ 1. — Anatomie et physiologie.

La sclérotique est l'enveloppe externe, opaque, de l'œil.
C'est, chez les Mammifères, une membrane fibreuse, blanc
nacré, très résistante, dont l'épaisseur varie suivant les
régions et aussi, bien entendu, suivant les espèces. Elle a son
épaisseur maximum autour du nerf optique et dans la région
du pôle postérieur; son épaisseur minimum dans la région
de l'équateur; autour de la cornée, elle s'épaissit de nouveau.
Ces différences sont en relation avec les pressions qu'elle
subit et les moyens de protection que lui prêtent les organes
voisins : le pôle postérieur subit les tractions du muscle
choanoïde, le pourtour de la cornée, celles des muscles droits
et supporte en outre le poids de l'appareil irido-ciliaire, tandis
que l'équateur est protégé par la partie charnue des muscles
qui lui forme gaîne. D'après Koschel, elle mesure 2 millimètres au pôle postérieur, 0,4 à l'équateur et 1 autour de la
cornée sur le Cheval ; 2 millimètres en arrière, 1 millimètre à
l'équateur et 3 en avant sur le Bœuf. Sur le Chien et le Chat,
l'épaississement péricornéen, limité à un anneau de 5-7 millimètres, est supérieur à celui du pôle postérieur, ce qui est
en corrélation avec le plus grand développement du muscle
ciliaire. D'autre part, dans toutes les espèces, la région
temporale plus exposée est plus épaisse que la région nasale
mieux protégée.

La sclérotique présente deux faces et deux ouvertures. La
face externe, convexe, donne insertion aux muscles de l'œil
et se trouve en rapport avec le tissu adipeux de l'orbite. Elle
est traversée par tous les vaisseaux et nerfs de l'œil : en

arrière, par les artères ciliaires postérieures et nerfs ciliaires qui forment autour du nerf optique une couronne complète; en avant, près du limbe scléro-cornéen, par les artères ciliaires antérieures; à la région moyenne, par les veines de la choroïde ou *vasa-vorticosa*, au nombre de quatre, deux supérieures et deux inférieures. La *face interne*, concave, entretient des rapports lâches avec la choroïde au moyen d'un tissu à larges mailles nommé *lamina fusca*. L'*ouverture antérieure*, taillée en biseau aux dépens de la face interne,

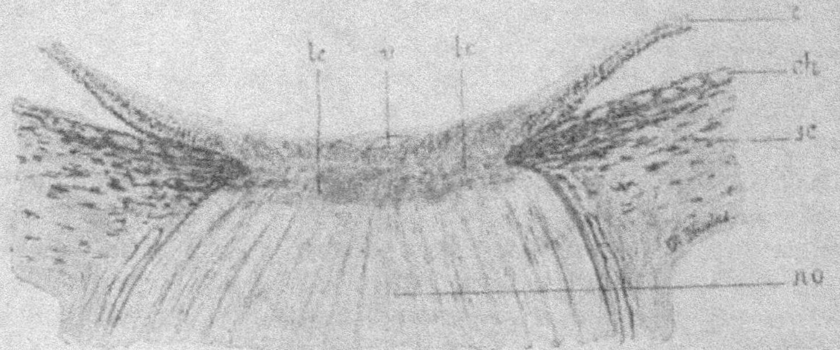

Fig. 76. — Coupe de la région papillaire (œil de Mouton).

Ch, choroïde; *lc*, lame criblée; *no*, nerf optique; *r*, rétine; *sc*, sclérotique, très pigmentée; *v*, vaisseau central de la papille.

reçoit le bord cornéen : la région de soudure est appelée *limbe scléro-cornéen*. L'*ouverture postérieure*, ou *foramen scléral*, livrant passage au nerf optique, n'occupe pas tout à fait le pôle postérieur. Elle est toujours située dans l'hémisphère inférieur et un peu du côté temporal, excepté chez l'Homme, les Singes, l'Éléphant où elle est nasale. Par rapport au méridien horizontal, elle est située à 10-13,5 millimètres en dessous sur le Cheval; 7 sur le Bœuf; 6,2 sur le Mouton; 2,9 sur le Porc; 1,5-2 sur le Chien; 1-1,8 sur le Chat, et, par rapport au méridien vertical, à 0-0,8 du côté temporal sur le Cheval; 2 sur le Bœuf; 1,3 sur le Mouton; 0,5 sur le Porc; 0,02-0,07 sur le Chien; 0-0,8 sur le Chat. Le foramen scléral est fermé par une membrane fenêtrée donnant passage aux fibres du nerf optique, appelée *lame criblée* ou *lamina cribrosa*, qui n'est jamais qu'une faible partie de la sclérotique (fig. 76). Elle manque sur le Lapin.

Structure. — La sclérotique est formée de plans de faisceaux conjonctifs qui, reliés entre eux, ne permettent pas de la décomposer en lamelles concentriques. Il s'y ajoute quelques fibres élastiques et du pigment. Nous avons toujours trouvé celui-ci plus abondant chez les Ruminants, le Chat, où il envahit parfois tous les plans, que sur le Cheval et le Chien où il se cantonne ordinairement et, d'une façon discrète autour de la cornée. Chez les Oiseaux, il existe à l'état normal des plaques osseuses formant anneau aux ouvertures antérieure et postérieure, moins constantes toutefois ici que là. Mais sur tous les animaux, de même que chez l'Homme, ces formations osseuses peuvent se rencontrer en arrière, soit dans la vieillesse, soit dans les états inflammatoires de l'œil. La *vascularisation*, faible, est assurée par les vaisseaux ciliaires postérieurs et antérieurs ; ceux-ci forment autour du bord antérieur deux plans superposés de vaisseaux en anses, l'un superficiel, l'autre profond, celui-ci beaucoup plus important sur les animaux que sur l'Homme.

Elasticité. — Elle est assez grande. Pour une pression de 40-50 millimètres de mercure, Schneller a mesuré une augmentation de surface de 3 millimètres carrés sur le Lapin et de 6,5-8,5 sur le Chien.

§ 2. — Traumatismes et brûlures.

1° **Contusions**. — Elles déterminent de simples ecchymoses sous-conjonctivales ou bien des altérations intra-oculaires : hémorragies, déchirures de la zonule, subluxation ou luxation du cristallin…, sans qu'il y ait solution de continuité de la sclérotique. Mais elles produisent aussi, malgré la résistance de celle-ci, des *ruptures* et des *déchirures* directes (au point de contusion) ou indirectes (généralement au point opposé). Roquette soumettant l'œil à des pressions graduelles a vu celui du Bœuf céder à 25-27 kilogrammes, alors que celui de l'Homme se rupturait à 8-9 kilogrammes. Elles se produisent de préférence dans la région du limbe scléro-cornéen. Dans deux cas de rupture spontanée, relevés sur le Cheval par Berlin, elles siégeaient entre cornée et papille, du côté nasal, par conséquent sur la paroi la moins épaisse.

2° **Les blessures** sont causées par des instruments et des objets piquants, coupants, parfois par des projectiles de guerre ou de chasse. Elles sont rares, la sclérotique ne débordant l'orbite qu'en avant et en haut, d'un centimètre environ sur le Cheval ; d'autre part, elle est peu accessible en arrière et en dehors, bien que l'orbite soit incomplète dans ces régions. Si elles sont perforantes, elles s'accompagnent suivant leur siège de l'issue de l'humeur aqueuse ou du vitré, de la hernie de l'iris, du corps ciliaire, ces tissus souillant de pigment le bord des plaies. L'œdème des paupières, l'ectropion de la conjonctive, l'écoulement sanguinolent à sa surface et les ecchymoses dans ses mailles feront penser à une perforation oculaire. Assurer le diagnostic aussi vite que possible. Comme *traitement* des traumatismes en général, perforants en particulier, user des stockvaccins ou du sérum antistaphylostreptococcique sous toutes les formes : pansements, injections sous-conjonctivales, voire même rétrobulbaires, lorsque l'examen ophtalmologique met en évidence un trouble des milieux liquides. Si la plaie est fermée par une hernie de l'uvée, tenter la réduction et, en cas d'insuccès, exciser au ras de la sclérotique, mais respecter dans toute la mesure du possible les tissus entourant le globe ainsi que la conjonctive, la réparation des solutions de continuité de la sclère se faisant surtout par leur intermédiaire comme l'ont montré les recherches expérimentales.

En cas d'infection de l'orbite et du globe, voyez ténotite et panophtalmie.

3° **Brûlures**. — La *cautérisation*, par pointe de cautère et attouchement par teinture d'iode de la sclérotique au dessous des insertions musculaires, détermine expérimentalement sur le Lapin des décollements rétiniens... (Voy. chap. XI).

§ 3. — Tumeurs.

Les quelques tumeurs de la sclérotique signalées dans notre médecine peuvent être considérées comme ayant pris naissance dans les tissus voisins. La sclère oppose une véritable barrière à la propagation des néoplasies et se laisse difficilement envahir par elles (Lagrange). Les *vésicules ladriques* ont été rencontrées sur le Porc et peuvent être occasionnellement diagnostiquées sur l'animal vivant (fig. 77).

§ 4. — Troubles de nutrition et inflammation de la sclérotique.

1° **Hyperémie**. — Visible seulement au niveau de la sclère péricornéenne, elle coïncide souvent avec l'hyperémie de la conjonctive dont elle doit être distinguée. Les vaisseaux sclé-

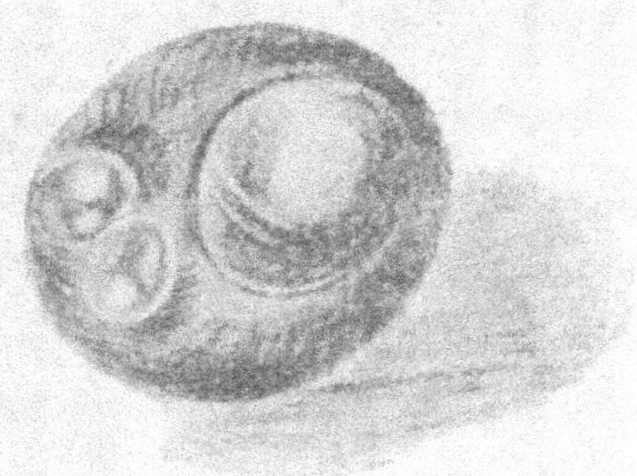

Fig. 77. — OEil de Porc, portant sur la sclérotique, près de la cornée, deux vésicules ladriques (Kukuljevic).

roticaux turgescents ont une teinte violacée qui vient de ce qu'ils sont vus par transparence; de plus ils sont fixes, tandis que les vaisseaux conjonctivaux sont rouges et mobiles si avec les doigts appuyés sur la paupière supérieure on fait glisser la conjonctive sur la sclère. La sclérite antérieure étant pour ainsi dire inconnue en vétérinaire, la congestion sclérale est toujours symptomatique de l'irido-cyclite.

2° **Sclérite**. — Cette affection éminemment chronique qui, chez l'Homme, se traduit anatomiquement par une infiltration leucocytaire très localisée et cliniquement par de petites bosselures vascularisées, surtout apparentes dans les parties antérieures de la sclérotique, n'a pas été signalée sur les animaux. La raison en est sans doute qu'ils ne sont pas atteints, au moins au même titre que notre espèce, par ces maladies à marche chronique, diasthéiques ou infectieuses, que sont le lymphatisme, le rhumatisme, la syphilis..., lesquelles jouent encore un si grand rôle en pathologie humaine. Mais il n'est pas impossible que la tuberculose, si fréquente, chez les Bovins, se manifeste chez eux comme chez l'Homme d'ailleurs sous forme de sclérite. L'attention devait être attirée sur ce point.

3° **Sclérectasie ou staphylôme de la sclérotique.** — Cette lésion résulte d'un défaut d'équilibre entre la pression endoculaire et la résistance de la sclérotique saine ou plus ou moins altérée, qui se laisse distendre. La sclérectasie peut être totale, comme dans la mégalophtalmie, l'hydrophtalmie, ou partielle. Chez l'Homme, elle est antérieure ou postérieure et, dans ce dernier cas, elle accompagne généralement les myopies fortes. Chez les animaux, la sclérectasie postérieure a été trouvée sur le Chien, le Porc, dans des yeux atteints de malformations congénitales diverses : elle coexistait une fois avec une myopie de 6 D. Dans un cas acquis, elle était le fait de la pression exercée par une tumeur de la choroïde (Voy. Ch. IX). Sur le Cheval, la choroïdite péripapillaire ne s'accompagne pas de sclérectasie.

CHAPITRE VIII

CORNÉE

§ 1. — Anatomie et Physiologie.

La cornée est la membrane transparente qui ferme le globe oculaire en avant. Elle est d'un rayon de courbure plus petit que celui de la sclérotique et fait saillie sur cette membrane. Par suite, il existe au niveau de la ligne de jonction des deux membranes, ou limbe scléro-cornéen, une légère dépression, très peu apparente toutefois chez les Carnivores et qui fait défaut sur l'œil du Chameau. Sa *forme* est jusqu'à un certain point en rapport avec la forme générale de l'œil : calotte à peu près sphérique chez le Chien et le Chat et, d'une manière générale, chez les Carnassiers, de même que chez les Singes, quelques Rongeurs et l'Homme ; elle est ovoïde à grand axe horizontal et à grosse extrémité nasale chez les Solipèdes, les Ruminants et généralement les Ongulés : il en est de même des Baleines. Dans les Solipèdes et les Ruminants, le méridien horizontal est au vertical comme 3 est à 2 environ. Sur le Chameau et les Baleines, le rapport est de 2 à 1 (Franz). La *grandeur* relative de la cornée est variable et dépendante du genre de vie : à la Marmotte qui vit dans des régions très enluminées, une petite cornée suffit ; aux Chamois et aux Oiseaux nocturnes une grande cornée doit fournir la périscopie et l'éclairement nécessaire à la précision de leurs sauts et de leurs mouvements. D'autre part, l'élargissement de la cornée dans le sens horizontal convient particulièrement aux Ongulés et aussi à la Baleine dont le champ de pâture ou de rapine est horizontal. Concourt d'autre part au même but l'aplatissement antéropostérieur du globe de ces espèces, qui augmente la grandeur de l'angle visuel. Aussi récupèrent-elles vraisemblablement par l'emploi des parties périphériques de la rétine, dans l'observation des mouvements ou des changements qui surviennent dans leur champ visuel, ce qui leur manque comme acuité de vision (Franz).

Vue par sa face externe, la cornée présente une surface absolument polie et luisante. Elle est transparente dans toute son étendue, à l'exception toutefois d'une zone périphérique très étroite, de teinte généralement grise, parfois blanchâtre, physiologique, qui correspond par son emplacement à l'*arc sénile* de l'Homme. Versé et Rohrschneider ont provoqué la formation d'un arc semblable sur le Lapin en mélangeant à sa nourriture de la cholestérine pure additionnée d'huile. Il se produit une cholestérinémie marquée qui est suivie d'infiltration lipoïde des couches superficielles et périphériques de la cornée (*arc lipoïde*). Celui-ci s'avance parfois vers le centre sous forme de demi-lune. Il diminue et disparaît si l'on supprime la cholestérine de l'alimentation.

La *sensibilité* de la cornée est très grande dans l'état physiologique. Elle est émoussée toutefois dans les races de Chiens à yeux proéminents.

Structure. — La cornée comprend plusieurs couches qui sont, de dehors en dedans : *a*) La *couche épithéliale*, formée de trois sortes de cellules, prismatiques dans la profondeur, cubiques dans la partie moyenne, et aplaties à la superficie. *b*) La *membrane de Bowmann*, basale, anhiste, dans laquelle s'incrustent les pieds des cellules prismatiques. *c*) Le *tissu propre de la cornée*, formé par des fibres de tissu connectif transparent, se réunissant en faisceaux et lamelles, et formant des plans superposés qui entretiennent entre eux quelques connexions. Ces couches seraient de 20 sur le Cheval, 8-10 sur le Bœuf, 6 sur le Lapin (Virchow). Entre faisceaux et lamelles existent des lacunes et canaux formant un espace continu qui sert de contenant à la lymphe et à deux espèces de *cellules* : les unes *fixes*, rares chez le Cheval et le Bœuf, plus abondantes sur le Chien, le Chat, l'Homme, sont du type corpusculaire (corpuscules osseux, ramifiés) comme chez le Cheval et le Bœuf, ou du type membraniforme (peu ramifié) comme chez le Chien, le Chat et l'Homme ; les autres *mobiles*, véritables leucocytes, proviennent de la circulation générale. *d*) La *membrane de Descemet*, anhiste, cassante

comme du cartilage, très épaisse sur le Cheval (1/8 de l'épaisseur de la cornée) et par conséquent très résistante. *e*) *L'épithélium postérieur*, aplati, ne formant qu'une couche à la surface de la membrane de Descemet et protégeant la cornée
contre la pénétration de l'humeur aqueuse. En le détruisant
par grattage, on amène un œdème de la cornée (Leber).

Les *vaisseaux sanguins* n'existent pas à l'état physiologique chez l'animal adulte ; leur formation dénote donc toujours un état pathologique. La nutrition de la cornée est
assurée par les voies lymphatiques que forment les espaces
signalés plus haut, qui communiquent avec les lymphatiques
sous-conjonctivaux. Quand la pression intra-oculaire augmente comme dans l'hydrophtalmie, le glaucome, la cornée
perd sa transparence et devient bleu blanchâtre ; on obtient
instantanément le même résultat en exerçant à la surface de
l'œil une pression digitée.

Les *nerfs, sensitifs*, très nombreux, sont fournis par les
ciliaires, issus de la branche ophtalmique du trijumeau
(V° paire), par l'intermédiaire du ganglion ophtalmique. Ils
pénètrent la sclérotique autour du nerf optique en même
temps que les artères du même nom et suivent entre sclérotique et choroïde des directions méridiennes avant d'arriver
à leur but. Ils envahissent toutes les couches de la cornée,
même les plus superficielles de l'épithélium. Les ulcérations
sont pour cela généralement très douloureuses et s'accompagnent de symptômes réflexes : blépharospasme, myose, larmoiement...

La cornée détruite partiellement peut se régénérer ; le fait
est constaté couramment, quand il ne s'agit que de l'épithélium, et plus rarement lorsque le stroma est détruit. Sur le
Lapin, la chose semble être la règle, si l'on en croit les expériences de Meyer-Wienert poursuivies sur un grand nombre
de sujets. Il enlève la vitre sur la moitié ou les 2/3 de son
épaisseur et la laisse sans pansement ni traitement. La photophobie disparaît, la cornée s'infiltre, mais après 4-6 mois
elle redevient normale.

§ 2. — Examen clinique de la cornée.

Cet examen doit porter sur la *transparence* qui peut être
diminuée par des infiltrats ou des recouvrements de tissu, ou

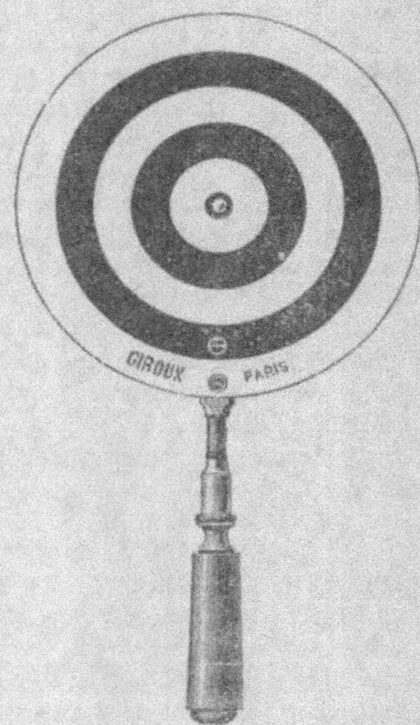

Fig. 78. — Disque de Placido.

encore par la présence de vaisseaux; la *forme*; les *dimensions*, qui sont agrandies (kératoglobe, mégalocornée) dans
l'hydrophtalmie, et rapetissées (microcornée) dans les atrophies oculaires acquises ou congénitales...; la *courbure* : on
ne peut avoir de celle-ci qu'une idée relative par comparaison
directe avec l'œil opposé, ou les yeux d'un animal sain, ou
encore par comparaison des images de Purkinje : une bougie
allumée placée devant la cornée donne une image agrandie
si la cornée est aplatie, rapetissée si le rayon de courbure est

plus court; la *régularité* de courbure : les images de Purkinje, en se déformant ou en restant régulières, renseigneront encore sur ce point; mais on prendra une meilleure idée de cette régularité par les différents moyens d'éclairage et le disque de Placido (fig. 78, 79), qui donnent un jeu d'ombres fort irrégulières dans le premier cas ou des cercles déformés dans le second s'il y a irrégularité dans la courbure; le *poli* : l'aspect piqueté si le dépoli tient à de petites excavations faites comme avec une épingle, l'aspect chagriné s'il est le fait de légères aspérités, seront mis en évidence par les mêmes moyens que ci-dessus. Les effractions si super-

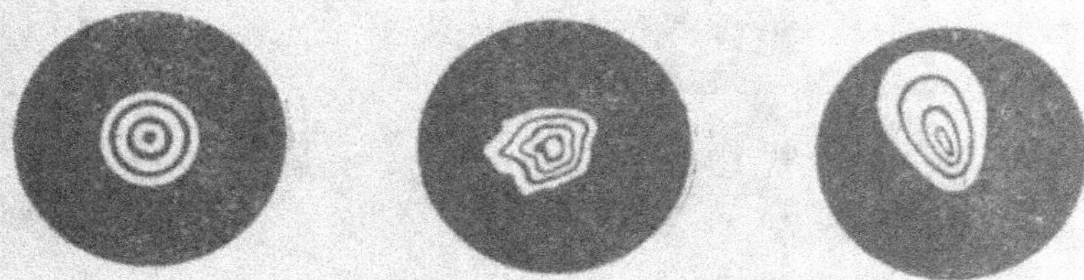

Fig. 79. — Images fournies par le disque de Placido par une cornée normale, une cornée déformée irrégulièrement, et une cornée déformée régulièrement : kératocône (Jakob).

ficielles soient-elles seront encore mieux dévoilées par l'instillation de fluorescéine qui colore en violet les régions dépourvues d'épithélium; la *sensibilité* : à l'état normal, elle est exquise, elle est encore augmentée dans les ulcérations, elle est par contre diminuée dans le glaucome, l'hydrophtalmie, et naturellement émoussée chez les animaux à yeux proéminents.

Division théorique de la cornée permettant de situer les altérations cliniques. — Deux méridiens théoriques, l'un horizontal et l'autre vertical se coupant au centre de la cornée, délimitent une moitié supérieure et une inférieure, une moitié nasale et une temporale, et quatre quadrants : supéro-nasal, inféro-nasal, supéro-temporal et inféro-temporal. Les expressions nasale et temporale ne prêtent pas à confusion sur les animaux, dont les yeux sont plus ou moins latéraux, comme antérieure et postérieure, interne et externe, et sont également vraies pour l'Homme. Cette division de la cornée est applicable à toutes les parties de l'œil : iris, pupille, cristallin, rétine...

§ 3. — **Anomalies congénitales.**

1° Pigmentation anormale. — Rubert a observé sur des Cobayes adultes, les jeunes ne présentant pas la malformation, dans la proportion de 3,3 p. 100, une pigmentation localisée de la cornée plus ou moins intense qui a pour caractères :

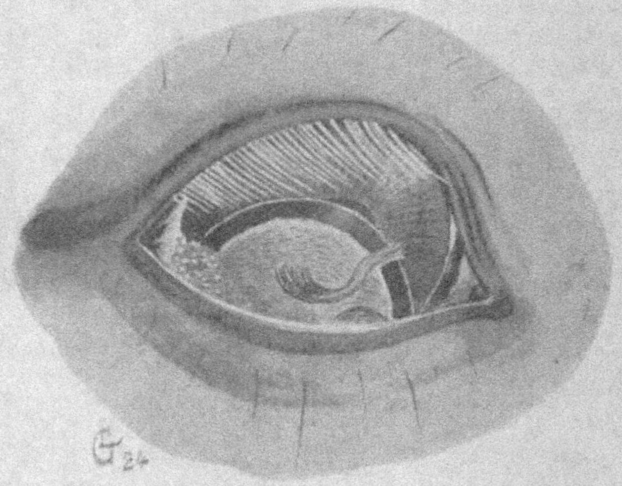

Fig. 80. — Infiltration pigmentaire noire, opaque, de la cornée du Cheval, encadrant un dermoïde avec touffes de poils (Guillot).

cliniquement, d'être rattachée à la pigmentation normale du limbe, de siéger dans la moitié supérieure, rarement l'inférieure, d'être symétriquement répartie lorsqu'elle atteint les deux yeux, de former des dessins variés suivant les sujets; *microscopiquement*, de siéger dans les couches profondes de l'épithélium qui perd sa forme cylindrique, et d'être accompagnée dans les lames superficielles correspondantes du tissu propre de capillaires et de quelques cellules chargées de pigment. Cette pigmentation spéciale a été rencontrée également chez le Cheval par Boyer, chez le Chien par Jakob, et aussi sur le Porc.

Guillot, sur un Poulain de quelques mois, observa en même

temps qu'un dermoïde cornéen une zone d'infiltration pigmentaire noire, opaque, encadrant exactement la néoformation sur une largeur de 2-3 millimètres. L'ablation de celle-ci montra que la pigmentation s'étendait sous elle et masquait presque complètement la pupille (fig. 80). D'autre part, le bord antérieur de la troisième paupière était anormalement pigmenté. Enfin, l'œil opposé présentait les mêmes altérations moins accusées, mais situées à peu près symétriquement. Le propriétaire avait assisté au développement rapide des malformations, ce qui est possible, les anomalies congénitales apparaissant parfois quelque temps après la naissance.

2° **Déformation du bord cornéen par envahissement de tissu.** — Schulteiss sur un Chien et Rückert sur un Porc ont constaté un envahissement de la cornée par du tissu conjonctivo-scléral. La surface transparente était diminuée d'étendue et le bord déformé. Dans les deux cas, la malformation siégeait dans le quadrant inféro-nasal, et, dans l'un, la région correspondante de l'iris était atrophiée.

3° **Micro et mégalocornée.** — Accompagnent généralement le rapetissement et l'agrandissement du globe.

4° **Dermoïdes.** — Étant presque constamment à cheval sur le limbe, ils sont étudiés avec ceux de la conjonctive.

§ 4. — Tumeurs de la cornée.

Celles qui ont leur origine dans cette membrane sont très rares. Ghisleni a rapporté l'observation d'un *sarcome* primitif compliquant un traumatisme sur une Jument. La tumeur, ulcérée, saignante, engloba la cornée et fit hernie dans la chambre antérieure...

§ 5. — Corps étrangers, blessures et brûlures.

1° **Corps étrangers.** — Les particules de graminées fixées dans la cornée sont fréquentes à observer sur les Bovidés, elles ne sont pas rares chez les Équidés, par suite de l'usage des rateliers, dit Gray. Sur les Chiens de chasse, on trouve surtout des grains de plomb et de poudre. Les collyres et lotions contenant des sels de plomb ont donné lieu autrefois à des dépôts plombiques quand on en faisait un usage immodéré, et aujourd'hui les sels d'argent employés dans les mêmes conditions produisent les mêmes effets. On cite chez l'Homme des exemples de cornées transformées en plaques noires d'oxyde d'argent…

La douleur, ou seulement la gêne, provoque une photophobie intense avec larmoiement qui, à défaut de signes inflammatoires que ne détermine pas toujours le corps étranger s'il est récent, doit faire procéder, après anesthésie, à un examen attentif de la vitre. Si le corps étranger est superficiel,

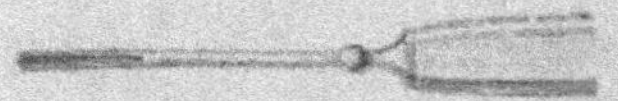

Fig. 81. — Curette pour corps étrangers de la cornée.

la pointe mousse de la sonde, une curette *ad hoc* (fig. 81), une pince ordinaire à dents de souris suffisent à l'enlever.

S'il est profond, il sera soulevé et énucléé au moyen d'une pointe d'aiguille à suture poussée derrière et, au cas où la manœuvre n'aboutirait qu'à le refouler plus profondément, il sera nécessaire d'introduire par la périphérie de la chambre antérieure un couteau à paracentèse qui, en repoussant le corps étranger d'arrière en avant, permettra l'énucléation. Les soins consécutifs consistent en instillations d'atropine et de cocaïne, de sérum ou d'antivirus antistaphylo-streptococcique, ou, à défaut, en applications de pommades antiseptiques.

Lorsque le corps étranger n'est pas enlevé à temps, la cornée met tout en œuvre pour s'en débarrasser par suppuration, à moins qu'il ne soit aseptique comme les grains de plomb ou de poudre lancés par une arme à feu.

2° **Blessures.** — Elles reconnaissent des causes diverses, variables avec le genre de vie de l'animal : coups de fouet, épines de ronces ou d'arbrisseaux chez les grands Herbivores ; coups de sabre, de lance, de caveçon, s'il s'agit de Chevaux de troupe ou de selle ; heurts contre les poutres de soutènement des galeries chez les Chevaux de mine ; coups de dents ou de griffes sur le Cheval, le Chien, le Chat…

La solution de continuité se reconnaît à l'infiltration plus ou moins marquée des bords qui rend la région moins brillante, plus mate.

Les *blessures superficielles*, érosions épithéliales, marchent d'elles-mêmes vers la guérison qui ne demande que quelques jours. Elles ne laissent généralement pas de cicatrice et ne présentent de gravité que s'il existe une suppuration dans le voisinage. Toutefois, pour prévenir les infections toujours possibles et les réactions du côté de l'iris et du corps ciliaire qui sont de règle et souvent dangereuses, faire usage des sérums et vaccins antivirulents, de l'atropine et des analgésiques: cocaïne, novocaïne...

Les *blessures profondes* respectant la membrane de Descemet se réparent assez vite par du tissu transparent dans la profondeur et un peu opaque à la superficie des lames cornéennes. Elles réclament les mêmes interventions que précédemment. Mais pour éviter l'ectasie et la rupture de celle-ci, appliquer par dessus les paupières un pansement maintenu par un appareil *ad hoc*; au besoin, suturer les paupières.

Si la membrane de Descemet est perforée, agir comme il est dit plus loin (traitement des ulcérations de la cornée). Si elle est déchirée, on pourra chez le Chien et le Chat pratiquer la suture cornéenne après réduction ou section de la partie de l'iris herniée (Gray).

3° **Corrosions et brûlures**. — *Formes expérimentales*. — Les altérations produites expérimentalement sur la cornée du Lapin et du Chien sont dépendantes des matières utilisées. Le *goudron* de houille en attouchement sur la périphérie cornéenne amène la chute de l'épithélium, une opalescence grise de la région avec réaction vasculaire conjonctivo-sclérale et irienne. Ces symptômes disparaissent assez vite (Michael et Vancea). Le *lait de chaux* détermine suivant le temps pendant lequel il agit des escharres d'abord nuageuses, puis ayant l'aspect du verre dépoli, enfin porcelainées; elles contiennent des particules de chaux permettant de faire un diagnostic rétrospectif (Gühmann, Gouvéa). L'*acide sulfurique* instillé provoque les phénomènes suivants: épaississement de la cornée par gonflement des lames, hyperémie irienne, exsudat albumineux, fibrineux, devenant hypopion par envahissement des leucocytes, ulcération et perforation vers le 7° jour (Villard).

Formes spontanées. — Les brûlures superficielles de la cornée sont assez fréquemment observées sur les animaux introduits trop tôt dans les écuries et étables blanchies à la chaux, sur les Equidés au cours et après le traitement de la gale par la sulfuration (anhydride sulfureux) : la couche épithéliale superficielle opacifiée tombe, laisse une surface dépolie, mais elle se reconstitue et reprend vite son brillant normal. Perrin a constaté les mêmes lésions sur un Cheval sauvé d'un incendie : l'opacification était telle qu'elle fit craindre la cécité, cependant qu'après l'élimination en lambeaux de l'épithélium la vitre reprit sa transparence. Pour se rendre compte de l'étendue de l'escarre, instiller une ou deux gouttes de solution de fluorescéine.

Intervention. — Novocaïne, atropine en instillations. Instillations aussi de vaccin staphylo-streptococcique ou de sérum polyvalent L.-V. Pommades au collargol, à l'acide picrique : 1 p. 100. S'il s'agit d'un acide, lavage des culs-de-sac à l'eau boratée ; contre la chaux : lait, solution de sucre, éclaircir les infiltrations calcaires par curettage et instillation d'acétate d'ammoniaque.

§ 6. — Inflammation de la cornée. Kératites.

A) *Symtomatologie générale*.

Stade d'infiltration. — L'inflammation de la cornée débute par un trouble de transparence déterminé par l'accumulation de liquide d'œdème et de cellules leucocytaires, parfois pigmentaires. L'*opacification* est généralisée ou bien localisée et alors elle est presque toujours rattachée au limbe cornéen, à moins qu'elle ne résulte d'une inoculation volontaire ou accidentelle, auquel cas elle est d'abord isolée et peut gagner ensuite de proche en proche la périphérie. Si elle est légère, nuageuse, la cornée prend une teinte bleutée ; si elle est plus dense, elle devient blanc laiteux, blanc coque d'œuf, parfois jaune au point de faire croire souvent à tort à une infiltration purulente. Enfin la cornée peut être grise ce qui dénote une abondance particulière de cellules pigmentaires (kératite pigmentaire), ou bien que la cornée a été le siège d'infiltrations répétées qui, bien que peu chargées chacune de pig-

ment, ont fini à la longue par laisser un limon pigmentaire
(kératite à répétition).

L'opacification est rarement répartie d'une façon uniforme.
Elle se présente sous l'aspect d'un pointillé superficiel (kératite pointillée superficielle), ou profond (kératite pointillée
profonde); d'un marquetage plus ou moins régulier où les
régions opaques alternent avec les transparentes (kératite à
facettes), d'un quadrillage (kératite en grillage); elle n'inté-

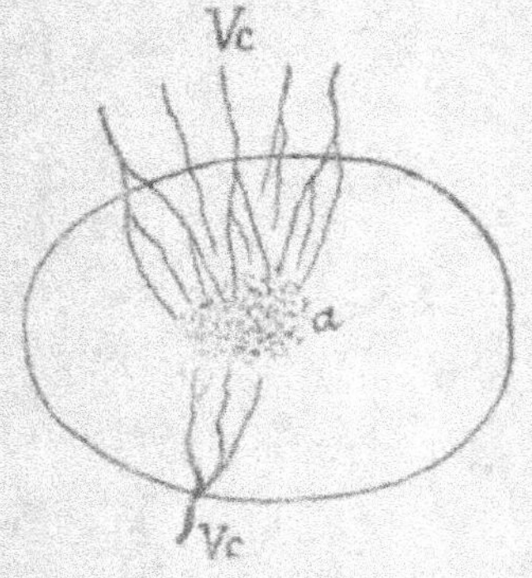

Fig. 82. — Vaisseaux conjonctivaux
superficiels, se rendant à une lésion
cornéenne *a*, du Cheval.

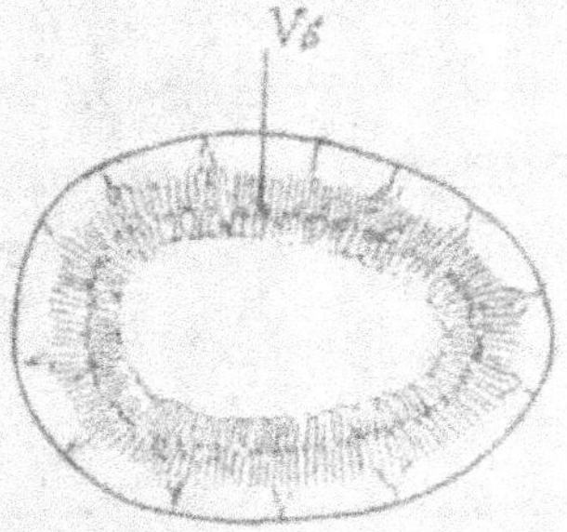

Fig. 83. — *Vs*, vaisseaux d'origine
ciliaire, profonds, très fins, envahissant en rangs serrés et par
étages la cornée du Cheval. A la
périphérie leurs troncs nourriciers.

resse que la couche épithéliale (kératite superficielle), ou
s'étend aux couches du stroma (kératite parenchymateuse).
Les parties opacifiées sont aussi épaissies et par conséquent
en relief sur celles qui ne le sont pas ou le sont moins. Cela
se constate le mieux dans les opacifications localisées, et,
dans les cas de généralisation, au pourtour de la cornée qui
fait bourrelet.

Stade de vascularisation. — Bientôt après la cornée se vascularise. Les vaisseaux qui la pénètrent proviennent de
deux sources : la conjonctive d'une part, le réseau épiscléral
et périkératique des ciliaires antérieures, d'autre part (Voy.
Anatomie de la conjonctive p. 125). Les *vaisseaux provenant de
la conjonctive* sont superficiels et pour cela nettement
rouges. Ils sont sinueux, ramifiés. Ils forment de petits pinceaux localisés qui s'avancent en convergeant vers un point

limité de la cornée : vésicule, bulle, blessure infectée, ulcère...
Si on les suit du côté de la périphérie, on les voit passer sans
solution de continuité dans la conjonctive localement hyperé-
miée où ils sont mobiles avec cette membrane sur la sclérotique. Les *vaisseaux d'origine ciliaire* sont très fins, très
courts, rectilignes, disposés parallèlement et radiairement en
rangs serrés sur les Equidés (en touffe de jonc sur le Chien
d'après Gray). Leur couleur gris rouge, qui tient à leur situation profonde, n'attire tout d'abord l'attention que des observateurs prévenus : aussi faut-il les rechercher systématiquement, au besoin avec une loupe. Par leur extrémité centrale,
ils s'anastomosent et, de la ligne sinueuse, concentrique au
bord de la cornée, qui en résulte, partent d'autres vaisseaux
ayant les mêmes caractères que les premiers et qui s'anasto-
moseront à leur tour pour gagner ainsi progressivement, par
étages, le centre. Ils l'atteignent toutefois rarement sur les
Equidés, plus souvent sur le Bœuf, la Chèvre, le Chien, le
Lapin où ils sont plus rouges par suite de leur situation moins
profonde. Examinés du côté du limbe, les anneaux vasculaires
sont en continuité par quelques troncs seulement avec les
vaisseaux épiscléraux, d'origine ciliaire, qui sont injectés
(*injection ciliaire périkératique*) (fig. 82, 83).

Stade de résorption. — Il est annoncé par la diminution des
symptômes réactionnels accompagnant toute inflammation
oculaire : photophobie, larmoiement... L'opacification et la
vascularisation disparaissent progressivement. Si la résorption est complète, la cornée reprend ses caractères physiologiques; dans le cas contraire, les éléments d'apports restant
s'organisent et laissent des opacités capables de s'éclaircir
avec le temps, mais rarement de disparaître.

Stade de suppuration. Ulcère cornéen. Kératite ulcéreuse. —
Sous l'influence de causes favorables et à un moment qu'il
n'est pas toujours facile de prévoir, le revêtement épithélial
éclate au niveau d'un infiltrat généralement voisin du centre
cornéen; il se forme un ulcère, la vitre suppure et se nécrose.
L'ulcère est accompagné du côté de la chambre antérieure
d'une exsudation d'aspect purulent qui glisse vers les parties
déclives (*kératite à hypopion*). Si la nécrose progresse soit en
surface, soit en profondeur, on dit l'*ulcère progressif* ; ses
parois ont un aspect terne, ses bords sont légèrement sail-

lants, gonflés, ce qui fait dire *l'ulcère infiltré*. Il est le plus souvent accompagné de fièvre. Par contre, on dit *l'ulcère régressif* s'il marche vers la cicatrisation, ce qu'on reconnaît à ce que les parois deviennent luisantes, miroitantes, à ce que la zone d'opacification qui l'entoure s'éclaircit, se rétrécit. Il y a résorption des produits épanchés, d'où le nom aussi d'*ulcère détergé*. A partir de ce moment, l'ulcération se comble progressivement, c'est la phase de *cicatrisation* qui s'accompagne souvent du développement à la surface de la cornée des longs vaisseaux flexueux d'origine conjonctivale dont il a été question plus haut. Au niveau du stroma, le tissu cicatriciel est opaque mais peut s'éclaircir par la suite; quant à la couche épithéliale, elle se régénère intégralement par prolifération de la partie restante. La surface cicatricielle est plus ou moins irrégulière, à facettes. Lorsque la cicatrice est mince ou moins résistante que le tissu propre de la cornée, elle peut se laisser refouler en dehors par la pression endoculaire (*cicatrice ectatique*).

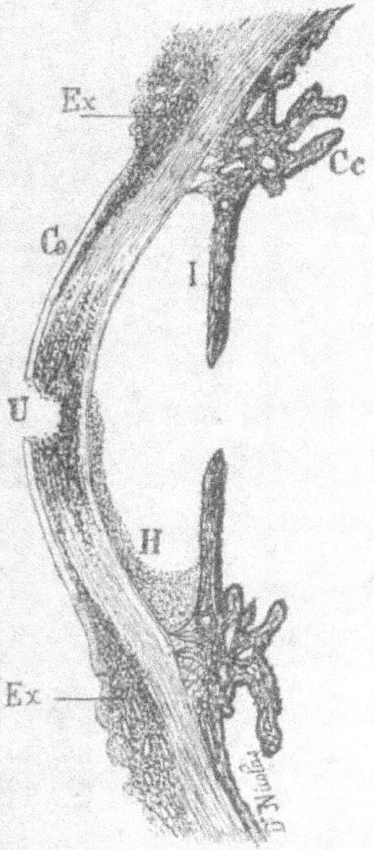

Voyons maintenant quelles sont les conséquences de l'ulcération progressive. Poursuivant sa marche en profondeur, l'ulcère arrive jusqu'à la membrane de Descemet qui ne réagit

Fig. 84. — Ulcère expérimental de la cornée du Lapin. Kératite à hypopion.

Cc, corps ciliaire; Co, cornée; Ex, infiltration et vascularisation sous-conjonctivale périkératique; H, hypopion; I, iris; U, ulcère avec infiltration cellulaire des lames de la cornée.

pas et reste transparente, résiste à la pression intra-oculaire, ou cède sans se rompre en formant hernie : c'est le *kératocèle*, qu'on ne voit pas sur le Cheval, la membrane de descemet étant très résistante, mais que l'on constate sur le Bœuf, le Chien. Si elle éclate, il y a *perforation de la cornée* : écoulement de l'humeur aqueuse avec diminution du tonus oculaire, projection de l'iris et du cristallin contre la cornée, celui-ci pouvant être luxé ou même, si les dimensions de la perforation le permettent, projeté en dehors. a) *La perforation a lieu devant l'iris* : ou bien l'iris obstrue la perforation sans s'y engager et permet à la cornée et à la chambre de se reformer, mais il reste attaché plus ou moins intimement à la vitre (*synéchie antérieure*) et la cicatrice kérato-irienne qui en résultera sera pigmentée (*leucome adhérent*) ; ou bien l'iris s'engage dans la perforation, peut même faire saillie en dehors (*hernie de l'iris*), et alors la cicatrisation de celle-ci a lieu par l'intermédiaire de l'iris (*staphylôme cornéen*). b) *La perforation se fait en face de la pupille* : l'iris n'obstruant pas la perforation il y a *fistule cornéenne*, écoulement de l'humeur

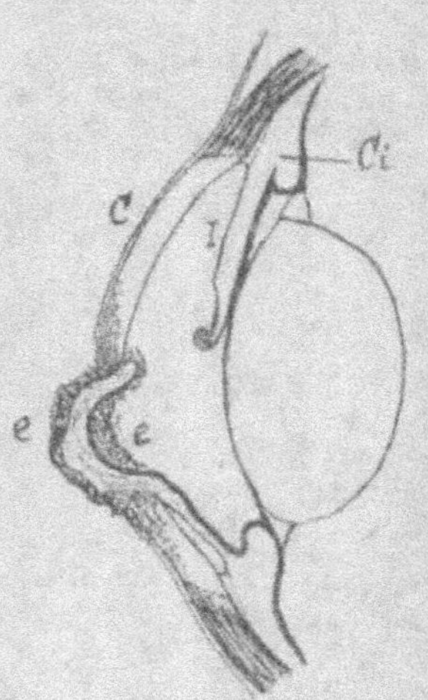

Fig. 85. — Perforation cornéenne avec hernie de l'iris.

La partie herniée de l'iris, tuméfiée, est recouverte sur ses deux faces d'un exsudat *ee*. La cicatrisation définitive constituera le *staphylôme*.

aqueuse jusqu'à ce que l'ouverture se soit fermée par prolifération de ses bords. Dans une observation d'Emmel sur le Cheval, la cicatrisation se fit en 14 jours. Mais il peut arriver que la fistule se trouve obstruée par le cristallin qui conserverait de ce contact une opacité centrale circulaire, et ce serait là une des causes de la cataracte polaire antérieure?... Comme autres complications de la perforation, signalons celles qui résultent de la brusque dépression oculaire : hémorragies intra-oculaires, décollements rétiniens, et de l'infection, qui sont de beaucoup les plus graves puisqu'elles peuvent conduire à la panophtalmie, à la cécité, à l'atrophie oculaire.

Réaction du côté de l'iris et du corps ciliaire. — L'inflammation kératique se répercute d'une façon constante sur l'iris et le corps ciliaire. Dans les cas où la répercussion est le moins accusée, ces organes sont le siège d'un état congestif se dénonçant au resserrement de la pupille, à sa fixité et à la résistance qu'elle oppose à l'action mydriatique de l'atropine. Mais ils peuvent fournir des exsudats.

B) *Formes cliniques ou anatomiques des kératites.*

1° **Kératite superficielle.** — Un trouble bleuté, blanchâtre, à surface parfois chagrinée, desquamée, généralisé ou le plus ordinairement localisé en un ou plusieurs petits foyers rattachés au limbe cornéen, accompagné d'un léger larmoiement et d'un peu de photophobie, peut constituer tout le mal. Il est généralement fugace, disparaît du jour au lendemain ou en quelques jours sans laisser de trace, mais il peut réapparaître. Et cette *récidive*, nous allons la retrouver, comme un symptôme à peu près constant, dans toutes les kératites et toutes les irido-cyclites. La kératite superficielle a été constatée sur le Cheval, le Chien, les Bovins...

2° **Kératite arborescente, étoilée.** — Sous ces noms, on décrit chez l'Homme des formes superficielles dont le développement en saillie indique qu'elles sont parasitaires. « Elles figurent absolument des cultures sur milieux solides, suivant parfois le cours des filets nerveux superficiels » (Darier).

3° **Kératite par développement de phlyctènes, vésicules, bulles, pustules.** — L'éruption est entourée d'un cercle d'infiltration, et accompagnée de photophobie intense, de larmoiement, et de sécrétion muco-purulente lorsque vésicules, bulles... crèvent et se transforment en *ulcérations*. Elles sont graves de par cette terminaison et doivent être surveillées de près.

4° **Kératite pointillée, tachetée, à facettes.** — Sur un faible trouble plus ou moins généralisé se détachent à un examen attentif des points ou taches plus denses, plus opaques, blancs, gris, jaunâtres, formant léger relief et aussi damier avec les régions voisines plates et brillantes qui donnent à la cornée un aspect à facettes. Celles-ci qu'on pourrait parfois prendre pour de petites ulcérations en voie de cicatrisation ne retiennent pas la fluorescéine, ce qui prouve que l'épithélium est intact. On relève assez fréquemment une vascularisation périkératique marquée ou très marquée. Les élevures peuvent s'ulcérer (Lohoff). Sous le microscope, on trouve sous la membrane de Bowmann des amas cellulaires qui déforment la surface cornéenne en repoussant son épithélium, et se prolongent plus ou moins dans les plans du stroma sous forme de lames de clous ou de bandes nuageuses. C'est donc déjà une kératite parenchymateuse. La région du limbe est envahie par des vaisseaux néoformés, entourés de leucocytes au milieu desquels on rencontre microcoques et bacilles (Czokor) et parfois du pigment.

La *marche* de cette affection est éminemment chronique, les symptômes s'atténuant sans disparaître complètement. Il reste

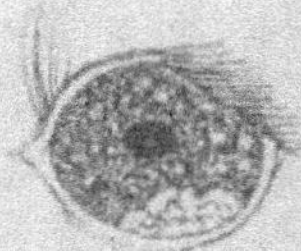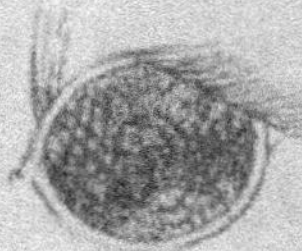

Fig. 86. — Tuberculose de l'iris et de la cornée du Lapin, provoquée expérimentalement. Infection exogène (Deutschmann).

Deux états du même œil : à gauche, taches blanches de l'iris et tubercules conglomérés dans la chambre antérieure ; à droite, *kératite en grillage* s'ajoutant aux lésions précédentes, et les voilant partiellement.

toujours une opacification qui est le point de départ d'une nouvelle poussée. Ce *caractère rechutant, ondulant, récidivant* a été noté par tous les observateurs : les accès qui duraient trois semaines environ étaient séparés par des périodes d'un à trois mois pendant lesquelles les symptômes diminuaient beaucoup sans disparaître tout à fait (Bidault) ; ils apparaissaient depuis 4 ans au commencement de l'hiver pour disparaître au printemps (Lohoff).

Elle a été rencontrée sur le Cheval en particulier, et aussi sur le Chien (Gray). Ses noms, quelque peu différents, traduisent les aspects de la cornée qui ont le plus frappé les observateurs.

5° **Kératite en grillage**. — Sous ce nom, on décrit chez l'Homme une forme facile à reconnaître par ses opacités linéaires entrecroisées, dont la nature est mal déterminée, et qu'on rencontre sur les jeunes gens comme affection familiale héréditaire. Deutschmann la vit se développer sur le Lapin au cours d'une infection tuberculeuse provoquée par injection de pus spécifique dans la chambre antérieure (fig. 86). Deux mois après l'inoculation apparurent d'abord des taches blanches dans l'iris et de petites masses fongueuses dans la partie

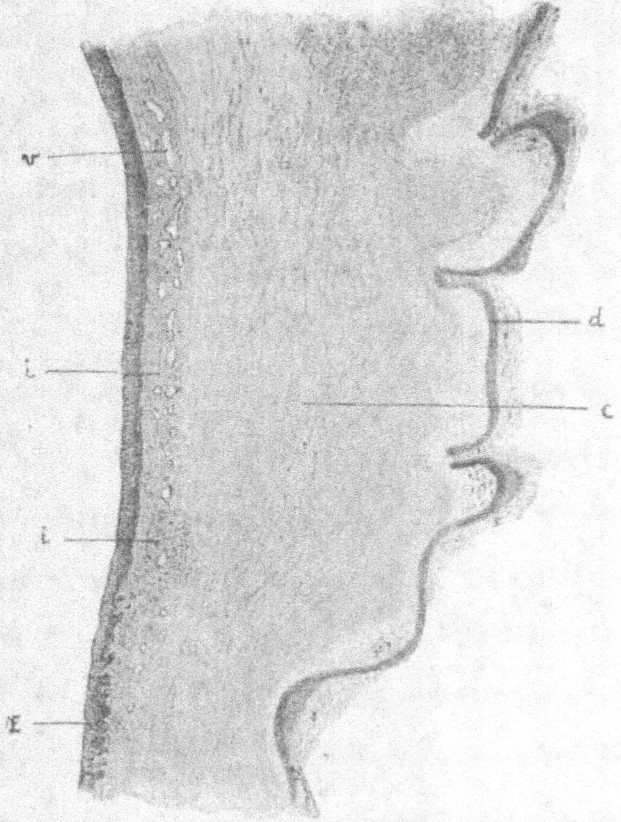

Fig. 87. — Infiltration et vascularisation de la cornée
dans l'irido-cyclite du cheval

c, tissu propre de la cornée ; d, membrane de Descemet, décollée, rompue en deux points et
tapissée d'exsudats sur ses deux faces : E, épithélium cornéen ; i, i, infiltration cellulaire ;
v, vaisseaux néoformés.

déclive de la chambre, puis la cornée présenta dans ses couches profondes une infiltration en grillage qui, sous le microscope, était formée de cellules épithélioïdes disposées en bandelettes s'entrecroisant.

6° **Kératite parenchymateuse.** — C'est la plus caractérisée des kératites parce que l'opacification, la vascularisation, les symptômes iriens et ciliaires, l'hypotension oculaire, la récidive y sont presque constants et s'y montrent dans tout leur développement; il n'est pas jusqu'à l'ulcération qui ne puisse compléter le tableau, dans certaines espèces du moins. C'est aussi la plus fréquemment rencontrée sur les animaux. Sa description ne ferait donc que reproduire ce qui a été dit au paragraphe de la symptomatologie générale. Aussi se contentera-t-on d'ajouter qu'à l'examen anatomique l'épithélium est bouleversé (fig. 87), les fibres du stroma dissociées par l'infiltration œdémateuse et leucocytaire, par la pénétration des vaisseaux ciliaires; la membrane de Descemet décollée, gondolée, rompue...; toutes lésions aboutissant à rendre la cornée plus ou moins inapte à sa fonction.

L'iris et le corps ciliaire sont touchés. Souvent l'œil tout entier. Et l'histologiste serait bien en peine de dire où les lésions ont débuté. Cette forme montre à l'évidence combien sont étroits les liens qui relient kératites et uvéites, et réciproquement, comme nous le verrons plus tard.

7° **Kératite pigmentaire.** — C'est, d'après Coats qui l'a étudiée chez le Chien, une kératite parenchymateuse dans laquelle domine l'infiltration pigmentaire. Tantôt celle-ci est groupée en forme de segment, de secteur, d'éventail, et rattachée au limbe temporal plus particulièrement; tantôt elle envahit tout le pourtour de la cornée. Les vaisseaux néoformés y sont très denses, très fins. Les symptômes réactionnels externes ou internes attirent peu l'attention. Elle prend facilement un cours chronique et affecte souvent les deux yeux ensemble ou séparément. Fréquente dans les races dont la conjonctive et la sclérotique sont plus particulièrement brunes, elle est aussi rencontrée occasionnellement sur les autres. C'est une maladie des animaux faits plus que des jeunes.

Sontag a aussi enregistré une forte pigmentation sur un Cerf âgé atteint aux deux yeux de kératite parenchymateuse.

8° **Kératite pointillée profonde.** — Ainsi appelée parce qu'à la face profonde de la membrane de Descemet se trouvent de petites opacités assez régulièrement circulaires, de la dimension de chiures de mouches, groupées ou réparties inégalement. Ce sont en réalité de petits exsudats accolés dont la saillie est rarement appréciable à l'examen clinique. Leur couleur varie du gris au roussâtre. Toutes les autres parties de la vitre et de l'œil peuvent être apparemment normales. Cependant, si l'on suit les sujets, on assiste à la résorption partielle ou totale de l'opacité, mais aussi à des poussées d'iritis, d'uvéite. Et de fait nous avons trouvé dans l'œil d'un Cheval soumis à l'examen histologique en même temps que ces dépôts des exsudats du corps ciliaire et de la

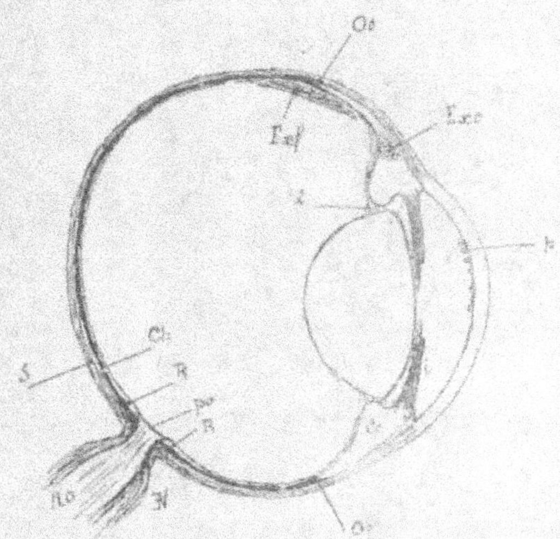

Fig. 88. — Coupe méridienne d'un œil de Cheval atteint de kératite pointillée profonde.

b, précipités sur la face postérieure de la cornée; *Exc*, infiltration cellulaire dans le corps ciliaire; *Exf*, exsudat organisé sur la choroïde.

choroïde (fig. 88). Aussi cette affection se rattache-t-elle plus aux irido-cyclo-choroïdites qu'aux kératites, la cornée ne jouant, semble-t-il, qu'un rôle passif dans son développement, et la dénomme-t-on encore *kératite uvéale*.

9° **Kératite ulcéreuse. Ulcère de la cornée.** — Cette forme est fréquente à rencontrer chez le Bœuf, le Chien, le Chat, la Chèvre. Elle est plus rare sur le Cheval, le Mouton, le Lapin... Sur le Chien et le Chat, l'ulcère est tantôt marginal, tantôt situé dans la région moyenne dit Craste et son évolution est d'autant plus rapide qu'il est plus excentrique. Lorsqu'il évolue naturellement, il se termine souvent par la perforation, mais il peut aussi se combler et former une cicatrice plate, ou bien bourgeonner exagérément et donner naissance à de véritables tumeurs qui durcissent au point de former des cornes. C'est le cas chez les Ruminants au pacage, abandonnés longtemps à eux-mêmes.

Sous le nom de *kératite fasciculaire*, Gray décrit une forme constatée sur le Chien qui est caractérisée par un pinceau étroit mais dense de vaisseaux superficiels courant

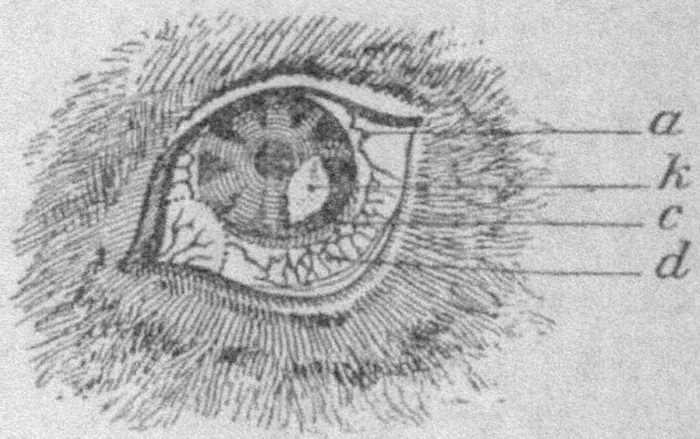

Fig. 89. — Kératite expérimentale du Lapin. Infection exogène (Boucheron).
a, d, congestion des vaisseaux de la conjonctive ; *c,* vascularisation de la cornée ;
k, foyer de kératite non encore ulcéré.

parallèlement vers le centre de la cornée et se terminant dans une infiltration grise ou une légère ulcération. Sur l'Homme, on l'appelle aussi *kératite en bandelette*. Elle a pour cause un ulcère d'abord marginal qui progresse du côté central en même temps qu'il se comble à l'opposé, en entraînant à sa suite un petit faisceau vasculaire.

Sur le Chien, Barat a rencontré deux fois des *kératites ulcéreuses à répétition*, bénignes, apparaissant alternativement sur l'une et l'autre cornées ou indifféremment sur l'une ou l'autre, le retour de l'ulcère coïncidant avec celui de la manifestation morbide ou paraphysiologique considérée primitivement comme causale : poussée eczémateuse de la région dorsale se renouvelant en moyenne deux fois par an, dans un cas ; sevrage des Chiots dans l'autre (la mère ayant beaucoup de lait, la guérison suivait le tarissement de la sécrétion lactée).

C) *Etiologie des kératites.*

Les kératites relèvent de causes très nombreuses, mais qu'on peut grouper sous trois chefs : l'*infection*, exogène ou endogène, spontanée ou occasionnelle, qui domine de très haut les deux autres dont l'avenir dira la valeur, les *carences alimentaires* auxquelles on tend à faire jouer un rôle assez important et les *maladies par ralentissement de la nutrition*, les *diathèses*, qu'on invoque chez l'Homme comme chez les animaux, Chien surtout et Chat, qui vivent assez étroitement de sa vie.

Le groupement étiologique des kératites que nous allons faire nous a été dicté par ce fait qu'aucune relation étroite ne peut être généralement établie pour l'heure entre les formes cliniques et leurs causes variées ou, si l'on préfère, que toutes les formes cliniques peuvent être déterminées par une même cause. Dans notre idée, ce cadre est destiné à fixer l'attention sur la recherche des causes et le rattachement à celles-ci, d'une façon plus étroite si possible que par le passé, des formes cliniques.

1° **Kératites par trypanosomes**, **piroplasmes**, **toxoplasmes**, **leishmania**. — a) *Formes expérimentales.* — Elles ont été produites par Morax, Daniel, Schweinitz et Woods, Bouin, Curasson, Lavier et Fombeure..., sur le Chien en particulier, la Chèvre, le Cheval, qui sont très sensibles à l'injection des parasites dans le péritoine et la circulation générale, cependant que toutes les inoculations ne donnent pas lieu au développement de troubles oculaires ; le Mulet l'est moins. Après une incubation qui varie de 2 jours à 2 mois en moyenne et parfois plus, 18 sur une Chèvre, apparaissent, précédés d'une période de fièvre et d'amaigrissement prononcé, les symptômes de kératite sur un œil ou les deux, accompagnés le plus généralement de ceux d'irido-cyclite. Et ce qui prouve que les trypanosomes... sont en cause, c'est qu'on les retrouve vivants ou en voie de dégénérescence dans tous les tissus oculaires malades, notamment dans les œdèmes très développés de la cornée où ils sont abondants (fig. 90). L'augmentation de la virulence des parasites, par inoculations successives par exemple, accroît l'intensité des lésions, si bien qu'on peut produire toutes les formes allant du simple trouble superficiel de la cornée, avec iritis, hypohéma... à

l'ulcère perforant en passant par la kératite parenchymateuse, avec irido-choroïdite, cataracte... Caractère particulier, on assiste aussi après l'évolution d'une kératite de
moyenne gravité, en un couple de mois, à des retours de
transparence presque parfaite, à des guérisons apparemment
complètes. Sur le Chien, Daniel a constaté des rechutes et
des récidives. Du point de vue de la pathogénie des lésions,
Morax conclut que la prolifération des parasites dans les
espaces interlamellaires de la cornée entraîne l'infiltration
leucocytaire, la vascularisation, et, par voie mécanique, la
désorganisation de la cornée.

Des essais de *traitement*, sur le Chien infecté expérimentalement, avec les arsenicaux : arséno-benzol ou salvarsan
(Schweinitz et Wood), et arséno-phénil (Daniel), réussirent
parfaitement et rapidement.

b) *Formes spontanées*. — Très fréquemment observées dans
les pays chauds où abondent trypanosomes, piroplasmes,...
sur les Equidés, Bovidés, Camélidés, Ovins et Caprins, Chien
et Porc, mais aussi en Europe dans les régions de marais, sur
les chiens de chasse, de meute, les kératites se présentent sous
les types superficiel avec macules blanches, parenchymateux
avec gros œdèmes interlamellaires, ulcéreux, ou encore pointillé profond. Elles ont pour caractère commun d'être souvent fugaces et de disparaître presque toujours avec une
rapidité surprenante. Elles donnent lieu à des épizooties où
les mouches jouent le rôle de vecteur. Elles font suite à des
troubles généraux graves : fièvre, anorexie, diarrhée, urines
brunâtres...

Diriger la *prophylaxie* contre les mouches, le stomox en
particulier. *Traiter préventivement et curativement*, comme
le fit Leleu, en Tunisie, dans une enzootie de piroplasmose
des Bovins, par injections intraveineuses de trypanobleu sur
les sujets sains et les malades. Utiliser aussi dans les mêmes
formes les arsenicaux (galyl, novarsénobenzol), les mercuriaux (cyanure, biiodure), le « quinby », l'émétique, le sulfarsénol. En cas de non réussite, appliquer le traitement méthodique des infections oculaires.

2° **Kératites par spirochètes**. — *a*) *Formes expérimentales*. —
L'infection exogène de l'œil du Singe, du Lapin, du Cobaye,
du Mouton, du Chien et du Chat par la syphilis de l'Homme

donne naissance aux différentes formes de kératites ponctuée superficielle, parenchymateuse, chancriforme et ulcéreuse, pointillée profonde (Eweizky, Levaditi et Yamanouchi, Igersheimer, Roussel...). On peut les reproduire en série. Les symptômes apparaissent au bout de deux à trois semaines. La

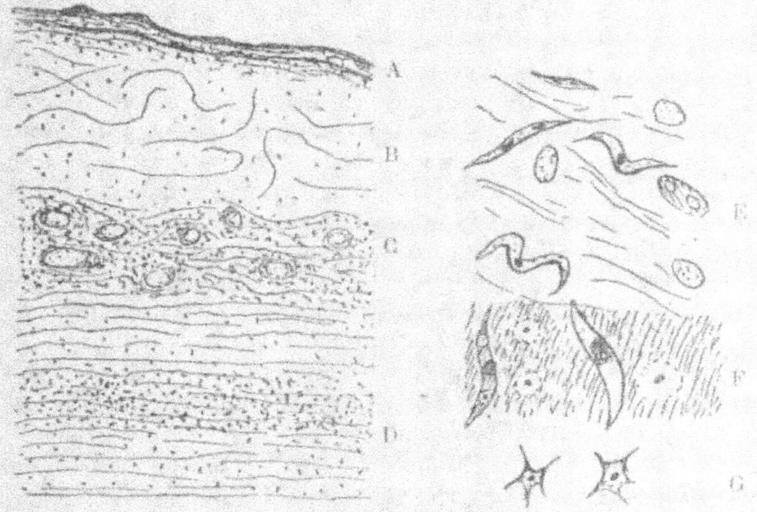

Fig. 90. — Kératite parenchymateuse expérimentale de la Chèvre, par trypanosomes. Infection endogène (d'après des planches coloriées de Morax).

A, région de l'épithélium cornéen. B, zone œdémateuse. C, zone de vaisseaux néoformés et d'infiltration cellulaire. D, autre zone d'infiltration. E, trypanosomes au niveau des lésions œdémateuses. F, formes dégénératives des trypanosomes dans l'épaisseur de la cornée. G, formes dégénératives dans la chambre antérieure.

guérison survient en 10-50 jours. On constate des récidives au bout de 2-3 mois. L'infection endogène par inoculation dans la carotide du Chien a produit en quelques jours des symptômes d'irido-choroïdite et en deux mois une kératite parenchymateuse typique (Igersheimer).

b) Formes spontanées. — Il existe chez le Lapin une affection génitale, contagieuse par accouplement, susceptible de prendre un développement enzootique, déterminée par *Spirochæta cuniculi* et se caractérisant par de l'orchite avec développement d'ulcères (Levaditi, Ruppert...). Par propagation des organes génitaux aux yeux, elle provoque des papules cornéennes de la grosseur d'une lentille qui s'ulcèrent et sécrètent une sérosité très riche en spirochètes. Par ailleurs, en inoculant dans la chambre antérieure de Lapins sains de petits fragments de testicules provenant de Lapins malades, Ozanaki a obtenu le développement de la kératite parenchymateuse. *Spirochæta cuniculi* n'est pas pathogène pour l'Homme et les Singes.

Prophylaxie, par mise en sac des pattes et même du corps, la tête exceptée, ou bien par carcan limitant les mouvements de la tête et des pattes. *Traitement* par salvarsan, spécifique (Igersheim). En cas de non réussite, instituer le traitement méthodique des infections oculaires, l'auto-sérothérapie et la pyothérapie semblant *a priori* devoir dominer les autres moyens de lutte. Permanganate de potassium à 1 p. 3.000 et eau oxygénée dédoublée pour lavages, collyres d'argyrol à 10-20 p. 100, de nitrate d'argent à 2 p. 100, spécifiques des infections oculaires gonococciques de l'Homme.

3ª **Kératites par sporotrichum Beurmanni**. — *Formes expérimentales*. — Attilio Fava et Autran sur le Lapin, par voie exogène (inoculation dans les lames de la cornée) et Bourdier sur le Chien par voie endogène (inoculation dans la circulation générale), obtinrent, après incubation de 12-14 jours d'un côté, de 21 de l'autre, des opacifications localisées et généralisées de la cornée, avec, sous le microscope, des infiltrats diapédétiques du stroma, la néoformation de vaisseaux dans certains cas, son absence dans d'autres, des dépôts cellulaires à la face postérieure de la membrane de Descemet, des ulcères grisâtres qui guérissaient assez facilement en une dizaine de jours, toutes lésions coïncidant avec des infiltrats de la sclérotique, de l'iris et du corps ciliaire... Le sporothrix avec sa forme en navette caractéristique se retrouvait au milieu des lésions. Il n'existait pas d'adénopathie dans le voisinage de l'œil.

L'iodure de potassium à l'intérieur est le *traitement* spécifique.

4º **Kératites tuberculeuses**. — *a) Formes expérimentales*. — Si l'on inocule la tuberculose dans la cornée du Lapin, du Chien..., il se forme au bout d'une semaine une opalescence vers laquelle se dirige un pinceau vasculaire. A la loupe, on reconnaît en son milieu de petits points blanc gris ou jaunâtres, qui sont des tubercules miliaires. En se fusionnant, ils donnent naissance vers le 20e jour à une infiltration d'aspect purulent qui s'ulcère en surface plus qu'en profondeur. En même temps, l'affection progresse en rayonnant et la vascularisation s'accentue. A la fin du premier mois, commence la réparation qui est lente et n'est complète qu'à la fin du quatrième. L'infection reste localisée à la cornée ou a peu de tendance à se propager soit à l'œil, soit à l'organisme (Panas, Stanculéanu...). Elle peut prendre la forme en grillage (Deutschmann). Weekers, après d'autres, a produit des phlyctènes au niveau du limbe cornéen en faisant des instillations répétées de tuberculine dans les yeux de Lapins tuberculisés préalablement, alors que sur les animaux sains les instillations répétées amenaient une réaction conjonctivale assez forte, mais sans phlyctènes.

b) Formes spontanées. — Mouquet observa sur un Canard, au centre de l'une des cornées, une bulle blanchâtre, opaque, de quelques millimètres, accompagnée d'une réaction inflammatoire légère et d'un petit exsudat dans l'angle nasal. Bulle et exsudat contenaient des bacilles de Koch. Il y avait des tubercules dans les organes splanchniques. On considère assez généralement les vésicules, bulles, phlyctènes..., de la cornée de l'Homme, comme de nature tuberculeuse...

Le *diagnostic* par la tuberculine ne doit être considéré comme positif que s'il y a une réaction *focale*. *Traitement* par gaïacol, spécifique : pommade à 2 p. 100 entre les paupières et frictions, injections sous-conjonctivales de la solution cacodylate de gaïacol suivante : 0,20, eau 10. On peut presque le considérer comme un moyen de diagnostic, s'il réussit (Darier). Essayer aussi à l'occasion le traitement tuberculine-pilocarpine (Lesbouyries) et la sérothérapie spécifique, le trépol (Voy. index thérap.).

5° **Kératites dans l'agalaxie des Chèvres et des Brebis.** — L'agalaxie des Chèvres et des Brebis, maladie contagieuse, épizootique en Italie, en Suisse, en Espagne, dans le Sud de la France où elle a été étudiée depuis plus d'un siècle, est fréquente aussi en Indochine. Elle se manifeste par des mammites, arthrites et kératites, isolées ou associées, qui suppurent et dont le pus propage la maladie. La kératite peut débuter par des vésico-pustules, mais on la rencontre plus communément sous les formes parenchymateuse, à facettes, ulcéreuse à hypopion. Elle prédomine parfois sur les lésions mammaires et articulaires : c'est le cas général en Indochine. Elle est ordinairement unilatérale (Schein et Jacotot). Sur 273 malades observés en Suisse en 1918, il n'y eut que 37 cas de kératite dont 27 unilatéraux. L'agent serait un virus filtrant d'après Celli et de Blasi. En 1912, Carré confirme la découverte des auteurs italiens. Le filtrat inoculé reproduit

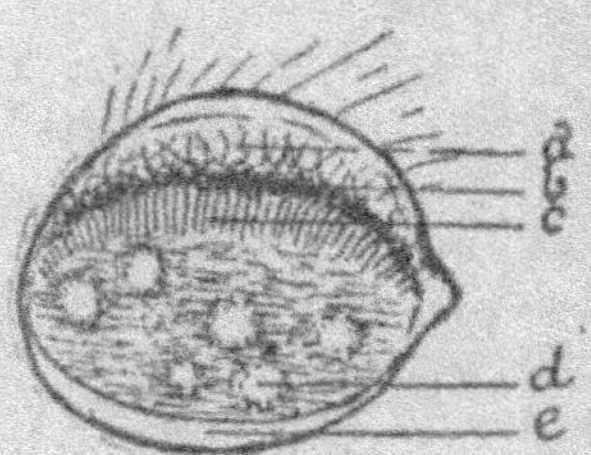

Fig. 91. — Kératite dans l'agalaxie contagieuse des Chèvres
(d'après Hess et Guillebeau).

a, injection des vaisseaux de la conjonctive bulbaire ; b, bordure pigmentaire de la cornée ; c, vaisseaux néoformés de la cornée ; d, foyers circulaires de kératite parenchymateuse ; e, conjonctive palpébrale.

la maladie avec son trépied symptomatique. En 1925, Bridré et Donatien isolent du filtrat un fin microbe qui a la forme de spirochètes, de vibrions, d'anneaux... et n'est pathogène que pour les espèces ovine et caprine, celle-ci surtout. L'infection naturelle se fait par voie exogène, mais plus sûrement pense-t-on par les voies digestives. La période d'incubation varie de 6 à 30 jours. Une première infection assure l'immunité.

Prophylaxie par isolement des malades et sérumisation des sains, soit par le sérum préventif de Carré, soit par celui de Bridré et Donatien. *Traitement* méthodique des infections oculaires, par pyovaccins plus particulièrement. Les médications par acide phénique, bleu de méthylène, trypanobleu, collargol..., essayées en Suisse depuis 1918, sont restées sans efficacité.

6° **Kératites métastatiques dans les infections générales de l'organisme**. — Les affections typhoïdes et la gourme des

Équidés, la maladie du jeune âge du Chien, donnent fréquemment naissance à toutes les formes de kératite. La fièvre aphteuse des Bovins, le horse-pox des Equins produisent plutôt les formes vésiculeuses, bulleuses, pustuleuses et ulcéreuses, tandis que la tuberculose des Bovins, des Porcins et Oiseaux... se traduit sous forme de nodules et d'ulcères.

Opposer le *traitement* par les stock-vaccins de Gaucher aux kératites des affections typhoïdes et gourmeuses du Cheval, de Blaizot à celles de la « maladie » du Chien ; par la tuberculine s'il y a lieu à celles qui sont tuberculeuses. Traitement méthodique dans les autres kératites métastatiques.

7° Kératites métastatiques dans les infections locales de l'organisme. — Il est admis actuellement en ophtalmologie humaine que tout foyer infectieux, surtout chronique, peut déterminer des métastases oculaires, et l'on en trouve la preuve, à défaut de relations bactériologiques toujours bien établies, dans ce fait que le foyer suspect étant supprimé l'affection oculaire disparaît ; que les foyers les plus dangereux sont ceux des amygdales, de l'intestin, des dents... ; que les foyers dentaires donnent des troubles oculaires du côté correspondant, parfois des deux côtés ; que ce sont les microbes et non leurs toxines qui sont responsables ; et que les plus responsables sont probablement le staphylocoque, le pneumocoque, le streptocoque, le colibacille... En vétérinaire, ces kératites ont été constatées sous toutes les formes, y compris l'ulcéreuse, dans la métrite de la Vache (Thum) ; la maladie du chancre ou stomatite pustuleuse du Mouton (Lafosse, Gaudichau) ; la polyarthrite infectieuse des Veaux et des Agneaux (Gathelier), et sans doute les infections ombilicales, source de tant d'autres maux... ; les pyorrhées alvéolo-dentaires du Chien (Gray, Barat), si fréquentes dans cette espèce...

Prophylaxie et traitement par suppression de la cause lorsque cela est possible comme dans les affections dentaires (arrachement des dents malades, drainage des fistules qu'elles déterminent parfois sous l'œil...) ; puis application du traitement méthodique, les vaccins et sérums antivirulents devant avoir ici leur plein effet en raison de la flore microbienne à combattre.

8° Kératites infectieuses de causes occasionnelles. — Les agents de l'infection déposés sur la cornée saine ne la pénètrent pas et ne créent pas de kératites, mais qu'on lèse le revêtement épithélial d'une manière ou de l'autre (badigeonnage de bile diluée, grattage...) et la cornée est en état de réceptivité. Les causes occasionnelles incriminées dans les kératites exogènes spontanées sont extrêmement variées :

α) Les *suppurations de voisinage*, de la conjonctive et des voies lacrymales, agissent par macération de l'épithélium : ulcérations de la cornée dans l'ophtalmie blennorragique de l'Homme, la conjonctivite muco-purulente des Chèvres, le coryza gangréneux des Bovins, la rhinite atrophique avec jetage abondant et ozène des Chiens (Hébrant et Hermans), la gourme nasale des Equidés, la diphtérie nasale des Oiseaux...

β) Les *inoculations accidentelles* de toutes sortes : par *fétu de paille*, *balle d'avoine*, *chaume de graminées*... expliquant le développement de la kératite à hypopion de l'Homme dite des moissonneurs parce qu'elle est surtout fréquente chez les gens des champs pendant l'été, et qu'on peut invoquer certainement dans bien des cas de kératite des Herbivores ; *piqûres d'abeilles* ou *de guêpes*, provoquant sur l'Homme des kératites à hypopion, des cataractes de la capsule antérieure, et sur le Lapin, expérimentalement (Huvald), les mêmes lésions accompagnées d'iritis intense...; *parasites (Thelazia)* amenant des ulcérations chez le Cheval (Marcenac), aiguille enfilée trouvée dans la paupière d'un Chien, parvenue là sans doute par voie buccale (Barat), et ayant été pour quelque chose dans la production de l'ulcère dont l'animal souffrait.

γ) Les *caustiques*..., les *brûlures*..., qui décapent la cornée et ouvrent la porte à l'infection : poussières de routes goudronnées, poussières de chaux..., ypérite des gaz de combat...

Dans tous ces cas, éloigner les causes occasionnelles et *traiter* par les vaccins et sérums antistaphylo streptococciques...

δ) Le *desssèchement de la cornée*, provoqué par la non-fermeture complète des paupières, amène la formation de la *kératite par lagophtalmie* (lagos, lièvre). Les petites dépressions en points d'aiguilles qui caractérisent au début le dessèchement apparaissent en moins d'une minute sur le Lapin d'expérience. Puis la cornée s'opacifie et finit par s'ulcérer. Chez l'Homme, on observe spontanément cette kératite dans la paralysie de l'orbiculaire, dans la rétraction cicatricielle des paupières et certaines exophtalmies très marquées. En vétérinaire, les mêmes phénomènes se produisent dans des circonstances analogues : paralysie du facial sur le Cheval (Bayer), mégalophtalmie, exorbitisme; arrachement de la paupière inférieure sur une Vache (Fantin)... Mais c'est surtout chez le Chien et dans les races brachycéphales, naines, à yeux saillants, qu'on la rencontre de préférence.

Le Professeur Valude lui a appliqué le *traitement* de choix, la *blépharorraphie* ou suture des paupières, qui lui donna en 4-5 mois une guérison définitive sur un bull-dog dont la vitre était en voie de perforation. La cornée recouvrit sa transparence, il ne resta qu'une tache blanchâtre qu'on eut pu éviter dit l'auteur si l'on avait opéré hâtivement, avant la période d'ulcération.

ε) C'est encore dans ce groupe que nous classerons la *kératite neuro-paralytique* qu'on relève dans les lésions centrales ou périphériques du trijumeau. Le déterminisme en est assez obscur : trouble de nutrition de la cornée amenant une desquamation épithéliale; insensibilisation cornéenne et suppression du réflexe palpébral favorisant dessèchement, traumatismes et blessures... La kératite, dont les altérations peuvent aller jusqu'à la perforation, est caractérisée par l'absence de symptômes réactionnels : pas de larmoiement, insensibilité de la cornée et par conséquent pas de photophobie, les nerfs de la glande lacrymale et les ciliaires qui innervent la vitre provenant du trijumeau, les premiers directement, les seconds par l'intermédiaire du ganglion ophtalmique. Cette kératite que Magendie le premier provoqua par section du trijumeau a été constatée à l'état spontané sur le Cheval comme conséquence d'altérations des noyaux centraux (Bruckmüller). Et c'est sans doute à une cause identique (hémorragie...?) qu'il faut rapporter les faits recueillis par Charlat sur un Cheval qui, quelques jours après une chute sur la tête, présenta successivement sur l'une et l'autre cornées de l'opacification et un ulcère central léger. La guérison survint rapidement. Sur le Chien, Gray et Buttler constatèrent chacun de leur côté des kératites neuroparalytiques comme conséquences de tumeurs développées près des racines de la V° paire. Ajoutons que chez l'Homme les kératites consécutives aux infections dentaires sont souvent du type anesthésique, neuroparalytique.

À cette kératite, Valude a opposé avec succès, comme à la précédente, la *blépharorraphie*.

9° **Kératite primitive du Cheval et des Equidés.** — Elle prend toutes les formes cliniques, l'ulcéreuse exceptée. Elle ne suppure pas. Son origine nous est inconnue, mais elle est infectieuse comme l'irido-cyclite spéciale à ces espèces dont elle n'est qu'un symptôme, le premier apparent. Elle est sujette aux rechutes et récidives, plus que les kératites propres aux autres espèces, semble-t-il. Elle s'accompagne d'un mouvement de fièvre généralement assez faible pour passer souvent inaperçu. Elle est plus fréquente sur le Cheval que sur les autres Equidés.

Traitement. — Dans ses formes superficielles, elle cède parfois rien qu'aux instillations d'atropine-cocaïne. Mais on appliquera d'emblée le traitement méthodique des infections oculaires. Pour la prévention des récidives, voir le traitement des irido-cyclites primitives du Cheval.

10° **Kératite épizootique du bétail.** — De même que la conjonctivite purulente du bétail, cette affection est très répandue dans les pays d'élevage extensif. Elle est aussi signalée en France sur les animaux dont l'élevage se fait surtout au pacage. Elle a fait l'objet de nombreuses communications desquelles il est très difficile de conclure si elle est primitive ou secondaire à la conjonctivite purulente. Il en ressort par contre nettement que le bétail, le gros en particulier (Bœuf, Renne...), a des kératites propres, qu'elles sont infectieuses et très contagieuses, que l'infection semble être plus souvent endogène qu'exogène et qu'elle détermine les formes superficielle, parenchymateuse et ulcéreuse, celle-ci étant la plus connue parce que sans doute par la suppuration et les complications qu'elle détermine elle attire plus l'attention. De courts bacilles ne prenant pas le Gram, associés par deux ou en courtes chaînettes, ont été isolés et ont reproduit l'affection par instillation de culture (Jones et Little). Retenons encore qu'elle est plus fréquente pendant les mois chauds, que l'introduction d'un malade dans un lot crée en 3-10 jours un foyer enzootique (Daille), qu'elle atteint les jeunes de préférence et qu'elle a déterminé aussi des épizooties sur des Rennes jeunes élevés en troupeau dans la presqu'île scandinave où elle a frappé 90 p. 100 des animaux, dont 30 p. 100 devinrent aveugles et moururent de faim ou d'accidents (Bergmann).

Prophylaxie par séparation des malades et des sains, introduction de ceux-ci dans des pacages neufs, non infectés, et essai de vaccination locale par instillation dans les yeux des stockvaccins de Besredka, de Blaizot ou de sérum polyvalent L-V., ou encore de pommades où seront incorporés ces anti-

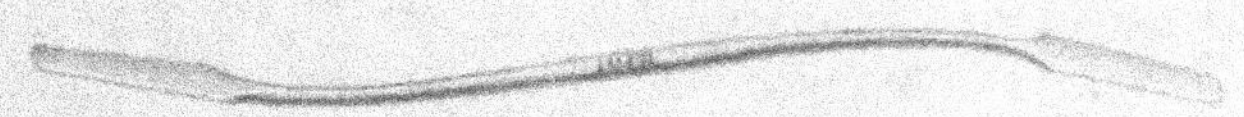

Fig. 92. — Spatule porte-pommade du Docteur Pley.

virus. Aux malades appliquer le *traitement* méthodique des infections oculaires, en y ajoutant des instillations d'atropine-cocaïne ou atropine-novocaïne.

11° **Kératites par carence alimentaire, avitaminose**. — De nombreux expérimentateurs ont provoqué sur des animaux de laboratoire (Rats, Cobayes, Lapins, Chiens...), soumis à un régime carentiel, des troubles conjonctivo-cornéens variés. Ils débutent en général par des signes de *xérosis* ou *xérophtalmie* (taches de couleur nacrée, argentée, avec dépôts blanchâtres ressemblant à de l'écume, que les larmes ne mouillent plus et qui siègent de préférence dans l'angle temporal de l'ouverture palpébrale sur la conjonctive et la cornée), et se terminent parfois par opacification, ulcération et perforation de la cornée. Les formes spontanées ont été signalées en particulier sur les Bovins dans la maladie des drêches et des pulpes (résidus des distilleries et sucreries donnés en aliments et manquant de certains facteurs essentiels), et aussi sur des animaux de ménagerie (Panthères, Otaries, Oiseaux de proie), placés en dehors de leur milieu de vie habituel (Mouquet), voire même sur des Canards vivant en liberté.

Le *traitement* consiste à rétablir une alimentation complète en apportant des vitamines A, dites aussi antixérophtalmiques, qui président à la croissance et à la constitution du squelette : lait frais, beurre, œufs, huile de foie de morue, extraits éthérés de tissus animaux, tels que rein, foie, ovaire, testicule, et aussi jus de citron, oranges..., qui amènent une amélioration immédiate, lorsque la cornée n'est pas entièrement détruite.

12° **Kératites dans les maladies de la nutrition, les diathèses, les états morbides paraphysiologiques des femelles.** — Rachitisme et ostéomalacie, affections eczémateuses, scorbut, diabète... déterminent chez les Chiens, surtout ceux d'appartements vivant dans un air confiné, dans le « giron » de leur maître, trop nourris de soupe et pas assez de viande, des kératites pigmentaires, souvent bilatérales, à marche insidieuse, qui conduisent lentement à la cécité (Gray), des ulcères marginaux guérissant assez rapidement (Barat). On a également signalé la kératite au cours du diabète du Cheval, et l'ulcère chez la Chienne pendant la période qui va du sevrage au tarissement de la sécrétion lactée (Barat). *Traitement* hygiénique et causal, régime alimentaire, huile de foie de morue, purgatifs... Vaccins et sérums antivirulents pour prévenir les infections secondaires.

13° **Kératites dans les intoxications générales.** — L'intoxication *per os* des Lapines en état de gestation par la naphtaline peut produire sur la mère et les petits des ulcérations centrales, la perforation de la cornée, ainsi que des ulcérations atones et suintantes, des rhagades du bord libre des paupières (Bretagne, Lienhart et Mutel). Des phénomènes semblables ont été constatés dans l'intoxication spontanée des Bovins par le millepertuis (Dodd) (Voy. conjonctivites).

D). *Diagnostic des kératites.*

Le *diagnostic clinique ou anatomique* ne présente pas de difficulté puisqu'il repose sur le trépied symptomatique facile à mettre en évidence : opacité, vascularisation, ulcération. Il en est autrement du *diagnostic causal* qu'on pourra déduire avec une plus ou moins grande approximation du milieu d'observation, de l'espèce animale atteinte, de la forme et de la marche de l'affection, et particulièrement de l'action positive du traitement par les vaccins spécifiques et certains médicaments considérés comme tels, mais qui ne pourra être affirmé que par des moyens plus précis : tuberculine à l'occasion et plus généralement recherches de laboratoire qui réclament préalablement le *prélèvement de produits pathologiques*. Il se fait dans la chambre antérieure ou la cornée même (Morax).

Produits intra-oculaires. — Anesthésier la cornée et immuniser le sac conjonctival par les antivirus. Introduire dans la chambre antérieure par la périphérie et en avant de l'iris une fine aiguille de seringue de Pravaz bien acérée et stérilisée à sec. Le piston ayant été d'avance tiré un peu, le liquide monte sous la pression intra-oculaire sans qu'il y ait lieu d'aspirer. Centrifuger si nécessaire...

Biopsie cornéenne. — La faire près du limbe en pratiquant avec le couteau à cataracte deux incisions délimitant un segment en côte de melon. N'enlever, bien entendu, que les couches superficielles des lames cornéennes. Sur le cheval, dont la cornée infiltrée atteint 2-3 millimètres et plus d'épaisseur, on essayera d'abord le prélèvement direct à la seringue dont l'aiguille sera enfoncée presque tangentiellement dans les parties les plus œdématiées.

E). ***Pronostic des kératites***.

Les kératites ulcéreuses sont toujours très graves. Quant aux autres, leur gravité chez les animaux est dépendante de l'opacité laissée dans la cornée, des altérations développées concomitamment dans le voisinage et de la récidive de l'affection. *a*) De l'opacité, il sera question au paragraphe suivant. *b*) Les altérations du voisinage sont souvent importantes du fait que l'infection cornéenne se propage peu ou prou au tractus uvéal et tend à faire des kératites des kérato-uvéites, voire même de véritables ophtalmies. Il est donc nécessaire que le clinicien s'inquiète de ce qui se passe derrière la cornée quand elle est malade. *c*) Enfin, les kératites sont, comme les uvéites, sujettes à rechuter et à récidiver.

F) ***Prophylaxie et traitement des kératites, en particulier des ulcérations cornéennes***.

La prophylaxie et le traitement des kératites ayant été étudiés à l'occasion de chaque forme causale, nous limitons ici la question aux ulcères et plus particulièrement encore à leurs complications. La *prophylaxie des ulcères* consiste à considérer comme graves et à traiter immédiatement toutes les altérations traumatiques ou autres portant atteinte à l'intégrité du revêtement épithélial de la cornée, toutes les suppurations du voisinage ; à éviter le transport à l'œil par

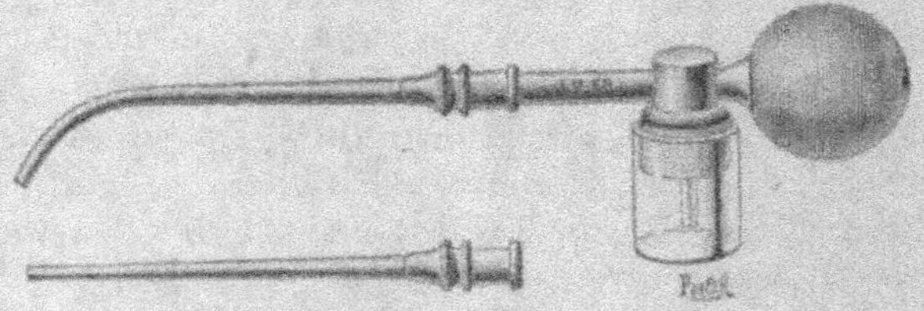

Fig. 93. — Lance-poudre.

les pattes des animaux de toute suppuration, même éloignée. D'autre part, la prophylaxie d'animal à animal par l'isolement des malades et l'immunisation de la cornée des sains par les vaccins et sérums sera de mise dans toutes les suppurations

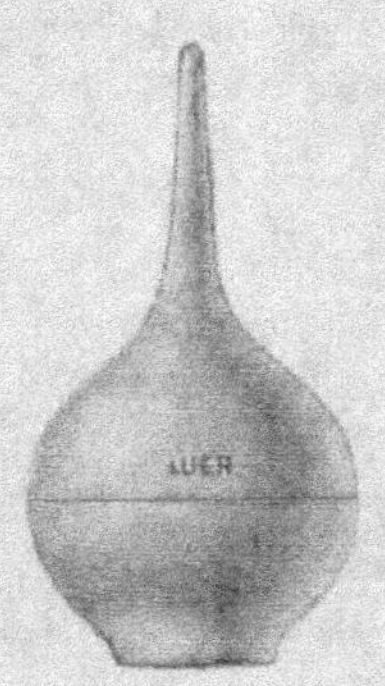

Fig. 94. — Poire en caoutchouc pour insufflation de poudre.

ouvertes du globe et de ses annexes. Si le *traitement* de l'ulcère par les vaccins et sérums, la pyothérapie..., le laisse infiltré, progressif, on aura recours aux antiseptiques appliqués en topiques et particulièrement à l'iode sous forme naissant, glycériné, aux poudres porphyrisées d'iodoforme, de vioforme, de calomel, de bleu de méthylène..., aux instillations de permanganate de potassium, d'argyrol, de cyanure de mercure, d'adrénaline, aux injections sous-conjonctivales et intra-veineuses des mercuriaux, cyanure en particulier, des arsenicaux (arsénobenzol)... On pourra recourir à l'action à distance de la chaleur d'une pointe de cautère portée au rouge sombre, approchée à 3-5 millimètres de l'ulcère pendant 30 secondes, à plusieurs reprises... Comme dernière ressource, pratiquer la *paracentèse* avec évacuation d'humeur aqueuse, les faits montrant qu'avec la détente de la pression oculaire l'ulcère marche fréquemment vers la guérison. Après immunisation de la cornée par les antivirus, cette intervention est sans danger.

S'il y a *kératocèle*, mettre l'animal au repos et appliquer un pansement compressif par dessus les paupières. Le perforer avec une aiguille s'il est trop proéminent, ce qui amène une rétraction de la membrane de Descemet et le rapprochement des bords de l'ulcère. Dans le cas de *perforation*, éviter l'infection (stock-vaccins) et la formation de synéchies antérieures, ou tout au moins d'adhérences trop fortes qui amèneraient l'atrophie de l'iris (atropine-adrénaline en instillations répétées); s'il y a *hernie de l'iris*, la réduire avec la pointe mousse d'une sonde et, si l'on ne réussit pas, l'exciser au ras de la cornée après l'avoir décollée des bords de l'ulcère et attirée légèrement au dehors. Dans les autres circonstances, se borner à obtenir une cicatrice plate et solide au moyen de la compression des paupières suturées. La *fistule cornéenne* réclame le curettage des bords de l'ulcère, l'instillation de collyres à l'ésérine et à la pilocarpine pour amener la dépression de la tension oculaire, et l'emploi fréquent des stock-vaccins antistaphylo-streptococciques pour éviter l'infection intra-oculaire. Dans deux cas d'ulcères perforés chez le Mulet, Lemétayer et Lassaux ont obtenu par ce moyen la cicatrisation en quelques jours.

Craste prétend que chez le Chien et le Chat l'ulcère n'a aucune tendance à rétrocéder et qu'il est préférable d'avoir recours à l'énucléation prématurée. La guérison obtenue 8 fois dans 9 cas d'ulcère du Chien, parfois double, par Barat, au moyen de topiques divers parmi lesquels le collargol et l'argyrol ont joué, semble-t-il, le rôle principal, thérapeutique qui n'a rien de spéciale, puisque l'auteur la désigne du nom de thérapeutique des plaies infectées, plaide contre cette opinion vraiment pessimiste.

§ 7. — Opacités et taies de la cornée.

Les *opacités* reconnaissent pour causes des malformations congénitales, des plaies, traumatismes et inflammations de l'organe, l'hypertension oculaire (Voy. hydrophtalmie).

Il est encore une opacité appelée *pannus*, et faussement kératite panneuse, qui a une pathogénie propre et dont il nous faut dire un mot. Elle résulte en effet d'une irritation légère et longtemps prolongée de la conjonctive et de la cornée par les cils déviés (trichiasis), les paupières retournées en dedans (entropion), et aussi par les aspérités de nature variée qui peuvent prendre naissance dans la conjonctive palpébrale supérieure ou inférieure. C'est le cas des granulations du trachome de l'Homme, à la période de leur transformation fibreuse surtout. Localisé ordinairement à la

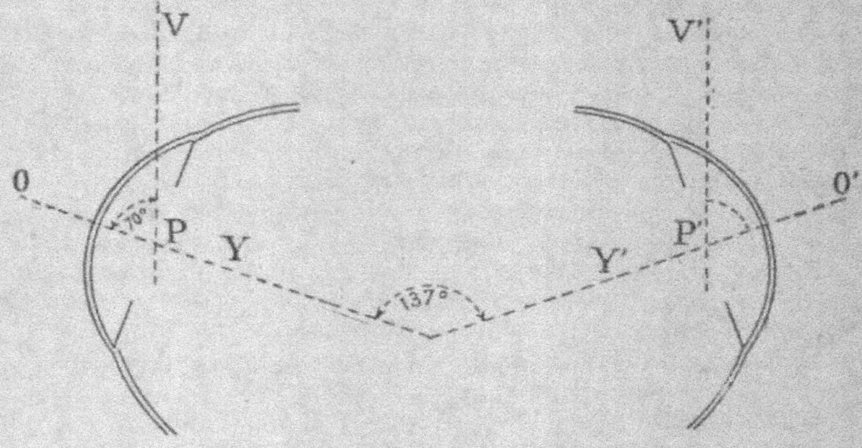

Fig. 95.

Par suite de la direction de leurs yeux, la vision binoculaire des Équidés qui se fait suivant PV, P'V' doit être gênée surtout par les opacités cornéennes antéro-inférieures.

moitié supérieure de la cornée, le pannus est constitué par du tissu néoformé qui s'étend de la conjonctive sur la cornée en masquant partiellement ou totalement la région gris bleuâtre de la soudure scléro-cornéenne. S'il est d'origine récente, le pannus est grisâtre, à surface chagrinée parcourue par des vaisseaux radiés d'origine conjonctivale, et accompagné de photophobie. Lorsque la cause qui lui a donné naissance a disparu, les vaisseaux s'atrophient, l'opacité se résorbe, mais rarement d'une façon complète. Suivant son épaisseur et sa vascularisation, on dit le *pannus tenuis* ou *crassus*. *Traiter* la cause. Péritomie. Contre l'opacité restante, agir comme il est dit pour les taies.

On désigne sous le nom de *taies* le reliquat cicatriciel et en quelque sorte durable des opacités. Leur *gravité* se tire de la gêne qu'elles apportent à la vision. D'une manière générale, elles empêchent peu ou prou la lumière de pénétrer dans l'œil lorsqu'elles sont épaisses, et, lorsqu'elles sont légères, elles dispersent les rayons lumineux et déforment les images. Du point de vue de leur situation, elles doivent apporter un plus grand obstacle à la vision binoculaire de l'Homme et des animaux à yeux frontaux lorsqu'elles sont centrales, et à celle des animaux à globes effacés lorsqu'elles sont naso-inférieures. Enfin, chez tous, elles doivent être une gêne plus grande pour la vision panoramique lorsqu'elles sont inférieures (fig. 95). (Voy. Chap. XI). Les conséquences des taies signalées chez l'Homme : strabisme, nystagmus, myopie, ne semblent pas avoir été observées sur les animaux.

Leur *traitement* se propose soit un but esthétique : éclaircir

Fig. 96. — Faisceau d'aiguilles pour tatouer.

ou faire disparaître la taie ou encore la masquer ; soit un but pratique : rétablir la vision qui peut être impossible si la taie est large ou mal située.

a) Éclaircissement de la taie. — Si elle est relativement récente, aider à la résorption du tissu cicatriciel par des moyens excitants, tels que frictions avec les pommades d'hydrargyre : oxyde jaune ou rouge (30 à 40 centigrammes pour 10 grammes de vaseline) ; insufflations de poudres porphyrisées de calomel et de sucre mélangées à parties égales ou employées séparément.

b) Tatouage de la taie. — Faire dans le tissu cicatriciel, au moyen d'une aiguille à coudre, des piqûres sur lesquelles on répand ensuite de l'encre de Chine ou colorée suivant la teinte de l'iris. De préférence se servir des aiguilles spéciales à tatouer : aiguille creuse ou cannelée, faisceau d'aiguilles... (1)

(1) Knapp recommande une technique plus facile, qui ne nécessite pas d'aiguilles : enlever l'épithélium du point à tatouer, et appliquer pendant 2-3 minutes un pinceau d'ouate imbibée d'une solution à 2 p. 100 de chlorure d'or ; 15 minutes après celui-ci est réduit et les tissus prennent une coloration brun foncé ou noire. L'instillation d'adrénaline rend la réduction instantanée.

qui portent profondément l'encre dans la cicatrice. Pour être
réussie, l'opération demande à être répétée plusieurs fois.
Elle doit être faite après anesthésie locale et stérilisation de
l'instrument et de la teinture (fig. 96).

c) Iridectomie optique. — L'opération consiste à faire une
pupille artificielle dans la région de l'iris la plus favorable à
l'arrivée des rayons lumineux sur la rétine et, si possible,
dans la direction la plus générale du regard, c'est-à-dire
inféro-nasale.

§ 8. — Ectasies de la cornée.

Elles sont d'origine inflammatoire : staphylôme, kératectasie, ou non inflammatoire : kératocône, kératoglobe.

1° Le **staphylôme** (staphulé = grain de raisin) est une
ectasie formée au niveau d'une cicatrice irido-cornéenne
consécutive à une perforation. Il a une couleur gris bleuâtre
ou noirâtre due au pigment irien. Il englobe une partie ou la
totalité de la cornée. Il prend des formes variées, même celle
d'un cône, mais ce n'est pas un kératocône. Il est assez fréquemment observé en vétérinaire. En dehors des troubles
visuels qu'il produit du fait de la déformation de la vitre, à
supposer toutefois qu'elle soit transparente en quelques-uns
de ses points, ce qui est rare, il peut encore par son volume
être une gêne pour la fermeture des paupières; aussi est-il
généralement accompagné de symptômes réactionnels de
l'œil.

Les altérations anatomiques suivantes, développées à peu
près au même degré dans chacun des yeux d'une Antilope du
jardin d'acclimatation de Francfort, relevées par Schnaudigel, compléteront la description symptomatique : le volume
des staphylômes est égal à celui des bulbes; cornées complètement opaques, manquant de membranes de Descemet et
tapissées à leur couche profonde d'une couche de tissu pigmentaire représentant l'iris; chambres antérieures, ou plutôt
cavités des staphylômes traversées par des filaments conjonctifs pigmentés réunissant les corps ciliaires déformés
aux cornées; absence des cristallins; rétines à peu près
intactes; papilles saillantes; choroïdes péripapillaires atro-

phiées et unies intimement aux sclérotiques. Le développement des ectasies passa inaperçu des gardiens...

Le *traitement* ne peut guère être chez les animaux que préventif. Toutes les fois qu'on se trouve en présence d'une perforation cornéenne, si faible soit-elle, il faut s'efforcer d'obtenir une cicatrice plate. En présence du staphylôme établi, employer la compression et, en cas d'insuccès, avoir recours à l'*excision* dont, au dire de Bayer, on aurait obtenu quelque résultat sur le Chien. Sur un Cheval présentant un

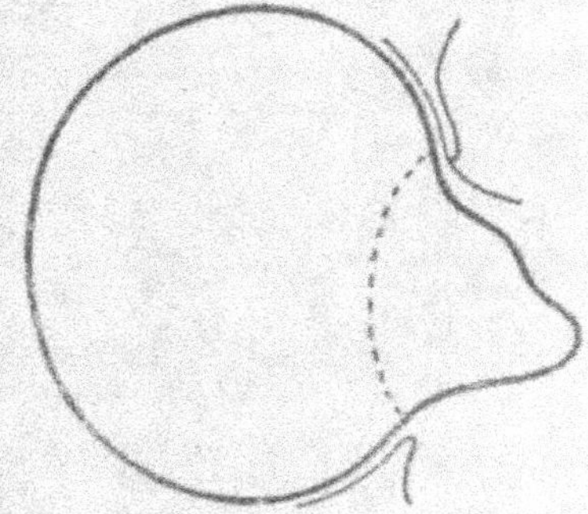

Fig. 97. — Œil de Cheval déformé par un staphylôme cornéen.

staphylôme dépressible de la grosseur d'un haricot, Weiss fendit l'ectasie horizontalement, tailla la lèvre inférieure en angle rentrant dans lequel la lèvre supérieure vint s'encastrer et fit un pansement compressif. La guérison fut obtenue après quelques attouchements au nitrate d'argent pour régulariser la cicatrice.

2° Il y a **kératectasie** quand seul le tissu cornéen, diminué dans sa résistance par une infiltration ou un ulcère non perforant, cède à la pression intra-oculaire. L'ectasie peut comprendre toute l'épaisseur de la cornée ou ses lames superficielles seulement.

Sur un Cheval qui présentait une cicatrice plate, encore récente, résultant d'une blessure non perforante, nous avons vu une ectasie des plans superficiels, de la grosseur d'un pois, située au-dessous de la cicatrice opaque. Elle était produite par une infiltration séreuse, changeait de place et disparut lorsque le travail de cicatrisation fut confirmé.

Transparence partielle conservée et vision d'images déformées mises à part, la kératectasie présente la même gêne que le staphylôme.

3° Le **kératocône** est la déformation en forme de cône de la cornée apparemment saine et restée transparente. Il produit de l'astigmatisme et s'accompagne parfois de troubles vitréens. C'est une affection rare chez l'Homme et d'une pathogénie inconnue. Gray l'a vue sur le Chien.

His, Panas, Elschnig ont tenté de le produire chez le Lapin par destruction de la membrane de Descemet au moyen

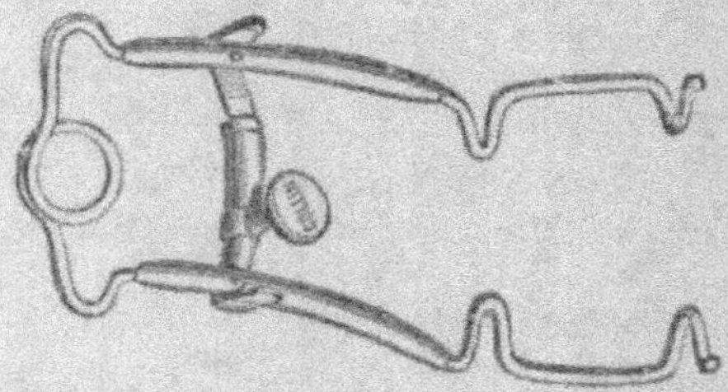

Fig. 98. — Blépharostat.

d'aiguilles courbes. Ils n'ont engendré que de petites kératectasies opaques, ne ressemblant en rien au kératocône essentiel, et qui disparurent au bout de peu de temps, sans laisser de trace.

4° On donne le nom de **kératoglobe** à l'agrandissement total de la cornée, comme cela se produit dans l'hydrophtalmie.

§ 9. — Opérations sur la conjonctive et la cornée.

1° **Péritomie.** — Cette opération a pour but de supprimer toute communication vasculaire entre la conjonctive et la cornée, dans le pannus récent par exemple, pour amener la résorption de celui-ci. Ce résultat est obtenu soit au moyen du cautère promené sur la conjonctive un peu au delà du limbe cornéen et parallèlement à lui, soit par *excision* d'un lambeau de conjonctive : des pinces soulevant cette membrane on en excise, au moyen de ciseaux à pointes mousses,

un petit lambeau sous forme de lunule de 4 à 5 millimètres
de largeur et de longueur suffisante pour déborder la base
du pannus. Dans les deux cas, l'intervention se fait après
mise en place du blépharostat et instillations de cocaïne, ou
bien après injection sous-conjonctivale de la solution anes-
thésiante qui a pour avantage de détacher la conjonctive de
la sclérotique et par conséquent d'en faciliter la préhension
et l'excision. Le résultat obtenu ne peut être que passager si
la cause persiste.

2° La **paracentèse**, ou ponction de la cornée par sa péri-

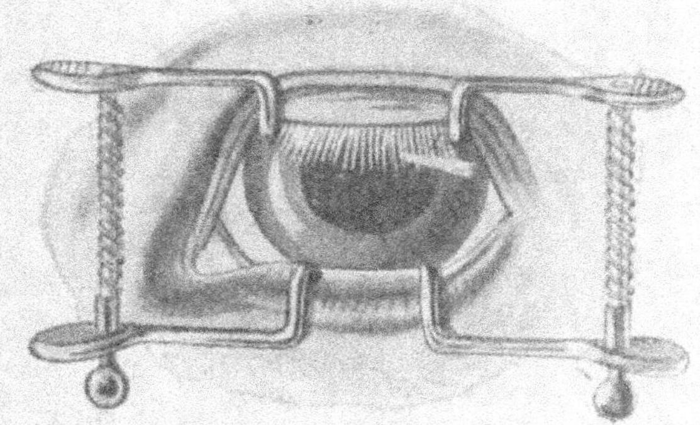

Fig. 99. — Autre forme de blépharostat en place (Bayer).

phérie, est pratiquée pour donner écoulement à l'humeur
aqueuse ou aux produits pathologiques qu'elle renferme.
Elle réclame une pince à fixer, une pique lancéolaire ou une
lancette et un blépharostat.

L'œil étant insensibilisé, les culs-de-sac conjonctivaux
détergés et vaccinés avec un antivirus, le blépharostat mis
en place, la conjonctive est saisie près du limbe en un point
situé à l'opposé de celui qui est choisi pour la ponction. Puis
la pince faisant légèrement basculer l'œil pour découvrir le
champ où l'on va porter le couteau lancéolaire, celui-ci tenu
d'une main ferme — la cornée étant résistante — est introduit en avant de la base de l'iris et parallèlement à lui, de
manière à ne blesser ni cette membrane ni le cristallin. Sur
les grands animaux, on peut supprimer la pince et fixer l'œil
avec les doigts de la main gauche.

Le choix du lieu de la ponction est dépendant de l'espèce

et du but à atteindre. Chez le Cheval et surtout les Ruminants les régions temporales et supérieures du limbe sont les plus accessibles. Toutes le sont sur le Chien et le Chat. Cela

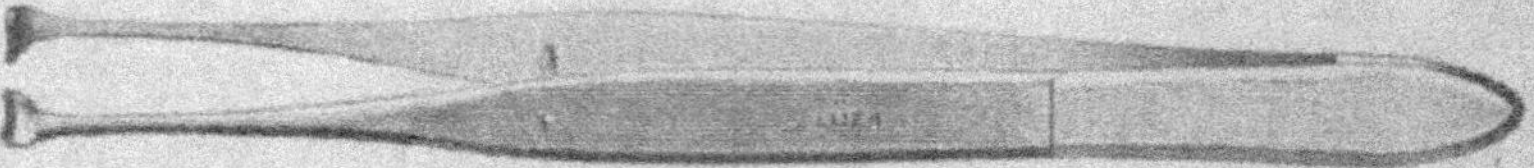

Fig. 100. — Pince à fixer de Wecker, à mors en caoutchouc.

étant, s'il s'agit d'évacuer quelque peu d'humeur aqueuse, il est préférable de ponctionner la cornée dans ses parties tem-

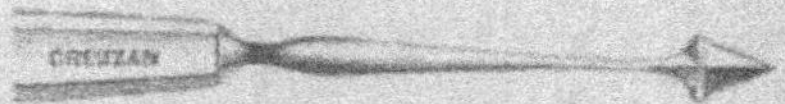

Fig. 101. — Pique lancéolaire pour paracentèse de la cornée.

poro-supérieures et de n'introduire que la pointe du couteau. Pour extraire un hypopion ou un corps étranger choisir les régions les plus déclives et pousser le couteau plus à fond. Puis appuyer sur la lèvre postérieure de manière à pouvoir saisir l'hypopion et l'extraire, mais en évitant le plus possible la perte de l'humeur aqueuse : en cas de corps étranger flottant, comme une filaire, attendre pour entrebâiller légèrement l'incision qu'il soit plus près d'elle pour que le jet de liquide l'entraîne. Il est parfois nécessaire d'aller à sa recherche avec des pinces.

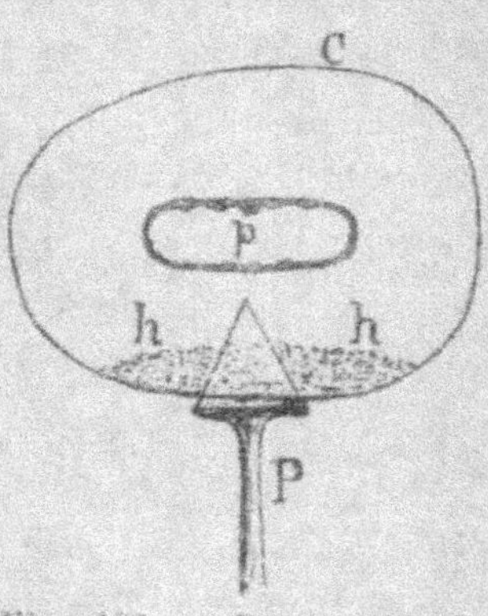

Fig. 102. — Paracentèse de la cornée.

c, cornée ; h, h, hypopion ; p, pupille ; P, pique lancéolaire.

L'opération terminée, les bords de l'incision taillés en biseau se coaptent parfaitement et les chances d'infection sont faibles. Instiller néanmoins quelques gouttes d'antivirus et protéger l'œil pendant 48 heures par un pansement compressif.

CHAPITRE IX

TRACTUS UVÉAL : IRIS, CORPS CILIAIRE ET CHOROIDE

I. — ANATOMIE ET PHYSIOLOGIE

On donne le nom de *tractus uvéal* à la membrane vasculaire et pigmentaire intermédiaire à la sclérotique et à la cornée d'une part, à la rétine d'autre part. Si on enlevait la sclérotique et la cornée sans toucher à la membrane sous-jacente, celle-ci appendue au nerf optique ressemblerait à un grain de raisin noir, d'où le nom d'*uvée* (*uva*, grain de raisin). Cette membrane n'ayant pas la même structure dans toute son étendue, on la divise en trois parties : *iris, corps ciliaire, choroïde*.

A) *Iris*.

C'est un diaphragme circulaire, situé au devant du cristallin, et percé en son centre d'une ouverture qui est la pupille. Par son bord externe il s'attache à la région scléro-cornéenne d'une manière qui sera étudiée plus loin, et se continue d'autre part avec le corps ciliaire. Par son bord interne ou pupillaire l'iris est libre et s'appuie sur le cristallin. Dans cette position il est immobile ; si son point d'appui vient à manquer, comme cela se produit dans les luxations du cristallin, l'iris tremblote à chaque mouvement de l'œil (*irido-donesis*). Chez les Mammifères supérieurs, l'iris est à peu près plan.

L'espace compris entre la cornée et le cristallin est divisé en deux compartiments inégaux par le diaphragme irien : la *chambre antérieure* et la *chambre postérieure*, qui communiquent par la pupille et renferment l'humeur aqueuse. La chambre antérieure, la plus grande, est explorable dans toutes

ses parties. Sa profondeur comparée à l'axe du bulbe est
égale à 1/3 sur le Hibou, à environ 1/4 sur le Chat (animaux
à yeux télescopiques), 1/6 sur le Chien, 1/14 sur le Cheval. La
postérieure, la plus petite, est cachée au regard par l'iris, mais
son existence est mise en évidence par une injection de gélatine colorée faite dans la chambre antérieure : elle a la forme
d'une couronne à coupe triangulaire dont la base est au
corps ciliaire.

La face antérieure de l'iris a un aspect plissé radiairement

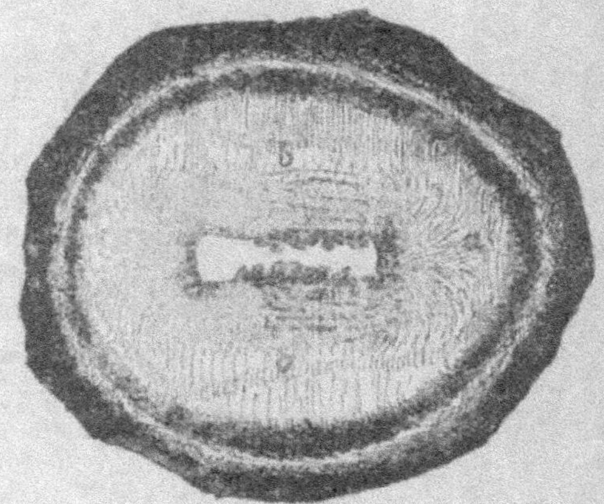

Fig. 103. — Iris du Mouton, vu par la face postérieure (Eversbusch).
a, a, ligament inhibiteur ou triangulaire de l'iris, b, b, plis de contraction.

et strié concentriquement, les stries étant de ci de là plus
foncées que le fond et donnant l'apparence de tigrures assez
régulièrement réparties. Elle a un reflet luisant dans l'état
physiologique. Sa coloration est variable suivant les espèces,
mais assez constante dans chacune d'elles, excepté chez
l'Homme. Elle est due à deux pigments, l'un noir ou brun,
qui tapisse la face postérieure de l'iris, l'autre jaune réparti
dans le stroma ; c'est à leur différence de densité que tient la
diversité des teintes du fond. Celui-ci est brun jaune sur le
Cheval, jaune brun sur les Bovidés, gris bleu sur la Chèvre,
jaune brun ou doré sur le Chien, verdâtre chez le Chat adulte
et bleu clair chez les individus jeunes. Sur les Oiseaux il
varie du jaune au brun en passant par le roux. Dans toutes les

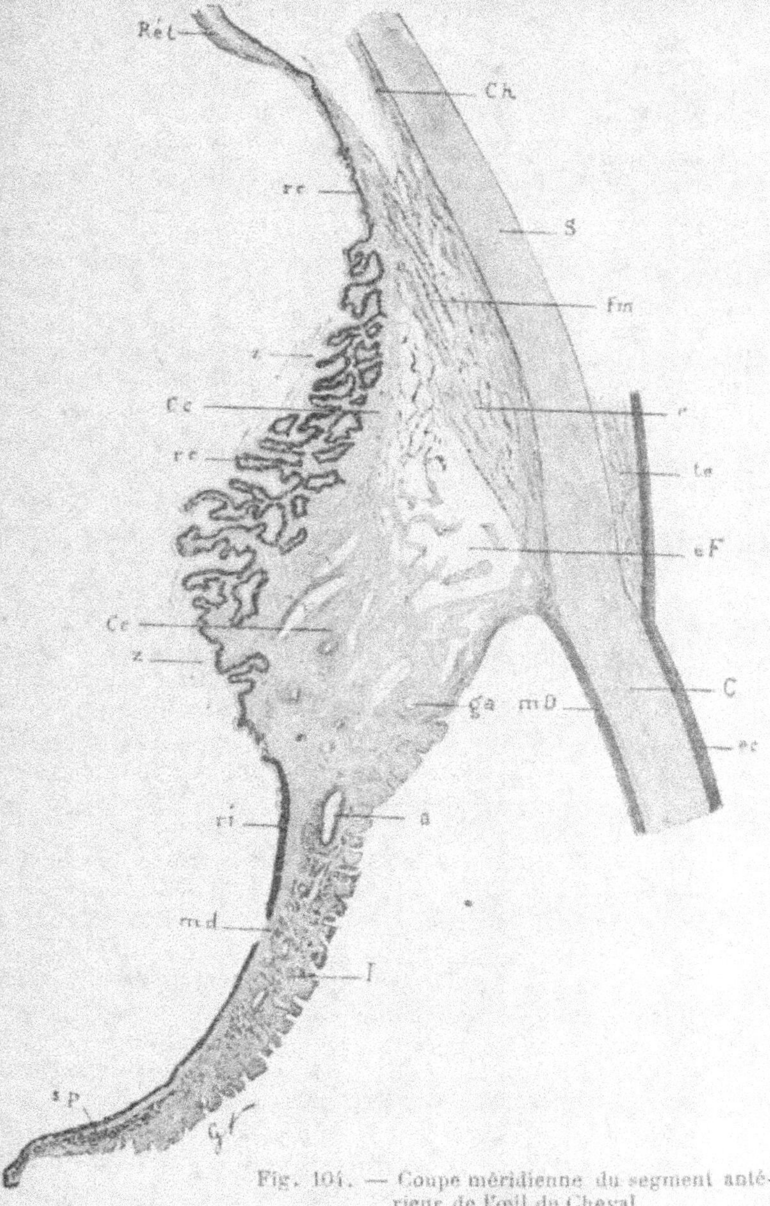

Fig. 104. — Coupe méridienne du segment antérieur de l'œil du Cheval.

C, cornée ; Ce, Ce, corps ciliaire avec, à sa surface, les procès ciliaires ; Ch, choroïde ; ec, couche épithéliale cornéenne ; Fe, espaces de Fontana ; fm, fibres musculaires du muscle ciliaire ; ga, grand cercle artériel de l'iris ; I, iris ; mD, membrane de Descemet ; md, membrane dilatatrice ; r, tissu réticulé terminant la membrane de Descemet au niveau des espaces de Fontana ; Rét, rétine au niveau de l'ora serrata ; rc, rétine ciliaire ; ri, rétine irienne ; S, sclérotique ; sp, sphincter pupillaire ; te, tissu épiscléral ou sous-conjonctival ; V, V, V, vaisseaux du corps ciliaire ; z, z, tractus de la zonule de Zinn.

espèces la pupille est bordée d'un ourlet plus foncé et plus ou moins étendu, surtout bien marqué dans les Oiseaux.

La face postérieure est tapissée d'une couche épaisse de pigment qui parfois contourne par places le bord pupillaire et vient faire saillie en avant, dans la chambre antérieure, sous la forme de *grains de suie*, dits encore *flocculi iridis*, *ectropions de l'uvée*. Rares à observer sur l'Homme, ils sont de règle sur les Herbivores; on les rencontre aussi sur le Chien. Ils sont ordinairement plus nombreux et plus volumineux en haut (on en a compté jusqu'à 18 sur le Cheval) qu'en bas, sur la ligne médiane que sur les côtés, et disposés symétriquement dans les deux yeux. Les plus gros se trouvent sur le Mouton et les plus petits sur le Chien. Chez le Chameau et le Lama les deux bords pupillaires sont également garnis de flocculi qui s'engrainent les uns dans les autres lorsque la pupille est en myosis.

Ils représenteraient les restes d'un organe ayant quelque analogie avec l'*opercule pupillaire* de certains poissons (Pleuronectes), qui permet non seulement à la marge supérieure de l'iris d'occlure complètement la pupille, mais encore de recouvrir la marge inférieure. Formés presque exclusivement de pigment supporté par un réseau conjonctivo-vasculaire, les grains de suie sont parfois creusés de lacunes remplies de liquide qui leur donnent l'apparence kystique (Gallenga).

La *grande circonférence* de l'iris se continue dans le corps ciliaire et se trouve reliée à la région scléro-cornéenne par le *ligament pectiné*. La petite circonférence délimite la *pupille*. Chez le Cheval, elle est plus dilatée dans le jeune âge et affecte jusqu'à 5-6 ans une forme elliptique à grand diamètre horizontal qui rend l'examen ophtalmoscopique plus facile sans mydriatique que plus tard, alors qu'elle est resserrée et a la forme d'un rectangle à angles arrondis. Elliptique aussi chez les Ruminants, le Porc et les Ongulés en général, elle est circulaire chez le Chien et les Carnivores ainsi que les Oiseaux de basse-cour, et affecte la forme d'une boutonnière verticale sur le Chat et certains Oiseaux nocturnes. Sur tous elle est circulaire dans l'état de dilatation maximum.

Structure. — L'iris comprend quatre couches. L'antérieure est formée d'un épithélium plat. Dessous et occupant à peu

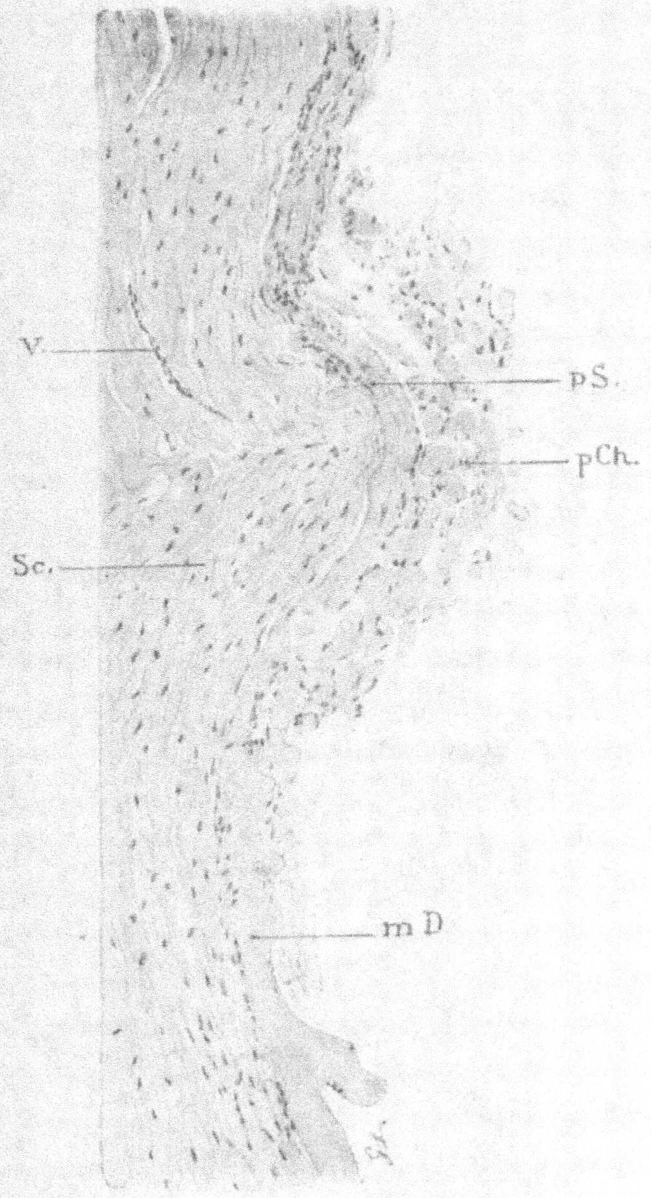

Fig. 105. — Terminaison de la membrane de Descemet
du Cheval au niveau des espaces de Fontana.

mD, membrane de Descemet; pCh, portion choroïdienne; pS, portion sclérale; Sc, sclérotique; V, vaisseau perforant des ciliaires antérieures.

près toute l'épaisseur de l'organe est le stroma composé de faisceaux conjonctifs ondulés s'entrecroisant en tous sens et supportant de nombreux vaisseaux et du pigment. La face antérieure du stroma est creusée de sillons concentriques à la pupille, répartis dans toute la hauteur de l'iris sur le Cheval et le Chat, limités au voisinage du bord pupillaire chez le Chien et l'Homme, qui représentent croit-on des bouches absorbantes ou stomates. Tapissant le stroma en arrière se trouve une membrane continue, mince, dense, dite de Bruck ou de Henle, que l'on considère comme étant la *membrane dilatatrice* de la pupille (Grinfeltt). Cette thèse, confirmée par Zietzchmann notamment, reste contestée par d'autres anatomistes qui admettent difficilement qu'un muscle aussi faible puisse provoquer des mouvements aussi prompts que ceux de la pupille. Elle mesure 5 μ d'épaisseur chez le Cheval alors que le stroma a 0 mm. 42. Enfin, en arrière se trouve une double rangée de cellules épithéliales chargées de pigment, qu'on ne voit bien que sur la coupe d'yeux dépigmentés ou albinos, couche qui se détache facilement sur les coupes anatomiques et qui, embryologiquement, n'appartient pas à l'iris ; c'est la continuation de la rétine, d'où son nom de *pars iridica retinæ*.

Ajoutons que près du bord pupillaire se trouvent les fibres musculaires, lisses, du *sphincter de la pupille*. Circulaires, formant un anneau absolument libre de toute adhérence avec la périphérie de l'iris chez les animaux à pupille ronde, elles sont séparées en deux faisceaux indépendants chez les autres. Ces faisceaux sont rattachés à la périphérie de l'iris, en deux points opposés prolongeant le grand axe pupillaire, par l'intermédiaire de petits tendons chez les Ongulés, directement et après s'être entrecroisés sur le Chat. Ces dispositions limitant les contractions en deux points diamétralement opposés seraient la cause de la pupille en fente, qui peut s'occlure complètement sur le Chat (Eversbusch, Raselli) (fig. 103).

B) *Corps ciliaire*.

Il unit l'iris à la choroïde. Il n'est visible qu'après enlèvement de l'hémisphère postérieur de l'œil. Il apparaît alors sous la forme d'une couronne godronnée à sa surface, plus pigmentée que la choroïde, entourant le cristallin sans le toucher. Son bord externe ou excentrique est asymétrique sur les

Équidés et les Ruminants, la portion nasale étant aplatie

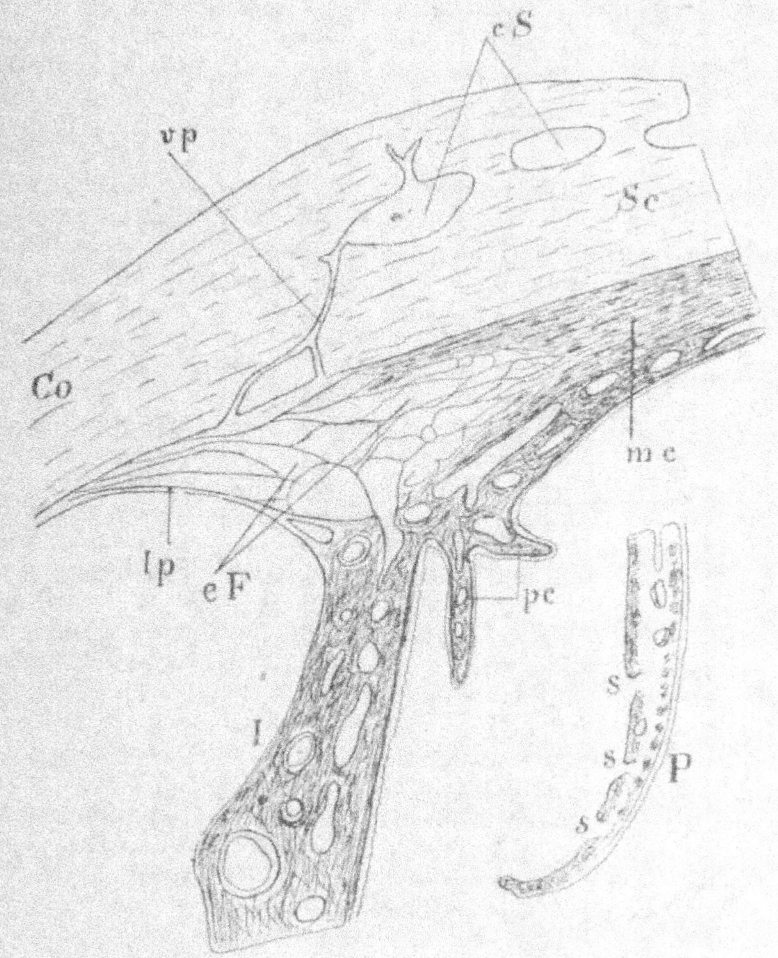

Fig. 106. — Coupe méridienne du segment antérieur de l'œil du Chien
(d'après Nuel et Benoist)

Co, cornée ; cS, canaux de Schlemm ; eF, espaces de Fontana ; I, iris ; lp, ligament pectiné ;
mc, muscle ciliaire ; P, portion pupillaire de l'iris avec stomates de la face antérieure s,
s, s ; pc, procès ciliaires ; Sc, sclérotique ; vp, conduits perforants faisant communiquer les
espaces de Fontana avec les canaux de Schlemm.

(fig. 161), ce qui aurait pour conséquence physiologique

d'agrandir le champ visuel dans sa région temporale (Voy. champ visuel du Cheval). Il est presque symétrique sur le Chien et le Chat. Il forme une ligne finement dentelée appelée pour cela *ora serrata*. La surface godronnée est constituée par de petites pyramides disposées côte à côte dans le sens radiaire, leur base regardant le cristallin et leur sommet étant à l'ora serrata : ce sont les *procès ciliaires*, de saillie inégale chez un même individu, de nombre et de développement très variables suivant les espèces : 70-80 sur l'Homme comme chez le Chien, 200 et plus sur les Oiseaux ; très développés chez le Bœuf, peu sur le Lapin, moyennement sur les Oiseaux.

Sur une coupe méridienne, le corps ciliaire a la forme d'un triangle dont le côté postérieur est tapissé par une double rangée de cellules de même nature que celles de la face postérieure de l'iris, représentant par conséquent la partie ciliaire de la rétine (*pars ciliaris retinæ*) ; le côté antérieur est relié à la sclérotique comme il sera dit ci-après (angle de la chambre antérieure) ; la base se continue par une partie seulement avec l'iris, l'autre restant libre et faisant saillie dans la chambre postérieure ; le sommet se perd dans la choroïde au niveau de l'ora serrata.

Structure. — Le stroma est de même nature que dans l'iris. A sa face externe ou scléroticale se trouve le *muscle ciliaire*. Remarquablement développé chez les Oiseaux où il est formé de fibres striées, il est aussi très développé sur l'Homme et les Singes où il ne comprend que des fibres lisses ou des fibres cellules comme dans les autres espèces. Dans l'œil du Chien et du Chat il est déjà très réduit, mais il a son minimum de développement chez le Porc, les Équidés et les Ruminants où parfois il est à peine reconnaissable. Würdinger l'a trouvé plus développé sur les Ruminants sauvages que sur ceux vivant à l'état domestique. Le tableau suivant résultant de ses recherches donnera une idée de l'importance de ce muscle comparée à la grosseur de l'œil. On pourra aussi rapprocher les dimensions du muscle de la grosseur du cristallin pour juger de la puissance accommodative.

ESPÈCES	Diamètre sagittal de l'œil en mm.	Longueur du Muscle ciliaire en mm.	Largeur maximum du Muscle ciliaire en mm.
Singe	16-18	2,5-2,9	0,7-1,3
Chien	18	2,6	0,4-0,6
Chat	16-17	2,7-3,4	0,27-0,5
Lama	45	3,9-5,6	0,64-1,1
Porc	18	2,5-3,2	0,2-0,4
Cheval	45	2,7-4,3	0,4-0,5

Angle de la chambre antérieure. — Tandis que chez l'Homme l'iris forme à lui seul la paroi postérieure de la chambre antérieure, chez le Cheval, et la plupart des autres espèces, l'humeur aqueuse baigne aussi la face antérieure du corps ciliaire par suite de la disposition suivante. Iris et corps ciliaire forment un angle dièdre avec la cornée et la sclérotique. Au niveau de sa base, l'iris, en même temps qu'il se continue dans le corps ciliaire, s'appuie sur la région scléro-cornéenne par des piliers qui s'entrecroisent en formant des mailles d'autant plus serrées qu'on se rapproche du sommet de l'angle (fig. 104, 106). Les piliers délimitent des interstices appelés *espaces de Fontana*, et leur ensemble constitue le *ligament pectiné*, ainsi désigné parce que vus du côté de la chambre antérieure les piliers de base ressemblent par leurs saillies aux dents d'un peigne. La membrane de Descemet engaîne les piliers de même que son endothélium tapisse les espaces de Fontana. Ceux-ci prolongent donc la chambre antérieure.

Le *canal de Schlemm* (fig. 106) doit être décrit ici. Il est circulaire et situé dans les plans profonds de la cornée, à la limite de la jonction de cette membrane avec la sclérotique. Il est en communication avec l'humeur aqueuse d'une part et les espaces lymphatiques épiscléraux d'autre part. Très développé sur les Oiseaux et bien apparent chez l'Homme et les Carnivores, il l'est beaucoup moins chez les Herbivores. Il doit jouer un rôle dans l'équilibre des pressions endoculaires.

C) *Choroïde.*

Cette membrane tapisse la face interne de la sclérotique de l'entrée du nerf optique à l'ora serrata. Sauf dans la région du tapis, qui présente une belle teinte azurée, verte, jaunâtre... la choroïde a une couleur brune sur laquelle se dessine, vers la périphérie, le tourbillon des vaisseaux ciliaires.

Structure. — Elle comprend quatre couches dans la plus grande partie de son étendue et cinq dans la région du tapis. Ce sont de dedans en dehors la lame vitrée, la chorio-capillaire, la couche intervasculaire ou couche fondamentale de Tourneux, appelée encore tapis, la couche des gros vaisseaux

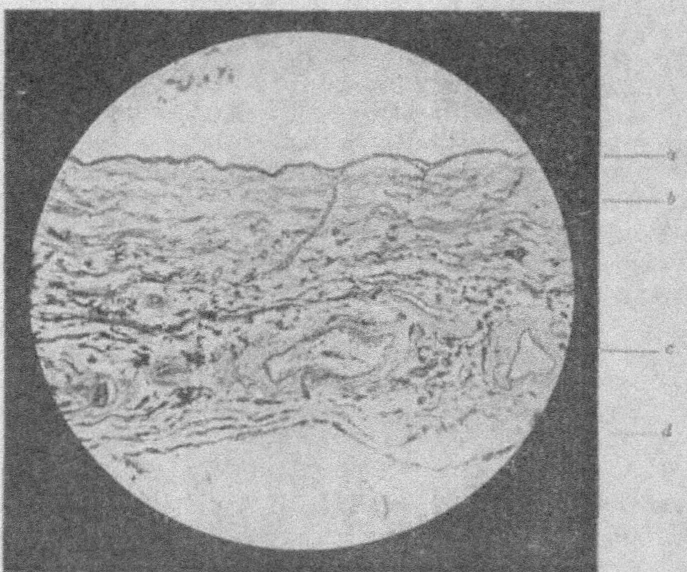

Fig. 107. — Coupe de la choroïde du Cheval au niveau du tapis clair.
a, chorio-capillaire; *b*, couche fondamentale du tapis fibreux avec capillaires faisant communiquer les deux couches vasculaires; *c*, couche des gros vaisseaux; *d*, lamina fusca.

et la *lamina fusca* (fig. 107). La *membrane vitrée* est très mince et transparente. La *chorio-capillaire* se compose d'un réseau capillaire à mailles d'autant plus serrées que la rétine est moins vascularisée. La *couche fondamentale* n'existe qu'au niveau du tapis clair. Elle diffère suivant les espèces. Formée de faisceaux de fibres lamineuses légèrement ondulées (*tapis fibreux*) chez les Solipèdes et les Ruminants, l'Éléphant, elle se compose, sur les Carnivores, de plans superposés de cellules appelées iridocytes, cellules irrisantes et chatoyantes (*tapis cellulaire*). Elle manque dans l'œil de l'Homme, de la plupart des Singes, du Porc, du Lapin... Elle ne possède pas de vaisseaux propres, mais elle est traversée par des capillaires allant de la couche des gros vaisseaux à la choriocapillaire (fig. 107). Les points ocellés du tapis vus à l'ophtalmoscope sont dus sans doute à l'abouchement de ces capillaires. La coloration si remarquable du fondus des animaux pourvus d'un tapis est le résultat de la décomposition de la lumière par les différents plans fibreux ou cellulaires de la couche fondamentale, mais elle est plus vive, plus resplendissante dans les tapis cellulaires que dans les tapis fibreux. La *couche des gros vaisseaux* est formée d'un réseau très serré de gros vaisseaux artériels et veineux entourés de fibres conjonctives, élastiques, musculaires, et de cellules pigmentaires ramifiées. La *lamina fusca*, nappe de tissu conjonctif lâche, avec lacunes lymphatiques, unit la choroïde à la sclérotique. C'est dans ses mailles surtout que s'accumulent hémorragies, œdèmes et épanchements inflammatoires.

Vaisseaux du tractus uvéal. — La *circulation artérielle* de l'iris, du corps ciliaire et de la choroïde, est assurée par trois espèces de vaisseaux originaires de l'ophtalmique externe, elle-même provenant de la maxillaire interne : artères ciliaires postérieures, courtes et longues, et artères ciliaires antérieures.

Les *ciliaires courtes postérieures* traversent la sclérotique dans la région postérieure voisine de l'entrée du nerf optique et forment la chorio-capillaire et la couche des gros vaisseaux. Dans les yeux albinos, on voit ceux-ci à l'ophtalmoscope former de jolies étoiles qu'on peut étudier encore plus complètement par transparence, sur des yeux énucléés, en éclairant l'œil par devant et en l'examinant par derrière, c'est-à-dire en interposant l'œil entre une source lumineuse et l'observateur. Sur le Cheval, le Chat..., les ciliaires courtes échangent de nombreuses branches avec les vaisseaux rétiniens et les remplacent parfois. Les *ciliaires longues postérieures*, au nombre de deux, traversent la sclérotique avec les précédentes et cheminent d'arrière en avant dans l'espace supra-choroïdien en abandonnant quelques branches seulement à la choroïde. Elles se terminent dans le corps ciliaire, et l'iris où elles forment deux cercles alimentant les artères radiaires, l'un périphérique, *grand cercle artériel de l'iris*, l'autre péripupillaire, *petit cercle artériel de l'iris*, que nous n'avons pas rencontré sur nos coupes méridiennes de l'œil du Cheval. Enfin, les *ciliaires antérieures*, provenant des artères des quatre muscles droits, fournissent quelques rameaux à la conjonctive et au tissu épiscléral périkératique pour la nutrition de la cornée, puis traversent la sclérotique un peu en dehors du limbe scléro-cornéen et se terminent comme les postérieures longues dans le corps ciliaire et l'iris.

Les *veines* aboutissent d'une part aux ciliaires antérieures, d'autre part et surtout aux *vasa vorticosa* qui forment quatre gros troncs sortant de l'œil en des points symétriques de l'hémisphère postérieur du globe.

D). *Physiologie du tractus uvéal.*

Nutrition du globe. — Essentiellement vasculaire, le tractus uvéal tient sous sa dépendance la nutrition de presque tout le globe, en particulier celle des organes avasculaires, cornée, cristallin et vitré, et aussi rétine chez les animaux dont les vaisseaux rétiniens sont très courts, comme les Solipèdes, ou manquent totalement. Cette grande vascularisation expose le tractus aux envahissements infectieux et secondairement les organes avasculaires, qui ont le plus besoin de son concours, à des altérations variées.

Sécrétion de l'humeur aqueuse. — On suppose que le corps ciliaire sécrète l'humeur aqueuse et que celle-ci retourne à la circulation générale par les stomates de l'iris, le canal de Schlemm, l'espace supra-choroïdien qui communique avec l'extérieur le long des vaisseaux traversant la coque oculaire, et la périphérie du nerf optique. Ainsi se maintient la tension oculaire qui varie dans l'état normal, mais dans de faibles limites.

L'humeur aqueuse est un liquide limpide contenant une très petite quantité d'albumine à l'état normal. Lorsqu'on l'évacue, elle se reforme très rapidement, mais alors elle est beaucoup plus chargée d'albumine.

Rôle de l'iris dans l'acte visuel. — Le diaphragme irien empêche qu'un trop grand nombre de rayons visuels pénètrent dans l'œil, l'éblouissent et altèrent la rétine; il arrête aussi les rayons marginaux qui en ne se réfractant pas convenablement rendraient l'image floue (*aberration de sphéri-*

cité). Les mouvements de l'iris sont commandés par deux muscles, le sphincter de la pupille et le dilatateur. Le sphincter est animé par l'oculo-moteur commun qui fournit, aussi, au muscle ciliaire ou de l'accommodation et au droit interne ou de la convergence : l'irritation de l'oculo-moteur commun contracte la pupille, sa paralysie est suivie de dilatation. Le dilatateur est innervé par le sympathique : l'irritation du sympathique dilate la pupille, sa paralysie est suivie de contraction.

Les mouvements pupillaires sont indépendants de la volonté ; ils sont réflexes ou associés. Ils sont *réflexes* aux excitations sensitives lumineuses : contraction à la lumière, dilatation dans l'obscurité ; et aux excitations psychiques, de la peur par exemple : dilatation. Ils sont *associés* aux mouvements de convergence de l'œil (synergie avec les muscles droits internes), et à l'accommodation (synergie avec les muscles ciliaires) et se traduisent par une contraction ; ils sont également associés quand les mouvements de l'iris éclairé se répercutent dans l'œil opposé tenu dans l'obscurité. Ces données sont utilisées en clinique pour établir objectivement si l'œil est ou non sensible à la lumière, si la vision est ou non conservée.

Dans l'état normal, la pupille est un peu plus dilatée chez les jeunes que chez les adultes. De plus elle présente même diamètre aux deux yeux : L'inégalité pupillaire ou *anisocorie* est toujours un signe pathologique (trouble du côté de l'oculomoteur et de ses centres).

II. — AFFECTIONS DE L'IRIS ET DU CORPS CILIAIRE

§ 1. — Anomalies congénitales.

1° **Hétérochromie** (chromhétéropie). — La différence de coloration des deux iris, un bleu et l'autre brun jaune par exemple, est assez fréquemment observée sur les animaux domestiques, en particulier chez ceux dont le pelage est clair ou à trois couleurs, noire, jaune, blanche : Chat et Cobaye angoras, Chien, Chèvre. C'est un stade vers l'albinisme, et un signe de dégénérescence de l'œil, voire générale, qui coïncide souvent avec d'autres tels que surdité, cataracte, malformations congénitales de l'iris... Les yeux des animaux sauvages sont fortement pigmentés et ne présentent pas d'hétérochromie au contraire de ceux des animaux domestiques qui sont tous plus ou moins dépigmentés, comme leur pelage. L'hétérochromie est généralement congénitale encore qu'elle se développe parfois dans les premières semaines de la vie. Elle est souvent héréditaire et peut provenir de parents dont les yeux sont de couleur différente. La puissance visuelle ne semble pas être amoindrie (Koby). L'œil anormal est celui qui est le plus clair.

L'hétérochromie peut aussi être *acquise* et résulter, comme le montrent l'expérimentation sur les animaux et l'observation sur l'Homme, de la section du sympathique ou de sa paralysie, à condition que le ganglion cervical supérieur soit intéressé (Bistis) (1).

2° **Albinisme.** — L'absence locale ou générale du pigment caractérise cet état. L'albinisme partiel de l'iris du Cheval (œil vairon, de *varius*, qui est de différentes couleurs : varié, moucheté, tacheté, bigarré) est fréquent à observer, mais on ne l'a pas différencié comme il conviendrait de l'hétérochromie (2). La partie dépigmentée est de coloration blanc plombé et peut coïncider sur les chevaux de robe colorée avec des taches blanches de la face et des paupières dont elle ne semble parfois qu'un prolongement. On rencontre aussi l'albinisme sur d'autres animaux, le Porc en particulier, le Chien,

(1) Cornil et Jeandelize ont enregistré sur l'Homme un fait clinique confirmant l'expérimentation.

D'autre part, Mawas, après étude biomicroscopique de plusieurs cas de cataracte accompagnant l'hétérochromie, est arrivé à ces conclusions : que cette altération est due à une *iritis épithéliale* avec chromatolyse; que l'atrophie et la destruction de l'épithélium pigmentaire irien n'est qu'une localisation d'une maladie générale de l'épithélium pigmentaire de la rétine; que l'humeur aqueuse des yeux atteints de chromhétéropie est anormale : début de floculation, présence de globules blancs ou de particules pigmentaires; et que la cataracte est la conséquence fatale des lésions épithéliales de l'iris et des modifications de l'humeur aqueuse.

(2) Hétérochromie et œil vairon sont-ils deux états de l'iris reconnaissant la même origine, comme le pense Koby. Du point de vue dépigmentation de l'iris en profondeur, c'est vrai, encore qu'elle se fasse au détriment du stroma seulement semble-t-il dans l'œil vairon, et, d'après Mawas, de la couche des cellules rétiniennes de l'iris dans l'hétérochromie. D'autre part, du point de vue étiologique, et à ne considérer que le caractère de la tache de dépigmentation, invariable dans le temps quant à sa teinte et à sa forme dans l'œil vairon, variable au contraire dans l'hétérochromie, il se pourrait que seul celui-là fut congénital.

surtout le Danois, le Chat... L'albinisme irien total est fréquent chez le Lapin et le Cobaye. L'œil atteint d'albinisme est plus irritable à l'action de la lumière. Il est parfois accompagné chez l'Homme de nystagmus, chez le Chien et le Chat de surdité.

3° **Hyperplasie des grains de suie.** — Leur développement exagéré (2 cm. $\times$ 1 cm. dans une observation d'Eversbusch), dans de rares cas il est vrai, a pu être accusé de gêner la vision du Cheval, particulièrement dans l'état de myose tenant

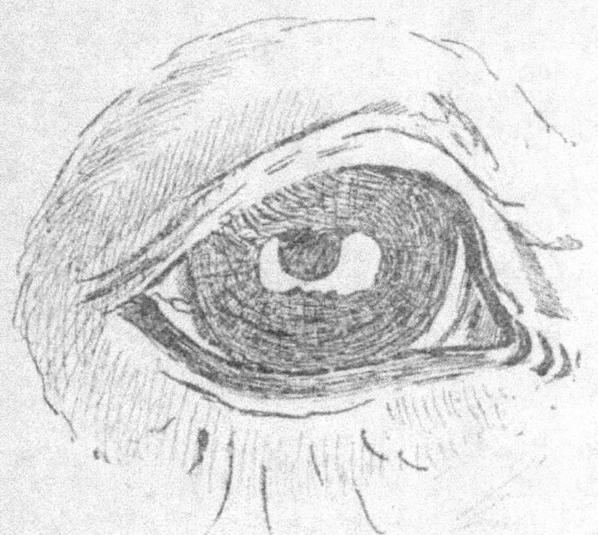

Fig. 108. — Grain de suie hypertrophié sur le Cheval.

à une lumière vive. Lorsque, en outre, ils sont mobiles, ils peuvent provoquer la peur. On a vu les grains de suie se former et s'accroître pendant la vie. Si l'on est requis d'intervenir, en faire l'*ablation*. Eversbusch opéra une fois sur le Cheval, mais le résultat fut compromis par l'infection déterminée par l'indocilité de l'animal. Delbreuve fut plus heureux sur une Jument d'officier, peureuse, maladroite au saut, qui présentait aux deux yeux des flocculi de 1 centimètre de diamètre obstruant les

Fig. 109. — Couteau de Græfe.

pupilles dans leur partie médiane. Les yeux étaient sains par
ailleurs. L'ablation fut faite d'abord d'un côté puis, la guérison obtenue, de l'autre, après anesthésie générale et instillation d'atropine. L'instrumentation comporta : blépharostat, écarteurs mousses, pince à fixer, couteau de Graefe,
pince à iridectomie, sonde à spatule, aiguilles à suture et
crin de Florence. La section qui emporta un peu de l'iris et
laissa une légère encoche avec cicatrice linéaire blanchâtre
fut suivie d'hémorragie dans les deux yeux, remplissant la
moitié de la chambre dans l'un, la totalité dans l'autre, mais
qui se résorba en une huitaine de jours. D'un côté le grain
de suie tomba dans la chambre et y fut laissé. Pansement
par suture des paupières. Comme résultat, disparition de la
peur, adresse à l'obstacle revenue. Avec l'immunisation du
champ opératoire par les antivirus instillés avant et après
l'intervention on supprimera toute crainte d'infection. L'adrénaline parera aussi aux chances d'hémorragie.

4° **Membrane pupillaire persistante.** — Dans le développement de l'œil, on a vu que la chambre antérieure se forme
par clivage d'un tissu qui se sépare en deux membranes : l'une,
antérieure, épaisse, forme le stroma de la cornée, l'autre,
postérieure, très mince, vasculaire, accolée à la face antérieure
de l'iris dont elle obstrue l'ouverture, est la membrane pupillaire, organe fœtal qui a disparu à la naissance, dans les cas
normaux. La persistance de cette membrane constitue une
anomalie observée un assez grand nombre de fois sur le Cheval, le Bœuf, le Chien, le Lapin.

C'est une membrane rarement complète (Mohr en a signalé
un cas sur le Porc), réduite quelquefois à un filament. Son
tissu exceptionnellement blanchâtre rappelle le plus souvent
celui de l'iris par sa couleur, par son extensibilité, la membrane ni les tractus n'empêchant les mouvements naturels ou
provoqués de la pupille, par la présence de vaisseaux visibles à la loupe. *Ses attaches à la face antérieure de l'iris*, considérées comme caractéristiques, ne semblent pas avoir attiré
l'attention de tous les observateurs. Le Calvé nous montre
une membrane pupillaire fixée au bord même de la pupille
par de fins tractus, ce qui n'est pas impossible, mais se présente rarement.

La membrane pupillaire peut gêner la vision à un degré

variable avec les dimensions et la situation qu'elle occupe
dans le champ pupillaire. Un Chien observé par Le Calvé
avait une démarche hésitante; il se heurtait à chaque objet
et ne retrouvait une vision un peu distincte que dans la demi-

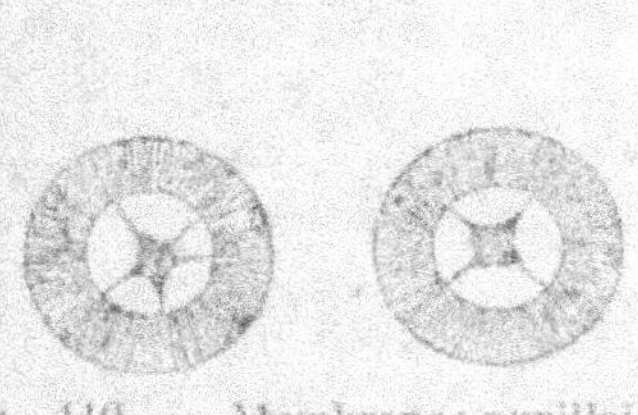

Fig. 110. — Membranes pupillaires
chez le Chien (Le Calvé).

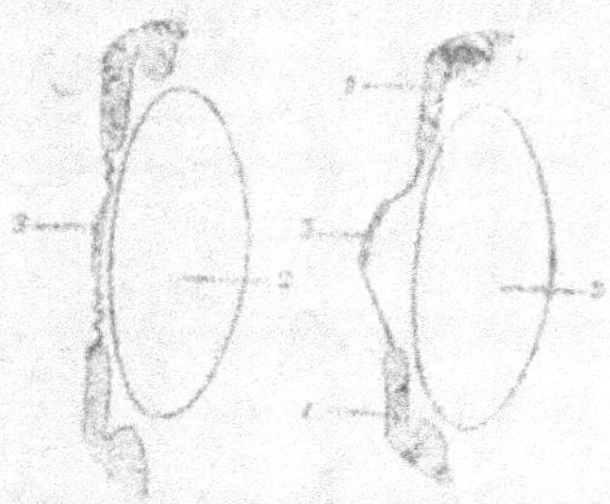

Fig. 111. — Vues en coupe.

obscurité de l'appartement: sans doute ajouterons-nous, parce
que la pupille se dilatant, la vision se faisait par les régions

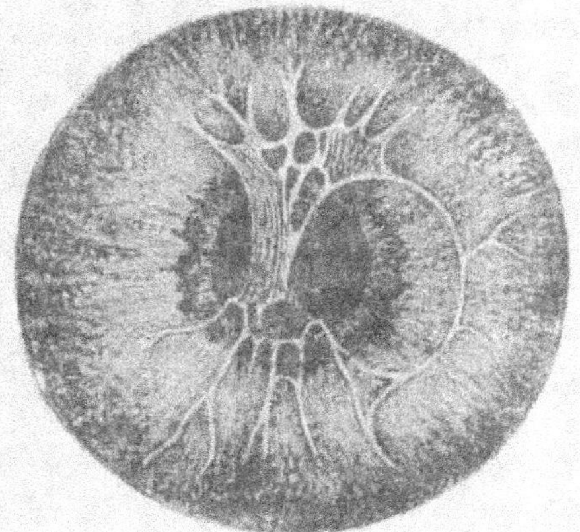

Fig. 112. — Membrane pupillaire chez l'Homme (Van-Duyse).
Elle s'attache par ses filaments périphériques à la face antérieure de l'iris.

périphériques. Il y avait en somme, ici, *nyctalopie* accidentelle.

Cette malformation coexiste souvent avec d'autres et se
transmet héréditairement. Ce sont là deux caractères communs à toutes les malformations congénitales. Et faut-il

ajouter qu'il y a moins hérédité de l'anomalie que prédisposi-
tion à donner des malformations quelconques ; en d'autres
termes, les anomalies congénitales s'équivalent quant à leur
transmission. Pour illustrer ces deux données rapportons le
fait suivant. Une Chienne présentant des membranes pupillaires eut un fils atteint de la même malformation, lequel pro-
créa deux portées de petits qui montraient des malformations
oculaires diverses (Le Calvé).

Le *diagnostic* différentiel doit être fait avec les *membranes
pupillaires d'origine inflammatoire*, qui ne sont pas rares chez
le Bœuf ainsi que nous le dirons ultérieurement, et avec les
synéchies.

Intervention. — Il est possible, chez les jeunes animaux, que
la membrane pupillaire se résorbe, mais la chose est rare :
Meyer a vu le fait se produire en deux mois chez un Veau de
9 mois, et Youatt en 6 mois sur un Chien de huit.

Au cas où les troubles visuels empêcheraient l'utilisation
de l'animal, il serait indiqué de tenter l'*ablation* par ponction
à la pique triangulaire de la cornée, section des filaments
avec le couteau de Graefe, ou les ciseaux à iridectomie, et
extraction de la membrane, le tout après avoir immunisé l'œil
contre l'infection.

5° **Colobomes de l'iris et du corps ciliaire**. — Au début de
son développement, l'œil présente une fente médiane inférieure, dite fente fœtale optique (Voy. Ch. Ier), qui est destinée à se fermer. Si des causes font qu'elle ne se ferme
pas ou qu'elle ne se ferme qu'incomplètement, l'œil reste fis-
suré dans une ou plusieurs parties de ses organes. C'est là
l'origine du *colobome typique* qu'on reconnaît à sa situation
médiane dans l'hémisphère inférieur. La clinique fournit
d'autres colobomes siégeant dans tous les méridiens de l'œil :
ce sont les *colobomes atypiques* qu'on a fait dériver de causes
variées telles que d'inflammations utérines ayant amené un
arrêt de développement. Cependant, Van Duyse ayant constaté sur un embryon de Veau une double fente fœtale oculaire, l'une typique, l'autre atypique, s'autorisa de ce fait pour
conclure que les colobomes atypiques sont dus à l'existence
de fentes fœtales accessoires. Trois cas de même espèce rencontrés par Ammon sur des embryons de Poulet et de Mouton appuient l'hypothèse.

Le *colobome de l'iris* a été observé sur le Cheval, le Bœuf, le Mouton, le Chien, le Porc, le Poulet, le Lapin. Il intéresse le bord pupillaire qui s'échancre partiellement ou totalement (fig. 113). Il peut être multiple : Bock en vit trois diviser l'iris d'un Porc (fig. 114), Ammon deux, sur un Poulet. Si le colo-

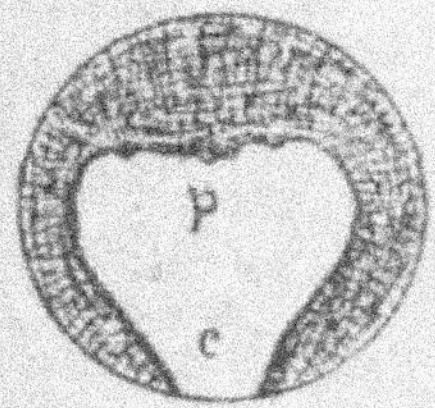

Fig. 113. — Colobome de l'iris *typique*, total, chez un Veau (Keil).
p, pupille; c, colobome.

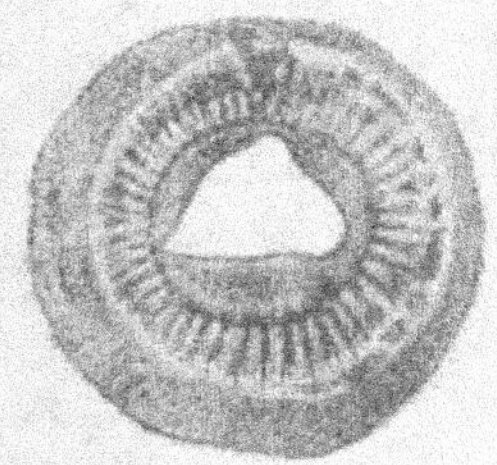

Fig. 114. — Trois colobomes iriens, *atypiques*, partiels, chez un Porc (Bock).

bome n'intéresse pas le bord pupillaire, il y a formation d'une ou plusieurs pupilles accessoires : il y a *polycorie* (fig. 115-116). On en a compté douze chez l'Homme. Ammon a rencontré sur le Taureau deux pupilles égales. Le colobome de l'iris peut troubler la vision par éblouissement si la pupille est

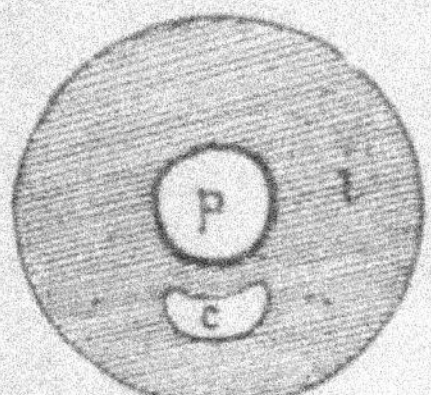

Fig. 115. — Colobome typique, partiel, de l'iris d'un Chien (*polycorie*) (d'après Möller).

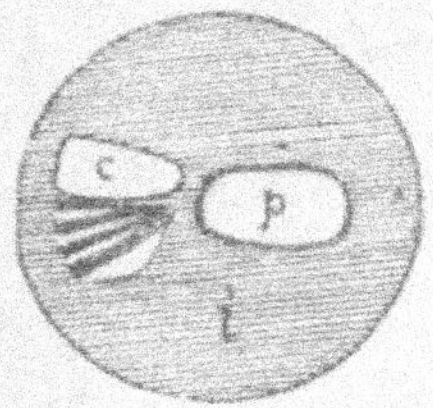

Fig. 116. — Colobomes atypiques, partiels, de l'iris d'un Cheval (*polycorie*) (d'après Héring).

trop large et ne se contracte pas bien, par *diplopie* (images doubles), ou *polyopie* (images multiples) s'il y a polycorie.

Le *colobome du corps ciliaire* tombe moins sous le sens et n'est ordinairement qu'une trouvaille d'autopsie. Bock l'a signalé chez le Porc où il coexistait avec des colobomes de l'iris et de la choroïde (fig. 117). Sur la Poule de Cochinchine le colobome ciliaire est constant et caractéristique de ses yeux

(Van Duyse). On l'a rencontré aussi sur le Cheval, le Chat, le Lapin...

6° **Aniridie.** — Encore dite iridérémie, c'est l'absence complète de la membrane irienne. Elle a été constatée sur le Porc, le Chien et chez un Chat qui en était fort incommodé par suite d'éblouissement. Elle peut être d'origine traumatique ; dans ce cas, on retrouve ordinairement, chez l'Homme où elle a

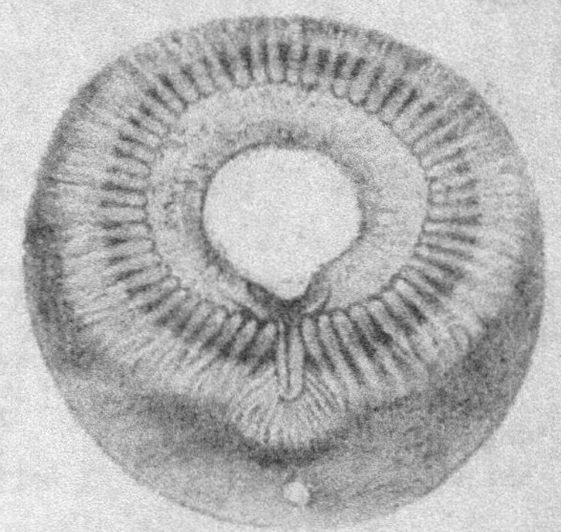

Fig. 117. — Couronne ciliaire de l'œil d'un Porc vue par la face postérieure (Bock).

En bas : un colobome irien partiel, en dessous : un colobome presque total du corps ciliaire, et un minuscule colobome de la choroïde, tous les trois *typiques*.

été observée, quelque trace de l'iris dans la chambre antérieure.

§ 2. — Solutions de continuité de l'iris.

1° **Irido-dialyse** (iris-séparation). — On désigne ainsi l'*arrachement* de l'iris de son insertion cornéenne et ciliaire. Förster la détermina expérimentalement par des contusions portées sur le centre de la cornée. Elle a été observée sur le Chat et le Chien comme conséquence de rixes entre ces animaux (Gray). Elle se reconnaît à la déformation de la pupille et à une ouverture accidentelle existant en regard de celle-ci, à la périphérie de l'iris (fig. 118). Par cette ouverture on peut apercevoir la base des procès ciliaires, les fibres de la zonule de Zinn et l'équateur du cristallin ; on peut aussi voir le fond de l'œil. Comme il existe deux pupilles, il se forme deux images rétiniennes des objets (diplopie monoculaire). Il peut arriver que l'iris soit complètement arraché et tombe au fond de la chambre antérieure où il forme un petit amas ratatiné (aniridie).

2° **Blessures de l'iris.** — Elles ont ordinairement pour conséquence chez l'Homme la production d'une ou plusieurs pupilles supplémentaires. Celles-ci peuvent être *accidentelles*, et alors elles sont quelconques quant à leur forme et à leur

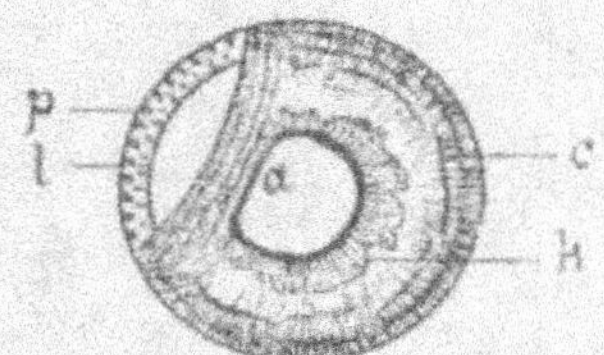

Fig. 118. — Irido-dialyse chez l'Homme (Fuchs).
a, pupille déformée ; c, cercles de contraction de l'iris ; h, petit cercle de l'iris ; l, équateur du cristallin et points d'attache des fibres du suspenseur ; p, procès ciliaires.

situation, de même que les blessures du globe résultant de la pénétration du corps vulnérant ; ou bien elles sont *chirurgicales* (iridectomie), et dans ce cas elles siègent à la périphérie de l'iris et la blessure du globe, ou sa cicatrice, est linéaire et située dans la région du limbe scléro-cornéen.

§ 3. — Tumeurs de l'iris et du corps ciliaire.

En dehors des productions *tuberculeuses* qui ne sont pas absolument rares chez les Bovins et Porcins, il n'a guère été signalé que des *sarcomes* sur le Cheval, le Bœuf, le Chien et aussi des *kystes*. Ceux-ci de faibles dimensions, visibles à la face antérieure de l'iris ou situés derrière mais repoussant la membrane dans l'humeur aqueuse, ne s'accompagnent d'aucun trouble réactionnel ou de fonctionnement. Il en est tout autrement des sarcomes et des néoplasies tuberculeuses. Elles provoquent assez vite des douleurs par hypertomie qui s'accusent au toucher du globe et de la région péri-orbitaire, s'accroissent par la mastication et les mouvements de tête et retentissent sur l'état général : tête basse, appétit capricieux, mollesse au travail, amaigrissement ; des altérations circulatoires, nerveuses, mécaniques ; œdème des paupières et de la cornée, hématomes de la chambre, irritation conjonctivale et larmoiement, luxation ou atrophie du cristallin (Houdemer et Guyonnet). Enfin la tumeur apparaît dans la pupille qui prend un reflet blanchâtre ou rougeâtre. Dès le diagnostic assuré se pose la question d'*énucléation* qui n'apporte que

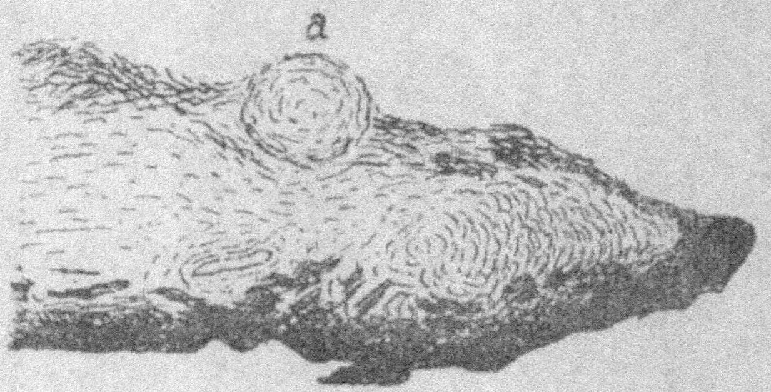

Fig. 119. — Dégénérescence hyaline (*a*) de la face antérieure de l'iris, chez le Lapin (d'après Arisawa).

bien rarement la guérison mais seulement une survivance prolongée. Il a été constaté en effet que les ganglions du voisinage sont envahis et que leur ablation après celle de la tumeur n'empêche pas la généralisation.

Arisawa a décrit sous le nom de *dégénérescence hyaline des couches antérieures de l'iris* de petites taches grises, rondes ou ovales, de 2 millimètres au plus de diamètre, siégeant près du bord pupillaire mais en dehors du sphincter, en nombre plus ou moins grand, sur un ou les deux yeux, rencontrées 7 fois sur 100 yeux examinés de Cobayes complètement développés. L'iris réagit normalement à la lumière, aux mydriatiques et aux myotiques. Sous le microscope, ce sont en réalité de petites tumeurs hyalines, bien limitées, faisant parfois saillie sur le plan de l'iris où elles restent sous-épithéliales. D'après l'auteur, cette dégénérescence diffère de celle décrite chez l'Homme par Axenfeld en ce que celle-ci atteint les couches profondes et postérieures de l'iris (fig. 119).

§ 4. — Altérations pathologiques de la chambre antérieure.

1° **Hématomes**. — Le sang remplit totalement ou partiellement la chambre. Dans le premier cas, le champ cornéen est complètement rouge et l'œil inéclairable. Dans le second, il existe un hypohéma, ou seulement des filaments, des caillots dont la situation ou la direction peuvent mettre sur la voie de l'origine de l'hémorragie ; l'humeur aqueuse est un peu trouble, la pupille contractée et peu sensible aux mydriatiques, mais la tension oculaire n'est pas diminuée, du moins au début, comme dans les irido-cyclites.

La résorption se fait plus ou moins vite suivant l'abondance et la cause de l'épanchement : dix-sept heures (Arnous), vingt-quatre (Kitt), 8 jours (Delbreuve), douze-quinze (Ziessler, Nicolas), chez le Cheval. Chez un Chien qui nous fut montré par Demay, la résorption ne se fit pas, et l'organisation du caillot amena l'atrophie oculaire, absolument comme dans les uvéites. Gray constata un fait semblable.

Les causes rapportées sont les *contusions* (Kitt, sur un Bœuf), dont on retrouve parfois les traces sur les paupières et dans le tissu sous-conjonctival sous forme d'ecchymoses en relation de position avec le siège de l'hémorragie, comme nous l'avons constaté sur un Cheval ; le scorbut (Arnous) ; l'*hypertrophie du cœur gauche* (Nicolas et Demay), chez le Chien ; la *pleuro-pneumonie* (Ziessler), avec épanchement successif dans l'œil droit, puis le gauche ; le *purpura hémorragique* (Gray) sur le Cheval.

Les interventions sur l'iris les provoquent presque sûrement. Enfin, nous avons vu que les *perforations cornéennes* avec écoulement rapide de l'humeur aqueuse, c'est-à-dire avec décompression brusque, peuvent les déterminer.

Le *traitement* comportera des instillations d'atropine-adrénaline qui agiront à la fois contre l'hémorragie en l'arrêtant et contre les adhérences iriennes en dilatant la pupille, et l'administration de purgatifs et diurétiques qui favoriseront la résorption.

2° **Parasites et corps étrangers**. — Les parasites intra-camériens rencontrés jusqu'ici chez le Cheval, le Bœuf, le Buffle, le Chameau, le Chien, le Dindon... sont des *nématodes* erratiques: du genre *Thelazia* chez les Herbivores où ils sont signalés assez fréquemment, leur habitat naturel étant le péritoine, et du genre *Strongylus* rencontrés plus rarement chez le Chien où ils vivent habituellement dans les vaisseaux (fig. 120). Ils sont plus particulièrement observés dans les régions humides, surtout dans l'Inde (Raillet et Henry). Longs de quelques millimètres à plusieurs centimètres et très

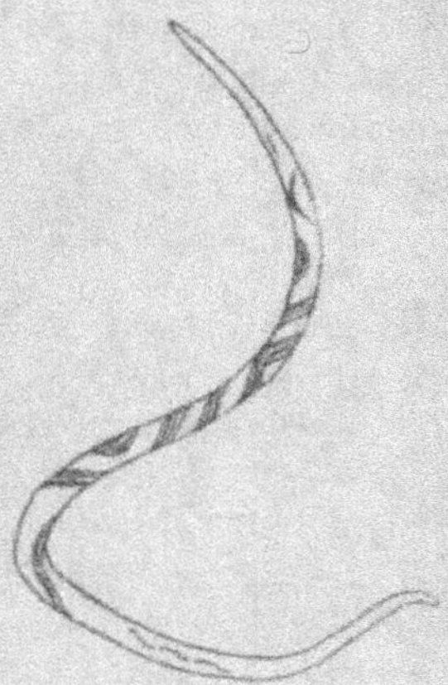

Fig. 120. — *Hæmostrongilus vasorum* ♀ ; Gr. 5. Extrait de la chambre antérieure de l'œil d'un Chien (Raillet et Henry).

minces, ils ressemblent à de « petits serpents » se déplaçant rapidement dans l'humeur aqueuse. On peut assister à leur développement, à leur mort et aussi à leur résorption. On en trouve rarement plus d'un à la fois, mais il est possible d'en voir successivement plusieurs. Ils sont susceptibles de déterminer des troubles graves de la vitre allant de l'opacification plus ou moins étendue à l'ulcère, des hématomes, l'iritis exsudative, la cataracte, la panophtalmie, voire même au dire de Pawlosietci des symptômes de congestion cérébrale... Le seul *traitement* à appliquer est l'extraction par *paracentèse* de la cornée.

Nous avons observé en Syrie, où la cysticercose bovine est fréquente, une *vésicule ladrique* fixée sur la cristalloïde antérieure de l'œil d'un Bœuf. La vésicule, en forme de bouton pour faux-col, à l'extrémité duquel l'on distinguait très bien la tête, faisait saillie dans l'humeur aqueuse. Les milieux oculaires étaient parfaitement transparents, et grâce au grossissement fourni par la cornée le diagnostic fut fait à distance. Les *corps étrangers* sont étudiés aux affections du globe (Ch. XVII).

§ 5. — Inflammation de l'iris et du corps ciliaire. Irido-cyclites ou uvéites antérieures.

L'inflammation du tractus uvéal, désigné sous le nom générique d'*uvéite*, peut être généralisée à tout le territoire de l'uvée et prend alors le nom d'irido-cyclo-choroïdite ou plus simplement d'irido-choroïdite, ou bien localisée à l'une de ses divisions et dans ce cas on parle d'iritis, de cyclite, de choroïdite. Mais en raison de la distribution des vaisseaux, il existe une certaine indépendance morbide entre le segment antérieur de l'uvée, iris et corps ciliaire, et le segment postérieur, choroïde, pour qu'on observe des irido-cyclites ou uvéites antérieures d'une part et des choroïdites ou uvéites postérieures d'autre part. Par ailleurs, l'uvée, région la plus vasculaire de l'œil, est celle aussi où l'inflammation se propage le plus facilement et le plus rapidement et y revêt les formes les plus variées.

A) *Symptomatologie et anatomie pathologique générale des irido-cyclites*.

1° **Symptomatologie**. — *Stade d'hyperémie*. — L'hyperémie se traduit par des phénomènes extérieurs, les plus apparents, et intérieurs. A l'extérieur, ce sont l'injection ciliaire péri-kératique — qu'accompagnent des *symptômes réflexes*, induits pourrait-on dire : larmoiement, photophobie, douleur avec inappétence et véritable état de fièvre — et parfois aussi le chémosis conjonctival, la tuméfaction des paupières, l'opacité plus ou moins accusée de la cornée, tous signes déjà rencontrés dans les kératites, accaparant l'attention des moins prévenus, mais devant inciter à voir ce qui se passe à l'intérieur de l'œil.

Le corps ciliaire n'étant pas visible, l'hyperémie interne n'apporte de modifications perceptibles que dans l'iris. La turgescence des vaisseaux en modifie la couleur et surtout l'aspect luisant : l'iris est gris, terne. Elle resserre la pupille, la paralyse, la cristallise en quelque sorte en position de myose. Les mydriatiques n'agissent que difficilement et qu'à plus forte dose. La congestion irienne et ciliaire se dénonce encore mieux lorsqu'elle donne lieu à des hémorragies apparaissant le plus souvent sous forme de petits caillots filamenteux, provenant de l'angle irido-cornéen ou de la chambre postérieure et flottant dans l'humeur aqueuse, sans en troubler la transparence. Il est rare que l'épanchement soit suffisant pour former un véritable *hypohéma*. Cette phase hyperémique peut constituer tout le mal.

Stade d'exsudation. — *Dans l'iris*, l'exsudat plasmatique et cellulaire se répand dans les mailles du stroma, à sa surface et dans l'humeur aqueuse. Il gonfle l'iris et contribue à resserrer la pupille, à la rendre moins sensible aux mydriatiques ; il en change la couleur, surtout dans les parties déclives, et en déforme la surface ; il peut s'y cantonner sans troubler l'humeur aqueuse (*iritis parenchymateuse*). Lorsqu'il

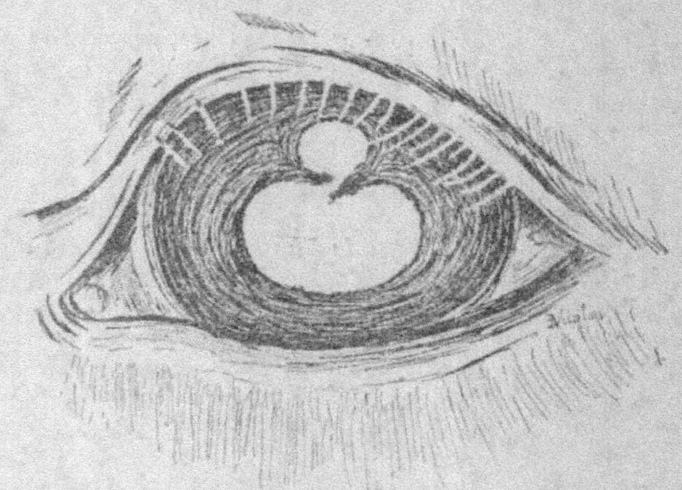

Fig. 121. — Synéchies postérieures mises en évidence par l'atropine (œil de Cheval).

se répand en dehors du stroma, il ne tarde pas à produire un trouble poussiéreux, floconneux, qui se dépose à la face postérieure de la cornée sous forme de chiures de mouche, et dans les parties déclives de la chambre en une masse ressemblant à du pus par sa couleur et sa densité : c'est l'*hypopion*, masse contenant assez souvent des stries et caillots hémorragiques, mais formant plus rarement un mélange intime de sang et de pus. D'autres fois, l'exsudat est formé de petites membranes, de filaments, les uns et les autres légers, flottants, blanchâtres, qui laissent à l'humeur sa transparence et n'ont pas de tendance à former hypopion ; mais en s'accumulant dans la pupille, où ils s'accrochent facilement à sa marge, ils peuvent l'obstruer. Dans la chambre postérieure, les exsudats ne révèlent leur présence que lorsqu'ils font hernie dans la pupille comme pour passer d'une chambre dans l'autre. Ils glissent au devant du cristallin ou s'y attachent, en l'obscurcissant peu ou prou (fausses cataractes). Mais, quelle que soit leur provenance, ils ont une tendance à établir des unions entre les différentes parties du segment antérieur de l'œil, particulièrement entre les surfaces contiguës ou rapprochées. Le bord pupillaire, appuyé sur la cristalloïde anté-

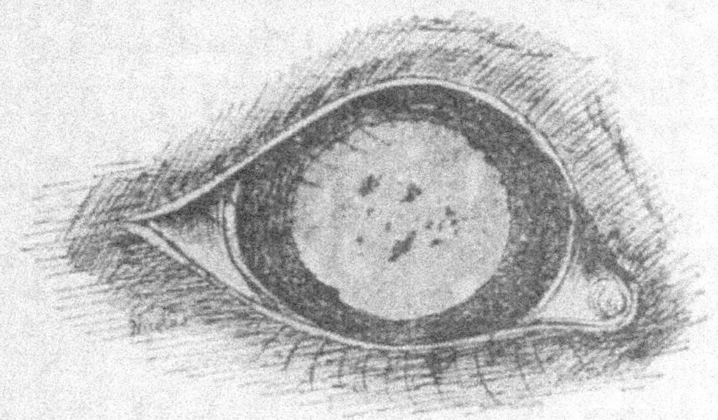

Fig. 122. — Traces noires d'uvée à la surface de la cristalloïde antérieure, séquelles de synéchies postérieures rompues par l'atropine. Opacités blanc grisâtre des couches superficielles du cristallin (œil de Cheval).

rieure, est un lieu d'élection de ces adhérences (*synéchies postérieures*), qui s'établissent aussi entre iris et cornée, mais plus rarement (*synéchies antérieures*).

Dans le corps ciliaire, les exsudats, qui, toutes choses égales, sont abondants du fait du volume de cette région et de sa richesse en vaisseaux, peuvent provenir de sa face antérieure et gagner la chambre antérieure à travers les espaces de Fontana ; de sa face procentrique et arriver dans la chambre postérieure ; ou bien enfin de sa face postérieure et se répandre dans les parties antérieures du vitré. Ceux qui arrivent dans l'humeur aqueuse contribuent à augmenter le trouble de ce liquide, à accroître les dépôts sur les parois et à grossir l'hypopion, mais nous n'avons aucun moyen de les reconnaître.

Il en est autrement de ceux qui sont nés à la face postérieure. Dès qu'ils apparaissent dans les parties antérieures

du vitré, derrière le cristallin, on est en droit d'en conclure
que le corps ciliaire est atteint. Les exsudats ont même apparence que dans l'humeur aqueuse : ils sont poussiéreux et
capables de se résorber assez facilement, ils donnent au fond
de l'œil un aspect flou et une teinte sale, jaunâtre ; ou bien
ils sont filamenteux ou membraneux, laissent une transparence relative au vitré, mais leur disparition est plus lente et
rarement complète.

Stade de résorption. — La résorption peut être complète,
mais à la condition qu'elle suive d'assez près le début du mal
ou que celui-ci prenne une forme bénigne. En vingt-quatre
heures, on voit se produire un hypopion qui est résorbé parfois vingt-quatre ou quarante-huit heures après. Le plus souvent, l'œil est moins prompt à se libérer, et il est bien rare
qu'il ne conserve pas quelques reliquats qui, longtemps après,
pourront faire porter le diagnostic rétrospectif d'irido-cyclite.

Stade d'organisation. — Ces reliquats sont constitués en fin
de compte par un tissu comparable à celui des cicatrices, au
milieu duquel existent fréquemment comme preuve de son
origine uvéale des grains de pigment. Suivant leur situation,
les reliquats donnent à l'œil des aspects variés qu'il faut
connaître.

a) Les *opacités de la cornée* d'origine uvéale ont été étudiées avec les affections de cette membrane (*kératite pointillée profonde*). *b*) Les *synéchies antérieures* résultent quelquefois de l'organisation de l'hypopion, elles constituent alors
de véritables *symphyses inférieures*. Rarement, elles se forment en d'autres points, si ce n'est dans l'atrophie oculaire et
au moment où disparaît la chambre antérieure. *c*) Les *synéchies postérieures*, formées sur la marge de la pupille alors
que celle-ci était en myose, apparaissent en mydriase provoquée ou spontanée sous forme d'éperon (fig. 121). Le bord de
la pupille, légèrement ourlé dans l'état normal, s'amincit au
niveau de l'adhérence sous l'influence des tiraillements ; il
s'élime dans la suite, s'effrange et montre de plus en plus sa
trame. Quant au tissu d'union, il est formé d'une partie cicatricielle et de pigment, lequel fait tache sur la cristalloïde
antérieure si la synéchie vient à se rompre et décèle longtemps,
le plus souvent même d'une façon persistante, qu'elle a
existé (fig. 122). Les adhérences de la face postérieure de l'iris

ne se reconnaissent qu'après dilatation provoquée de la pupille. En limitant des espaces clos, elles peuvent être la cause de kystes ayant pour parois l'iris et le cristallin. *d*) *L'occlusion de la pupille* (fig. 123) résulte de la transformation de l'iris en une membrane continue, soit par réunion directe de ses bords, soit par l'intermédiaire d'une *membrane pupillaire*

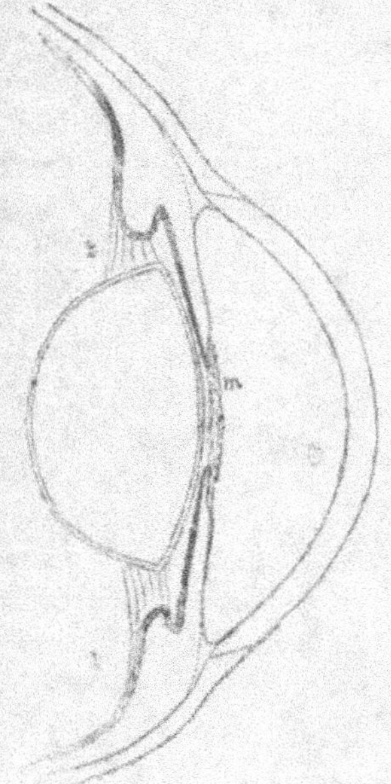

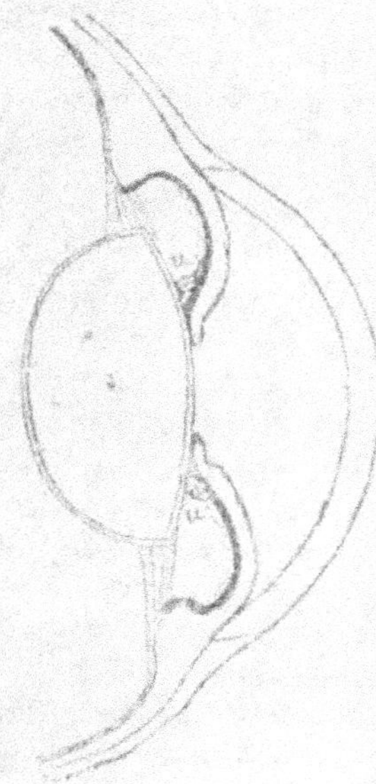

Fig. 123. — Occlusion pupillaire par une membrane exsudée *m* (schématique).

Fig. 124. — Séclusion pupillaire (iris en tomate).

faite d'exsudats plus ou moins organisés. Les deux chambres sont ainsi complètement séparées. La première forme, ordinairement associée à la séclusion pupillaire, se rencontre dans la phase d'atrophie oculaire (fig. 125); quant à la seconde, elle est plus rare à observer. *e*) La *séclusion pupillaire* (fig. 124) est le résultat de l'adhérence de tout le bord pupillaire au cristallin. L'humeur aqueuse ne passe plus d'une chambre dans l'autre et, en s'accumulant dans la chambre postérieure, elle repousse l'iris en avant, de sorte que la pupille se trouve située au fond d'un entonnoir : c'est *l'iris en tomate*. Dans cette disposition, comme dans la précédente, le bord irien ne tarde pas à s'amincir, à se déchirer, et l'iris à s'atrophier par suite de l'immobilité à laquelle il est voué. *f*) Il sera question des *opacités du cristallin* aux affections de cet organe. *g*) Il reste encore à montrer le rôle des exsudats qui envahissent le vitré et proviennent du corps ciliaire.

Tant qu'il restent cantonnés à la surface des procès ciliaires, ils ne manifestent leur présence que par la diminution de la tension oculaire, qu'ils déterminent sans doute par compression et atrophie du corps ciliaire, glande supposée de l'humeur aqueuse. Mais s'ils glissent en dehors, ils rencontrent d'abord les tractus de la zonule de Zinn, ligaments suspenseurs du cristallin, qu'ils détruisent plus ou moins, préparant ainsi la subluxation ou la luxation de la lentille. Puis, continuant leur marche ils s'accumulent derrière le cristallin et finissent par y former une sangle rétractile qui causera l'atrophie et la désorganisation du globe : tout d'abord incurvée pour épouser la courbure du cristallin, cette sangle se redresse, se tend avec les progrès de l'organisation, pousse la lentille et l'iris en avant, les atrophie en les comprimant contre la cornée et tend ensuite à réunir les parois opposées de la coque oculaire (fig. 127). A cette phase, l'irido-cyclite n'intéresse plus guère le clinicien ; elle est du domaine de l'anatomo-pathologiste.

Stade d'atrophie. — L'atrophie s'annonce par une accentuation du sillon scléro-cornéen, une moindre saillie du globe entre les paupières, facile à reconnaître, même dès le début, en se plaçant face à l'animal pour regarder les deux yeux sous le même angle, une déformation de la paupière supérieure dont nos aînés firent grand cas au point qu'ils la considéraient comme une des caractéristiques de la « fluxion périodique ». Et cependant il est facile de comprendre qu'elle est sans relation avec l'affection oculaire proprement dite, qu'elle est seulement une conséquence de l'atrophie de l'œil, la paupière, obligée par la pression atmosphérique de suivre le mouvement de retrait du globe, se cassant au niveau de son bord libre et faisant dorénavant de la fente palpébrale une ouverture à trois angles. La cornée se rapetisse dans toutes ses dimensions, et la membrane de Descemet, de par sa structure vitreuse, ne pouvant suivre ce mouvement, se plisse, se casse

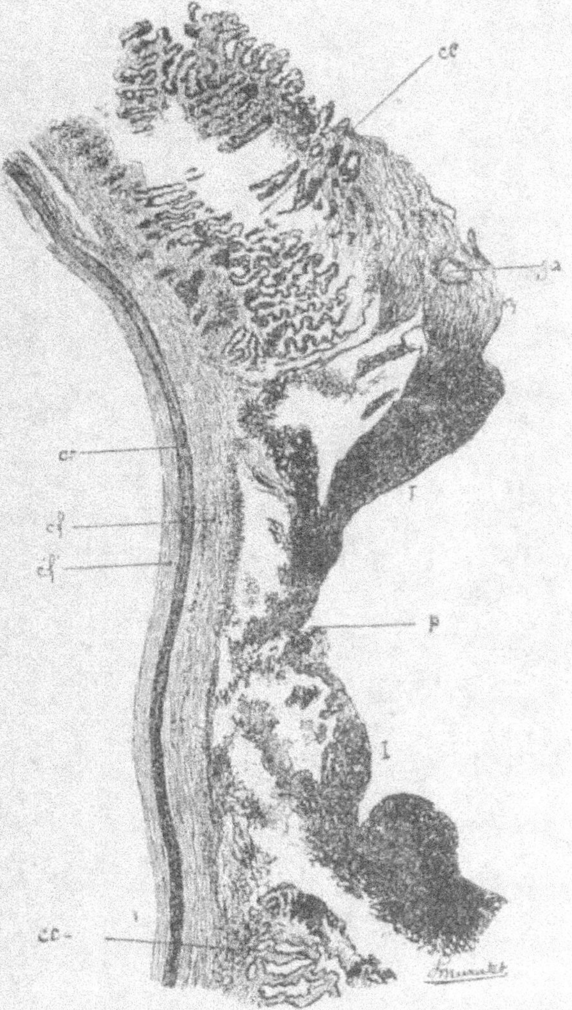

Fig. 125. — Occlusion et séclusion de la pupille (œil de Cheval).

cc, cc, corps ciliaire. — cf, cf', coques fibreuses recouvrant les deux faces de la cristalloïde antérieure, cp. — ga, grand cercle artériel de l'iris. — I, I, iris en tumate adhérent à la cristalloïde antérieure ; les bords papillaires sont réunis, et la pupille p est virtuelle. (La sclérotique et la cornée ont été enlevées pour faciliter la coupe microscopique).

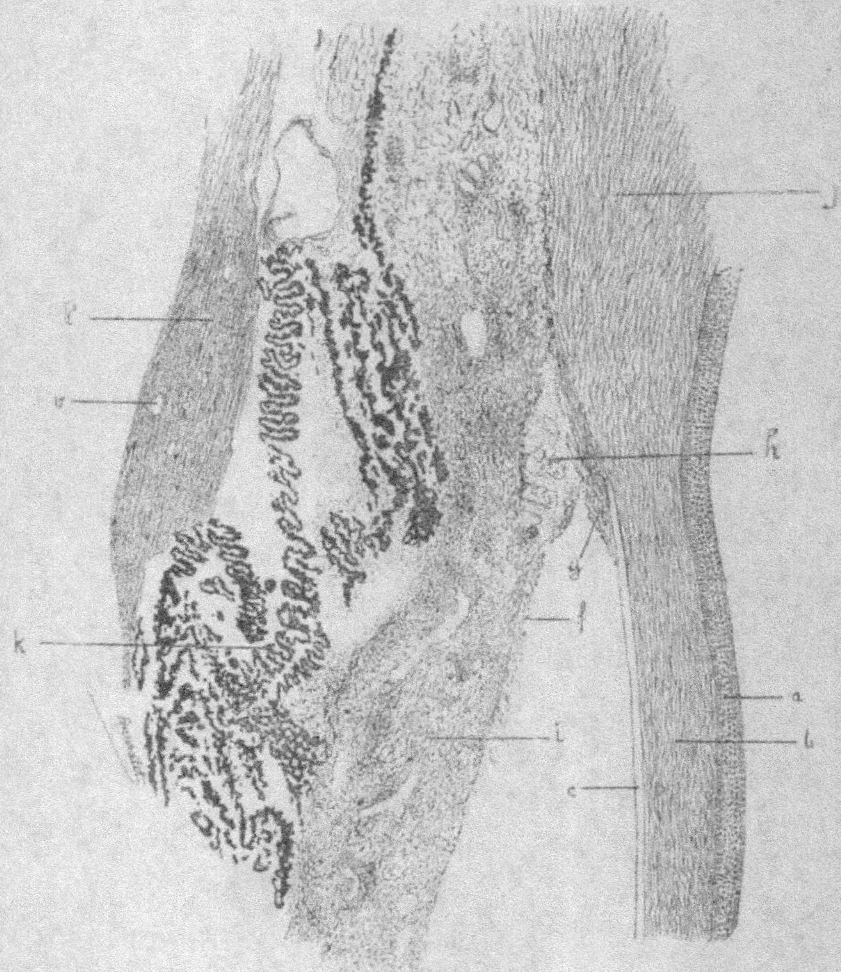

Fig. 126. — Coupe méridienne antéro-postérieure, au niveau de l'angle
irido-cornéen, d'un œil de Cheval atteint d'irido-cyclite, non encore atrophié.

Un exsudat fibreux *l*, vascularisé *v*, recouvre le corps ciliaire, *k*. Les espaces de Fontana *h*,
sont obstrués et en partie détruits par un exsudat *g*, qu'on retrouve en *f*., à la face antérieure de l'iris *i*.

et contribue avec les exsudats à l'obscurcissement de la vitre (fig. 87).

2° **Anatomie pathologique**. — Pour compléter l'exposé symptomatique (toutes les lésions signalées peuvent être reconnues sur le vivant par les différents procédés d'investigation de l'œil), nous ferons un exposé rapide des lésions macroscopiques et microscopiques qu'on rencontre à l'autopsie. Pour

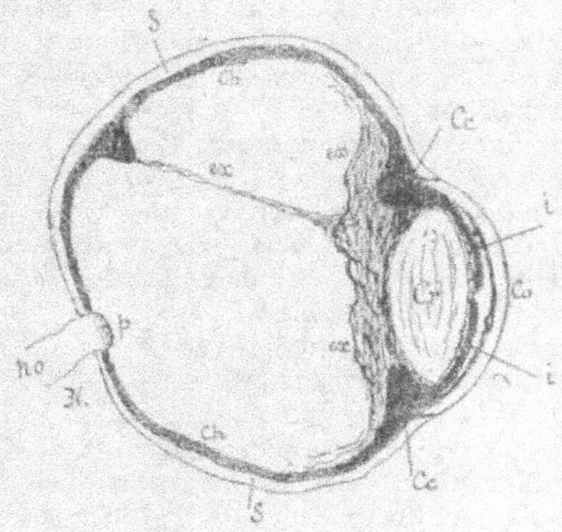

Fig. 127. — Coupe méridienne antéro-postérieure d'un œil de Cheval en voie d'atrophie.

La gouttière scléro-cornéenne Cr. est plus accusée en haut qu'à l'état normal. Le cristallin Cr. et l'iris i sont repoussés contre la cornée par une sangle post-cristallinienne ex, de nature exsudative. La papille p est bourgeonnante et fait saillie dans le vitré. La choroïde ch est très épaissie. La rétine a disparu par résorption.

ne rien laisser échapper, on procédera avec ordre. Souvent la cornée et le cristallin sont suffisamment transparents pour permettre un examen oblique ou ophtalmoscopique aussitôt après la mort. On se rend ainsi très bien compte de l'état de limpidité de l'humeur aqueuse et du vitré, ou de la présence d'exsudats flottants qui pourraient s'échapper au moment de l'ouverture. Pour l'examen oblique, il n'est pas besoin de lentille, l'œil tenu entre les doigts d'une main est tourné de telle sorte que la lumière d'une fenêtre le pénètre : les plus faibles opacités de la cornée apparaissent bien mieux qu'à la coupe. Les renseignements fournis par cet examen préalable étant consignés, ouvrir l'œil suivant deux coupes: *a*) coupe méridienne passant par le diamètre vertical de la cornée si celle-ci est opaque et ne permet pas de juger des altérations de la chambre antérieure; *b*) dans le cas contraire, coupe perpendiculaire à la précédente.

D'une manière générale, les lésions rencontrées dans le sein des tissus sont des infiltrats de cellules rassemblées ordinairement en nids, des altérations atrophiques ou de désorganisation; à la surface des organes et dans les milieux liquides, des exsudats fibrineux s'ils sont de date récente, fibro-cellulaires dans le cas contraire.

Le *globe oculaire* est plus ou moins atrophié et déformé. La *cornée*, parfois très réduite, a sa courbure diminuée le plus souvent, parfois augmentée. Son opacification est due à des exsudats parenchymateux, à des plissements et cassures de la membrane de Descemet, et à des dépôts plastiques recouvrant les deux faces de celle-ci.

La *chambre antérieure* peut être rapetissée par voussure de l'iris en avant et encombrée par les produits frais ou organisés de l'inflammation. Bien qu'on rencontre des infiltrats cellulaires dans l'*iris*, ses altérations semblent plutôt passives et résulter des exsudats situés à sa surface ou des compressions qu'il subit de la part du cristallin. Il est atrophié, aminci au point qu'on peut le trouver réduit à une membrane fenêtrée où courent encore, presque à découvert, quelques vaisseaux. Sur une coupe, on ne rencontre alors que des masses pigmentaires résultant de l'agrégat des cellules atrophiées, séparées par quelques linéaments, vestiges de la charpente irienne. Dans le *corps ciliaire*, ce sont les mêmes infiltrats cellulaires dans le parenchyme, les mêmes exsudats à sa surface et dans les espaces de Fontana, les mêmes altérations atrophiques du stroma réduit à un agrégat pigmentaire. Le *cristallin*, rarement indemne, présente des opacités discrètes sur ses enveloppes cristalloïdes, bien plus visibles à l'ophtalmoscope qu'à l'œil nu, ou bien celles-ci sont recouvertes sur leurs deux faces d'une couenne épaisse, parfois infiltrée de calcaire ou ossifiée (fig. 125, 129). La lentille, ou cristallin proprement dit, est en voie d'opacification, d'atrophie, de dégénérescence calcaire, de liquéfaction... Les lésions du *vitré* sont toutes passives. Les exsudats le pénètrent, l'atrophient, le ratatinent en une masse

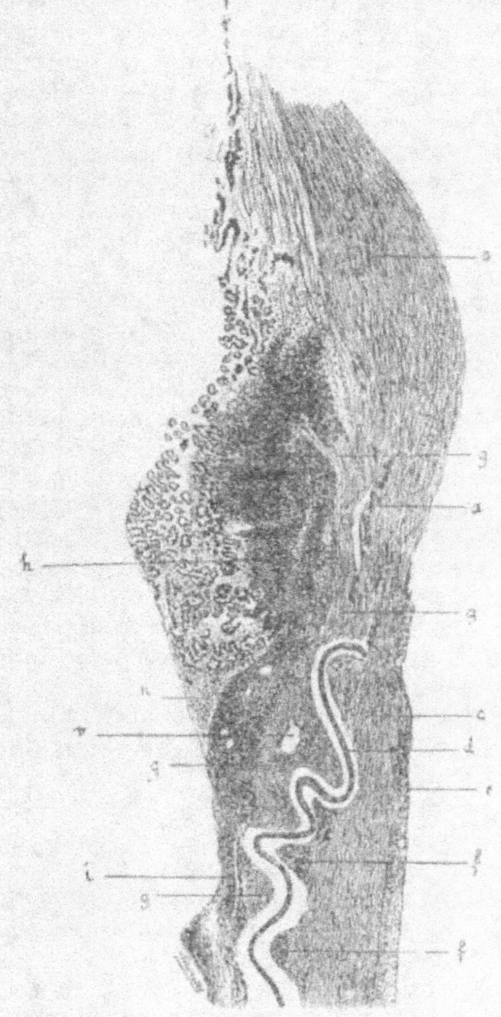

Fig. 128. — Coupe méridienne dans le segment antérieur d'un œil de Cheval
atteint d'irido-cyclite en voie d'atrophie.

a, partie supérieure de la membrane de Descemet, repérant l'angle irido-cornéen obstrué
complétement par des exsudats organisés gg. La membrane de Descemet d est décollée
de la cornée c, et la sépare de l'iris i. Ces deux dernières membranes sont recouvertes d'exsudats fibreux ff et gg. La chambre antérieure a presque complétement disparu. Le corps
ciliaire h est réduit à une masse de pigment.

d'aspect gélatineux de plus en plus petite, mais toujours adhérente au corps ciliaire et au cristallin, de sorte qu'elle laisse derrière elle, quand elle n'entraîne pas la rétine, ce qui est rare, un espace rempli de liquide tantôt clair, citrin, où nagent des globules d'aspect graisseux, des cristaux de cholestérine, tantôt sirupeux, de couleur chocolat. D'autres fois, le vitré semble avoir complètement disparu et sa cavité est convertie en un foyer hémorragique ou comblée par du tissu fibreux et même osseux (fig. 128, 129).

B) *Formes cliniques des irido-cyclites.*

1ª Irido-cyclite exsudative aiguë. — C'est la forme la plus accusée, la plus envahissante du tractus uvéal, la choroïde étant généralement atteinte. C'est aussi la plus grave par les lésions qu'elle détermine dans toutes les parties de l'œil et qui compromettent et la vision et l'organe. Début brusque, sans prodromes : œil fermé, larmoyant, douloureux avec tête basse, inappétence, fièvre même parfois. Paupières gonflées pouvant faire croire à un traumatisme. Spasme palpébral difficile à vaincre. Injection ciliaire périkératique et conjonctivale intense, accompagnée ou non de chémosis. Cornée trouble, de bonne heure envahie par la vascularisation ciliaire, et, en une nuit, hypopion ou hypoéma. Iris terne, gris, jaunâtre, couleur feuille morte. L'œil est mou. A l'examen ophtalmoscopique, le champ pupillaire s'éclaire uniformément d'un ton verdâtre, glauque, et l'on y reconnaît quelquefois, au travers d'un brouillard épais, une surface rougeâtre comme auréolée de rayons gris blanc; c'est la papille entourée de petits décollements rétiniens qui prouvent que la choroïde participe à l'inflammation.

Après un temps variable, l'inflammation s'atténue, les exsudats commencent à se résorber et l'œil redevient plus éclairable si toutefois une cataracte complète n'a pas obscurci d'emblée le cristallin. Les gros exsudats du vitré, de résorption plus lente, deviennent bien visibles, de même qu'on juge mieux de la présence de ceux de la choroïde au flou des couleurs du tapis, des vaisseaux rétiniens, des bords papillaires... Et ce n'est qu'après trois semaines, un mois et plus, que les milieux ont repris une transparence relative, mais jamais pour ainsi dire la tension ne remonte à son niveau normal, et jamais l'œil ne reprend ni sa saillie entre les paupières, ni l'éclat de sa cornée.

2° **Irido-cyclite subaiguë**. — Les symptômes sont plus discrets. Opacité limitée de la cornée. Dans la chambre, filaments et membranes fibrineux plus souvent qu'hémorragiques, flottant généralement. Iris de coloration plus normale. Pupille contractée, mais résistant moins aux instillations d'atropine. Trouble des parties antérieures du vitré semblable à celui de la chambre. Hypotonie pouvant être aussi accusée que dans la forme précédente. Après quelques jours la paupière se relève, l'œil perd son aspect humide, et vers le 10°-15° jour il a semble-t-il repris son apparence normale, cependant que la pupille réagisse moins à la lumière pendant un assez long temps, que l'hypotension persiste et que de fins précipités sur la membrane de Descemet et sur les cristalloïdes soient autant de séquelles permettant d'affirmer que la *restitutio ad integrum* n'est pas complète.

3° **Iritis parenchymateuse**. — L'exsudat se cantonne dans le parenchyme irien sans amener de trouble apparent dans l'humeur aqueuse. L'iris, dans sa moitié inférieure particulièrement, prend une coloration jaunâtre, tranchant sur la teinte du fond, qu'on ne confondra pas avec l'anomalie dite hétérochromie si l'on constate simultanément de l'injection ciliaire, du myosis, et la résistance de la pupille à l'action des mydriatiques. Dans un cas relevé sur le Cheval, qui s'accompagnait d'atrophie commençante du globe avec conservation de la transparence des milieux, nous avons observé une hypermétropie symptomatique de 2,5 D.

4° **Iritis tachetée, nodulaire, gommeuse**. — Elle débute par des altérations très localisées de la face antérieure de l'iris ou de son bord pupillaire, des points blancs, gris-jaune, gris-rouge, jaunes, rouges... qui s'accroissent lentement, parfois très rapidement, et donnent naissance à des nodules plus ou moins gros qui pourront se caséifier. Ceux-ci peuvent s'accompagner de gonflement de l'iris, de taches grises ou blanches de cette membrane donnant l'impression de plaques atrophiques, d'un trouble circonscrit de la cornée qui peut former grillage, treillage (*kératite en grillage*). Cette forme ne détermine que très peu de symptômes réactionnels (Voy. fig. 86 et p. 172).

5ᵉ **Iritis sèche**. — Le développement de synéchies sans signes réactionnels caractérise cette forme, rencontrée sur le Cheval par Grandclément, Cadéac, Rolland, et décrite chez l'Homme sous le nom de *quiet iritis*. Tel œil qui n'a jamais présenté de phénomènes inflammatoires apparents, et dont la transparence des milieux est parfaite, est trouvé porteur d'une ou plusieurs synéchies.

C) *Rechute et récidive dans les inflammations de l'uvée*.

Lorsque le tractus uvéal a été une fois le siège d'une inflammation, il est plus particulièrement exposé à être atteint une seconde, une troisième fois... Ces atteintes successives prennent le nom d'*accès*. Suivant la manière dont ils se succèdent, ils donnent à l'uvéite un cachet particulier. C'est ainsi qu'un œil souffrant d'irido-cyclite ou d'irido-choroïdite et qui en est à la période de résorption ou d'organisation peut être le siège d'un nouvel accès. Dans ce cas, il semble que la cause n'ait pas épuisé son action du premier coup et qu'elle soit passée par les phases successives d'activité, de passivité et de nouveau d'activité, alors que l'organe réparait les dégâts produits par la première atteinte. On dit alors que les accès sont subintrants ou qu'il y a *rechute* de la maladie. Les accès qui constituent les rechutes sont ainsi toujours assez rapprochés les uns des autres. D'autres fois, les accès se succèdent à des intervalles de temps si éloignés, trois mois, un an, dix-huit mois, qu'il n'y a semble-t-il aucun lien de continuité entre eux : on dit alors qu'il y a *récidive*.

Rechute et récidive ne sont pas seulement des termes propres à caractériser la marche des uvéites, mais à donner aussi une idée plus complète de leur gravité, les uvéites à rechute étant plus graves que les récidivantes parce que dans le premier cas les lésions s'ajoutent aux lésions, sans que l'organisme trouve le temps de réparer. Les accès ont ceci de particulier qu'ils se succèdent sans se ressembler nécessairement. Par ailleurs, nous verrons que rechutes et récidives ne sont pas caractéristiques d'une cause : les faits de plus en plus nombreux montrent que les uvéites dont on a pu déterminer les causes diverses sont toutes sujettes à présenter des accès.

Comment expliquer les accès? Dor, ayant découvert dans

l'irido-cyclite du Cheval un diplocoque qui reproduit expérimentalement la maladie avec accès, a attribué ceux-ci au caractère suivant de l'agent, à savoir qu'il vit mieux en milieu

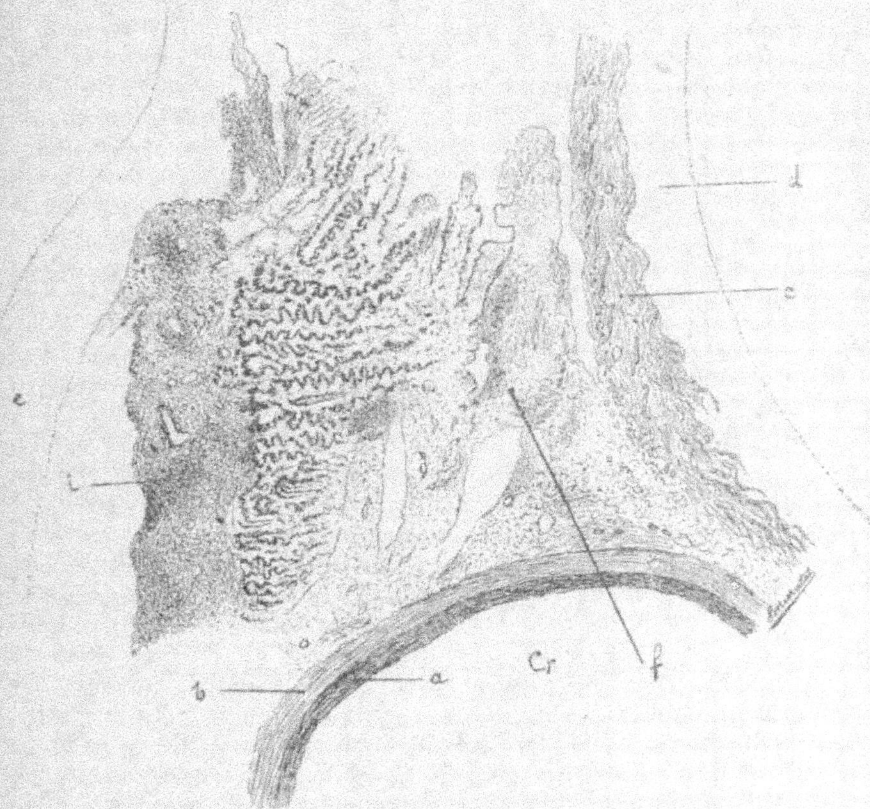

Fig. 129. — Coupe méridienne à travers un œil de Cheval
très atrophié, conséquence d'irido-cyclite.

Un exsudat organisé *f* réunit la paroi postérieure (représentée par la choroïde *c*, et la sclérotique *d*), au segment antérieur de l'œil (représenté par l'iris *i* et la cornée *e*), et au
cristallin *cr*, dont la cristalloïde antérieure *a* est recouverte d'une couenne fibreuse *b*.

acide qu'en milieu alcalin. Or, le vitré normal du Cheval
serait acide, ce qui permettrait au microcoque de se développer, mais l'exsudation inflammatoire étant alcaline, il arrive
un moment où l'œil est impropre à sa culture. Alors la mala-

die s'arrête jusqu'au moment où l'acidité normale du milieu étant revenue, le cycle recommence. Depuis les expériences de Dor, de nombreux faits cliniques ou expérimentaux sont venus démontrer que des agents vivants variés déterminent chez de nombreux animaux des irido-cyclites qui rechutent ou récidivent. Il est donc peu probable que la récidive soit due à la cause, et plus admissible qu'elle soit dépendante du milieu. Or, dans ce milieu uvéal, qu'y a-t-il de spécial? Un pigment abondant peu favorable à la multiplication des microbes (leur vrai milieu de culture étant la cornée), mais où ceux qui y sont entraînés peuvent sommeiller jusqu'à ce qu'une circonstance occasionnelle les ramène dans une région plus propice à leur développement. A tout le moins, cette thèse a l'avantage d'être générale.

D) *Étiologie des irido-cyclites.*

Les formes spontanées reconnaissent presque exclusivement pour cause l'infection endogène.

1° **Irido-cyclites par trypanosomes, piroplasmes.** — Sur les nombreuses espèces infectées spontanément et expérimentalement, on rencontre fréquemment l'œdème très accusé de la cornée, l'hypohéma, le gonflement de l'iris qui peut quintupler son épaisseur, avec léger exsudat à sa surface contenant de nombreux agents, des opacités de la cristalloïde postérieure provenant d'exsudats du corps ciliaire. Par des injections de trypanosomes du surra et de la dourine dans les veines vorticellées du Lapin, Hermann Ulbrich détermine des altérations variées de l'uvée et de la rétine, à marche lente, qui lui permettent de suivre à l'ophtalmoscope le développement de l'infection.

Prophylaxie contre les mouches par la protection des plaies. *Traitement* par les arsenicaux et antimoniaux alternés injectés dans les veines. Dans la piroplasmose canine, Chéron se trouva bien de l'emploi d'injections quotidiennes de 60 centimètres cubes de sérum d'Hayem additionné d'argent colloïdal, répétées pendant cinq jours, et d'une seule injection intraveineuse de 20 centigrammes de tripanobleu.

2° **Irido-cyclite par sporotrichum Beurmani.** — *Formes expérimentales.* — Sur le Lapin et le Chien, l'infection endogène ou exogène donne comme lésion caractéristique la *gomme*, mais plus généralisée dans le premier cas que dans le second. Bourdier reconnaît les 4 formes d'infiltration suivantes : iritis diffuse dans le stroma ; iritis conglomérée avec face antérieure mamelonnée ; iritis gommeuse étalée sur la face antérieure, en dehors pour ainsi dire du tissu irien ; iritis pseudo-granuleuse, les pseudo-granulations se trouvant situées en pleine chambre antérieure et faisant vis-à-vis à des amas cellulaires accolés à la face postérieure de la cornée. Le corps ciliaire est surtout envahi au niveau de sa base, les procès ciliaires étant peu atteints.

Les gommes sont plus superficielles quand on inocule directement dans l'œil ; on les rencontre non seulement à la face antérieure de l'iris, mais aussi appendues à son bord pupillaire. Elles semblent aussi se résorber plus rapidement.

Les irido-cyclites par sporothrix sont frustes, avec signes réactionnels de peu d'intensité.

Le *traitement* par l'iodure de potassium à l'intérieur est spécifique.

3° **Irido-cyclites tuberculeuses**. a) *Formes expérimentales*. — Qu'on injecte au Lapin, dans la circulation générale, la carotide par exemple, des cultures de bacilles et l'on assiste après une incubation de 6-10 jours à un développement de *tubercules* généralisé à tout le champ vasculaire de l'ophtalmique : choroïde, rétine et vaisseaux rétiniens, iris, cornée, épisclère, conjonctive, paupières, muscles extrinsèques de l'œil... (William C. Finoff). Quand l'infection a lieu directement dans la chambre antérieure, les lésions apparaissent du 12e au 28e jour, parfois plus tard, et sont plutôt localisées au tractus uvéal et à la cornée, même à la chambre antérieure. Les lésions de l'iris sont, suivant leur âge, de tout petits *points* blancs, gris, jaunes, rouges, d'où naissent *tubercules*, *nodules*, *nodosités* qui se caséifient ; des taches gris blanc donnant l'impression de points atrophiques, au niveau desquelles, sous le microscope, le stroma est effectivement plus ou moins atrophié, le pigment raréfié, cependant qu'alentour le tissu irien est épaissi par des infiltrats cellulaires (Voy. fig. 86).

b) *Formes spontanées*. — Elles ont été signalées sur le Bœuf assez fréquemment, le Porc et le Chat où elles ne sont rares, semble-t-il, que parce qu'elles passent inaperçues.

Consécutives le plus souvent à la tuberculose généralisée, voire des parties voisines, comme la choroïde qui est un lieu d'élection dans l'œil pour les bacilles de Koch, elles sont aussi primitives comme l'ont montré les observations cliniques et anatomiques faites sur le Chat par Handcock et Coats d'une part, Lesbouyries et Robin d'autre part. La lésion caractéristique est, comme dans les formes provoquées, le *tubercule* et le *nodule* qui font plus ou moins saillie sur l'iris dont le parenchyme est gonflé, bosselé, recouvert d'un enduit gris jaunâtre. La cornée et l'humeur aqueuse sont tantôt transparentes, tantôt légèrement troubles. On peut rencontrer des filaments fibrino-hémorragiques dans la chambre et aussi des masses charnues, des gommes partant de la cornée envahie et de l'iris et finissant par unir ces deux membranes. La marche des iritis tuberculeuses est non moins caractéristique : les signes réactionnels font souvent défaut ou sont peu accusés, les paupières sont ouvertes et sèches; la pupille peu contractée peut même réagir à la lumière. Ce sont des affections d'*allure torpide*.

L'anatomie pathologique montre l'iris, plus rarement le corps ciliaire, infiltrés de tubercules en voie de formation, des synéchies postérieures, des adhérences irido-cornéennes au niveau des espaces de Fontana (*soudures de Knies*) fermant l'issue de l'humeur aqueuse et amenant hypertension, glaucome, hydrophtalmie..., et plus tard des masses caséeuses, fibro-calcaires, se frayant un chemin vers l'extérieur et détruisant le globe.

La tuberculose primitive de l'œil a peu de tendance à se généraliser à l'organisme, mais elle est d'une *gravité* extrême pour la vision, puisqu'elle compromet irrémédiablement son organe. D'autre part, d'expériences réalisées sur le Lapin par Deutschmann, il résulte que les individus atteints donnent assez fréquemment naissance à des petits porteurs d'anomalies graves : atrophie du globe complète, chorio-rétinite, atrophie du nerf optique, colobomes de l'iris et de la choroïde...

Lottermoser a recueilli un cas de tuberculose oculaire sur un fœtus de Bœuf de 7 mois.

Le *diagnostic* sera établi sur le vivant par la tuberculine injectée (par voie hypodermique, qui, en dehors de la réaction thermique et locale, doit donner une *réaction focale* pour être positive. Sur le Chat, Lesbouyries vit une fois cette réaction se traduire par le trouble de la cornée et de l'humeur aqueuse et la contraction pupillaire.

Sur les petits animaux de valeur, on pourra tenter le *traitement* au gaïacol. Par la tuberculine, à l'exemple de Marigot de Treigny qui, sur une jeune fille, fit douze injections en un an et obtint la guérison : les premières injections produisirent une aggravation; après la huitième, l'amélioration commença. Par les sérums et vaccins anti-tuberculeux, si l'affection est localisée ; le trépol...

4° **Irido-cyclite morveuse**. — Haan en a décrit un cas constaté sur un Cheval suspect de morve qui présentait une cornée trouble avec hypopion. A l'examen anatomique, il existait à la face postérieure de l'iris, en même temps que des adhérences cristalliniennes, un semis de *tubercules* de la grosseur de têtes d'épingles, et, dans le stroma irien, ciliaire et choroïdien, des tubercules plus petits accompagnés d'infiltration leucocytaire. L'exsudat de la chambre antérieure donna des cultures pures de bacille morveux. Nous savions déjà par des inoculations morveuses dans la chambre antérieure du Chien que le tubercule est la lésion fondamentale qu'on rencontre dans toutes les parties de l'œil, y compris les paupières, mais de préférence dans le tractus uvéal (Tedeschi).

5° **Irido-cyclites expérimentales diverses**. — L'infection intra-camérienne du Lapin et du Cobaye par *bacille de Bang* produit une iritis plastique avec développement de *tubercules* sur la marge pupillaire. Le même résultat est obtenu par *micrococcus melitensis* (Gasperini).

L'infection endogène par *bacillus pyocyaneus* du Lapin se traduit le plus souvent sous forme d'abcès miliaires de l'iris, plus rarement sous celle de choroïdite suppurative. Mêmes résultats avec *staphylococcus aureus* (Zéleukovki).

Le *choléra des Poules* étudié expérimentalement sur l'Ane a provoqué des altérations uvéales (Lignières).

Le *virus de la péripneumonie* inoculé dans la chambre du Lapin a déterminé une iritis aiguë (Sadashi Ono). Il n'est pas jusqu'à la *rage* expérimentale du Lapin qui n'ait donné des hyperémies et petites hémorragies de tout le tractus,

spécialement du corps ciliaire (et des dégénérescences albu-
mineuses de la glande de Harder).

Par ailleurs, l'injection dans la chambre du Lapin de
levures (Stœwer), de *ferments stérilisés* (Guillery), d'*extraits
des glandes thyroïdes, surrénales, hypophyses* (Mazzei)...,
amènent des exsudations, des infiltrats cellulaires de l'iris,
du corps ciliaire, de la choroïde...

**6° Irido-cyclites métastatiques dans les infections géné-
rales de l'organisme.** — A côté des infections précédentes
qui sont primitives et dont les agents infectieux sont connus,
il y a toutes celles qui se développent au cours des maladies
générales ou après, et qu'on suppose être de même origine.
On pourra quand la question intéressera les bactériologistes
passer de l'hypothèse à la certitude en prélevant sur le
vivant, pour les étudier par les moyens appropriés, les
œdèmes de la cornée et les exsudats de l'iris et du corps
ciliaire. En attendant, enregistrons les faits rapportés par
les cliniciens.

Chez les Equidés, le Cheval en particulier, les irido-
cyclites compliquent les *infections pleuro-pulmonaires*
sporadiques ou épizootiques dans 0,43 p. 100 des cas. Elles
apparaissent au cours de la maladie et après dans les proportions respectives de 53 et 47 p. 100 et atteignent un œil
ou les deux yeux, simultanément ou successivement. Leur
durée moyenne est de 23 jours. Elles se terminent par guérison dans 73 p. 100 des cas et, dans 27, elles laissent comme
séquelles des synéchies, des cataractes. Elles sont récidivantes (Schneider). La *gourme* est plus grave. D'après
Picard, l'*irido-cyclite* se montre sur 3 p. 100 des Chevaux
français de remonte infectés, et la récidive apparaît dans
75 p. 100 des cas. D'une autre statistique faite dans l'Europe centrale par Barabas, il ressort que jusqu'à 4 ans les
Chevaux paient un lourd tribut d'irido-cyclites à la gourme :
14 p. 100 avant 1 an, 7 à 1 an, 3 à 2 ans, 13 à 3 ans,
20 à 4 ans. Précisions tout à fait neuves, les Juments
seraient deux fois plus atteintes que les Chevaux entiers
et hongres et l'affection resterait unilatérale dans les 3/4 des
cas.

Mettre en œuvre dès le début le *traitement* méthodique
des infections oculaires, en commençant par les stock-vaccins

de Gaucher instillés, injectés sous la conjonctive, dans les veines et par voie rétrobulbaire.

Citons encore, comme causes métastatiques d'irido-cyclite la *tuberculose* généralisée du Bœuf, du Porc, du Chat (sans remède); la *maladie du jeune âge* du Chien, (traitement méthodique,); l'*agalaxie contagieuse* de la Chèvre et de la Brebis (traitement par vaccin spécifique).

7° Irido-cyclites métastatiques dans les infections localisées de l'organisme. — *Pyorrhée alvéolo-dentaire du Chien*, où l'affection oculaire peut être bilatérale (Gray). Traitement comme dans les kératites de même origine. *Mastite* chez la Vache produisant en même temps iritis, synovite et arthrite; dans la sécrétion du pis, on trouve un bacille pyogène (Eggink). Traitement méthodique des infections oculaires.

8° Irido-cyclite traumatique. — D'observations relevées sur les animaux, de même que chez l'Homme, il résulte que de simples contusions peuvent être la cause d'iritis (exsudats filamenteux flottants, contraction pupillaire et résistance de l'iris à l'action de l'atropine). La réaction irido-ciliaire est de règle dans les traumatismes avec plaies même non perforantes.

9° Irido-cyclite primitive du Cheval et des Equidés. — C'est une uvéite exsudative et plastique typique, qui revêt les formes aiguë, subaiguë, parenchymateuse et sèche.

Appelée autrefois ophtalmie lunatique, fluxion périodique en France, Mondblindheit en Allemagne, Moondblindness, Lunatic Eyes en Angleterre, parce qu'on croyait que son développement était en rapport avec les phases de la lune, on la désigne encore aujourd'hui sous les noms d'irido-choroïdite récidivante en Allemagne, d'ophtalmie récidivante spécifique en Angleterre, cependant que la récidive ne la caractérise pas, toutes les uvéites antérieures étant récidivantes. Nous la disons primitive, parce que c'est là son seul caractère différentiel, tout au moins apparent, la cause dont elle procède et que nous ignorons ayant une prédilection absolue en quelque sorte pour l'œil qu'elle attaque exclusivement, en respectant, semble-t-il, les autres parties de l'organisme. L'irido-cyclite constitue en un mot toute la maladie, alors que dans les formes métastatiques elle n'est qu'une des manifestations, des localisations de la cause qui produit dans l'organisme d'autres lésions.

a) Causes. — Pour expliquer son développement, on a invoqué toutes les causes sur lesquelles les anciens observateurs aimaient tant à s'étendre : atmosphériques, telluriques, climatériques, constitutionnelles... L'allure souvent enzootique de l'affection la fit attribuer depuis longtemps à des influences miasmatiques, traduites plus tard en parasitaires et infectieuses.

α) *Infestation parasitaire*. — Elle fut soutenue surtout par Villach (1892) qui, après de nombreuses recherches ayant porté sur 37 yeux provenant de 24 Chevaux atteints, rencontra si fréquemment des parasites variés : *rhabditis oculi equini, cysticercus oculi equini, distomes, cercaires...*, qu'il n'hésita pas à en faire la cause du mal. Les petits entozooaires ne manquaient jamais dans les lésions aiguës, et s'ils n'étaient pas toujours rencontrés dans les chroniques, c'est qu'ils avaient été résorbés... Ces mêmes parasites, Villach les retrouva dans les kératites et uvéites des Bovins. Ces faits furent confirmés par différents auteurs.

A la même époque, Potapenkow découvrit dans le sang d'un Cheval malade un parasite endoglobulaire ressemblant à celui de la malaria, dont l'inoculation veineuse et sous-cutanée resta sans effet, tandis que son inoculation intra-camérienne chez le Cheval, le Chien, le Lapin, détermina une iritis après une inoculation de 14-40 jours.

β) *Infection microbienne*. — H. Koch (1882), Trinchera (1889), Vigezzi (1890) trouvent dans les produits transsudés des microorganismes avec lesquels ils essaient de reproduire la maladie. Trinchera peut conclure de ses expériences sur le Lapin et le Cheval que l'irido-cyclite est inoculable au Cheval. Vigezzi en injectant son « ophtalmocoque » par voie sous-cutanée, sous-conjonctivale et intraveineuse (veine jugulaire), n'obtint rien; par voie intra-oculaire, il détermina tantôt une affection traumatique avec panophtalmie, tantôt une véritable iritis exsudative, avec production de synéchies; deux fois, il assista à des accès secondaires survenus 9 et 40 jours après les premiers.

En 1898, une enzootie d'uvéite observée sur la cavalerie du 8ᵉ régiment de chasseurs, à Auxonne, ramène l'attention sur cette question et provoque de nouvelles recherches. Blin (1900) isole un cocco-bacille qu'il assimile au *coli*; inoculé dans la chambre du Cheval, il produit des symptômes ressemblant à s'y méprendre à ceux de l'irido-cyclite. Dans le tissu irien, Dor (1900) trouve un diplocoque existant seulement dans l'intérieur des cellules, à la manière du gonocoque, mais dont l'état adulte est nettement bacillaire. Son milieu de culture le plus favorable est l'agar glucosé. Roux et Binet l'identifient au *staphylocoque pyogène doré*. Chez le Lapin, inoculé sous la conjonctive, il ne donne rien, tandis que dans le vitré il détermine une réaction inflammatoire violente, se terminant par panophtalmie et rupture de la sclérotique. Après modification de la virulence, Dor arrive à produire à volonté chez le Cheval des irido-cyclites avec accès répétés. Tschoubarousky (1903), connaissant les travaux de Dor, expérimente à son tour et conclut que l'irido-cyclite du Cheval est due à la présence dans les yeux atteints du *staphylococcus citreus, albus, aureus*.

En 1919, Dalling met en évidence sur la coupe des nerfs optiques de Chevaux atteints d'irido-cyclite primitive un cocco-bacille aux extrémités arrondies qu'il dénomme *nerve-bacillus*. Injecté, en culture âgée, dans la saphène de deux Cobayes et de sept Chevaux, c'est-à-dire cette fois suivant la voie endogène, le cocco-bacille produit des symptômes généraux, des exsudats uvéens, des synéchies, des réactions conjonctivales... Puis il est retrouvé dans les nerfs optiques des animaux d'expérience. Enfin, il se laisse agglutiner par le sérum des patients. Ajoutons que ces résultats n'ont pas été confirmés par Knowles (1).

De ces faits encore insuffisamment probants, retenons

---

(1) Tout récemment (1927), Rosenow a isolé un bacille, *flavobacterium ophtalmiae*, de l'exsudat de la chambre antérieure (où il se trouve associé, au début des accès, avec un diplocoque); qu'il retrouva aussi dans des émulsions de tissus oculaires malades, dans le sac conjonctival au moment de la période aiguë, exceptionnellement dans celui de chevaux sains; sur l'avoine et le foin, plus rarement dans l'eau de boisson de fermes où sévissait ou non l'affection. Les cultures de produits virulents provenant des yeux ou des fourrages ont les mêmes caractères morphologiques et toxiques. L'inoculation intraoculaire de cultures pures reproduit la maladie. Le sérum des animaux en plein accès agglutine le bacille. La porte d'entrée semble être l'appareil digestif et, la source de l'infection, les aliments.

jusqu'à plus ample informé que l'infection semble bien être la cause première de la maladie et que staphylocoques, streptocoques et coli doivent en être les agents. Mais quelle voie choisit-elle, l'exogène ou l'endogène?

Infection exogène. — Les auteurs ont admis la possibilité de l'infection de l'œil par la cornée, mais sans preuves suffisantes. Nous avons dit antérieurement que cette membrane ne se laisse que très peu pénétrer, à moins qu'elle ne soit traumatisée. D'autre part, les traumatismes peuvent agir sur l'œil comme sur les autres parties de l'organisme en réveillant une infection latente qui, sans eux, ne se serait pas développée... L'entrée de l'agent par la conjonctive n'est pas impossible, mais elle doit être extrêmement rare, et ce n'est pas l'infection exogène qui peut expliquer l'allure enzootique que prend parfois l'irido-cyclite. Pratiquement, l'infection exogène est donc négligeable.

Infection endogène. — L'infection endogène, sanguine, semble ainsi être la seule admissible. Mais par où se fait l'absorption, par les *voies digestives* ou respiratoires? Très probablement par les deux, mais surtout par les premières, fort incriminées chez l'Homme. Quels en sont les vecteurs? Poussières et aliments souillés sans doute... Voyons ce que les faits apportent de confirmation ou d'infirmation à ces hypothèses. De tout temps, l'*influence du milieu* a retenu l'attention. Certaines régions ont été considérées comme plus favorables au développement de la maladie. Les haras de Pompadour eurent beaucoup à souffrir de la « fluxion » au commencement du xviii° siècle (Chabert). En 1807, dans les environs de Strasbourg, Thierry comptait 500 aveugles de « lunatique » sur une population de 3.000 chevaux. Dans son étude sur la « Géographie médicale de la fluxion périodique » (1861), Renaud estime la proportion des atteints à 700 p. 1.000, dans les départements de la Somme, du Pas-de-Calais, du Nord et de la Seine-Inférieure. En 1901-1902, pendant la guerre du Transvaal, l'irido-cyclite affecte les effectifs anglais au point de devenir un fléau (Général Smith). Pendant la Grande Guerre 1914-18, elle atteint jusqu'à 30 p. 100 des effectifs anglais cantonnés dans le Nord-Ouest de la France (Matson), et le Service vétérinaire crée des hôpitaux spéciaux tant pour soigner les malades que pour éviter la contagion... En 1921, Mathaly estime que la grande majorité des Chevaux de la Région de Saint-Affrique (Aveyron) sont atteints.

Mais les faits suivants, empruntés à Möller, prouvent encore mieux l'influence du milieu. Un régiment de hussards en garnison à Hofgeismar relève, de 1871 à 1875, 130 cas d'irido-cyclite ; en 1875, il est envoyé à Francfort-sur-Mein et voit l'affection s'éteindre, de telle sorte qu'en 1880 on n'y compte plus un seul malade. Pendant le même temps un régiment de dragons, envoyé de Francfort-sur-Mein à Hofgeismar pour remplacer le précédent, et qui n'avait jamais constaté la maladie, voit celle-ci se développer dans la progresion suivante : 5 cas en 1876, 12 en 1877, 11 en 1878, 14 en 1879 et 42 en 1880. Autre fait non moins suggestif. Le 13ᵉ régiment de dragons, en garnison à Saint-Avold de 1877 à 1886, compte chaque année un nombre de malades variant de 2 à 58 et dont le total global s'élève à 112, soit une moyenne de 11 par an. En 1886, il va tenir garnison à Metz et alors on constate 4 malades seulement dans cette année, 1 dans les deux années suivantes, dans la suite aucun.

Sur le rôle possible des *locaux* nous avons des indications assez précises. Bigoteau (1903) a fait connaître que dans une écurie de 15 Chevaux recevant bon an mal an 3 nouveaux sujets provenant de tous pays, il y a toujours eu de 1880 à 1886 un tiers de l'effectif atteint d'irido-cyclite. On évacua l'écurie et bien que les anciens malades eussent été conservés l'affection disparut. En 1898, une écurie de Chevaux fluxionnaires est envahie par la gourme, ce qui oblige à désinfecter les lieux à la chaux. A partir de ce moment, la maladie cessa de sévir. Autres faits du même ordre. Dans une écurie de 20 Chevaux où, dans l'espace de 50 ans, le propriétaire n'a pas vu la maladie, 8 cas se succèdent. On désinfecte et l'affection est enrayée, mais non arrêtée complètement car on constate deux cas encore (Rigaux). Dans une observation d'Enault, on voit la maladie sévir sur les jeunes poulains d'un élevage de Normandie : 8 cas dans l'espace de 6 mois, alors que les animaux sont sous un hangar ; on les met au piquet et le mal ne s'étend plus. Après désinfection, on constate cependant un nouveau cas, quinze mois après.

Tour à tour, les *fourrages* et les *eaux de boisson* ont été accusés d'être les vecteurs de l'agent morbide, ce qui est fort probable, cependant que les faits appuyant cette hypothèse sont peu nombreux. Sur des effectifs militaires, Hugues (1884), en Belgique, a vu la proportion des malades d'irido-cyclite augmenter considérablement avec la distribution d'avoines avariées. Conjointement il s'était développé des symptômes gastro-intestinaux assez accentués. D'autre part Wenzel vit l'affection disparaître après qu'on eût cessé la distribution d'une eau incriminée...

La *contagion* directe n'a pas été prouvée jusqu'ici, mais l'indirecte semble bien ressortir des faits suivants rapportés par le Général Smith. Pendant la guerre Sud-Africaine, le Service vétérinaire anglais dut évacuer un dépôt de remonte contenant des Chevaux atteints d'irido-cyclite et les répartir dans deux autres établissements où l'affection était à peine connue; le résultat fut désastreux : 25 p. 100 des animaux de l'un, 48 p. 100 de l'autre devinrent malades. Excréments ou jetage ont pu être les éléments de la contagion.

Pour beaucoup d'observateurs, l'*hérédité* est admise comme un dogme, cependant que les faits plaident autant contre que pour. C'est toutefois avec raison qu'en France les étalons officiels atteints d'irido-cyclite sont écartés de la reproduction, comme doivent l'être tous ceux qui sont diminués dans leur capacité fonctionnelle, parce que les organismes déchus ne reproduisent généralement pas des organismes intégraux... (Voir transmission héréditaire des *défauts oculaires*, Ch. XVII).

b) Développement de la maladie. — Elle se présente le plus souvent à l'état *sporadique*, quelquefois *enzootique*. Elle fut observée sous cette dernière forme au Causase où, dans quatre régiments de dragons, le mal frappa 35 p. 100 des effectifs (Reich, 1889); en Allemagne, dans différents régiments de l'armée prussienne; dans les armées anglaises pendant la guerre Sud-Africaine (1901-1904) et la guerre mondiale (1914-1918), comme nous l'avons déjà dit antérieurement. Les dernières enzooties constatées en France le furent au 8ᵉ chasseurs, à Auxonne (Côte d'Or), où, dans le courant de

l'année 1898, on releva 91 cas (Mansis), et au 26e dragons à
Beaune (Côte d'Or), où, de juillet 1898 à janvier 1900, on
compta 27 cas, alors que de 1893 à 1898 c'est à peine s'il en
fut enregistré 5 ou 6 (Lenoir et Guillaumin). Les faits se
montrent contradictoires sur *l'influence de la saison*. Une statistique de l'armée allemande portant sur les années 1886-1890
montre l'affection plutôt fréquente en hiver : 1er trimestre, 216 ;
2e trimestre, 197 ; 3e trimestre, 158 ; 4e trimestre, 159 (Möller).
Pendant la guerre Sud-Africaine, elle fut constatée surtout
pendant les mois de janvier et février, les plus chauds dans
la région. Sur *l'influence des sexes et de l'âge* nous sommes
peu renseignés. Van Dulm, dans les Indes néerlandaises,
observe que la maladie est rare pendant la première année et
surtout fréquente dans la seconde. Par contre, les chiffres suivants indiquent que les *espèces* d'équidés furent inégalement
frappées pendant la guerre Sud-Africaine (Général Smith) :

	CHEVAUX	MULES
1903-04	14,38 %	1,85 %
1904-05	7,11 %	1,88 %

Nous avons dit déjà que la *récidive* ne caractérise pas
l'irido-cyclite primitive du Cheval et ne la distingue pas des
formes métastatiques, comme on le voulait autrefois, que c'est
une complication des uvéites en général, quelles que soient
leurs formes cliniques, leurs origines étiologiques, les espèces
affectées spontanément ou expérimentalement. Mais dans
quelle proportion des animaux atteints une première fois les
récidives se produisent-elles? Et dans quelles limites peuvent-
elles frapper successivement les yeux malades ? Sur les Chevaux, Reich, au Caucase, avait déjà noté que 18 p. 100 des
cas avaient été récidivants. Lenoir et Guillaumin, en France,
enregistrèrent 10 cas sur 27, soit 37 p. 100. Dans le Sud-Afri-
cain, les récidives se montrèrent dans la proportion de 49,5
p. 100 sur les Chevaux et de 24,4 p. 100 sur les Mules (Général
Smith). Le tableau suivant du même auteur indique en outre
qu'on a compté jusqu'à 6 récidives sur les Chevaux et 5 sur
les Mules :
Pour 100 animaux atteints, nombre des accès constatés en
1904-1905 :

	Sur les Chevaux (636 cas d'irido-cyclite).	Sur les Mules (119 cas).
Un seul accès,....	50,47	75,62
Deux accès	32,23	16,80
Trois —	11,00	3,36
Quatre —	4,40	1,68
Cinq —	1,10	1,68
Six —	0,62	0,84
Sept —	0,15	

c) Prophylaxie et traitement. — La prophylaxie doit s'exercer contre l'infection première de l'œil et, une fois qu'elle est établie, contre les retours qui provoquent rechutes et récidives.

Prophylaxie de l'infection première de l'œil. — Dès qu'une écurie est considérée comme infectée, c'est-à-dire qu'un animal est atteint, l'évacuer et la désinfecter, de préférence par un bon chaulage des parois et du sol. Séparer les malades des sains. Préserver ceux-ci par vaccination répétée tous les huit jours, au moyen des stock-vaccins staphylo-streptococciques, du sérum polyvalent L.-V. qui contient aussi des antitoxines colibacillaires, instillés, injectés sous la conjonctive et dans les veines... Purgatifs.

Traitement des accès. — Il nécessite le repos absolu des patients lorsqu'on se trouve en présence des formes aiguës et subaiguës, le cheval atteint d'irido-cyclite étant un animal qui souffre, dont la vision est très diminuée, par conséquent qui est en état d'infériorité pour le travail et exposé aux accidents. Et c'est encore un malade qui a besoin de soins très suivis. En tout premier lieu, comme d'ailleurs dans toutes les affections où l'iris est atteint, la pupille contractée passivement, l'œil douloureux, agir par les collyres répétés 2-3 fois par jour de cocaïne, d'atropine, d'adrénaline, associés et alternés : atropine-cocaïne, cocaïne-adrénaline. Entre temps, user des antivirus staphylo-streptococciques sous toutes les formes : instillations, injections sous-conjonctivales, intraveineuses, rétrobulbaires, et, pour la nuit, pommades. Si le résultat cherché n'est pas obtenu assez rapidement, préparer un autovaccin avec une partie des évacuations intestinales comme on prépare un pyovaccin avec le produit d'une collection purulente. Recueillir des crottins, en extraire le liquide par broyage, filtrer et stériliser à l'éther. Employer en injections sous-conjonctivales, intraveineuses... Ce traitement n'a pas été essayé que nous sachions, mais il nous est inspiré par les faits étiologiques rapportés plus haut, et les suivants au plus haut point suggestifs.

Un Homme atteint d'entérite dysentériforme depuis 15 ans souffre depuis le même temps d'une irido-cyclite bilatérale, récidivante, dont les paroxysmes coïncident avec ceux de l'affection intestinale. Un bacille paratyphique isolé des selles sert à préparer un autovaccin qui amène une amélioration, mais non la guérison. Ce que voyant les oculistes traitants, Worms et Pesme, préparent un autovaccin avec la flore microbienne totale des selles. Résultat inespéré, l'irido-cyclite cède en même temps que la dysenterie...

Finalement, utiliser les mercuriaux, les arsenicaux, les sels d'argent...

Prophylaxie des récidives. — Les traitements considérés jusqu'ici comme paraissant avoir donné les plus beaux résultats sont restés impuissants contre les récidives, tels la galactothérapie entre les mains d'Houdemer, l'autohémothérapie entre celles de Palussière..., qui n'empêchèrent ni l'une ni l'autre les accès de se répéter 10 fois dans le premier cas, 5 fois dans le second. Or, si les antivirus antistaphylo-streptococciques, qui ont déjà montré leur efficacité dans les infections oculaires des Equidés, voyaient leur spécificité s'affirmer, il serait évidemment indiqué de les employer à titre préventif contre les récidives, en les utilisant comme dans la prévention des premiers accès. La nécessité des interventions rapprochées ressort du fait que l'immunité conférée par les antivirus ne semble pas de longue durée, encore que celle-ci n'ait pas été déterminée...

10° Irido-cyclite primitive du Bœuf. — Nous croyons que les uvéites de cette espèce ne sont si rarement signalées que parce qu'elles sont confondues avec la kératite épizootique. Des cas en ont été cependant consignés tant en France qu'en Allemagne, en Russie et en Italie, d'où il résulte que l'affection est assez comparable à celle du Cheval et serait récidivante. Villach (1892) l'observa simultanément sur un troupeau de Bœufs et sur 5 Chevaux du même domaine et trouva dans les yeux de ceux-là des parasites du genre Distome comparables à ceux signalés par lui dans l'irido-cyclite du Cheval. Déjà, Durréchou, Claess et Brouvier, avaient accusé la *filaria papillosa* de produire dans l'œil des Ruminants les symptômes d'une ophtalmie récidivante. Goedicke en 1913, Maneschi en 1925 signalent à nouveau des « ophtalmies » du Bœuf récidivantes, qui se développent dit le premier de ces auteurs dans une région où la Mondblindheit du Cheval est très souvent constatée.

Clerget (1907), examinant des yeux de Bœufs à l'abattoir, a trouvé quinze fois des lésions d'irido-cyclite se rapportant aux différentes phases de la maladie, qui lui ont permis du point de vue anatomique de les différencier de celles des Équidés. L'exsudat de la chambre antérieure n'a pas l'aspect dense, purulent de l'hypopion du Cheval ; constitué en apparence d'albumine très souvent mélangée intimement à une plus ou moins grande quantité de sang, il forme une masse peu dense, de couleur chocolat, qui reste en suspens dans l'humeur aqueuse au lieu de se précipiter. Il occupe par suite toute l'étendue de la chambre antérieure s'il est abondant ou, s'il est réduit, se localise en regard de la pupille, parfois sous forme d'une lentille entourée de toutes parts par l'humeur aqueuse absolument limpide. Cet état globuleux, lenticulaire, de l'exsudat intra-camérien, a été rencontré dans de rares cas chez l'Homme où il s'était formé sur place par prise en masse de l'humeur aqueuse et simulait, à s'y méprendre, un cristallin luxé (Vennemann).

Chez le Bœuf, tout indique qu'il vient du corps ciliaire par la chambre postérieure et la pupille qu'il ne fait que traverser : c'est d'abord sa situation prépupillaire, ses adhérences par de fins tractus avec les bords de la pupille, rarement avec la face antérieure de l'iris, puis l'existence d'exsudats semblables au niveau de la zone de Zinn, derrière le cristallin. A la période de résorption ou d'organisation, l'exsudat prépupillaire se résout en une sorte de membrane gris blanchâtre, le sang s'étant résorbé, qui reste reliée à la pupille et qu'on pourrait prendre pour une persistance de l'état fœtal, n'était son tissu qui ne rappelle en rien celui de l'iris et sa coïncidence constante avec d'autres exsudats de l'uvée. Dans ses 15 observations, Clerget relève 4 fois des exsudats albumino-hémorragiques de date récente, 4 fois des agglomérats prépupillaires opaques, d'aspect plus dense, d'où le sang a disparu, et 7 fois des exsudats membraniformes, toutes lésions dont la filiation ressort de leur nature même, comme nous avons pu nous en convaincre directement.

Comparée à celle du Cheval, cette uvéite du Bœuf est peu plastique, les vraies synéchies étant rares, l'exsudation est plus discrète, le vitré peu envahi, le globe peu déformé, la tension voisine de la normale. Clerget n'a trouvé qu'une fois l'œil atrophié, avec cornée réduite, disparition du vitré, décollement infundibuliforme de la rétine et résorption partielle du cristallin opacifié.

En résumé, inflammation uvéale, surtout ciliaire, à tendance hémorragique, peu plastique, et récidivante comme permet de l'affirmer la présence dans le même œil d'exsudats d'âges différents.

Quelle est la nature véritable de cette uvéite? La fréquence de la tuberculose dans l'espèce peut la faire soupçonner de tuberculeuse... L'épreuve de la tuberculine fixera ce point. Appliquer s'il y a lieu le *traitement* méthodique des infections oculaires, à moins que l'essai à la tuberculine ne soit positif (1).

E) *Diagnostic des Irido-cyclites*.

1° **Diagnostic anatomique ou clinique**. — Il peut être fait dans la période de développement de l'affection ou plus ou moins longtemps après. Dans le premier cas, il a pour base la triade symptomatique suivante, rarement incomplète : rétrécissement de la pupille et résistance de l'iris à l'action des mydriatiques; présence d'exsudats dans la chambre antérieure ou sur ses parois, de nodules, de gommes...; diminution de la tension oculaire. On recher-

(1) D'après une étude de Greenfield, inédite, l'irido-cyclite existe chez le Chameau, sous la forme primitive. De 1919 à 1921, elle frappa 10 p. 100 des effectifs faisant partie des forces anglaises des Indes. Elle ressemble à celle des Equidés.

En dehors des cas d'uvéite antérieure relevés au cours de la maladie du jeune âge, des trypanosomiases..., le Chien a-t-il lui aussi son irido-cyclite propre, due à un agent qui ne s'attaquerait qu'à l'œil? Quelques synéchies accompagnées ou non de réactions oculaires, suivies ou non de récidives... ont bien été constatées çà et là chez cet animal, en dehors de toute cause déterminée, mais c'est insuffisant pour répondre à la question.

chera aussi la vascularisation profonde périkératique. Dans le deuxième cas, il sera guidé par l'existence de séquelles inflammatoires sur les parois de la chambre : taches pigmentaires sur la cristalloïde, synéchies, dépôts sur la cornée... S'il en est besoin, instiller une goutte d'atropine, après quoi la dilatation irrégulière ou incomplète de la pupille fera conclure à des altérations d'irido-cyclite. L'atrophie de l'œil et ses conséquences, énophtalmie, déformation des paupières, principalement de la supérieure, viendront à l'appui des renseignements déjà acquis. Junot et Roger ont indiqué que la pression exercée sur le globe au niveau de la base périphérique de l'iris, au moyen du doigt introduit sous l'arcade orbitaire supérieure, permet de se rendre rapidement compte si le Cheval est suspect ou non de « fluxion », l'animal réagissant violemment, soudainement à la douleur provoquée s'il est suspect, ou ne réagissant pas s'il est indemne. Que ce soit un signe à ajouter aux autres, nous n'en disconvenons pas, mais nous estimons qu'à s'en remettre exclusivement à lui pour établir un diagnostic serait s'exposer à de lourdes erreurs. Il est d'ailleurs loin d'être constant.

2° **Diagnostic étiologique.** — Eliminer d'abord les irido-cyclites métastatiques développées au cours d'infections générales ou locales de l'organisme, ou peu après leur guérison. La nature des autres, considérées comme primitives, pourra découler des données suivantes : forme clinique exsudative ou nodulaire; espèce animale affectée, vivant dans des régions géographiques où règnent certaines infections spéciales (trypanosomiases, piroplasmoses, leishmanioses...), ou en provenant; réactions positives à la tuberculine, à la malléine...; résultats positifs des traitements spécifiques; résultats des recherches de laboratoire après prélèvement de produits pathologiques...

3° **Diagnostic au point de vue légal de la « Fluxion périodique des yeux » du Cheval, de l'Ane et du Mulet.** — La loi du 2 août 1884, en inscrivant parmi les vices rédhibitoires la « fluxion périodique des yeux », a été restrictive. Les rapporteurs ont entendu protéger les acheteurs contre une maladie qu'ils croyaient grave, surtout en raison de ses récidives, et la preuve en est non seulement dans l'exposé des considérants précédant la loi, mais encore dans ce fait qu'à l'époque de sa discussion deux maladies absolument semblables quant aux symptômes se partageaient la pathologie interne de l'œil : l'une, la « fluxion périodique » était considérée comme essentiellement récidivante, alors qu'on admettait que l'autre, « l'ophtalmie interne », nous dirions aujourd'hui les ophtalmies métastatiques, ne l'était pas. Si donc les auteurs de la loi ont voulu que la « fluxion périodique » entraînât seule la rédhibition, c'est qu'ils attribuaient toute la gravité de l'affection à son caractère récidivant. Cette thèse, soutenue dans les « *Maladies inflammatoires du tractus uvéal du Cheval*, 1901 », est largement entrée dans le domaine des faits. Elle n'est pas juste cependant, pas plus d'ailleurs que les autres, mais elle a pour elle de tenir les experts dans les limites de la légalité et de fermer la porte à l'arbitraire. Le seul remède qui s'impose pour mettre d'accord la justice et la légalité est la suppression de la loi de ce « vice », qui n'en est plus un d'ailleurs, les irido-cyclites étant des maladies comme les autres qui ont leurs phases de développement et leurs séquelles, et que tous les vétérinaires sont à même de reconnaître.

L'expertise est simple. Pour affirmer sous serment l'existence de la « fluxion périodique », l'expert doit : *a*) constater une irido-cyclite en cours de développement, ou même des séquelles d'irido-cyclite, constatation qui n'est qu'un signe de *présomption* du vice; *b*) constater *de visu* un nouvel accès qui donne la *certitude* de l'existence de la « fluxion périodique » et permet de conclure à la rédhibition. Pour arriver à ce résultat, il faut donc procéder à deux examens successifs, à deux expertises. *c*) Cependant, si l'on peut établir indubitablement que les lésions relevées à un moment donné ont des âges différents et procèdent par conséquent d'accès successifs, on est en droit d'affirmer après un seul examen qu'on est en présence du vice légal : c'est le cas d'exsudats récents relevés au cours d'un accès, s'ajoutant à des lésions anciennes : synéchies avec bord pupillaire élimé, effrangé, bulbe atrophié...

L'expertise doit-elle être faite dans la limite des 30 jours du délai? Ce serait la meilleure solution du point de vue économique, celle qui risquerait le moins d'accroître inutilement les frais de fourrière. Mais il est généralement admis que l'expertise peut être prolongée bien au delà de 30 jours. Nous avons vu la fourrière durer près de 18 mois et ce fut l'appelant qui dut payer les frais qui dépassaient de beaucoup la valeur de l'animal.

L'expert n'a pas à rechercher l'origine étiologique de l'irido-cyclite en présence de laquelle il peut se trouver, chose trop conjecturale et d'ailleurs sans valeur quant à la conclusion de l'expertise.

F) *Pronostic des irido-cyclites.*

Il se tire en premier lieu de la gravité des lésions laissées par l'inflammation : opacité des milieux, lésions rétiniennes, atrophie du globe... De ce point de vue, les irido-cyclites du Cheval et des Equidés, les seules que nous connaissons bien, sont de beaucoup les affections les plus graves de la pathologie oculaire. La plupart des aveugles et des borgnes de ces espèces le sont de leur fait. Pour fixer les idées, disons que l'enzootie du 8ᵉ chasseurs, à Auxonne, qui frappa 91 animaux, donna au tableau 24 aveugles par cataracte double et 67 porteurs de lésions diverses diminuant la vision (Mansis) ; que l'examen des yeux des animaux de quatre régiments de cavalerie du Caucase fournit à Reich 642 aveugles, borgnes ou ayant une vision abaissée, dont 460 ou 71 p. 100 avaient des séquelles d'uvéite.

En second lieu, de la possibilité d'une rechute ou d'une récidive. Or on ne peut tirer argument pour l'heure ni de l'origine étiologique ni de la forme clinique des irido-cyclites pour affirmer que les unes sont plus ou moins récidivantes ou rechutantes que les autres, mais on peut dire de toutes qu'elles ont 20 à 50 chances de rechuter ou récidiver. Lorsqu'elles se produisent, rechutes et récidives n'ont de toute évidence qu'une gravité relative, l'une et l'autre n'ajoutant rien à la cécité par cataracte ou décollement rétinien par exemple résultant du premier accès. Elles peuvent toutefois conduire l'œil à l'atrophie, ce qui est encore à considérer du point de vue esthétique. Par ailleurs, en ajoutant leur contingent de lésions aux lésions de date récente que l'organisme n'a pas eu le temps de réparer, les rechutes sont plus nuisibles que les récidives, éloignées surtout.

§ 6 — **Troubles de la motilité de l'iris.**

A l'état physiologique, les pupilles sont égales (corectopie). Quand elles sont inégales, il y a *anisocorie* et cela tient à l'élargissement ou au rétrécissement de l'une d'elles. Où commence la myose ou la mydriase ? Si l'on couvre l'un des yeux, la pupille opposée prend un diamètre fixe que Schirmer et Coppez appellent le *diamètre absolu*.

1° La **mydriase anisocorique** ou **unilatérale** est le résultat d'une paralysie du sphincter (ou mieux du nerf oculomoteur commun), ou bien d'un spasme du dilatateur (excitation du sympathique). La *mydriase spasmodique* est rare. Elle accompagne les états irritatifs du cerveau. Elle peut laisser intact le réflexe à la lumière, du moins en partie, ou bien l'abolir temporairement. La réaction aux myotiques peut aussi être conservée. Elle existe dans la narcose par l'éther, le chloroforme, à la période d'excitation et de résolution, chez le Chien, le Chat, le Lapin (Makazawa). Marchand, Petit et Coquot l'ont signalée dans les troubles nerveux d'origine centrale de la maladie du jeune âge du Chien. La *mydriase paralytique*, plus fréquente, est le fait des mydriatiques instillés d'un côté, des traumatismes oculaires et périorbitaires qui peuvent déterminer de petites hémorragies iriennes, de l'hypertonie. Chez l'Homme, on peut constater en même temps la paralysie de l'accommodation et de la convergence, les muscles ciliaire et droit interne étant innervés par l'oculo-moteur commun. Les myotiques restent sans effet sur cette mydriase.

2° La **mydriase bilatérale** a été rencontrée dans les intoxications générales par certaines plantes : baies de douce amère, *datura stramonium* (Bœuf, Cheval), colchique d'automne (Bœuf, Cheval, Mouton, Porc), digitale (Gallinacés, Canards), ergot de seigle (Mouton, Porc)...; par l'arsenic, le plomb contenu dans le métal des mangeoires (Bœuf, Mouton); dans l'infestation vermineuse intestinale ; dans la cécité par altération de la rétine et du nerf optique, le réflexe lumineux étant aboli ; dans les lésions superficielles des méninges, du cerveau et du cervelet, provoquées par la cœnurose du Mouton (au cours d'une épizootie, Delmer vit le strabisme divergent accompagner la mydriase), les larves d'œstres (Blasi) ; dans l'encéphalite épizootique des Bovidés, la forme nerveuse de la « maladie » du Chien. Elle est aussi le fait de l'injection sous-cutanée des mydriatiques.

La pupille est dilatée sur l'Homme au moment de la mort ; elle se rétrécit ensuite pendant 24-48 heures. Elle réagit encore 4 heures après à l'instillation d'atropine (Grœnouw).

3° Le **myosis anisocorique** est l'effet d'une contraction spasmodique du sphincter par excitation des fibres de l'oculo-moteur commun qui l'innervent, ou d'une paralysie du dilatateur animé par le sympathique. Les causes du *spasme myotique* seront recherchées dans les altérations de voisinages : érosions ou ulcères de la cornée, corps étrangers ; hyperémie et inflammation de l'iris.. ; la perte d'humeur aqueuse dans les opérations de la chambre (les faits cliniques relevés sur le Chien sont conformes à ceux de l'expérimentation sur le Lapin (Löwenstein) ; l'action des myotiques instillés d'un côté : pilocarpine, arécoline et surtout ésérine. Celles de la *myose paralytique*, dans les blessures, les traumatismes, les tumeurs (goitre) de la région du cou ayant lésé ou comprimant le sympathique cervical ; dans les affections pleuro-pulmonaires, les néoformations intra-pectorales... susceptibles d'altérer la portion médiastinale du nerf. Le diagnostic pourra être guidé d'une part par le syndrome de la section du sympathique, ou de Claude Bernard-Holmer : myose, chute de la paupière, hypotonie ; d'autre part par les réactions de la pupille qui se contracte à la lumière et sous l'influence de l'ésérine, se dilate par l'atropine et l'adrénaline instillées et reste insensible à la cocaïne (Donath).

Il arrive parfois qu'après la section du ganglion cervical supérieur, ou du cordon cervical du sympathique, la myose qui en est la conséquence fait place au bout d'un temps variable à la mydriase : c'est la *mydriase paradoxale*, qui, lorsqu'elle n'est pas nette, peut être mise en évidence par une injection intraveineuse d'adrénaline. On l'observe aussi sur les animaux dont on a sectionné le nerf sciatique ou le plexus brachial, et, particularité remarquable, la mydriase paradoxale est homolatérale lorsque la lésion est sus-ombilicale, et alterne lorsqu'elle est sous-ombilicale (Magitot).

4° **La myose bilatérale** se produit dans les empoisonnements par la morphine, l'opium, le tabac, l'aconit, le chloral, le chloroforme à la période d'anesthésie, dans l'urémie. Lorsque chez l'Homme comateux, dit Berger, on observe le myosis au lieu de la mydriase habituelle, c'est qu'il s'agit d'un coma produit par absorption de morphine ou d'opium. Les méningites et les affections spinales le déterminent également (épilepsie, ataxie locomotrice, paralysies diverses des membres au cours de la « maladie » du jeune âge du Chien).

5° **Hippus**. — Sous ce nom on désigne un état pathologique caractérisé par des oscillations spasmodiques plus ou moins fréquentes et étendues du champ pupillaire, et qu'on rencontre chez l'Homme dans les méningites, la maladie de Basedow... Comme ces oscillations existent dans l'état physiologique, leur nature pathologique ne s'est imposée que du jour où elles furent constatées dans un seul œil. Rigaud a relevé ce signe dans l'O. D. d'un Chien, mais il ne put le rattacher à sa cause. La fréquence était de une oscillation (dilatation et resserrement) par seconde et ne variait pas, ni l'amplitude, que l'œil fût ou non fortement éclairé.

§ 7. — Opération sur l'iris.

1° **Iridectomie**. — Cette opération a plusieurs buts : lutter contre l'inflammation dans les irido-cyclites, contre l'hypertension dans les affections glaucomateuses ; créer une pupille artificielle lorsque la pupille naturelle ne joue plus son rôle, comme dans les opacités centrales de la cornée, l'occlusion pupillaire (iridectomie optique) ; permettre d'autres opérations comme l'extraction de la cataracte (fig. 130).

Préparation de l'opération et de l'opéré. — Anesthésie générale si elle est réclamée, locale par instillation kérato-conjonctivale ou mieux injection rétro-bulbaire de novocaïne-adrénaline, qui prévient en même temps l'hémorragie intra-camérienne. *Immunisation* de la cornée et des culs-de-sac conjonctivaux par instillation ou injection sous-conjonctivale d'antivirus.

Instruments : blépharostat, pince à fixer, couteau de Graefe si l'incision doit être large, pique lancéolaire de préférence si l'intervention se limite à l'iridectomie, pince à iridectomie, petits ciseaux courbes ou pinces-ciseaux de Wecker. *Lieu*

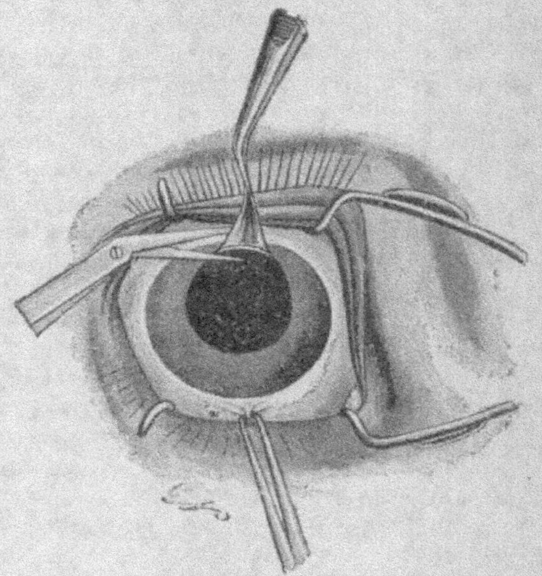

Fig. 130. — Iridectomie (Cadiot et Almy).

d'élection. La commodité opératoire doit guider le chirurgien. En général, région supérieure de la cornée sur le Chien et le Chat, région temporo-supérieure sur le Cheval. *Opération*.

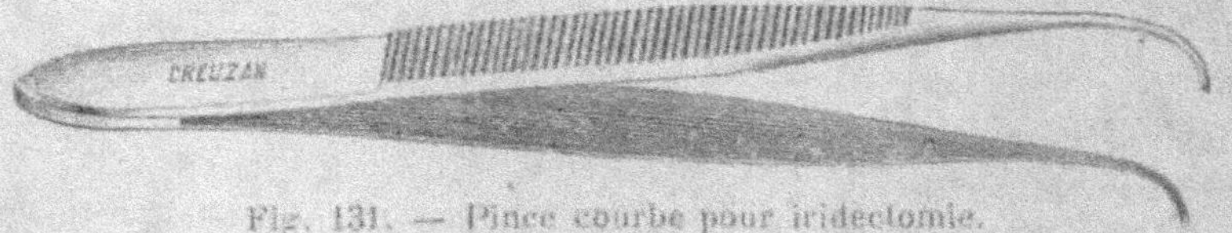

Fig. 131. — Pince courbe pour iridectomie.

Ponction de la cornée, contre-ponction et section d'un lambeau concentrique au bord cornéen si on opère avec le couteau de Graefe ; dans le cas contraire, ponction de la cornée comme dans la paracentèse de manière à faire une ouverture suffisante pour l'introduction de la pince à iridectomie. Confier la pince à fixer à un aide, en lui recommandant de n'exercer sur le globe aucune pression qui aurait pour effet de provoquer une hernie du corps vitré; si elle se produit, l'exciser au moyen des ciseaux courbes. Saisir l'iris près de son bord libre avec la pince à iridectomie, l'attirer au dehors en pressant légèrement contre la lèvre postérieure de l'incision et le couper au ras de celle-ci. Faire qu'il ne reste entre

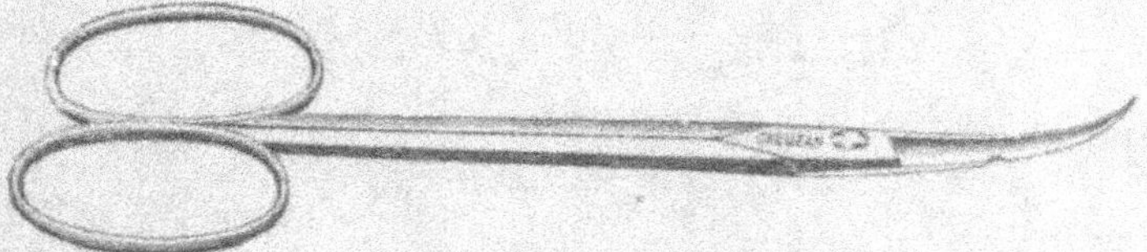

Fig. 132. — Petits ciseaux courbes pour iridectomie.

les lèvres de la plaie aucun reliquat pouvant empêcher la cicatrisation régulière. Enlever la pince à fixer et le blépharostat. Pansement occlusif.

III. — AFFECTIONS DE LA CHOROIDE

§ 1. — Anomalies congénitales.

1° **Colobome**. — La fissuration de la choroïde est très généralement partielle. Lorsqu'elle existe en dessous de la papille optique (colobome sous-papillaire), elle se prolonge quelquefois dans la papille elle-même (colobome de la papille, rencontré chez le Chat), et les vaisseaux peuvent être atypiques. Celui-ci a été signalé sur la Brebis et le Lapin ; le colobome sous-papillaire, chez un Lapin mâle dont la descendance fut affectée de la même anomalie dans la proportion de 28 fois sur 112 yeux (Hippel), chez le Cheval, le Chien, le Porc. Lorsque le colobome se trouve dans le champ d'éclairage de l'ophtalmoscope, la choroïde déficiente laisse voir la teinte blanc bleuâtre de la sclérotique à la surface de laquelle courent quelques vaisseaux. Les bords du colobome sont souvent très pigmentés.

Cette anomalie s'accompagne presque toujours de colobome de la rétine ou d'altérations de cette membrane. Aussi cause-t-elle des troubles visuels : éblouissement, amblyopie et parfois nystagmus. On a constaté aussi chez l'Homme que les yeux colobomateux deviennent facilement la proie de troubles nutritifs et inflammatoires (Van Duyse). Sur le Cheval le *colobome du tapis* est fréquent (Pl. IV, fig. 2).

§ 2. — Traumatismes de la choroïde.

Nous n'avons sur ce point que des faits expérimentaux. Par piqûre de la région du tapis de l'œil d'un Cheval avec une aiguille courbe, Bayer obtint une déchirure choroïdienne dont l'image ophtalmoscopique était la suivante : au centre, une tache blanche représentant la sclérotique, limitée par les bords pigmentés et hémorragiques de la plaie choroïdienne ; hémorragie aussi sous la rétine des régions voisines. D'autre part, en contusionnant les yeux de Lapins avec une baguette élastique, Berlin a déterminé, outre des lésions rétiniennes au point frappé et dans la région directement opposée, des hémorragies choroïdiennes, quelquefois sous-rétiniennes, voire même ciliaires, mais ces dernières ne se produisaient que lorsque la cornée était le siège du trauma.

§ 3. — Tumeurs.

Graefe (1858) et d'autres observateurs ont rencontré à l'autopsie d'yeux d'animaux des néoplasies de nature *tuberculeuse*. Dans le cas de Graefe relatif au Porc, la tumeur siégeait au pôle postérieur, près de l'entrée du nerf optique, entre la sclérotique et la rétine qu'elle écartait l'une de l'autre. La première, amincie, repoussée en dehors, formait staphylôme, la seconde, adhérente, était refoulée dans l'intérieur de l'œil où elle formait saillie notable. De choroïde il ne restait plus trace au niveau de la tumeur qui était blanche. Elle avait une coque d'où partaient vers l'intérieur des tractus formant charpente entre lesquels existaient des masses caséeuses et friables, des granulations éparses, des dépôts calcaires. Dans le

reste du fond de l'œil, exsudat jaunâtre séparant choroïde
et rétine et formé en réalité de fines granulations.... Le *sarcome* d'origine métastatique a été trouvé sur le Chien (Jakob
et Venendaal).

§ 4. — Inflammation de la choroïde.
Choroïdites ou uvéites postérieures.

A) *Symptomatologie et anatomo-pathologie générales.*

Au début, les choroïdites sont caractérisées cliniquement
par des exsudats répandus sous forme de larges plaques mal
délimitées ou de taches discrètes peu ou prou pigmentées et

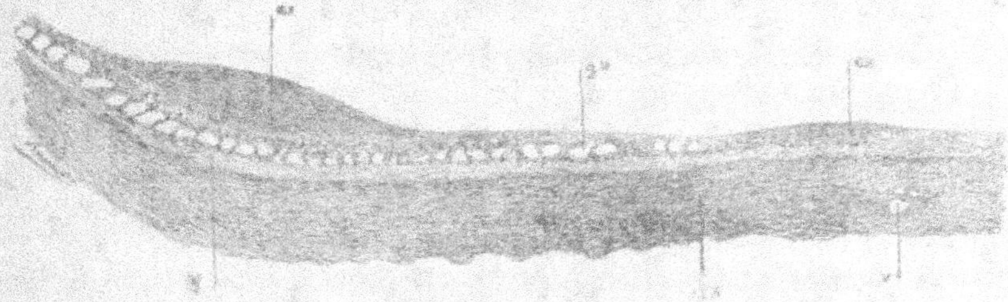

Fig. 133. — Lésions de la choroïde du Cheval.

ee, ee, exsudats organisés à la surface de la choroïde, comprimant et atrophiant cell-ci
gv, couche des gros vaisseaux; *ff,* lamina fusca; *s,* sclérotique; *v,* vaisseaux perforant.

plus circonscrites. Leur situation à la surface de la membrane
et sous la rétine fait qu'ils ne sont bien apparents que dans la
région du tapis clair où la couche pigmentaire rétinienne fait
presque complètement défaut, ou bien autour de la papille où
elle est assez souvent raréfiée. Là ils ternissent le brillant du
tapis, modifient ses couleurs qui deviennent jaune sale, jaune
rouge..., changements d'autant plus frappants que des parties voisines peuvent être restées intactes. Ils soulèvent la
rétine, la pénètrent et y portent l'inflammation : ses vaisseaux
sont gonflés, tortueux, on rencontre des hémorragies. Puis le
vitré est envahi à son tour, et au flou de la choroïde s'ajoute
celui de la papille qui apparaît comme le soleil à travers le
brouillard, quelquefois auréolée de rayons blanchâtres ou dis-

paraissant partiellement derrière de larges plis de la rétine décollée (fig. 136). A une phase ultérieure, l'épanchement se résorbe en laissant le désordre dans la répartition du pigment rétinien et choroïdien, ou bien il s'organise en formant des plaques ou des traînées blanches cicatricielles, qui amènent l'atrophie de la choroïde par compression, ou son arrachement de la sclérotique par tiraillement. Comme complications, il n'est pas rare de voir la papille pâlir, les vaisseaux rétiniens diminuer de calibre et l'atrophie optique couronner l'œuvre de la choroïdite; ou bien encore l'inflammation se propager d'arrière en avant et envahir le tractus uvéal en entier.

B) *Formes cliniques*.

1° **Choroïdite diffuse**. — La répartition sans ordre de l'épanchement et sa généralisation plus ou moins grande différencient cette forme des autres. Très grave, se terminant souvent par la cécité, elle a été rencontrée plus particulièrement sur le Cheval; on l'a aussi observée sur le Chat; Gray dit qu'elle n'est pas rare sur le Chien. Sa marche passe souvent inaperçue; elle ne détermine des réactions extérieures que quand elle envahit le tractus antérieur (fig. 136 et Pl. V).

2° **Choroïdite disséminée**. — Elle se présente sous forme de *taches exsudatives*, à peu près circulaires, à bords un peu imprécis, de 4-8 millimètres de diamètre à l'image droite, de teinte blanc gris, blanc jaunâtre, réparties dans le voisinage immédiat de la papille, au-dessous et sur ses côtés, par conséquent à l'orée du tapis sombre. On ne peut mieux les comparer qu'à des taches de graisse figée sur fond brun. Elles sont ordinairement isolées les unes des autres, parfois confluentes. Les vaisseaux rétiniens passent à leur surface indiquant ainsi leur siège. Leur saillie n'est pas appréciable à l'ophtalmoscope, si ce n'est par la légère déviation des vaisseaux les dominant. Sur le cadavre, elles ont la dimension de toutes petites têtes d'épingles. Troublant peu la transparence du vitré sur le Cheval jeune où elles ont été rencontrées exclusivement jusqu'ici, il est très facile de suivre leur évolution. Au bout de quelques semaines, elles se transforment en *foyers atrophiques* par résorption de l'épanchement et bouleversement du pigment rétinien et choroïdien. Leur dimension est très légè-

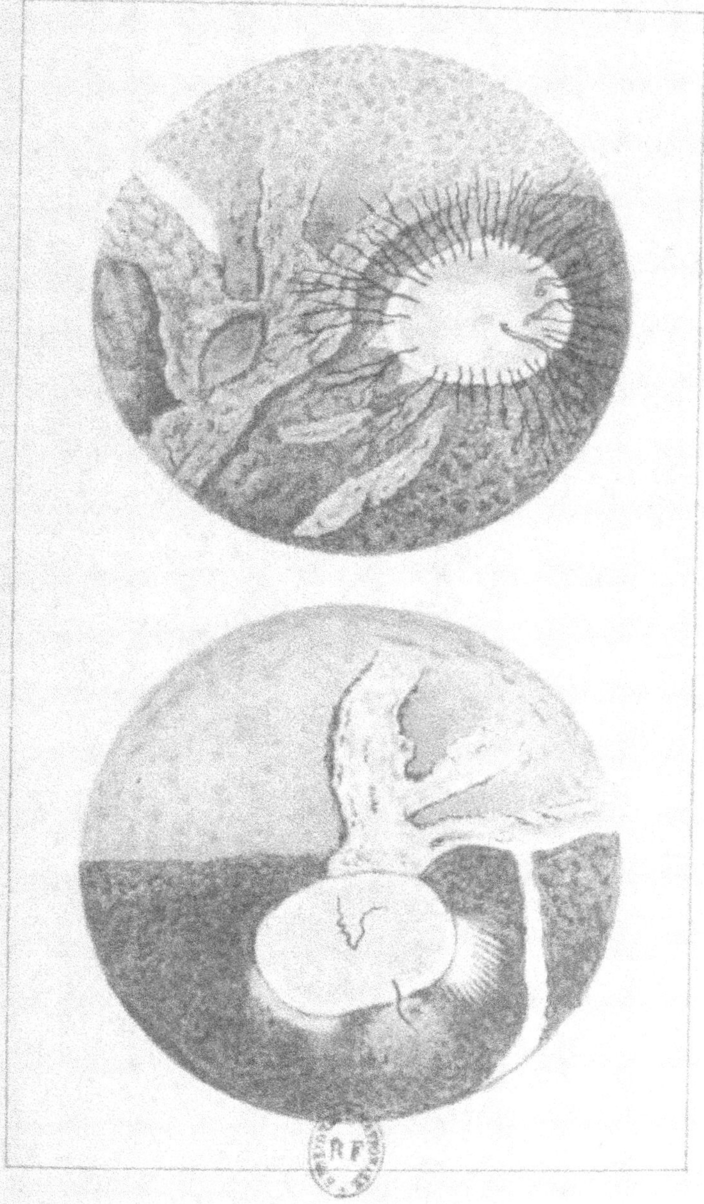

Fig. 1 — CHEVAL — Rétino-choroïdite diffuse, avec atrophie partielle
de la papille.

Fig. 2 — CHEVAL —   d°   d° , avec atrophie totale de
la papille.

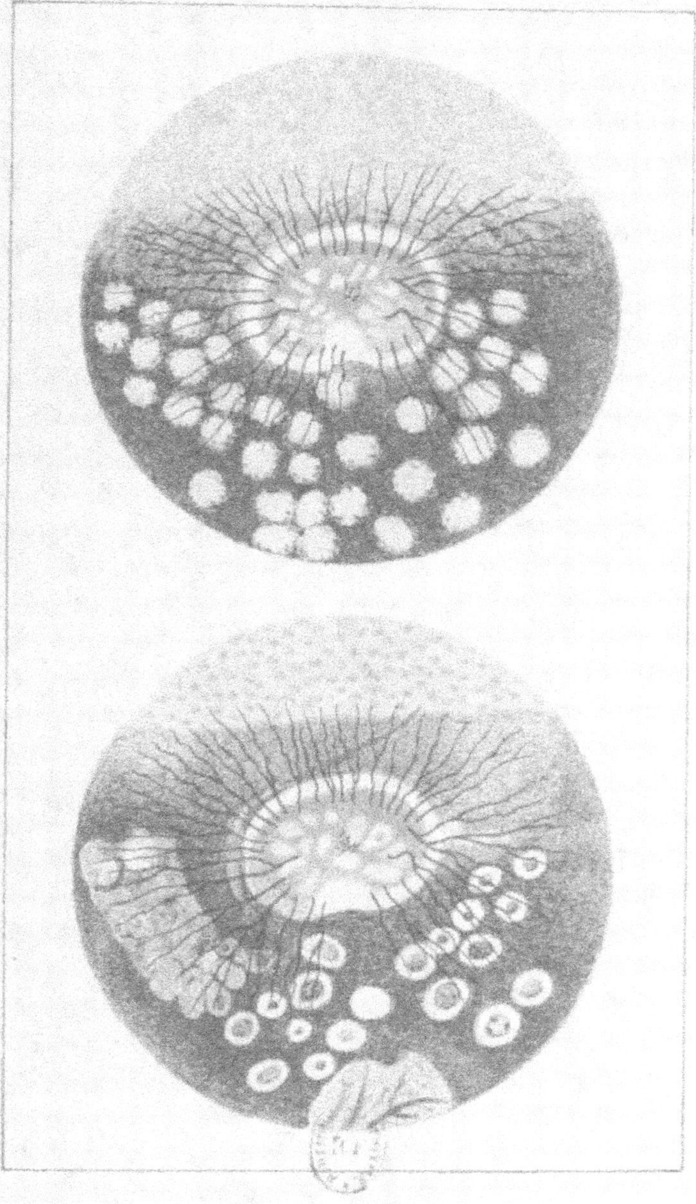

Fig. 1 — CHEVAL — Choroïdite disséminée : Forme exsudative.
Fig. 2 —   d°   d°   : Forme atrophique.

rement réduite, mais leur bord est nettement dessiné. Leur fond est blanc nacré, gris bleuâtre ou rougeâtre, ou bien il présente une tache noire au centre ou encore des stries rouges dénotant le voisinage d'un vaisseau choroïdien (Pl. VI et fig. 134).

Dans certains cas, on trouve au milieu de ces foyers des plaques plus grandes, à bords polycycliques, qui semblent bien résulter de la fusion à une époque antérieure des taches exsudatives.

3° **Choroïdite péripapillaire**. — Dans cette forme tous les

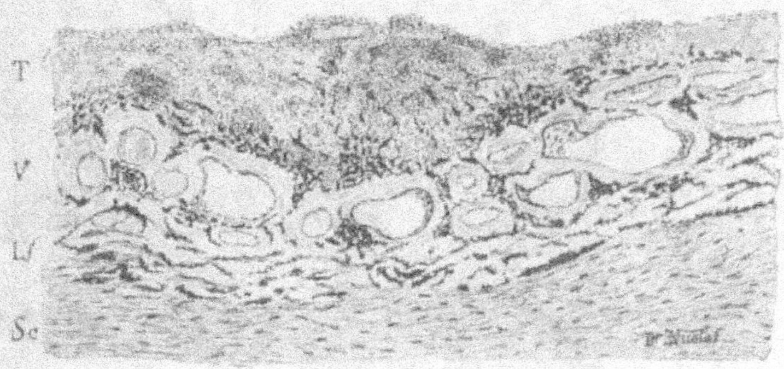

Fig. 134. — Choroïdite disséminée du Cheval. Coupe au niveau d'un point d'exsudation.

T, tapis; V, couche des vaisseaux; Lf, lamina fusca; Sc, sclérotique.

foyers atrophiques sont fusionnés en un seul qui embrasse la papille sur son pourtour latéro-inférieur. Sa situation et son aspect l'ont fait considérer comme représentant sur le Cheval la scléro-choroïdite des myopies fortes de l'Homme, cependant qu'il n'y a ni myopie, ni ectasie. On a voulu également à tort l'identifier à la rétinite pigmentaire de l'Homme (Voy. Rétinites).

Le développement des choroïdites disséminée et péripapillaire passe complètement inaperçu. Elles semblent être de peu de gravité (Pl. VII et fig. 2).

L'*examen histologique* de quelques cas de choroïdite péripapillaire nous a permis de relever les lésions suivantes, frappantes surtout par comparaison avec les régions voisines saines : choroïde atrophiée, moins épaisse; ses vaisseaux

aplatis n'ont pour ainsi dire plus de parois, celles-ci étant
réduites à la tunique interne ; la *lamina fusca* a disparu par
places et la choroïde est plus intimement unie à la sclérotique ;
le pigment, au lieu d'être réuni autour des vaisseaux, forme
des agglomérats masquant toute structure ; çà et là, au voisinage des vaisseaux, existent des nids de cellules rondes
fortement teintées par les couleurs d'aniline. La portion de

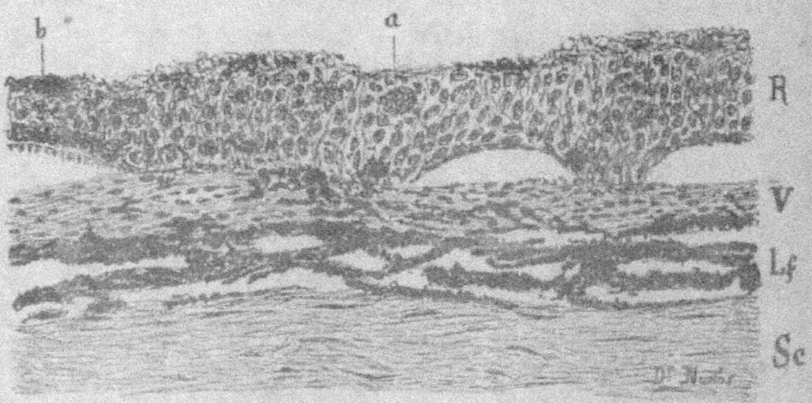

Fig. 135. — Chorio-rétinite atrophique péripapillaire du Cheval.
R, rétine adhérente en deux points à la choroïde, présentant encore ses grains externes, des
cônes et bâtonnets au niveau de *b*, et une cellule ganglionnaire en *a* ; *V*, couche vasculaire de la choroïde où les vaisseaux sont à peine reconnaissables ; *Lf*, lamina fusca dont
les tractus sont infiltrés de pigment.

rétine correspondante est désorganisée, adhérente de place
en place à la choroïde, et n'était la présence de régions relativement bien conservées, d'autres pourraient être confondues
avec une membrane d'origine inflammatoire (fig. 135).

C) *Etiologie des Choroïdites*.

Toutes les infections oculaires provoquées expérimentalement sur les animaux par voie endogène ont touché peu
ou prou la choroïde, comme elles ont touché le corps
ciliaire, l'iris, la cornée.

Formes spontanées.

1° **Choroïdites tuberculeuses du Chat.** — Hancock et
Coats nous ont donné une étude complète, clinique, anatomique et bactériologique de 6 cas constatés sur de jeunes

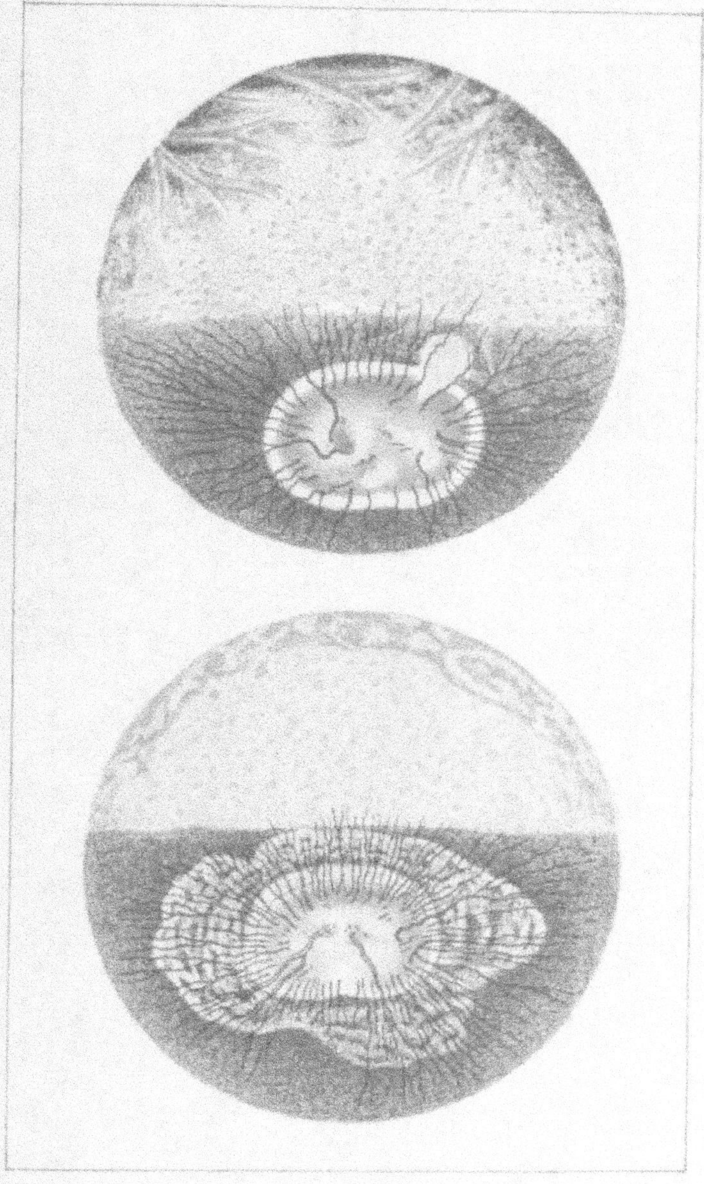

Fig. 1 — CHEVAL — Tumeur de la papille. En haut vaisseaux choroïdiens vus à travers la rétine et la couche fondamentale du tapis.

Fig. 2 — CHEVAL — Rétino-choroïdite atrophique péripapillaire.

(Page 266, 2ᵉ Édition)   Vigot Frères, Éditeurs

Chats, dont 5 étaient restés en bonne condition apparente de santé. Lesbouyries en a ajouté un autre également très bien étudié. Elles se présentent sous la forme diffuse (fig. 136), encore qu'on puisse constater des taches discrètes légèrement acuminées. Leur marche est insidieuse, torpide. L'attention

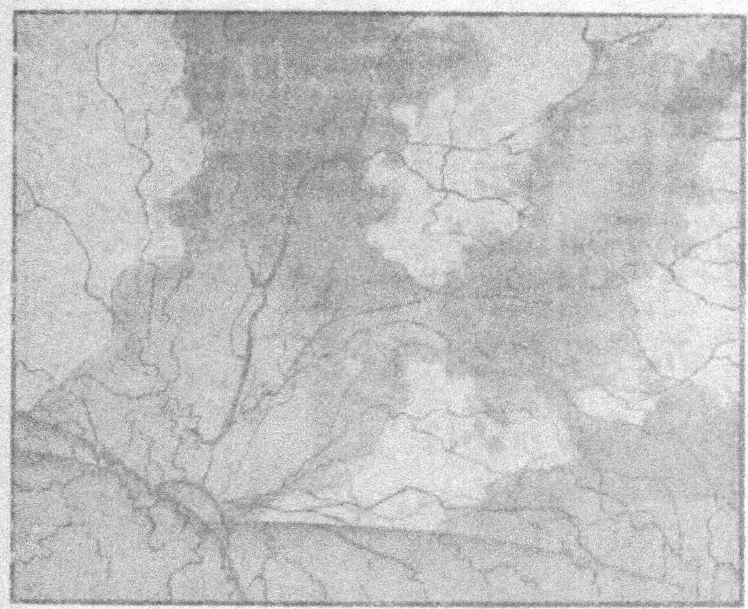

Fig. 136. — Fond d'œil d'un Chat atteint de tuberculose de la choroïde. Aspect ophtalmoscopique (d'après une planche en couleurs de Hancock et Coats).
Exsudats séro-sanguins sous-rétiniens. Décollements ampoulaires de la rétine masquant les trois quarts de la papille.

n'est généralement attirée que par la cécité, les animaux étant moins agiles et adroits et se heurtant aux objets. On a relevé de l'hyperthermie, 38°8-40°. Cinq fois, elles étaient bilatérales, deux fois primitives. Elles se propagent dans tous les cas aux parties antérieures de l'uvée, sans réactions extérieures apparentes, en laissant seulement derrière elles un reflet pupillaire blanchâtre de décollement rétinien susceptible d'attirer l'attention de l'observateur prévenu. A l'examen anatomique, les exsudats sont formés d'une matière granuleuse, rarement caséeuse, parfois fibreuse, qui a une grande tendance à pénétrer les membranes oculaires, même la sclère, et à les détruire. La couche fondamentale du tapis leur offre toutefois une résistance qu'ils tournent en suivant le chemin frayé par les vaisseaux sanguins.

2° **Choroïdites tuberculeuses du Bœuf et du Porc.** — Elles ne semblent pas avoir fait l'objet de descriptions ophtalmoscopiques. C'est seulement comme lésions nécropsiques qu'on les trouve signalées par Manleitner qui évalue leur fréquence à 60 p. 100 des cas de tuberculose oculaire, et ceux-ci à 5 p. 100 des cas de tuberculose généralisée chez le Bœuf et 1,5 p. 100 seulement chez le Porc.

Traitement par la tuberculine, le sérum anti-tuberculeux, le gaïacol, le trépol, chez les Chats de valeur, dans les cas seulement de choroïdite primitive...

3° **Choroïdites de causes indéterminées du Cheval.** — Les formes diffuses d'une part, disséminées et péripapillaires de l'autre, reconnaissent-elles la même origine étiologique? Nous ne le savons pas. Les premières entretiennent des relations avec l'irido-cyclite primitive, l'infection de l'uvée débutant parfois dans la choroïde. Quant aux secondes, leur assez grande fréquence sur les jeunes chevaux laisse supposer qu'elles sont peut-être d'origine gourmeuse. *Traiter* par les vaccins de Gaucher ou instituer la médication méthodique des infections oculaires.

D) *Diagnostic des choroïdites.*

Ces affections sont du domaine exclusif de l'ophtalmoscopie. On n'en fait le diagnostic que si on les recherche, même lorsque les animaux sont aveugles. C'est pourquoi l'examen à l'ophtalmoscope de tout animal présenté à la consultation pour une affection quelconque des yeux accompagnée de troubles de la vue s'impose, et pourquoi il est d'une obligation absolue *au moment de l'achat* des Chevaux, Ânes et Mulets en clientèle, la loi du 2 août 1884 n'étant pas une garantie suffisante, et *après l'achat* pour ceux de l'Armée, le règlement des Remontes militaires garantissant les Équidés contre toutes les affections oculaires.

IV. — OPHTALMIE SYMPATHIQUE

Toute maladie transmise d'un œil à l'autre par voie intérieure (nerveuse, lymphatique...), et non par contagion externe, est dite sympathique. On appelle sympathisant l'œil qui donne, sympathisé celui qui reçoit la maladie.

Chez l'Homme, ce sont surtout les *plaies traumatiques* accidentelles ou opératoires infectées qui produisent la sympathie. On croit aussi à l'influence sympathisante de la *panophtalmie*, des uvéites, ulcères, néoplasmes intraoculaires.

L'ophtalmie sympathique se présente ordinairement sous forme d'une *uvéite*, à début choroïdien, plus rarement d'une névro-rétinite, et débute en général de trois à cinq semaines environ après l'affection sympathisante. La durée de la transmission peut cependant être beaucoup plus longue, mais au fur et à mesure que cette durée s'allonge, le diagnostic d'ophtalmie sympathique devient de moins en moins certain.

En ce qui concerne les Animaux, nous ne possédons guère que des données expérimentales. Ce n'est pas que l'expression n'ait été plus ou moins employée pour qualifier certaines ophtalmies se développant sur un œil dont le congénère présentait déjà des altérations. On a voulu ainsi notamment expliquer les cas d'irido-cyclite du Cheval qui affectent successivement les deux yeux, le premier œil atteint transmettant l'affection au second par sympathie, mais ce fut toujours jusqu'à ces derniers temps sans aucune preuve. Actuellement les observations se font plus précises et méritent crédit. Sur le Cheval, Darrou (1906) a recueilli avec un soin tout particulier des cas d'ophtalmie sympathique. Dès qu'un œil présentait des signes d'uvéite primitive, il examinait systématiquement l'autre tous les huit jours et il vit ainsi dans l'intervalle de un à deux mois survenir trois fois une inflammation choroïdienne et névro-rétinienne qui, par extension aux régions antérieures, donna le tableau de l'irido-choroïdite. Après énucléation d'un œil panophtalme chez le Chat, Gray assista dans les mêmes conditions au développement d'une affection sympathisante dans l'autre. Elle ne serait pas absolument rare chez les petits animaux, Chiens et Chats, chez lesquels la relativement courte distance séparant les deux yeux pourrait la favoriser... (Jakob).

Faits expérimentaux. — En irritant d'un côté le limbe cornéen ou même directement l'iris chez le Lapin, Mooren et Rumpf, Grünhagen et Jesner ont constaté de l'autre de l'injection ciliaire, une décoloration de l'iris et parfois du trouble de l'humeur aqueuse, tous phénomènes qu'on s'accorde à considérer comme de *nature réflexe*, l'irritation se transmettant par les nerfs ciliaires. Mais ce sont là des faits qui doivent être différenciés de l'inflammation sympathique qui est de *nature infectieuse*, les agents se propageant d'un œil à l'autre par les nerfs optiques et le chiasma ou par d'autres voies. En injectant dans les yeux de Lapins ou dans les tuniques du nerf optique différents agents infectants, Deutschmann a réussi à déterminer l'ophtalmie sympathique, cependant que d'autres répétant ses expériences n'arrivèrent pas toujours au même résultat. De son côté, Szily, inoculant dans le corps ciliaire d'animaux d'expériences le produit de raclage d'un herpès de la cornée de l'Homme, vit se développer une irido-cyclite plastique, grave, sans suppuration, et 4 jours après l'œil opposé était atteint de la même affection. Dans 10 p. 100 des inoculations, l'infection passa ainsi d'un œil à l'autre. La porte d'entrée de celle-ci paraît avoir une importance primordiale, l'inoculation d'herpès sous-cutanée, intraveineuse, intracérébrale restant négative. Les lésions de l'œil sympathisé sont en général plus graves que celles du sympathisant et parmi elles domine la papillo-rétinite avec hémorragies : la choroïde est infiltrée, la rétine nécrosée. Le vitré et la chambre antérieure restent sains.

L'infection se propage par le nerf optique et les autres nerfs sortant de l'œil ainsi que par les vaisseaux, et s'étend jusqu'au chiasma où l'on trouve de l'œdème...

Prophylaxie. — Dans tout cas d'irido-choroïdite, injecter à titre prophylactique contre l'ophtalmie sympathique, dans l'orbite, en arrière de l'œil sympathisant, et à intervalles de 4 jours par exemple, les vaccins et sérums de Besredka, de Faucher, de Leclainche et Vallée. Agir de même dans l'orbite opposé. *Traitement* comme dans les uvéites. Chez l'Homme, le salicylate de soude en injections intraveineuses quotidiennes a donné des résultats très favorables, voire même parfois surprenants...

La haute gravité pronostique qui s'attache aux formes d'infections oculaires susceptibles de se compliquer d'ophtalmie sympathique fait que l'oculiste de l'Homme doit se poser à temps la question d'opportunité de pratiquer l'*énucléation* de l'œil sympathisant en vue de prévenir la sympathie. Cette intervention, conseillée en vétérinaire dans la « fluxion périodique » et même pratiquée par Boëllmann sur un Cheval, ne nous semble nullement indiquée dans les irido-choroïdites des Equidés, pas plus que dans les infections oculaires traumatiques, l'existence de l'ophtalmie sympathique chez les animaux étant encore trop problématique pour qu'on sacrifie un peu aveuglément un œil qui, même s'il n'a plus aucune utilité fonctionnelle, remplacera toujours avantageusement, du point de vue esthétique, l'œil artificiel qu'on pourrait lui substituer.

CHAPITRE X

AFFECTIONS GLAUCOMATEUSES

On désigne ainsi des affections assez mal déterminées quant à la pathogénie, mais consistant essentiellement, du point de vue symptomatique, en *l'augmentation de la tension intra-oculaire* (hypertension, hypertonus ou hypertonie). L'expression de glaucome provient de ce qu'il existe généralement une coloration verdâtre de la pupille qui avait frappé les anciens observateurs et dont ils avaient fait un signe pathognomonique, cependant que la teinte glauque n'a nullement cette importance, n'étant rien moins que caractéristique d'une entité morbide.

L'*hypertonie*, considérée actuellement comme le symptôme capital du glaucome, détermine dans l'œil des altérations variées dont il sera question ultérieurement. Suivant qu'elle agit sur une coque oculaire résistante ou non, elle laisse à l'œil son volume normal ou l'agrandit. Dans le premier cas, l'œil gardant son volume normal, il y a glaucome proprement dit ou *glaucome* tout court. Dans le second, le volume étant agrandi, il y a *hydrophtalmie*.

A) *Glaucome*.

L'hypertonie (Voy. Tonométrie) en agissant sur le territoire vasculaire et nerveux se traduit chez l'Homme par l'engorgement des veines ciliaires antérieures, l'opacité, le dépoli et l'insensibilité de la cornée. La chambre antérieure diminue de profondeur, la pupille se dilate. Dans le fond de l'œil, la rétine et la choroïde s'atrophient, les artères rétiniennes se rétrécissent par suite de la difficulté qu'a le sang de pénétrer leur lumière, tandis que les veines s'engorgent, se dilatent et deviennent sinueuses en raison de la difficulté qu'elles ont d'évacuer leur contenu.

La région de la papille, moins résistante que le reste de la coque oculaire, puisque la sclérotique est réduite à cet endroit à la lame criblée, se laisse refouler en arrière absolument comme le piston dans son cylindre, ce qui produit l'*excavation glaucomateuse* de la papille. Elle se reconnaît, à l'ophtalmoscope, à ce que les vaisseaux rétiniens en arrivant près du bord papillaire forment un coude et plongent le long des bords de l'excavation pour se rendre au centre de la papille; à ce que les vaisseaux de la papille et les vaisseaux rétiniens, se trouvant à des niveaux différents, se déplacent avec des vitesses différentes dans les mouvements parallactiques. Cette différence de niveau fait aussi qu'à l'image droite les dits vaisseaux ne sont pas vus tous avec la même netteté, ceux pour lesquels on accommode ayant des contours bien nets, les autres en ayant de diffus. On n'a une idée d'ensemble du réseau vasculaire papillo-rétinien qu'à l'image renversée.

Marche du glaucome. — Il ne débute guère chez l'Homme avant l'âge de quarante ans. On distingue une forme aiguë et subaiguë et une forme chronique.

Le *glaucome aigu* et le *subaigu* procèdent par attaques, produisant une douleur oculaire plus ou moins vive qui s'irradie dans les branches du trijumeau, en déterminant céphalalgie, otalgie, odontalgie... La vue plus ou moins obnubilée présente des alternatives de vision meilleure ou plus mauvaise. Objectivement, les attaques peuvent s'accompagner de gonflement des paupières, d'injection et d'œdème de la conjonctive, et, à l'ophtalmoscope, de trouble exsudatif des milieux donnant à la pupille un reflet verdâtre, tous symptômes qui ont fait qualifier ces formes de *glaucome inflammatoire*. Quelquefois, les attaques sont précédées d'hémorragies rétiniennes survenant alors qu'il n'y a encore aucune hypertension : c'est le *glaucome hémorragique* qu'on rencontre de préférence chez les vieillards atteints d'artériosclérose. Chaque attaque laissant son contingent de lésions, il arrive un moment où l'on trouve bien caractérisés tous les symptômes énumérés précédemment, ce qui fait dire le *glaucome confirmé*.

Dans le *glaucome chronique*, par contre, l'affection se développe lentement et insensiblement sans attirer l'attention par des phénomènes bruyants, et lorsque la diminution de la vision amène le patient à se faire examiner l'excavation de la papille notamment est déjà très accusée. Quant à l'hypertonie, elle est relativement faible, comparée à celle qui fait suite aux attaques aiguës et qui rend l'œil dur comme bille d'ivoire.

Du point de vue causal, le glaucome est dit *primitif* ou *secondaire*, suivant qu'il ne peut être rattaché à une cause immédiate ou qu'il se développe à la faveur d'un état pathologique de l'œil bien déterminé (irido-cyclite, tumeur...).

Tels sont très en raccourci les caractéristiques et les principaux aspects du glaucome de l'Homme. Cette expression a été si souvent employée en vétérinaire, alors que la chose est si rare, qu'il nous a paru utile de fixer pour l'avenir les idées des observateurs qui ne sont pas suffisamment familiarisés avec l'ophtalmologie.

Le glaucome existe-t-il chez les Animaux? — Dans la limite des signes objectifs seuls bien appréciables, peut-être!... bien que les rares cas signalés aient été l'objet de réserves et demandent confirmation. Se basant sur la couleur glauque de la pupille, bien des observateurs ont voulu faire de la « fluxion périodique » le glaucome du Cheval et des Equidés, mais cette opinion ne saurait plus être soutenue, l'hypotension étant une des caractéristiques des irido-cyclites de ces espèces. Il est vrai que, dans certains cas, surtout dans les formes subaiguës de ces dernières affections, il existe quelquefois, très rarement, et tout à fait au début, une phase d'hypertonie, qui, en outre, dure peu. A ce titre, on a affaire à un état glaucomateux fugace, mais qui n'aboutit jamais à ce groupement de symptômes, à leur persistance, qu'on rencontre chez l'Homme dans le glaucome confirmé. En outre, l'excavation papillaire signalée par Hocquart et Bernard dans la « fluxion périodique » est indéniablement le fait d'une interprétation erronée. Les yeux qu'ils ont fait dessiner sont des yeux atrophiés, plissés, ratatinés, dans lesquels la papille se trouve au fond d'un entonnoir formé par des plis, mais il n'y a là rien qui rappelle l'excavation glaucomateuse. Non seulement le glaucome spontané n'a pas été constaté jusqu'ici sur le Cheval, mais ni Möller, ni Bayer n'ont pu le développer expérimentalement chez cet animal. Le véritable glaucome du Cheval est l'hydrophtalmie; nous en dirons bientôt autant de celui des autres animaux.

Concernant le glaucome spontané du Chien, nous ne possédons que deux observations dues au professeur d'ophtalmologie Eversbusch. Chez un vieux mops il existait aux deux yeux de la mydriase avec fixité des pupilles, de l'atrophie des papilles; les artères étaient rétrécies, les veines dilatées et les deux papilles présentaient l'excavation glaucomateuse; les modifications de la tension oculaire n'étaient cependant pas frappantes. Le deuxième cas a trait à un dogue dont l'œil gauche complètement aveugle présentait les mêmes signes que précédemment; les yeux avaient le même volume. Gray dit avoir

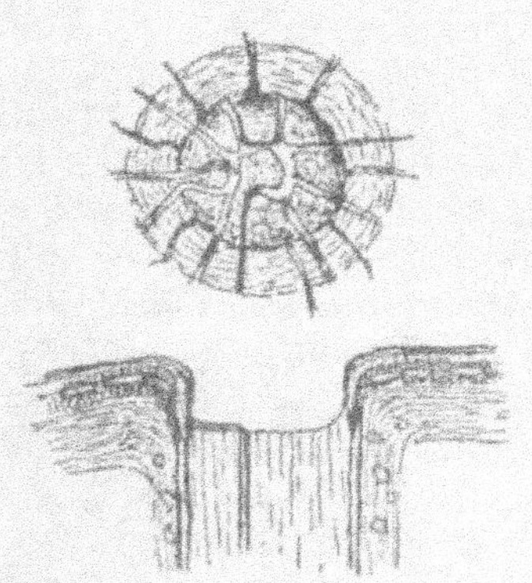

Fig. 137. — Excavation papillaire (Chien), vue de face à l'ophtalmoscope et en coupe.

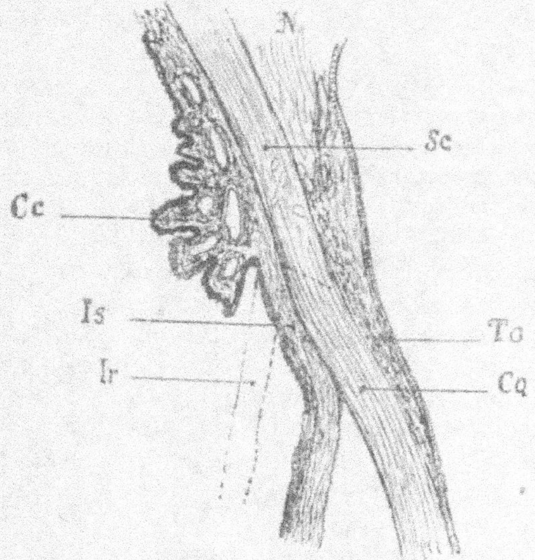

Fig. 138. — Soudure de Knies. Œil glaucomateux de l'Homme.
Par suite de la soudure de l'iris Ir en Is, à la face postérieure du limbe scléro-cornéen, l'angle de la chambre antérieure a disparu.

rencontré le glaucome sur un Chien comme conséquence

de la compression exercée sur le globe par un adénome développé dans l'orbite. L'hypertension disparut après enlèvement de la tumeur. Mais était-ce bien là du glaucome ? Dans le domaine expérimental, on ne trouve guère que deux cas provoqués sur le Lapin par injection de staphylocoques dorés dans la chambre antérieure. Comme suite, iritis purulente, hypertonus, pas d'ectasie de la coque, mais excavation typique de la papille... (le Lapin, rappelons-le, présente une excavation papillaire physiologique, de même que parfois le Chien), soudure de Knies (Berberich). Dans nombre d'autres expériences, il semble qu'on n'ait obtenu que des *états glaucomateux* passagers (fig. 137, 138).

B) *Hydrophtalmie*.

C'est le glaucome de l'Enfant, comme aussi celui des Animaux : Cheval et Chien, chez lesquels il n'est pas rare ; Lapin, Bœuf, Chat, Porc, Tigre où il a été moins fréquemment signalé, voire même Poisson... Il diffère du précédent par l'accroissement de volume du globe (*mégalophtalmie*) et de son contenu liquide (hydrophtalmie). Mais il lui est en tous points comparable par les autres symptômes. L'œil est dur au toucher par rapport à l'autre si l'affection est unilatérale, par rapport aux yeux d'un animal de même espèce, sain, si elle est bilatérale. Cette dureté traduit l'hypertension oculaire qui a été mesurée et trouvée variable au cours du développement de la maladie. Ainsi, alors que Tn oscille chez le Lapin entre 24 et 27 millimètres de mercure, sur un Lapin hydrophtalme des deux yeux, Rochon-Duvigneaud, notant la tension quatre fois en un mois, a trouvé : O D. 37, 25 1/2, 30, 35 ; O G. 37, 35, 30, 44. L'*agrandissement* du globe se fait aux dépens de la sclérotique aussi bien que de la cornée et se traduit cliniquement en avant par le kératoglobe. La cornée perd peu ou prou sa transparence et peut prendre l'aspect d'une coque d'œuf. Elle est entourée d'une injection ciliaire épisclérale et parfois envahie par des vaisseaux longs, gros, sinueux, ramifiés, mais en petit nombre, qui s'avancent vers le centre en direction radiaire. L'absence de symptômes réactionnels externes traduit en outre son insensibilité.

Lorsque l'examen ophtalmoscopique peut être fait, on trouve : chambre antérieure approfondie, pupille en mydriase

et fixe, cristallin luxé ou subluxé, papille parfois excavée
(Chat, Chien, Lapin), humeur aqueuse et vitré quelquefois
troubles (fig. 139).

Marche de l'affection. — Le développement de l'hypertonie
et par conséquent de la mégalophtalmie se fait tantôt d'une
manière pour ainsi dire foudroyante : Möller sur un Cheval,
Coster sur un Chien virent le globe prendre des proportions

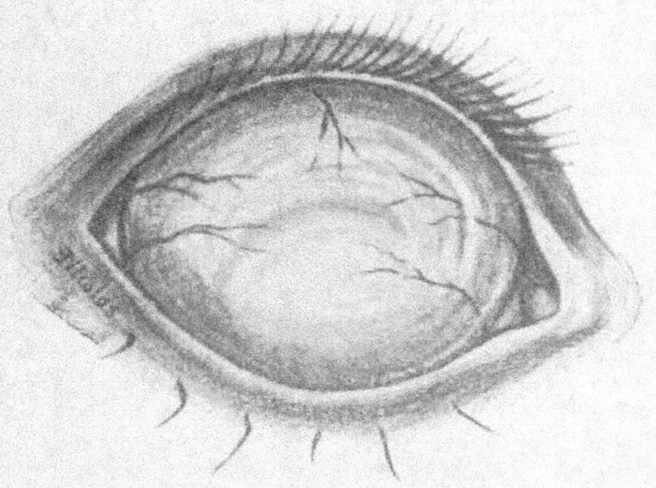

Fig. 139. — OEil hydrophtalme du Cheval.

Au travers de la cornée considérablement agrandie (kératoglobe), vascularisée et opacifiée,
on aperçoit le cristallin luxé dans la chambre antérieure.

notables et parfois même considérables en 24 heures ; tantôt
par accès rapprochés ou très éloignés, auxquels cas la cornée
est plus opacifiée que pendant les rémissions.

Anatomie pathologique. — Les lésions relevées à l'autopsie
des yeux malades reconnaissent généralement pour cause
l'hypertension. L'agrandissement du globe est régulier ou
asymétrique et, dans ce dernier cas, c'est surtout du côté de
la cornée qu'il est le plus marqué ; dans les espèces à globe
aplati d'avant en arrière, celui-ci tend vers la sphéricité. Il
peut atteindre jusqu'au sextuple du volume primitif et amener
l'éclatement de l'œil. Coque oculaire, sclérotique et cornée,
amincie. Membrane de Descemet craquelée, rompue... Iris,

procès ciliaires et choroïde aplatis, tassés. Angle irido-cornéen réduit et parfois effacé. Cristallin aplati (Rochon-Duvigneaud). Rétine atrophiée, disloquée, décollée. Papille également atrophiée, quelquefois excavée.

D'autres, plus rares, rencontrées dans les yeux d'un Lapin hydrophtalme par Rochon-Duvigneaud semblent devoir être rapportées à des malformations, à des troubles trophiques : épaississement de la cornée, angle irien très ouvert, sans ligament pectiné et par conséquent sans espaces de Fontana...

Étiologie et pathogénie. — A l'origine du glaucome et de l'hydrophtalmie est l'hypertension oculaire. Mais d'où procède-t-elle ? De causes actives (augmentation des liquides intra-oculaires)..., ou passives (rétention de ces liquides)? Expérimentalement, on réalise les premières en injectant de l'eau dans le torrent circulatoire, en cautérisant la sclérotique, ce qui détermine un œdème sous-rétinien (Weekers), en irritant le bout périphérique du sympathique cervical sectionné, ce qui amène la dilatation des vaisseaux; mais l'hypertonus obtenu n'est que passager, il est suivi peu après d'hypotonus, puis du retour à la tension normale. On peut concevoir toutefois qu'une lésion des centres nerveux produisant une irritation durable du sympathique amène la permanence de l'hypertension... On réalise les secondes en oblitérant l'angle irido-cornéen, voie antérieure d'excrétion des liquides oculaires, par des injections d'huile dans la chambre, la cautérisation externe du limbe sclérocornéen; ou en ligaturant en dehors du globe les veines vortiqueuses et le nerf optique, voies postérieures d'excrétion. Mais pas plus que dans les cas précédents on n'obtient d'hypertension durable. Si nous ajoutons que les faits cliniques n'ont pas apporté plus de clarté dans la question, nous aurons montré qu'elle reste à résoudre.

Du moins, disons dans quelles circonstances l'hydrophtalmie des animaux a été observée. Dans 26 cas rapportés par différents auteurs où l'affection était uni- ou bilatérale, on a invoqué neuf fois la *congénitalité*... (3 Chevaux, 2 Bœufs, 3 Chiens, 1 Chat), huit fois les *uvéites antérieures* (2 Chevaux, 2 Bœufs, 3 Chiens, 1 Chat), une fois les *hémorragies choroïdiennes* (Cheval), une fois les *traumatismes oculaires* (Lapin); sept fois l'affection a été *primitive* (5 Chiens, 2 Lapins)...

Elle est aussi *héréditaire* chez le Lapin et pas très rare à observer (Vogt).

Pronostic. — L'hydrophtalmie, — plus sûrement et plus rapidement encore que le glaucome, — amène la perte de la vision en disloquant l'œil.

Traitement. — Le but qu'il doit se proposer est d'abaisser la tension intra-oculaire, cause de la plupart des altérations de l'œil. Jouent ce rôle les myotiques : ésérine, pilocarpine en instillations et injections sous-conjonctivales; l'adrénaline en injections rétrobulbaires; les injections sous-cutanées de lait, de sérum de Cheval; l'administration *per os* ou dans les veines de solutions physiologiques de chlorure, d'acétate, sulfate, phosphate de sodium, de sucre, qui agissent par osmose (Hertel); l'iodure de potassium à l'intérieur; le massage du globe (Knapp).

Si ces moyens n'arrêtent pas l'évolution de l'affection, pratiquer la *paracentèse* de la cornée, faite un peu en arrière du limbe, limitée presqu'à une ponction pour éviter la dépression brusque, l'issue du vitré, et surtout une hémorragie; voire même la *sympathectomie.* L'action adjuvante des purgatifs et des diurétiques ne sera pas négligée. Au cas où, par suite de son volume, l'œil serait trop exposé aux traumatismes ou le siège d'ulcérations cornéennes par lagophtalmie, on pratiquera l'*énucléation* ou l'*exentération.*

C) *Aérophtalmie.*

Chez les Poissons élevés en bassins, les saumons en particulier, Krusius après Hofer, Gorham..., a étudié une mégalophtalmie due à des gaz de la chambre antérieure, refoulant l'iris et le cristallin en arrière, et se reproduisant si on les évacuait par ponction. L'examen anatomique ne révéla pas trace de lésions inflammatoires; il existait seulement des altérations mécaniques. L'examen chimique montra que les gaz n'étaient pas de l'air. Leur injection dans la chambre antérieure de poissons sains resta sans effet. Par ailleurs, les gaz s'étaient aussi développés dans l'orbite, en arrière du globe dont ils provoquaient l'exorbitisme, et leur injection en arrière de l'œil de poissons normaux reproduisit le tableau clinique de l'affection à laquelle l'auteur donna le nom d'*aérophtalmie infectieuse.* Un diplobacille fut isolé, mais on ne put faire la preuve qu'il était spécifique.

CHAPITRE XI

RÉTINE ET NERF OPTIQUE

I. — ANATOMIE ET PHYSIOLOGIE

A) *Rétine*.

C'est une membrane mince, de nature nerveuse, « véritable île du cerveau », sensible à la lumière, qui tapisse la face interne de la choroïde de l'entrée du nerf optique à l'ora serrata. Sur le vivant, à l'ophtalmoscope, elle est absolument transparente parce que les fibres nerveuses sont dépourvues de myéline. Il en est de même dans l'œil énucléé fraîchement ; mais vue en masse ou obliquement, elle est légèrement blanchâtre. Dans les yeux à cornée opaque ou à cristallin cataracté, elle présente même une teinte rosée plus ou moins accusée que plusieurs fois sur le Cheval nous avons vue disparaître insensiblement à la lumière : elle est due à l'érythropsine, ou *pourpre rétinien*, découvert par Boll dans les bâtonnets, substance qui se développe dans l'obscurité et que la lumière décompose en formant une image persistante, tout au moins pendant quelques secondes. Il existe en quantité infime dans la rétine du Chien et du Chat.

Chez les Léporides dans l'état normal, et les autres espèces par exception, la myéline persiste dans certaines régions avoisinant la papille sous forme de taches absolument blanches et opaques (*fibres à myéline*). Les lésions cadavériques, de même d'ailleurs que les altérations pathologiques de la rétine, se traduisent également par la perte de transparence. Maintenue appliquée contre la choroïde par la pression du vitré, la rétine suit celui-ci lorsqu'il diminue de volume : elle se détache, se *décolle*.

Sa topographie présente à considérer deux régions particu-

lières : la papille optique, et la *macula lutea* ou l'*area* suivant
l'espèce considérée. La *papille optique*, encore appelée tache
aveugle ou *punctum cæcum*, est le lieu d'épanouissement des
fibres du nerf optique. Par sa *situation*, elle avoisine plus ou
moins le pôle postérieur de l'œil (Voy. *foramen scléral*).
Pour sa *forme*, ses *dimensions*, sa *coloration* et ses *régions*,
Voy. chap. IV, § 1. Loin de faire saillie dans l'intérieur de

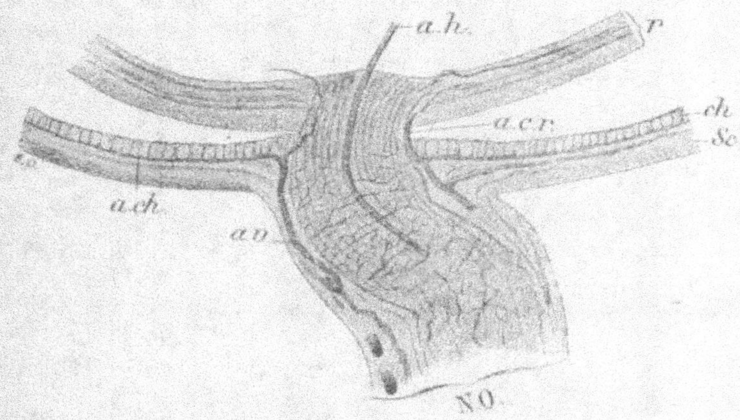

Fig. 140. — Coupe transversale de la région papillaire du Chat nouveau-né
(O. Schultze).

ah, artère hyaloïde, prolongement de l'artère centrale de la rétine, ne donnant aucune branche
à la rétine *r*; *acr*, artère cilio-rétinienne; *av*, artère ciliaire fournissant des branches,
ach, à la choroïde et à la rétine; *Sc*, sclérotique; *No*, nerf optique.

l'œil comme son nom semble l'indiquer, elle est plus ou
moins excavée, en godet comme sur le Cheval, parfois en
entonnoir ou à pic comme sur le Lapin, le Chien.

La *macula lutea* ou tache jaune, ainsi appelée chez
l'Homme en raison de sa couleur qui la fait reconnaître sur
le cadavre, ou encore *fovea centralis* à cause de sa forme en
cuvette et de sa situation au pôle postérieur de l'œil, est la
région sur laquelle nous faisons former l'image des objets
que nous voulons voir nettement. Elle a une structure particulière. Les Singes sont parmi les mammifères les seuls animaux possédant une fovea semblable à celle de l'Homme.
Les Oiseaux en possèdent une ou deux ; dans ce dernier cas,
l'une est centrale, l'autre rapprochée plus ou moins de l'ora

serrata, du côté temporal. Chez les autres animaux, la fovea est remplacée par une zone un peu spéciale au point de vue anatomique à laquelle on donne le nom d'*area*, qu'on ne distingue ni à l'œil nu sur le cadavre, ni à l'ophtalmoscope sur le

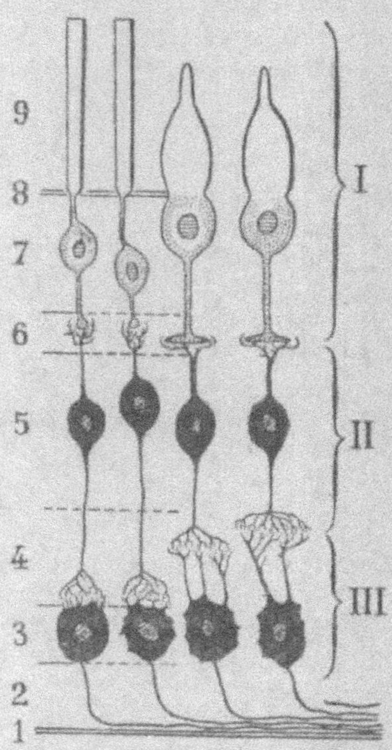

Fig. 141. — Schéma de la rétine (Mathias-Duval).

1. Limitante interne; 2, couche des fibres; 3, cellules ganglionnaires; 4, plexus réticulaire interne; 5, couche des noyaux internes; 6, plexus réticulaire externe; 7, couche des noyaux externes; 8, limitante externe; 9, cônes et bâtonnets.

I, II, III, les 3 neurones de la rétine, chacun étant formé d'une cellule et de ses deux prolongements.

vivant, mais seulement sous le microscope. Elle siège à la limite inférieure du tapis clair, dans une région d'autant plus temporale que les yeux sont plus effacés. Elle est disposée sous forme de bande horizontale dans la rétine du Cheval et du Bœuf, de cercle ou d'ellipse couchée chez le Chien au-dessus des vaisseaux horizontaux temporaux. Zietzschmann

la représente très légèrement creuse chez le Chien. Thieulin
la dit plane aussi bien sur cet animal que sur le Chat ; elle
mesure 1 millimètre de largeur chez ces animaux et siège à
3 millimètres environ de la papille.

*Circulation rétinienne, artère centrale de la rétine et vais-
seaux cilio-rétiniens.* — En prin-
cipe, les vaisseaux rétiniens proviennent de l'artère centrale de la
rétine, qui pénètre le nerf optique
tout près du bulbe sur l'Homme,
le Veau, le Chameau, le Porc, le
Lapin. Mais, chez de nombreux
autres mammifères, ils ont aussi
une origine ciliaire (*vaisseaux cilio-
rétiniens*) : sur le Chien, le Chat,
le Renard, beaucoup des très nombreuses artères ciliaires postérieures courtes donnent une branche
à la papille et à la rétine avant
de se recourber dans la choroïde
(fig. 140). Sur le Cheval, les Ruminants, le Porc, les Rongeurs, les
vaisseaux cilio-rétiniens sont bien
moins développés.

Suivant les espèces, les vaisseaux
rétiniens sont longs ou courts ; ils
peuvent même faire complètement
défaut. Aussi Leber a-t-il distingué
de ce point de vue plusieurs sortes
de rétine : 1° Dans les *rétines à vascularisation totale*, les vaisseaux
s'étendent de la papille à l'ora serrata en formant trois ou quatre
troncs principaux : *a*) Ils émergent

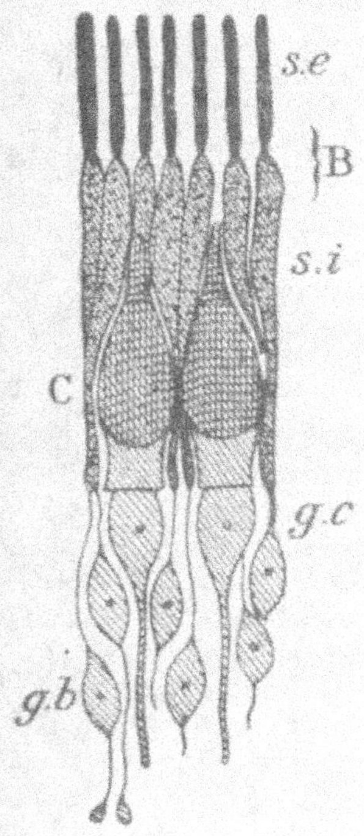

Fig. 142. — Cellules visuelles
à bâtonnets et à cônes de
la rétine du porc (Greef).

B) couche des bâtonnets.
C) couche des cônes.

du centre de la papille comme chez l'Homme, le Chien, le
Porc, les Ruminants ; *b*) ou du bord papillaire comme sur les
Félins : Chat... ; 2° Les *rétines à circulation partielle* se rencontrent sur les Léporides, les parties de rétine munies de
fibres à myéline, c'est-à-dire temporale et nasale, étant seules
vascularisées (fig. 65) ; 3° Les *rétines à circulation développée*

seulement au pourtour de la papille, ou à circulation nulle, se rencontrent les premières sur le Cheval, l'Eléphant..., les secondes sur les Oiseaux, le Rhinocéros... Sur le Cheval, la longueur des vaisseaux est d'environ un diamètre papillaire sur les côtés et de 1/2 en haut et en bas ; la nutrition de la rétine dépend donc pour les neuf dixièmes environ de la choroïde, et cela peut expliquer que, chez cet animal, la rétine participe si complètement aux infections de l'uvée.

Structure de la rétine. — Nous conserverons, dans cette étude rapide, l'ancien schéma, suffisant et commode pour les recherches anatomo-pathologiques, et nous renvoyons pour tout ce qui concerne l'histologie comparée aux traités spéciaux. La rétine comprend un tissu nerveux et un tissu de charpente. Le *tissu nerveux* est formé de plusieurs couches qui sont en allant de la face vitréenne à la face choroïdienne (fig. 141) : 1° la membrane basale ou limitante interne ; 2° la couche des fibres issues du nerf optique, plus épaisse au centre de la rétine qu'à la périphérie, chacune des fibres étant destinée à un cône ou à un ensemble de cônes, suivant que la membrane appartient à une espèce de plus ou moins grande acuité visuelle ; 3° la couche des cellules ganglionnaires ; 4° le plexus réticulaire interne, formé par les terminaisons nerveuses des cellules des couches voisines ; 5° la couche des grains internes ; 6° le plexus réticulaire externe ; 7° la couche des grains externes ; 8° la limitante externe ; 9° les cônes et bâtonnets ; 10° la couche pigmentaire. Le *tissu de charpente* est formé de grandes cellules (fibres de Müller), d'autant plus ramifiées que les rétines sont plus sensibles, disposées les unes à côté des autres comme des palis et s'appuyant par leur pied sur la limitante interne. Chez l'Homme, les *capillaires* ne dépassent pas en profondeur le plexus réticulaire externe ; sur le Porc, le Chien, le Chat, le Bœuf et le Mouton, ils atteignent la limite des grains externes (Bruns).

La région de l'*aréa* est caractérisée histologiquement par une plus grande épaisseur de la rétine due à la multiplication et à l'accroissement des dimensions des éléments récepteurs, cônes et bâtonnets, et aussi des cellules ganglionnaires, éléments conducteurs. Au niveau de la *fovea*, au contraire, la rétine est plus mince et réduite à la couche des cônes et bâtonnets ; c'est un perfectionnement de l'aréa, le fœtus

humain possédant primitivement une aréa qui se transforme
en fovea vers le 6ᵉ mois.

Suivant les espèces, les rétines diffèrent, mais seulement
quant à l'épaisseur relative des couches, au nombre et aux
dimensions des cônes et bâtonnets. Les bâtonnets prédo-
minent et s'hypertrophient en longueur chez les animaux

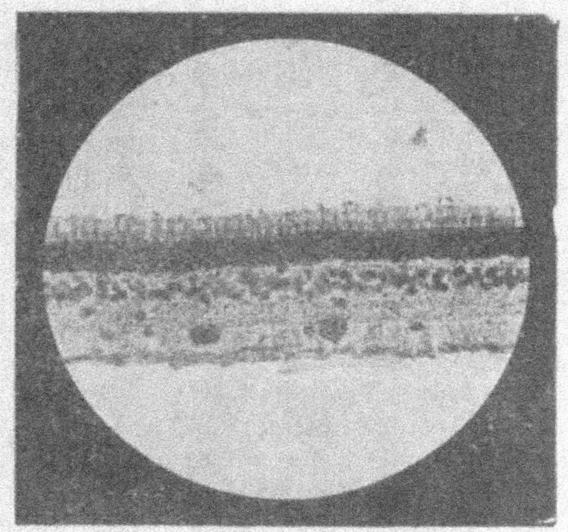

Fig. 143. — Coupe de la rétine du Cheval.
On y reconnaît toutes les couches précédentes. En bas, deux cellules ganglionnaires. La
couche des grains externes est mieux fournie que celle des grains internes.

à vision nocturne, tandis que chez les diurnes, les cônes
sont en plus grand nombre. Sur le Chien, les cônes sont
aux bâtonnets dans la proportion de 1 à 18 et cette répartition est assez homogène dans toute l'étendue de la rétine. Sur
le Chat, il existe au niveau de l'aréa une zone semblant ne
contenir que des cônes; un peu excentriquement, les cônes
sont aux bâtonnets dans la proportion de 1 à 20; au niveau
de la région équatoriale, la proportion est encore plus faible,
1 à 25 (Thieulin).

Chez les Oiseaux, les cônes sont terminés par des boules
colorées, jaunes, oranges, vertes, rouges, formant mosaïque
et dont le rôle semble être en rapport avec la vision proche
ou éloignée et l'accommodation (Rochon-Duvigneaud, Bil-
liart et Polack).

D'après Zürner, sur le Cheval, les Ruminants, le Porc, les éléments percepteurs et conducteurs sont plus développés dans la portion temporale de la rétine qu'au centre et dans la portion nasale, disposition qui est sans doute en rapport avec la vision binoculaire.

Au niveau de l'ora serrata, la transition entre la rétine proprement dite et sa portion ciliaire se fait graduellement sur le Cheval, le Bœuf, d'une manière plus brusque sur le Chien, mais jamais la délimitation n'est aussi nette que sur l'Homme.

B) *Nerf optique.*

Cordon des fibres nerveuses venant de former la rétine, le nerf optique s'étend du pôle postérieur de l'œil à la cavité cranienne en passant par l'orbite et le trou optique. On peut distinguer trois portions dans son trajet : intraoculaire, orbitaire et intracranienne. La *portion intraoculaire* est comprise dans l'épaisseur de la coque oculaire. Elle est plus réduite que la partie extra-oculaire, les fibres nerveuses n'ayant pas encore leur enveloppe de myéline. La striction du nerf dans son court canal choroïdo-scléral explique les symptômes de stase papillaire que nous exposerons plus loin.

La *portion orbitaire* est un cordon blanc, jaunâtre, cylindrique, dur au toucher, mesurant avec les gaînes 5 mm. 5 de diamètre sur le Cheval, 4,5-5,5 sur le Bœuf, 3 sur le Mouton, 2,8 sur le Porc, 1,1 sur le Chat, 1 à 2 sur le Chien (Koschel). Il s'étend du globe, qu'il quitte un peu obliquement, au trou optique, en formant de légères ondulations qui permettent les mouvements de l'œil. Sa structure est celle d'un nerf ordinaire, mais entouré ici de trois membranes ou gaînes représentant les prolongements des enveloppes du cerveau. On y distingue donc la membrane piale ou pie-mère recouvrant directement le nerf et envoyant dans son intérieur des cloisonnements pour les faisceaux de fibres; la membrane durale ou dure-mère formant l'enveloppe externe; et, entre les deux, la gaîne arachnoïdienne avec ses deux feuillets bien visibles surtout chez le Bœuf et le Mouton. Celle-ci se termine en cul-de-sac dans la portion oculaire, tandis que les deux autres se perdent dans la lame criblée. La *portion intracranienne*, toujours cylindrique, va du trou optique au *chiasma* où elle s'entremêle avec le nerf opposé. Au delà du chiasma, les nerfs optiques sortent sous forme de bandelettes aplaties (*bandelettes optiques*) qui contournent les pédoncules cérébraux pour se rendre aux corps genouillés externes, au delà desquels l'œil nu est impuissant à en suivre les fibres.

La pathologie et l'expérimentation sont cependant à même de nous renseigner quelque peu sur leur trajet dans l'encéphale. Mais avant d'aborder ce point, recherchons d'abord ce que deviennent les fibres dans le chiasma (fig. 63). S'entre-croisent-elles complètement (*décussation*)? Ou bien passent-elles partie dans la bandelette opposée (*fibres croisées*) et partie dans la bandelette du même côté (*fibres directes*), c'est-à-dire subissent-elles la *semi-décussation*? Les examens anatomiques par la méthode des colorations et celle des dégénérescences ont abouti aux schémas suivants : chez les Vertébrés inférieurs, Poissons, Amphibies, Oiseaux..., dont les yeux sont tout à fait latéraux, il y a décussation complète ; chez les Vertébrés supérieurs, Homme, Singe, Chien, Chat, Cheval..., dont la situation des yeux est plus ou moins frontale, il y a semi-décussation, les fibres directes formant un faisceau d'autant plus réduit qu'on descend la série. Et l'on a déduit de là que la décussation est la preuve anatomique de la vision monoculaire, à champs visuels séparés, et que la semi-décussation est en rapport avec la vision binoculaire, les champs visuels se recouvrant peu ou prou suivant les espèces. Le Hibou, qui a les yeux frontaux et dont les nerfs optiques se croisent complètement, fait cependant exception à la règle. Tels étaient les faits admis universellement jusqu'ici.

Les recherches sur la vision binoculaire des Vertébrés, poursuivies depuis un quart de siècle surtout, ont ajouté de nombreux cas d'exception à celui du Hibou, si bien que l'anatomie n'est plus d'accord avec la physiologie (Voy. champs visuels).

Par ailleurs, les fibres nerveuses des *bandelettes optiques*, après avoir atteint les *corps genouillés externes*, se rendent aux *tubercules quadrijumeaux antérieurs* et au *pulvinar*, régions qui sont en relation avec la fonction visuelle ainsi que l'ont montré les expériences de Gudden, de Monachow... sur le Lapin, le Chat, le Chien. Puis de ces centres inférieurs, elles gagnent les *parties corticales des hémisphères occipi-*

taux... Des autopsies de Cadoré et de Rousseau ont montré que la cécité du Cheval coïncidait avec des lésions des lobes occipitaux.

Fibres pupillaires. — D'après des expériences et des examens de dégénérescence de Gudden sur le Lapin, il existerait dans la rétine et le nerf optique, indépendamment des fibres visuelles proprement dites, d'autres fibres nerveuses quittant le faisceau des fibres optiques après le corps genouillé externe pour se rendre aux noyaux moteurs de l'iris situés sous l'aqueduc de Sylvius et dans le plancher du quatrième ventricule. Ces fibres sensibles à la lumière représentent la portion centripète de l'axe réflexe pupillaire dont la portion centrifuge est formée des fibres motrices sphinctériennes de l'oculo-moteur commun. L'indépendance de cet arc et sa disposition (fig. 63) expliqueraient aussi ce fait observé en clinique sur l'Homme, et expérimentalement sur les Animaux, que la cécité corticale ne s'accompagne pas de troubles de la réaction pupillaire.

C) *Fonction visuelle.*

La rétine est pour ainsi dire la plaque sensible de l'œil ; sans elle, il ne saurait y avoir de perception des objets, quelle que soit par ailleurs la perfection de l'organe. Mais, dans cette membrane, ce sont les cônes et les bâtonnets qui jouent le rôle le plus important, étant chargés de recueillir les ondes lumineuses pour les transformer en excitation nerveuse. Or, si l'on considère la place de ces organes dans la rétine, on voit que la transparence de celle-ci est absolument nécessaire pour que leur arrivent les rayons lumineux.

La fonction visuelle est complexe. Nous l'étudierons rapidement sous trois chefs : la vision proprement dite, les champs visuels et la vision binoculaire.

1° **Vision**. — C'est l'attribut de la rétine, dont la sensibilité varie chez l'Homme suivant qu'il s'agit de la perception de la lumière, ou bien des formes que revêtent les choses et les êtres, ou encore des mouvements dont ils peuvent être animés...

La *vision de la lumière* se fait par toute l'étendue de la rétine, mais moins bien par la fovea que par les autres régions dont la sensibilité est la même : on voit moins distinctement une étoile de faible luminosité en la fixant qu'en regardant quelque peu à côté; les spectateurs de Jupiter, en 1927-1928, ont pu se rendre compte qu'examinés à la jumelle de campagne ses satellites apparaissaient plus nettement quand on ne les regardait pas directement.

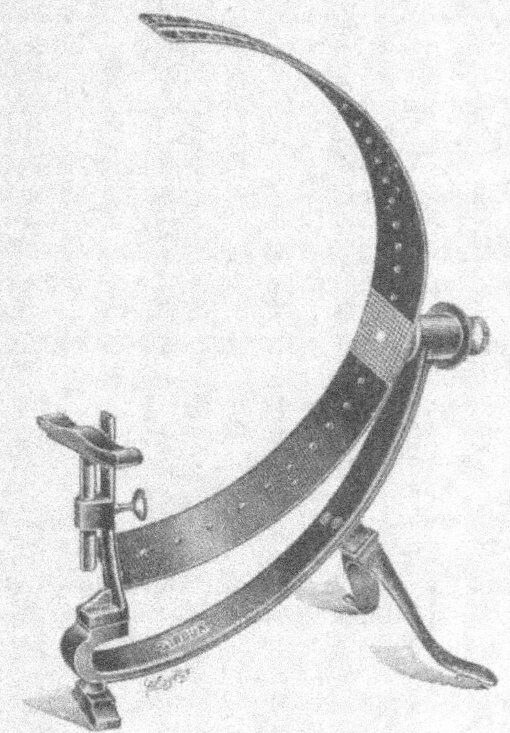

Fig. 144. — Cercle périmétrique du Docteur Landolt.

La *vision des formes*, c'est-à-dire de ce qui caractérise les choses et les êtres, de ce qui les différencie, a lieu également par toute la rétine, mais avec une acuité plus grande par la fovea; et cette acuité diminue ensuite très rapidement au fur et à mesure qu'on s'éloigne d'elle dans un sens ou dans l'autre. Supposons un arc gradué en degrés, capable de tourner autour d'un axe horizontal passant par le milieu de l'arc ou le 0 de sa graduation (périmètre à arc, fig. 144). Supposons l'arc d'abord horizontal, que les yeux de l'Homme soient placés au niveau du centre de courbure de l'arc et qu'ils regardent fixement le 0 : un objet de forme bien déterminée sera vu nettement, au point fixé, mais immédiatement en dehors de ce point et au fur et à mesure qu'on éloignera l'objet le long de l'arc d'un côté ou de l'autre, il deviendra de plus en plus flou ; ou bien encore pour qu'il continue à être vu nettement il faudra l'agrandir de plus en plus et dans des proportions considérables. De ces observations on a déduit que la vision des formes, si on la représente par 1 lorsqu'elle a lieu par la fovea, n'est plus que 1/15ᵉ à 10 degrés d'écart, que 1/50ᵉ à 25 degrés, et qu'elle est presque nulle à 45 degrés, c'est-à-dire près de la périphérie de la rétine. Et ce qui est vrai dans le sens horizontal l'est également dans le vertical et dans tous les méridiens de l'œil. Cela explique que quand nous voulons avoir une idée précise des choses nous dirigeons nos yeux de manière que l'image de ces choses se fasse sur la fovea: c'est la *vision centrale*, appelée ainsi par opposition avec celle que nous donnent les parties excentriques de la rétine et qui est dite *vision panoramique*.

La première est utile à l'individu dans des limites très différentes suivant les mobiles qui le font agir : la brodeuse fait usage de sa vision centrale plus que le laboureur, le dessinateur plus que le bûcheron..., l'hirondelle qui happe le moucheron au vol plus que le ruminant qui paît... La seconde est par contre absolument nécessaire à tous dans la vie de relation. On aura une idée de son importance en regardant dans les mains formant tube ou longue vue, ce qui supprime la vision panoramique : la marche devient dangereuse parce qu'on est à la merci des accidents du sol et des obstacles situés latéralement, qu'on ne voit pas et qu'on ne peut éviter.

La *vision des mouvements* est plus aiguë que la vision des formes : on reconnaît quelqu'un à sa démarche avant de le reconnaître à sa silhouette. Elle serait environ le double. Elle varie aussi avec les régions de la rétine, mais elle décroît beaucoup moins vite de la fovea à la périphérie, surtout dans le sens horizontal où elle est encore de 3/4 à 25 degrés d'écart alors que celle des formes n'est plus que 1/50ᵉ (Basler).

Il existe encore une *sensibilité* rétinienne spéciale *aux cou-*

leurs, et une *sensibilité à l'obscurité*, dite adaptation, qui s'accroît dans de grandes limites au cours de la première heure.

Ces différentes sensibilités rétiniennes varient d'un homme à l'autre. En ce qui concerne surtout la vision centrale, on traduit ces différences en degrés d'*acuité visuelle*. On désigne sous ce nom le pouvoir qu'a la rétine de différencier, de séparer, de reconnaître les objets, pouvoir qui est d'autant plus grand que ces objets sont plus petits ou plus éloignés, et réciproquement : si un objet est vu à 1 mètre par une personne et seulement à 1/2 mètre par une autre, ou bien si à la même distance l'objet vu par la première doit être doublé pour être vu par la seconde, l'acuité visuelle de la première personne est égale à deux fois celle de la seconde. L'acuité visuelle est ainsi mesurable. Elle est comptée à partir d'une unité qui est considérée comme *acuité normale*. Au-dessous de cette unité on a créé des types d'acuité visuelle qui sont regardés comme permettant à l'homme de satisfaire aux exigences de certains emplois dans les administrations, nouvelle preuve que l'utilité de la vision centrale est relative.

Qu'est, comparée à celle de l'Homme, la VISION DES ANIMAUX, que nous ne pouvons juger, apprécier, que par l'anatomie de leur rétine, et surtout par leurs actes? L'existence d'une aéra chez les animaux supérieurs permet de supposer qu'*ils ont la vision centrale*. Nous les verrons fixer, ce qui appuie cette supposition. Nous les verrons se reconnaître au milieu des choses et des aîtres, les différencier, ce qui la prouve. Mais hormis l'acuité visuelle des Singes qui doit se rapprocher de celle de l'homme et celle des Oiseaux qui ont des foveæ et qui doit l'égaler ou la dépasser (1), celle des

(1) D'après Spallanzani, cité par Rochon-Duvigneaud, le Martinet verrait une fourmi ailée à 120 mètres. Le fait suivant bien que n'ayant pas la même valeur probante, mérite semble-t-il d'être rapporté. J'ai observé un couple d'Hirondelles de fenêtres nourrissant sa couvée et dont le nid, à l'abri de toute attaque de Maître Raton, était situé au plafond d'une grange de ferme à 6 m. environ du sol et dans l'axe de la porte presque aussi haute, et large en proportion. Le couple allait et venait donner la becquée et de-ci de-là le père ou la mère se reposait sur un perchoir proche du nid. Mon attention était attirée par les essais d'envol, toutes ailes dehors, que faisaient les petits en s'agrippant au nid. De temps à autre l'hirondelle perchée jetait un double cri, sec, fort et précipité, qui tranchait sur le

autres doit s'en écarter d'assez loin. A quoi d'ailleurs leur servirait-il de reconnaître l'une de l'autre des pointes d'aiguilles?... Mais elle est loin d'être nulle, comme nous le montreront leurs actes. Par contre, il apparaît qu'ils sont aussi bien pourvus, sinon mieux, que l'Homme, quant à *la vision panoramique*, à la *vision nocturne* (Chat et Cheval du moins), et à la *vision des mouvements*. Pütter a émis l'hypothèse que celle-ci doit être proportionnelle à la vitesse de déplacement des êtres. En tout cas, elle doit leur servir, avec la vision panoramique, de sens de défense pour fuir s'ils sont herbivores, de sens d'attaque pour se jeter sur leur proie s'ils sont carnivores. D'après de nombreuses expériences, il existe une vision des couleurs chez les animaux inférieurs, qui a été peu recherchée chez les supérieurs.

Voyons maintenant nos animaux domestiques agir. Le Chat est celui qui semble jouir de la meilleure vision de jour et de nuit. Ses acrobaties remarquables au saut le prouvent. On le voit, avant de réaliser ses bonds, calculer l'effort proportionné à la distance à franchir. Le grand développement de sa cornée le favorise, surtout la nuit en lui permettant d'utiliser des reflets lumineux qui sont perdus pour les animaux moins bien pourvus. Le Chien passe pour voir mal et ne pas reconnaître son maître à quelques pas si celui-ci évite de faire des mouvements révélateurs et de se placer sous le vent de l'animal, son odeur pouvant le trahir... Cependant, il vaque parfois très loin à la recherche d'un os ou d'une compagne, attiré par l'odeur c'est possible, mais il retrouve la maison où il a son coin ou sa niche. Les silhonettes des pignons et des toits sont immobiles; elles diffèrent entre elles et il est peu vraisemblable que leur odeur se fasse sentir à quelques centaines de mètres, voire à des kilomètres!... N'y a-t-il pas là tous les éléments de la vision des formes? On le

gazouillement habituel : c'était certainement un ordre, un garde à vous, car les jeunes rentraient, se recroquevillaient et cessaient de pépier. Intrigué, je cherchai dans la cour toute grouillante d'espèces d'oiseaux domestiques la raison d'un tel émoi et je vis le chat de la maison, gris-jaune-blanc, se détachant assez mal de l'ambiance, qui, sans la moindre intention agressive, lentement passait dans le champ de la porte, à 15-20 mètres du perchoir. Et chaque fois que revenait le commandement se répétait la même scène dans le nid et le chat se trouvait dans l'horizon de la porte.

voit aussi parfois se distraire à happer les mouches, immobiles sur les murs... Dans les villages ayant des pâquis communaux, les Bovins de tous s'en vont chaque matin paître en troupeau sous la garde d'un berger commun et rentrent de même chaque soir. Ils quittent alors le troupeau au fur et à mesure qu'ils arrivent à hauteur de leur ferme, gagnent leurs étables respectives quand il y en a plusieurs, et retrouvent, sans jamais beaucoup se tromper, les places mêmes qui leur sont affectées, sans que le berger ait à intervenir et sans que le fermier ait autre chose à faire que d'attacher chacun. Les places ne sont cependant distinctes l'une de l'autre que par fort peu de chose : leur éloignement variable de la porte ou d'une lucarne et par conséquent leur éclairage... Les Chevaux qui vont seuls à l'abreuvoir communal agissent de même. En quoi, dans ces circonstances, la vision des bœufs et des chevaux diffère-t-elle de celle des enfants qui sortent de l'école en rang et le quittent au moment voulu pour rentrer chacun chez soi?

Le Cheval va nous fournir d'autres exemples plus remarquables de vision et de souvenirs visuels. Rappelons d'abord que l'expérience séculaire apprend au cavalier que s'il lui appartient de diriger sa monture, de régler sa vitesse, il doit par contre s'en remettre complètement à elle du soin de franchir les obstacles quand et comment il lui plaît. En cela, il reconnaît implicitement au cheval une vision supérieure à la sienne, et c'est justice, car, dans les courses à travers champs et bois, celui-ci franchit souvent des ravines plus ou moins masquées par des branches, feuilles, herbes, que le cavalier ne voit pas ou n'a pas le temps de voir... Et ceci pourrait appuyer l'hypothèse de Pütter. Par ailleurs, il n'est pas un homme ayant l'habitude des chevaux, ou plutôt des Équidés, qui ne puisse apporter une preuve de leur mémoire visuelle. Le cheval de troupe qui a été logé, ne fut-ce que quelques heures, dans un village très éloigné de sa garnison, manifestera le désir non équivoque d'entrer dans l'écurie qui fut la sienne bien des semaines avant, si occasionnellement il repasse devant. Celui qui va irrégulièrement à la ville et qu'on dételle dans une auberge le temps de faire des achats y revient ensuite sans hésitation. J'ai connu et suivi, bien avant l'ère de l'automobile et des routes encombrées, dans un pays où la propriété rurale est très morcelée, une jument d'attelage de campagne, qui, conduite à la voix et sans rênes, s'arrêtait devant les champs de son maître une fois qu'elle était engagée dans les chemins de terre y menant; elle les distinguait donc de ceux du voisin, les reconnaissait mieux que moi qui ne les voyait qu'une fois l'an. J'ai vu aussi, dans une ville d'Orient, une petite Mule chevauchée par un vieillard aveugle « regardant les étoiles », qui venait fréquemment de la banlieue par des rues étroites et escarpées, s'arrêtait devant une maison, toujours la même, pour y déposer son maître, et repartait avec lui parfois par d'autres voies très fréquentées des automobiles et tramways. La bête conduisait-elle l'homme ou celui-ci la bête? Il y avait sans doute entr'aide. Mais quel est celui de nos aveugles qui s'abandonnerait avec une telle confiance à la vision d'un « bourricot », confiance cependant méritée, cet animal, mule ou âne, étant remarquablement domestiqué par des siècles de vie étroite avec l'homme...

Certes, la vision des animaux est secondée plus que chez l'Homme par les sens de l'odorat, de l'ouïe, du toucher (poils tactiles), et peut-être d'autres que nous ne connaissons pas ou que nous connaissons mal, tel celui de l'orientation des Oiseaux, mais elle n'en est pas moins pour eux le *sens dominant*. Et une preuve en est que ceux qui sont aveugles meurent d'inanition, comme nous l'avons dit déjà, s'ils sont obligés de chercher leur nourriture, ou d'accident.

2° **Champs visuels.** — Le *champ visuel total* est l'image d'ensemble — ciel et terre — par laquelle les yeux regardant fixement en avant et au loin prennent connaissance de la nature, image concave qui a un haut, un bas, des côtés. Chaque œil pris isolément, l'autre étant fermé, a de même la vision d'une partie de la nature qui est dite *champ monoculaire*. Enfin, il est facile de se rendre compte en fermant alternativement l'un et l'autre œil que, dans le champ visuel total, il est une région centrale que chaque œil embrasse : cette portion du champ visuel total ou des champs visuels monoculaires, commune aux deux yeux, est dite *champ visuel binoculaire*.

Comment mesure-t-on l'étendue des champs visuels? — Le principe de ces mensurations est simple, l'application un

peu plus compliquée ; aussi, pour rester court et clair, pren-
drons-nous quelque liberté avec celle-ci.

Chez l'Homme. — Reprenons le *périmètre à arc*. Supposons
l'arc d'abord horizontal et que les yeux de l'homme dont on

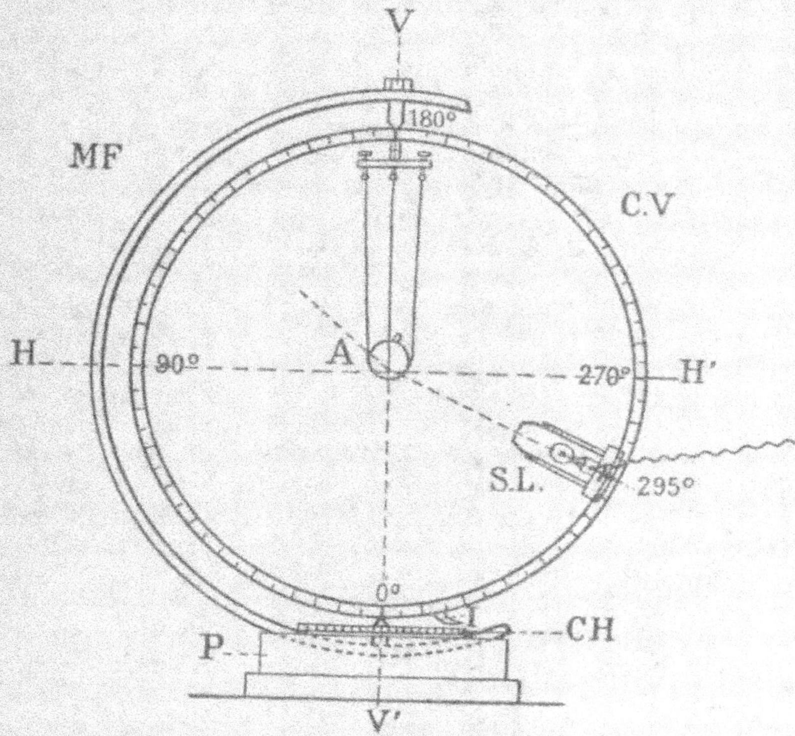

Fig. 145. — Grand cercle périmétrique vertical, mobile et orientable, de l'École
Vétérinaire d'Alfort (Rochon-Duvigneaud, Bourdelle et Dubar).

CV, grand cercle, sur cercle gradué horizontal *CH*, avec index de repérage *I*. Source lumineuse mobile *S. L. A*, image transcérale sur le globe oculaire suspendu au centre de
l'appareil. *MF*, monture fixe sur pied *P*.

veut connaître le champ visuel soient placés au niveau du
centre de l'arc et regardent *au loin* dans la direction du 0° ;
puis, qu'on déplace lentement le long de l'arc, de 0° vers la
périphérie, à droite et à gauche, un objet lumineux : il arrivera un moment où cet objet placé trop excentriquement
n'impressionnera plus les rétines du patient, où il ne sera

plus vu par lui, où il sera à la limite de son champ visuel, limite qu'on précisera en notant le degré indiqué par le périmètre. On aura ainsi délimité les limites horizontales du champ visuel total. En faisant tourner l'arc périmétrique de 90° et en répétant la manœuvre de l'objet lumineux, on déterminera les limites verticales du champ visuel. L'opération répétée dans un certain nombre de méridiens intermédiaires donnera l'étendue du champ visuel total.

En faisant fermer un œil au patient, on déterminera par les mêmes moyens les limites de chacun des champs visuels monoculaires. Enfin, en comparant ceux-ci, on verra qu'ils se recouvrent par une partie de leur région nasale, laquelle mesurera le champ visuel binoculaire (1).

Les limites des champs visuels portées sur un plan montrent que, dans l'état normal de la vision, le champ visuel total et le champ de la vision binoculaire sont symétriques par rapport au plan médian du corps, et que les champs monoculaires, tout en étant placés symétriquement de chaque côté du plan médian, sont asymétriques chacun par rapport à l'axe oculaire correspondant, la partie temporale étant plus étendue que la partie nasale, par suite de la saillie du nez. Résultant des impressions ressenties par l'observé et communiquées à l'observateur, ces champs visuels sont *physiologiques*, réels, à supposer que le patient n'ait pas intérêt à tromper.

Chez les Animaux. — La méthode subjective précédente ne leur étant pas applicable, on a longtemps admis après des examens divers plus ou moins exacts, utilisant ou non le périmètre, que ceux dont les yeux sont placés très latéralement, tels les Oiseaux, ne pouvaient avoir de champ visuel binoculaire, que leurs champs visuels monoculaires étaient contigus en avant ou séparés par un champ aveugle, mais s'étendaient plus en arrière que chez l'Homme, et que ce n'était qu'en remontant la série des Vertébrés qu'on arrivait progressivement à voir ces champs se recouvrir en avant pour former un champ visuel binoculaire appréciable.

Il a fallu arriver jusqu'au début de ce siècle pour qu'avec Tschermak (1902), et Rochon-Duvigneaud (1921), l'étude des

---

(1) Dans la pratique, on détermine les champs monoculaires en plaçant tour à tour chaque œil au centre même du périmètre.

champs visuels se précisât. Supposons encore qu'au centre
du périmètre à arc, installé en chambre noire, on place la
tête d'un animal sectionnée en arrière des yeux et préparée

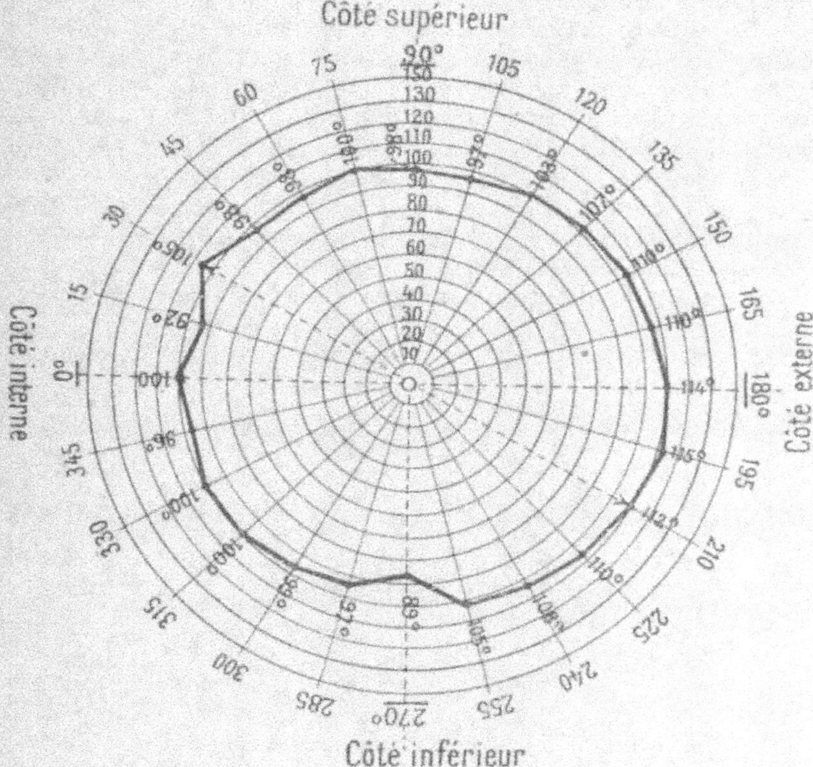

Fig. 146. — Champ visuel monoculaire droit du Cheval, relevé avec l'appareil
périmétrique d'Alfort (Rochon-Duvigneaud, Bourdelle et Dubar).

de manière que les régions postérieures des sclérotiques
soient à nu. L'objet lumineux glissant le long de l'arc
donnera, dans une position déterminée, une image rétinienne
dans l'un des yeux qui sera vue de l'observateur situé derrière la tête (1). Si on le place au 0° de l'arc et qu'il four-

(1) Thieulin n'est pas arrivé à reconnaître cette image dans l'œil du Bœuf.

nisse une image dans chaque œil, on en conclura que la
vision binoculaire existe. Si on le glisse ensuite d'un côté vers
l'extrémité de l'arc périmétrique, il arrivera un moment où
son image disparaîtra d'un œil et on sera à une limite du
champ visuel binoculaire. Enfin, en poussant toujours la
source lumineuse dans le même sens, on verra disparaître
toute image dans l'œil correspondant : on sera à une limite
du champ visuel total. En procédant de même à l'opposé, on
aura les éléments voulus pour établir l'étendue de chacun des
champs visuels (1). Ainsi déterminés, ils sont *anatomiques*.
Les réactions des animaux — leur habitus — sont seules susceptibles de montrer à notre observation qu'ils sont aussi
réels, physiologiques, ce qui est probable.

Des résultats obtenus au moyen de cette méthode, dite de

Étendue des champs visuels chez l'homme et quelques animaux
(dans le sens horizontal).

ESPÈCE	CHAMP MONOCUL.	CH. BINOC.	CH. TOTAL	POSIT. DES YEUX
Homme	160° 65° nasal – 95° temp.	120°	200	frontale
Chat.	205 100 nas. – 105 temp.	111	287 (Thieulin)	presq. frontale
Chien..	191 87 nas. – 104 temp.	83	297 (Thieulin)	un peu moins front.
Cheval.	215 104 nas. – 111 temp.	70	près de 360 (Rochon-Duvigneaud, Bourdelle et Dubar)	latérale
Lapin.		15	360 (R. D.)	très latérale
Cobaye		18	240 *id.*	*id.*
Pigeon (une fovea).		30	300 *id.*	*id.*
Faucon crécelle (deux fovæ) . .		50	220 *id.*	moins latérale
Chouette effraie. (une fovæ) . .		60	160 *id.*	*id.*

(1) Cette méthode applicable sans grande erreur aux petits animaux dont
les yeux sont peu écartés ne l'est plus aux grands, à moins que l'on ne
dispose d'un périmètre de très grand rayon. Chez ceux-ci, il faut procéder
sur chaque œil pris isolément et placé au centre du périmètre (fig. 145).
On détermine ainsi les champs monoculaires. Puis connaissant l'écartement
angulaire des yeux de l'animal considéré, on rapproche sur une épure les
champs monoculaires en leur donnant la direction qu'ils ont dans l'espace :
leur partie commune représente le champ visuel binoculaire, leur ensemble
le champ visuel total.

l'image transclérale, par Rochon-Duvigneaud, Bourdelle et Dubar, et aussi par Thieulin, nous extrayons les données ci-avant qui sont placées pour comparaison en regard de celles se rapportant à l'Homme.

Le champ monoculaire du Cheval est asymétrique par rapport à l'axe oculaire et plus étendu du côté temporal que du

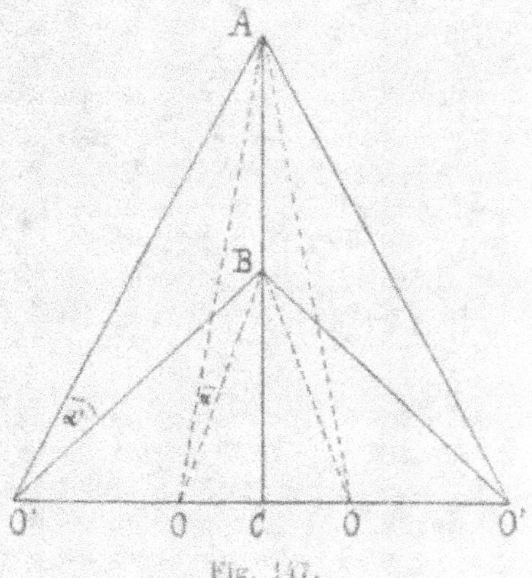

Fig. 147.

Pour apprécier à distance AB, les yeux $O'O'$ convergeront d'un angle x' et accommoderont proportionnellement (Voy. convergence, p. 11), de même que les yeux OO convergeront d'un angle x, etc... L'angle x', étant plus grand que l'angle x, les muscles droits internes et ciliaires des yeux $O'O'$ travailleront plus que ceux des yeux OO, et renseigneront mieux leur porteur.

côté nasal par suite de l'asymétrie de la rétine plus prolongée du côté nasal que du côté temporal (cette dernière asymétrie correspond elle-même, mais en sens inverse, à celle du corps ciliaire. Voy. fig. 161). Chez le Chat et le Chien l'asymétrie des champs monoculaires décèle l'asymétrie anatomique de leur couronne ciliaire, cependant peu marquée. . D'autre part, les champs visuels monoculaire et total sont, tout au moins chez les Mammifères énumérés, plus grands que chez l'Homme, alors que le champ binoculaire est plus faible, même chez le Chat qui a des yeux presque frontaux. Toutes choses égales, les dits mammifères sont donc avantagés quant à la vision panoramique et par conséquent des mouvements, mais désavantagés du point de vue de la vision binoculaire, ce qui est conforme à leurs besoins.

Chez le Cheval, le champ binoculaire permet à l'animal de voir dans le plan horizontal sous un angle qui suffit à ses actions motrices lorsqu'il porte normalement la tête à 45 degrés, et dans le plan vertical un peu en avant de ses membres, lorsqu'il la tient à 90 degrés — position pour le manège réclamée de l'écuyer Beauché. Quant à la vision monoculaire en arrière que comporte le champ visuel total de près de 360 degrés, tout cavalier pourra observer le fait suivant qui prouve sa réalité : le Cheval étant au travail rassemblé, s'il vient à faire une faute et qu'on le prévienne par un léger coup de cravache sur la nuque ou le haut de l'encolure, le moindre geste non frappant de la cravache tenue haute et presque dans le plan médian provoque ensuite un mouvement de défense des oreilles et de la tête qui se répète de plus en plus faiblement jusqu'à ce que la monture ait repris confiance...

3º **Vision binoculaire**. — *Appréciation des distances. Vision stéréoscopique. Équilibre.* — L'importance de la vision binoculaire mérite qu'on s'y arrête un peu. Elle nous permet, sans déplacement du corps, de situer plus exactement les choses puisqu'un point n'est bien déterminé que par l'intersection de deux droites qui, dans le cas présent, sont les rayons visuels ; par cela même de juger de leur distance, jugement qui procède peut-être des impressions fournies par l'accommodation et la convergence, et par conséquent par l'effort des muscles ciliaires et droits internes mis en jeu ; d'avoir encore une connaissance plus complète de ces choses par la sensation de la 3e dimension ou de relief (vision stéréoscopique), puisque les objets sont vus sous deux faces, sous deux angles différents. S'il en est bien ainsi, l'appréciation du relief et des distances doit croître avec l'écartement des yeux. Or, Helmholtz a réalisé dans le *télestéréoscope* (jumelles stéréoscopiques, « jumelles à cornes » des artilleurs tant utilisées pendant la guerre 1914-1918), qui permet d'écarter l'un de l'autre les objectifs dans d'assez grandes limites, la condition de l'agrandissement de la ligne basale des yeux et montré que la sensation de relief ou de profondeur est accrue. Le Cheval, le Chamois, qui ont des yeux très écartés, ne possèdent-ils pas une grande sûreté dans le saut et par conséquent une grande rapidité de jugement dans l'appréciation de la largeur des obstacles qu'ils franchissent? Les faits d'observation et expérimentaux montrent aussi que le Cheval et le Chien borgnes ou rendus tels, et privés ainsi de la vision binoculaire, sont moins adroits (Berlin). Dans les mêmes conditions, l'Homme juge moins bien des distances. Par ailleurs, ce serait à l'élargissement de la base interoculaire et par conséquent à une vision binoculaire très accusée que l'Éléphant devrait son sens tout particulier de l'*équilibre* (fig. 147).

Au fait, *les animaux regardent-ils, fixent-ils*? car regarder, c'est fixer. La chose est manifeste chez le Chat dont le regard « brille », lorsque, notamment, il est effrayé, fuit d'abord, puis s'arrête et tourne la tête pour juger de la qualité de l'agresseur et de la détermination à prendre... Il en est à peu près de même des Félins en cage quand ils daignent s'intéresser à leurs visiteurs; des Singes. Chez le Chien en quête d'une caresse, d'une friandise, ou même qui attend un ordre, le regard est plus intime. Ouvrons une étable, une bergerie, un peu obscures, et nous serons accueillis par les regards pacifiques des habitants Bovins et Ovins, et, si nous approchant d'eux à un ou deux mètres nous arrivons à capter leur attention un instant, ils nous suivront de la tête et des yeux dans nos déplacements latéraux. Présentons-leur la main ouverte et ils suivront de même ses mouvements. Dans une écurie, les Chevaux nous montreront plus d'indifférence, mais nous réussirons, quoique avec beaucoup plus de patience, à retenir la curiosité de quelques-uns et, en répétant les manœuvres ci-dessus, à mobiliser leurs yeux et leur tête. On arrive d'autre part à regarder les Bovins, les Ovins, dans les yeux, pendant quelques secondes, mais leur regard est plus flou, moins « parlant » que celui des Carnivores. La chose est plus rare chez les Equidés, et leur regard est plus vague encore, peut-être parce que leur iris est plus foncé, l'écartement des bulbes très peu différent chez Bovins, Ovins et Equins, ne pouvant, semble-t-il, avoir ici une influence appréciable (Voy. ci-après).

Comment regardent-ils? — Optiquement de la même manière que l'Homme; spécifiquement comme le leur permet la direction de leurs yeux. La ligne du regard est appelée *axe visuel*. Elle est différente de l'*axe oculaire* ou de direction des yeux. Ces deux axes sont angulaires et se coupent au centre optique de l'œil, qu'on situe approximativement au centre du cristallin : le premier part de la fovea chez l'Homme, de l'area chez les animaux ; le second, du pôle postérieur de l'œil. Cela étant, supposons que les yeux du côté gauche de l'Homme, du Chien et des Equidés, représentés par les cornées H, C, E (fig. 148), coïncident par leur centre optique O : alors les lignes ODH, ODC, ODE, figureront les axes optiques et traverseront pupilles et cornées en leur centre. Si maintenant nous nous rappelons que par rapport au pôle postérieur de l'œil la fovea de l'Homme est légèrement temporale, que l'aréa du Chien l'est davantage et celle du Cheval encore plus, la ligne OV représentera l'axe visuel des trois yeux considérés et traversera nécessairement les cornées (et aussi les pupilles) dans leur moitié nasale et en des points v, v', v'', de plus en plus rapprochés du limbe cornéen.

L'angle que forme l'axe visuel avec les axes oculaires est dit *angle gamma* : il est de 5 degrés chez l'Homme, de 27 degrés chez le Chien, de 60-65 degrés chez les Equidés, d'après Grossmann et Mayerhausen ; de 23 degrés chez le Chat, de 22-28 degrés chez le Chien, d'après Thieulin. Plus il grandit, moins l'œil se présente de face et, comme dans nos rapports avec l'Homme nous avons l'habitude de concrétiser son regard dans ses pupilles, nous trouvons moins bien celui des Herbivores, nous « lisons » moins bien dans leurs yeux...

Quand l'Homme regarde au loin, ses axes visuels sont parallèles et ses axes oculaires divergent de $2\gamma = 10$ degrés : son regard est flou pour la personne située à un mètre, il ne devient net que lorsqu'il le porte dans les yeux même de la dite personne. A ce moment, ses axes visuels se coupent à 1 mètre, ce qui nécessite une accommodation de 1 D. (action des muscles ciliaires), et convergent de un angle métrique (action synergique des droits internes). Les grands animaux disposant au minimum d'environ 1 D. d'accommodation doivent pouvoir fixer au moins à 1 mètre.

Rôle des doubles foveæ. — Chez certains Oiseaux qui ont deux foveæ par œil, une centrale et une temporale (Rapaces diurnes, Hirondelles), Rochon-Duvigneaud estime que les centrales leur donnent à droite et à gauche, alternativement ou simultanément, deux points de vision nette, analytique ;

ce sont des *foveæ de recherche*, d'examen; tandis que les latérales associées pour une vision binoculaire sont des *foveæ de direction* qui les guident pour fondre sur la proie visée. Portier pense de même : les foveæ centrales servent à éviter les obstacles (*foveæ avertisseuses*) : l'Hirondelle de cheminée qui rase le sol les possède, l'Hirondelle de fenêtres qui ne descend pas si bas ne les a pas. L'oiseau de mer appelé Fou de Bassan, qui ne les possède pas non plus, fond sur

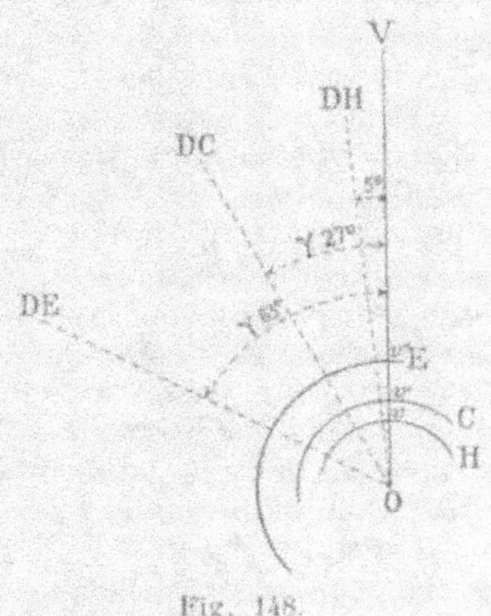

Fig. 148.

la proie et plonge même; s'il y a peu de fond il se tue; si l'on fixe un poisson sur une planche il fond avec une telle rapidité que le bec s'enfonce dans le bois et qu'il se trouve pris au piège que connaissent bien les matelots...

Que conclure maintenant de ces considérations sur la fonction visuelle comparée des Animaux et de l'Homme si ce n'est qu'elle semble à peu près adaptée aux besoins, au genre de vie de chacun.

II. — AFFECTIONS DE LA RÉTINE

§ 1. — Anomalies congénitales.

Dans ce chapitre rentrent les *fibres myéliniques* qu'il ne faut pas confondre avec les plaques blanches de rétinite. On en trouvera la description Chap. IV. |Le *colobome* de la rétine accompagne généralement celui de la choroïde.

§ 2. — Tumeurs.

On rencontre dans la rétine des animaux âgés des *productions kystiques*, ordinairement de la grosseur d'un pois, bien limitées, transparentes, non tremblotantes ; elles siègent de préférence au voisinage de l'ora serrata, mais aussi à la face postérieure du corps ciliaire. On les a trouvées sur le Cheval, le Bœuf et le Chien. Eversbusch a pu en faire une fois le diagnostic ophtalmologique. Ce sont des altérations séniles à rapprocher de celles qu'on trouve chez l'Homme, qui sont produites par la régression des cellules de la couche externe des grains. Le contenu d'un kyste de la rétine du Cheval avait l'aspect et la consistance du corps vitré (Villach). Un cas de *sarcome* a été signalé par Born dans la rétine du Cheval également : après avoir rempli la cavité oculaire, il perfora la cornée et proliféra au dehors. Bayer se demande si la rétine en était bien le lieu d'origine. Celle de l'Homme n'est en effet le point de départ que de tumeurs dites *gliomes* (1). Des *kystes hydatiques* ont été relevés chez l'Homme dans et sous la rétine. Demaria injectant dans la chambre antérieure du Lapin par la cornée, et dans le vitré par la sclérotique, du sable échinococcique (scolex libérés par la rupture des capsules proligères et flottant dans le liquide hydatique), a vu se développer des kystes dans l'épaisseur de la cornée et de la sclérotique, sur le trajet de l'aiguille inoculatrice ; dans les procès ciliaires, la rétine, entre rétine et choroïde, et dans le

---

(1) Tumeurs molles, jamais pigmentées, prenant naissance dans les couches de grains, formées de cellules se disposant autour de canaux, ce qui leur donne l'apparence de glandes tubuleuses. Il ne semble pas qu'elles aient été décrites chez les animaux.

vitré même. Très rapidement après l'inoculation apparurent des phénomènes réactionnels importants : iritis avec synéchies, cataracte, qui furent attribuées à l'action irritative du liquide hydatique ; et en effet on n'observe rien de tel dans les cas spontanés d'infestation comme on l'a vu précédemment (Chap. IX, p. 222), et comme on le verra ci-après. Plus intéressantes sont les expériences de Dévé qui expérimenta aussi sur le Lapin, mais par injection de sable échinococcique, provenant du Mouton, dans la carotide, par conséquent dans des conditions se rapprochant étroitement de celles qui résultent de l'infestation spontanée. Contrairement à ce qu'observa Demaria, il n'y eut pas d'accidents immédiats, l'animal resta cinq mois sans présenter aucun trouble, puis il montra des signes de tumeur cérébrale (torpeur, tournis), de l'anorexie et de la cachexie. Comme symptômes oculaires, on enregistra à l'OG. de l'exophtalmie, de la mydriase et une tache opaline arrondie dans la partie antéro-inférieure du vitré, du volume d'un noyau de cerise. Pas de lésion inflammatoire. Le cristallin était d'une transparence parfaite. La translucidité de la vésicule tranchait sur le fond noir de la choroïde. L'OD. était sain. A l'examen anatomique, le kyste était sous-rétinien et proéminait dans le vitré. Il était univésiculaire et caractérisé par sa cuticule stratifiée, anhiste, pathognomonique, doublée intérieurement de son plasmodium germinatif finement réticulé et granuleux.

Le *diagnostic* clinique de kyste hydatique sous-rétinien est très difficile chez l'Homme en dehors des mouvements du parasite. Il l'est encore plus quand le kyste est orbitaire, ou se trouve dans des régions inaccessibles aux investigations de l'ophtalmoscope, ce qui est le cas le plus fréquent. L'*intradermo-réaction* pratiquée à la cuisse avec du liquide hydatique humain, bovin, de préférence ovin, fraîchement recueilli ou conservé quelques mois en ampoules scellées, est supérieure à toutes les autres réactions. Elle paraît spécifique, et reste négative chez les sujets sains ou atteints d'autres affections généralisées ou localisées. A la dose de 0,2-0,6-1 centimètre cube chez l'homme, la réaction positive se produit en 15 minutes. Elle se présente sous forme d'érythème très prurigineux, persistant un jour, qui s'étend autour de la piqûre et peut atteindre 30-40 centimètres, se recouvre de papules urticariennes qui deviennent confluentes, parfois d'une seule papule qui ne dépasse pas 3 centimètres. Dans les cas négatifs, pas de réaction locale, ou léger érythème qui ne progresse pas, rétrograde, pas de papule. La réaction ne permet évidemment pas de localiser l'hydatide, mais seulement de préciser la nature d'une tumeur suspecte (Ithurrat, Teulières) (1).

§ 3. — Hémorragies de la rétine.

Elles ne sont pas absolument rares chez les animaux, elles sont faciles à reconnaître dans la plupart des cas. Si elles sont de faible intensité, elles restent intrarétiniennes, ou se cantonnent entre la rétine et le vitré, ou encore entre la rétine et la choroïde. Elles ont l'aspect de points, de flaques ou de flammèches. Les *points* hémorragiques, de la grosseur d'une tête d'épingle et plus, avoisinent les capillaires d'où ils proviennent : ils sont intrarétiniens. Les *flaques*, de grandeur variable, irrégulières sur les bords, sont le plus souvent sus-ou sous-rétiniennes : on les rencontre aussi bien dans l'intervalle des vaisseaux que dans leur champ. Quant aux *flammèches*, elles sont situées au voisinage immédiat des vaisseaux, allongées parallèlement à eux, striées dans leur longueur et effrangées à leurs extrémités, autant de caractères qui les font localiser dans la couche des fibres (fig.136, 154).

Leur *couleur* varie avec leur épaisseur et leur ancienneté : rouges ou brunes au début suivant l'épaisseur de l'extravasat, elles pâlissent en se résorbant et prennent une teinte jaune ou grise. Cette résorption est parfois très lente. Après six mois chez un Chien, Schindelka trouva encore à la place des hémorragies des taches gris jaunâtre. Elles s'accompagnent souvent d'un léger trouble de la périphérie du vitré lorsqu'elles sont un peu importantes. Plus abondantes, elles font irruption dans le vitré, l'œil peut alors être inéclairable et le diagnostic de l'origine du sang impossible.

(1) Valade, utilisant la cutiréaction sur les Bovins de Syrie, n'obtint que 35 p. 100 de réactions positives avec des doses de 1 centimètre cube de liquide hydatique, alors que chez l'homme la réaction décèle près de 100 p. 100 des cas d'hydatidose.

Étiologie. — Toute cause diminuant la force de résistance des parois vasculaires ou augmentant la pression sanguine peut les déterminer. *Traumatismes* atteignant directement ou indirectement l'œil : sur le Cheval, Guillaumin, entre autres,

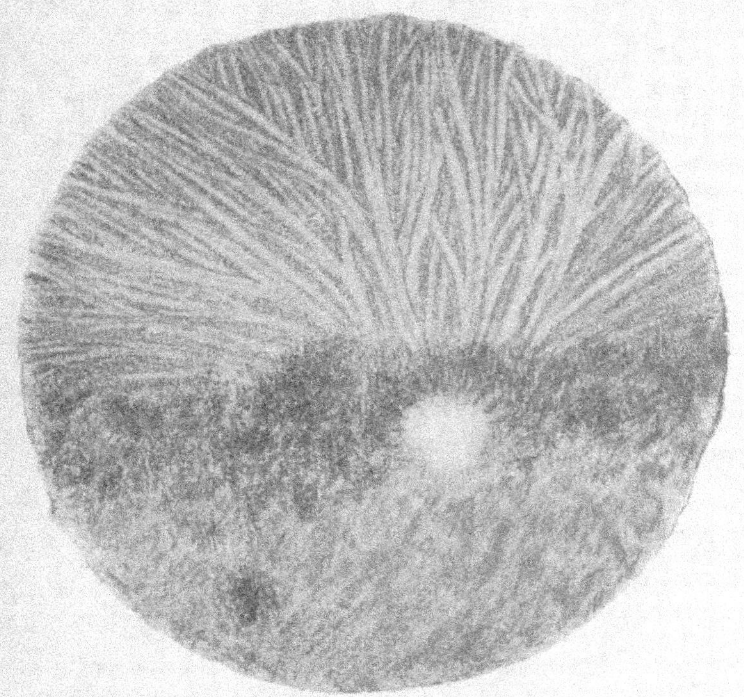

Fig. 149. — Fond d'œil d'un Chien aveugle, avec atrophie de la papille et absence complète de toute vascularisation irienne. En outre, l'absence du tapis montre les vaisseaux choroïdiens complètement blancs, sclérosés, pour la plupart.

constata une hémorragie péripapillaire tout d'abord rouge-groseille, qui pâlit ensuite en se parsemant de points pigmentaires et se résorba en quelques semaines; sur un Chat, après contusion par une pierre, Eversbuch trouva en même temps que des hémorragies une déchirure de la choroïde. *Rétinites* : il y a même des *rétinites hémorragiques* ou apoplectiques chez l'Homme qui sont très graves parce qu'elles se compliquent d'hypertension (glaucome hémorragique). Eversbusch et Schindelka observèrent ces formes chez le Chien : dans un, cas, l'affection fut rapportée au scorbut dont l'animal mourut ; dans un autre, à un empoisonnement par des ptomaïnes, dans un troisième qu'on ne put rattacher à aucune cause et qui fut suivi pendant un an, on n'observa pas de modification dans la tension oculaire, mais la cécité fut complète. Les septicémies, l'albuminurie, le diabète, l'ictère, l'intoxication phosphorique, l'artério-sclérose, les maladies du cœur... sont incriminées chez l'Homme. Hebrant et Antoine ont vu les hémorragies rétiniennes se produire au cours de la *néphrite chronique* chez le Chien et le Chat, et Jalabert dans le *purpura hémorragique essentiel* du Chien, où elles étaient sous-rétiniennes. Enfin on les constate dans la *stase papillaire* et la *papillite* dont il sera question plus loin. Sur l'Homme elles peuvent être la conséquence du régime sans vitamines.

Comme *complications*, ou peut-être comme phénomènes simultanés, on a noté de l'irido-cyclite, de l'atrophie optique.

Le *traitement* sera local : injections sous-conjonctivales de chlorure de sodium, de sérum de sang du malade, de sérum gélatiné, à dose de 1-3 centimètres cubes, auxquelles on ajoutera des frictions mercurielles périorbitaires. Et général : chlorure de calcium, sels de quinine, arsénicaux, iodure de potassium, diurétiques, purgatifs. Chez les animaux d'appartements, administrer les vitamines A.

§4. — Ischémie et atrophie des vaisseaux rétiniens.

Faits expérimentaux. — L'*intoxication* quinique par voie sous-cutanée détermine chez le Chien l'ischémie de la rétine (Becker et Eversbusch, Brunner et Holden). Les *compressions* un peu prolongées du nerf optique et des vaisseaux ciliaires amènent chez le Lapin les mêmes résultats. Elles laissent la rétine intacte si elles ne dépassent pas trente minutes. Au delà, les lésions vasculaires sont très accusées et aboutissent fatalement à l'atrophie.

Faits cliniques. — L'anémie et l'ischémie de la rétine précèdent ordinairement chez l'Homme l'atrophie des vaisseaux rétiniens, ceux-ci laissant souvent comme trace de leur parcours des filaments blanchâtres de sclérose. La rétine conserve

sa transparence ou bien se trouble et présente même de la
dégénérescence pigmentaire. Sur le Cheval la disparition des
vaisseaux, qui accompagne constamment l'atrophie de la
papille optique, se fait sans laisser de trace appréciable à
l'ophtalmoscope. Il en fut de même dans un cas relevé par
nous d'atrophie totale double des vaisseaux rétiniens et de
la papille sur un jeune Chien de chasse qui, nous l'affirma-t-on
était sans cause apparente devenu progressivement aveugle...
Certaines particularités du fond de l'œil auraient pu cependant faire croire à une anomalie congénitale (Voy. fig. 149 et
comparer avec pl. III, fig. 1). Aux deux yeux les papilles
absolument blanches étaient mal délimitées sur les bords.
Dans la rétine bien transparente, ou qui peut-être faisait
complètement défaut, il n'existait pas le moindre filet rouge
ou blanc qui put rappeler une circulation antérieure. Faisait
aussi défaut le tapis, ce qui permettait de voir très nettement
la choroïde sous-jacente. Celle-ci, faiblement pigmentée,
montrait un réseau très serré de vaisseaux blancs ou légèrement jaunâtres presque complètement sclérosés; quelques-
uns qu'on pouvait compter présentaient encore au centre une
fine ligne rouge traduisant leur perméabilité fort réduite.

Abandonné à lui-même l'animal allait assez lentement
devant lui, le nez flairant le sol, donnant de la tête contre les
objets pour se jeter ensuite de côté et continuer son chemin
jusqu'à ce qu'il rencontrât un nouvel obstacle. Bien qu'il
n'eût aucune valeur, le propriétaire ne voulut pas l'aban-
donner aux fins d'un examen nécropsique.

Traitement par la strychnine en injections sous la peau ; le
cyanure de mercure et les arsenicaux en injections intraveineuses...

§ 5. — Décollements rétiniens.

Cette altération consiste en une perte de contact de la
rétine d'avec la choroïde. On se fera une idée parfaite du
phénomène en ouvrant un œil, même sain. Aussitôt qu'il y
a une fente assez large, le vitré glisse et forme une boule en
dehors, et ce simple mouvement suffit à déplacer la rétine qui
n'a que des relations de contiguïté avec la choroïde. Il se

produit d'abord de petites lignes blanchâtres, abondantes
surtout autour de la papille sous forme de rayons, qui sont
autant de plis rétiniens; puis, si le vitré fait une plus forte
hernie en dehors de l'œil, une portion plus ou moins grande
de la rétine se trouve entraînée. On peut encore étudier
expérimentalement sur le Lapin vivant, sans ouvrir l'œil, par
une simple cautérisation sous-conjonctivale de la sclérotique,

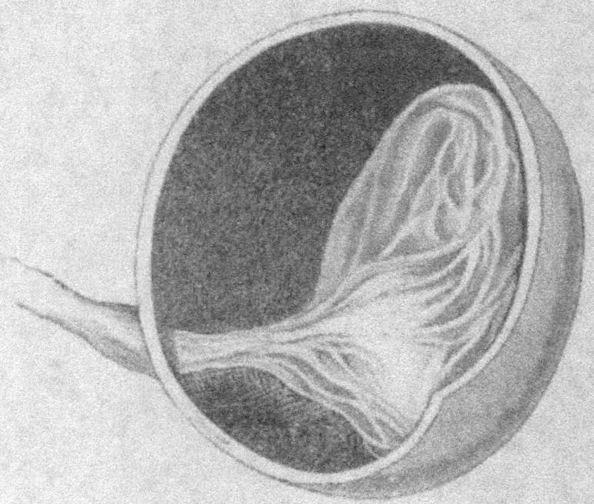

Fig. 150. — Décollement rétinien, total, sur le Cheval (Bayer).

comme nous le dirons plus loin, la pathogénie des décollements.

A) *Formes cliniques.*

En clinique, le décollement est partiel ou total. Partiel, il
est tantôt plissé et rayonné ou non, tantôt mamelonné. Total
il est le plus souvent infundibuliforme.

1° **Décollement plissé, rayonné.** — Il est péripapillaire et
fréquent à observer sur le Cheval comme complication des
irido-choroïdites, quelquefois au début, le plus souvent alors
que l'œil est en voie d'atrophie. Les rayons de teinte laiteuse
ou blanc jaunâtre, de longueur égale à 1-1,5 diamètre papillaire, entourent la papille comme les branches d'une rose des
vents (Voy. pl. VIII fig. 2). Ils ont la forme de pyramides dont
la base est au bord papillaire tandis que le sommet se perd

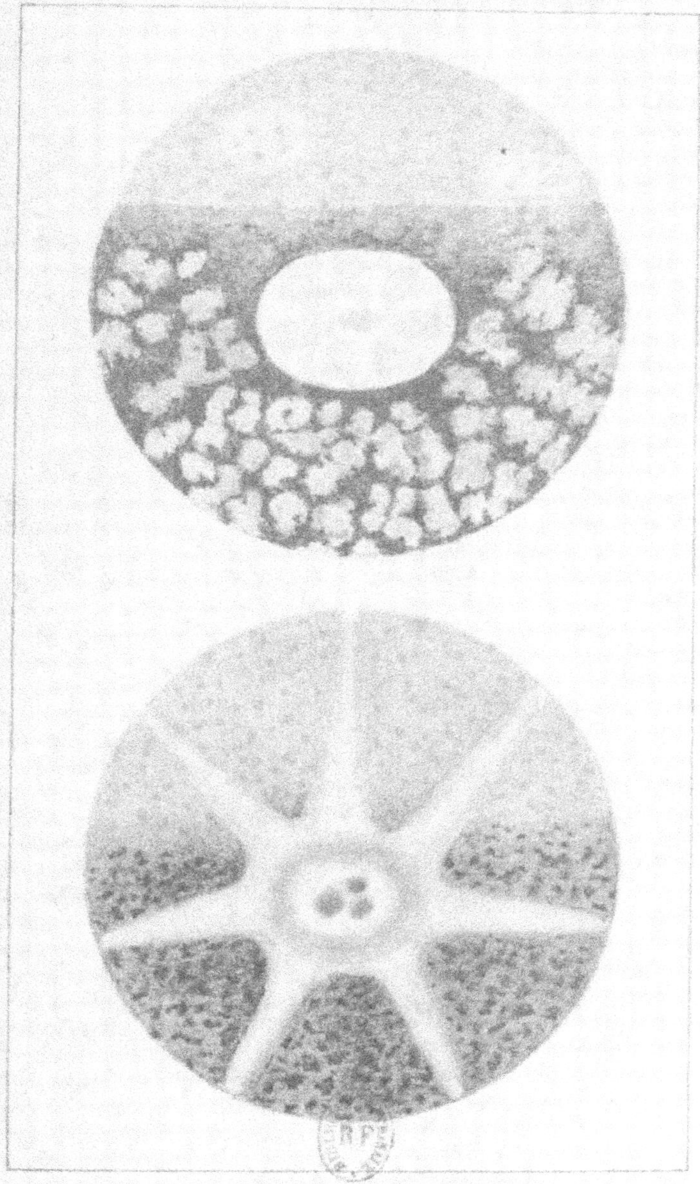

Fig. 1 — CHEVAL — Névro-rétinite. Atrophie du nerf optique.
Fig. 2 —   d°   Décollement rétinien rayonné péripapillaire.

insensiblement dans la rétine. Leur saillie dans le vitré est appréciable à la fois par les mouvements parallactiques qui font que les plis semblent se déplacer à chacun des mouvements latéraux de la tête de l'observateur; par l'ombre que ces plis projettent sur l'une ou l'autre de leur face suivant la direction des rayons éclairants; enfin, par la différence de réfraction existant entre eux et le plan général de la rétine, différence qui se traduit par une, rarement deux dioptries

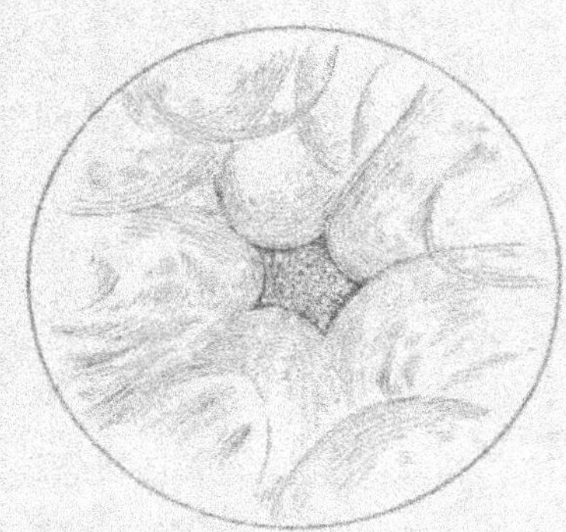

Fig. 151. — Décollement total, infundibuliforme, de la rétine du Cheval, vu à l'ophtalmoscope, image droite.

Plis blanchâtres, arrondis, convoluliformes, échancrant la papille sur son bord.

d'hypermétropie, ce qui correspond à 1 ou 2 millimètres de saillie. Ces fins décollements radiés peuvent disparaître par réapplication normale de la rétine, mais le plus souvent ils ne sont que le début de décollements plus larges.

2° **Décollement plissé non rayonné.** — Il est sans siège fixe et se rencontre exceptionnellement (fig. 155).

3° **Décollement mamelonné.** — Cette forme, très rare sur les Équidés où elle a été cependant observée, est la plus fréquente sur l'Homme. On l'a constatée aussi sur le Chien et le Chat. La portion de rétine décollée, d'une teinte gris bleuâtre, forme des plis largement arrondis (fig. 136). Les longs vaisseaux rétiniens du Chien et du Chat suivent les inflexions de la membrane et présentent des interruptions dans leur continuité : bien visibles ici parce que situés au sommet d'un pli, ils disparaissent un peu plus loin dans le fond d'un autre pli. Plus que chez l'Homme, le contraste existant chez ces animaux entre les vives couleurs du tapis et la partie grise de la région décollée frappe l'observateur. Mais si le décollement est étendu et cache le fond de l'œil, il peut se faire que cet observateur ne se rende pas tout d'abord un compte exact, à l'image droite, de la topographie des lieux, la rétine détachée, située plus ou moins en avant du fond de l'œil ne pouvant être vue nettement que par des yeux rendus fortement myopes par l'adjonction de verres convexes. En dehors de la présence des mamelonnements rétiniens, l'attention peut être attirée par les ondulations dont ils sont parfois le siège lorsque les yeux du patient se meuvent. Enfin, lorsque les parties décollées sont larges et situées dans les parties antérieures du vitré elles donnent à la pupille un reflet gris blanc, dit d' « œil de chat amaurotique », qui permet à distance de soupçonner le décollement.

4° **Décollement total ou infundibuliforme**. — Il est fréquent dans les irido-choroïdites à la période d'atrophie bulbaire; mais on le rencontre aussi en dehors de celle-ci. La rétine prend alors la forme d'un entonnoir plissé longitudinalement dont le goulot est à la papille et l'ouverture évasée au corps ciliaire. Sous cette forme, et si les milieux sont restés suffisamment transparents, on peut en faire le diagnostic clinique : on ne constate plus ni tapis clair, ni tapis sombre, le miroir éclaire l'intérieur de l'entonnoir dont les parois sont formées de segments de cône semblables à ceux d'une corolle de convolvulus, de sorte qu'entre chaque mamelonnement blanchâtre, parce que plus éclairé, se trouve un vallonnement plus sombre. Par suite, la papille est échancrée et apparaît au fond de l'entonnoir sous forme d'une surface rougeâtre à bords curvilignes rentrants (fig. 150, 151).

B) *Étiologie*.

1° **Décollements expérimentaux**. — On produit le décollement sur l'animal par injection dans le vitré de produits variés : teinture d'iode, sel de cuisine, cantharide, sublimé, sang...; par injection sous-cutanée de *phloridzine* qui est suivie de décollement double et de diabète ; par des *contusions de l'œil*. Parmi les plus intéressants des décollements provoqués sont ceux que Weekers détermine sur le Lapin par *cautérisation sous-conjonctivale de la sclérotique*, faite sous le droit supérieur, avec la pointe du cautère ou un simple attouchement de teinture d'iode (fig. 152, 153).

Le décollement est kystique, globuleux, localisé à la région cautérisée. Il est le fait d'un violent œdème sous-scléro-choroïdien. On peut en suivre la marche à l'ophtalmoscope. Bientôt après sa production, apparaît dans la partie la plus déclive de l'œil un autre décollement qui grossit dans la

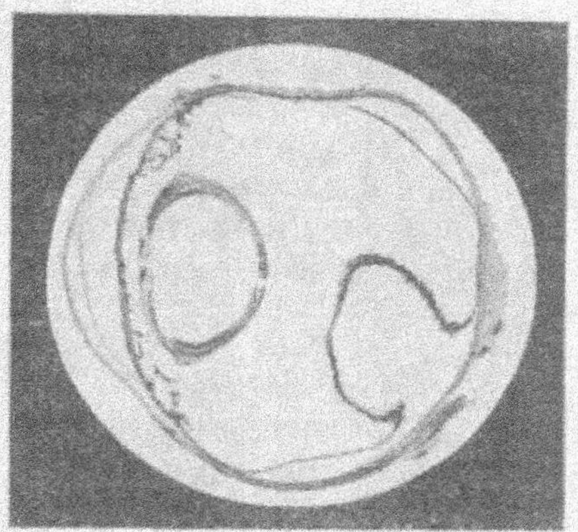

Fig. 152. — Décollement rétinien expérimental chez le Lapin, par cautérisation sous-conjonctivale (Weekers).
Photo-micrographie d'une coupe du globe.

mesure où le premier diminue. Ce sont en effet des vases communicants, le liquide d'œdème supérieur se frayant de par son poids un chemin sur la demi-sphère postérieure du globe en décollant la rétine, ou plutôt en la clivant entre la couche pigmentaire et la couche des cônes et bâtonnets. Et tout ce travail de cheminement intrarétinien se fait sans signe clinique, il n'apparaît qu'à l'examen microscopique de la rétine. Autres particularités mises en évidence par Weekers : le décollement primitif, supérieur, disparaît lorsque la poche d'œdème s'est vidée de son contenu; le décollement inférieur, secondaire, diminue, mais ne disparaît pas entièrement, l'exsudat ne se résorbant pas complètement. D'autre part, si l'on cautérise la sclérotique sous le droit inférieur, il se produit un décollement dans la région correspondante, mais non en haut, bien entendu, et il guérit par résorption de l'œdème

2° Décollements spontanés. — Ils sont une complication fréquente des *irido-choroïdites* du Cheval et des Equidés (18 cas sur 21 yeux atteints, d'après Berlin), où ils prennent surtout la forme rayonnée et infundibuliforme, plus rarement mamelonnée; des *choroïdites tuberculeuses* du Chat (4 cas sur 6 animaux, d'après Hancock et Coats); des hémorragies du vitré et des tumeurs de la choroïde. On les a observés dans le *diabète* spontané (Nicolas) ou provoqué (Schulz et Strübing) du Chien et assez souvent comme *lésion congénitale* sur le Cheval, le Porc, sans que la cause ait pu être trouvée.

C) *Anatomie pathologique et pathogénie.*

Dans tout décollement, on rencontre en avant de la rétine le corps vitré plus ou moins trouble et atrophié, en arrière, ou si l'on veut entre la rétine et la choroïde, un liquide séreux, albumineux, hémorragique. La rétine peut être macroscopiquement intacte, percée de trous, déchirée. De ces faits sont nées deux théories : celle de la rétraction du vitré, et celle de l'exsudation sous-rétinienne. La dernière est illustrée aussi bien par les expériences de Weekers que par les décollements rayonnés, péripapillaires, du Cheval, qui se produisent au début des irido-cyclites et disparaissent ensuite par réapplication de la rétine. Dans les grands décollements infundibuliformes, au contraire, la rétraction du vitré est sûrement en cause. On voit, dans les autopsies, le vitré se ratatiner, exprimer sa partie liquide sous l'influence des exsudats qui le pénètrent. La partie solide reste adhérente au corps ciliaire et entraîne la rétine en avant, les exsudats soudant le tout; la partie liquide passe au travers de la rétine,

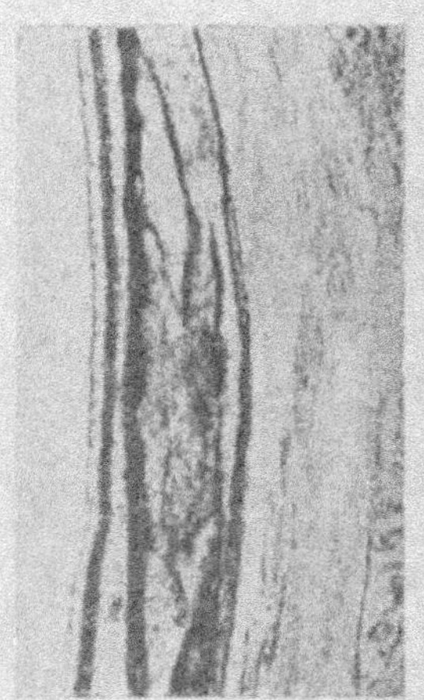

Fig. 153. — Décollement rétinien expérimental chez le Lapin, par cautérisation sous-conjonctivale (Weekers).

Coupe de la paroi oculaire au niveau de la cautérisation montrant une congestion énorme de la choroïde décuplée d'épaisseur et le décollement débutant de la rétine.

soit par filtration, soit à la faveur de déchirures et forme le liquide sous-rétinien. Dans les hémorragies, c'est encore la rétraction qui agit. Il en serait de même dans le diabète, le sucre arrivant au résultat en soustrayant de l'eau au vitré...

E) *Pronostic, prophylaxie et traitement.*

Le décollement est une lésion grave par les troubles visuels qui l'accompagnent : *photopsie* ou sensation lumineuse subjective provoquée par les tiraillements que subit la rétine, *métamorphopsie* ou déformation des images, la rétine gondolée agissant comme une glace ondulée, *cécité* lorsque le décollement est complet...

Eviter de provoquer des décollements par la cautérisation oculaire qui a été préconisée comme moyen de traitement de certaines malformations des paupières, de la conjonctive...

Traitement causal si possible. Contre le décollement luimême, agir en favorisant la résorption des épanchements par les injections sous-conjonctivales de chlorure de sodium précédées d'injections de cocaïne, les diurétiques, purgatifs... *Ponctions scléro-rétiniennes* multiples au niveau du décollement (Sourdille).

§ 6. — Rétinites.

L'inflammation de la rétine, fréquente à observer sur le Cheval comme affection secondaire aux choroïdites et iridocyclites, est beaucoup plus rare comme maladie primitive. Elle a été toutefois signalée à ce titre chez le Chien en particulier et le Chat.

A) *Symptomatologie et anatomie pathologique générales.*

Les symptômes sont exclusivement du domaine de l'ophtalmoscopie. Ce sont des *troubles de transparence* de la membrane : taches blanches, grises... plus ou moins étendues ; des *altérations vasculaires* : rétrécissements, dilatations des vaisseaux qui sont alors sinueux, hémorragies, parfois néoformations vasculaires ; des *bouleversements dans la répartition du pigment*, mais aussi des phénomènes de *prolifération pig-*

mentaire. Tous signes plus ou moins masqués par les opacités du vitré qui sont fréquentes.

Comme *lésions anatomiques*, on trouve sur la face profonde de la rétine des *exsudats* fibrineux, cellulaires, produisant des adhérences avec la choroïde ou pénétrant et désorganisant la membrane, la clivant même ; des *altérations des vaisseaux* : obstruction, congestion, dégénérescence des parois, aboutissant aux *hémorragies* ; des *altérations atrophiques*, particulièrement des cônes et des bâtonnets, mais aussi des couches de grains, des fibres nerveuses ; de la *sclérose*, par hypergénèse conjonctive ou hyperplasie du tissu de charpente ; de l'*ossification* plus ou moins complète de la membrane ; de la *dépigmentation* ici, de l'*hyperpigmentation* là...

B) *Étiologie*.

Les causes les plus diverses peuvent déterminer la rétinite. Chez nos animaux, le Cheval en particulier, elle est surtout consécutive à des *maladies oculaires* : choroïdite et névrite optique. Toutes les fois que la choroïde est malade, la rétine souffre : il n'y a pas de choroïdite isolée. Si le syndrome rétinite est peu accusé dans les formes de choroïdite disséminée et péripapillaire, encore que le bouleversement du pigment soit une preuve de la participation de la rétine, il en est autrement dans la choroïdite diffuse et l'irido-choroïdite, où la la rétine est toujours gravement atteinte. Entre les deux membranes, la sympathie morbide provient de la contiguïté des tissus, mais aussi d'une dépendance vitale. En coupant sur le Lapin soit l'artère ciliaire longue nasale, soit le groupe des ciliaires courtes, on voit à l'ophtalmoscope se développer dans les régions irriguées un trouble et un plissement de la rétine. Au bout de quelques jours, le trouble disparaît, mais il reste des taches blanches d'atrophie rétinienne et des taches pigmentaires. Au microscope, il existe de l'œdème interstitiel et les éléments nobles : bâtonnets, cônes, grains dégénèrent et disparaissent (Wagenmann). Entre la rétine et le nerf optique, il y a sympathie, continuité de tissu ; de même qu'il n'y a pas de choroïdite sans rétinite, il n'y a pas de névrite papillaire sans rétinite, et réciproquement, la névrite descendante et la stase papillaire s'accompagnent de rétinite.

Les *maladies infectieuses*, par métastase, les *maladies géné-*

rales déterminent la rétinite : fièvre typhoïde, fièvre pété-
chiale, leucémie, chez le Cheval ; maladie du jeune âge chez
le Chien ; *tuberculose* chez le Chat, tuberculose provoquée
chez un Lapin qui présenta, en même temps que des arthrites
spécifiques, dans un œil une forte dilatation des vaisseaux
rétiniens avec deux petites tumeurs rougeâtres appendues à

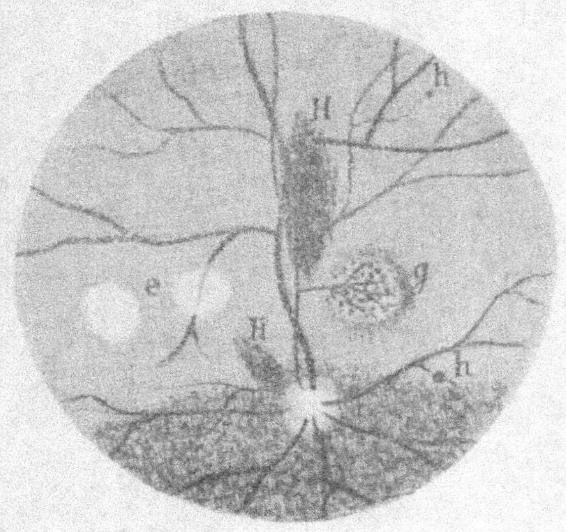

Fig. 154. — Lésions de rétinite chez un Bœuf.

e, plaques blanches exsudatives, dont une recouvre et atrophie un vaisseau ; *g*, plaque de
granulations, avec vascularisation néoformée ; *H*, hémorragies en flammèches ; *h*, points
hémorragiques.

l'un d'eux, et dans l'autre un rétrécissement de ces vaisseaux
(Cadiot, Gilbert et Roger). Chez un Bœuf, nous-même avons
observé l'image ophtalmoscopique que reproduit la fig. 154.
L'examen nécropsique fit constater que les hémorragies
étaient intra-rétiniennes, que les taches blanches étaient des
infiltrats à différentes périodes d'évolution, ayant contracté
des adhérences avec la choroïde ; mais nous n'avons pu déterminer la spécificité des granulations de la plaque grise de
formation récente. L'*albuminurie* et le *diabète* produisent
chez l'Homme les rétinites les mieux caractérisées et les plus
fréquentes. Les *intoxications* expérimentales par naphtaline,

quinine, extrait éthéré de fougère mâle, ont déterminé également sur le Chien et le Lapin le syndrome rétinite. Il en est de même des *traumatismes* oculaires.

RÉTINITE PIGMENTAIRE. — Magnusson a trouvé à plusieurs reprises sur des Chiens de race qu'on lui présentait parce

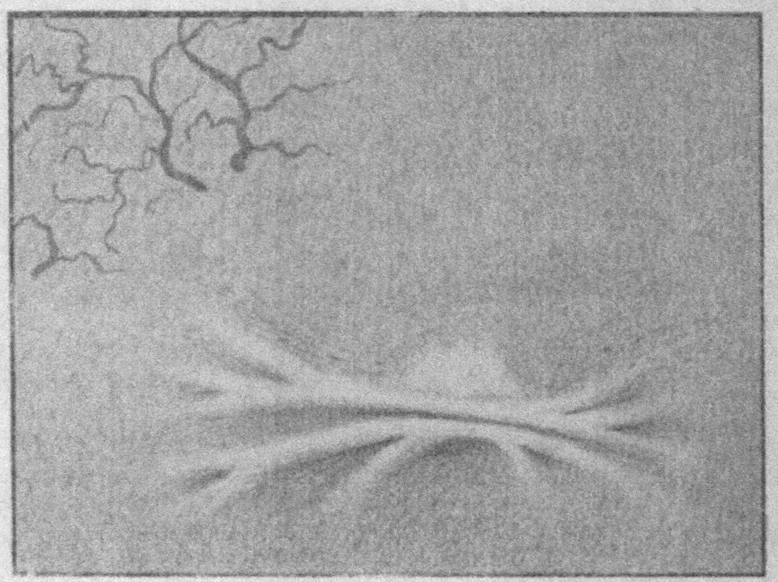

Fig. 155. — Fond d'œil d'un Cheval, vu à l'ophtalmoscope, présentant une micropapille masquée partiellement par des décollements rétiniens plissés de situation exceptionnelle.

La micropapille, jaune pâle, dépourvue de vaisseaux, représentée grandeur nature, contrastait avec la papille du côté opposé, normale, qui mesurait 4 × 3 cm. En haut et à gauche, quelques vaisseaux choroïdiens très dessinés. Le globe oculaire était extérieurement normal. La vision était nulle.

qu'atteints de cécité nocturne (hespéranopie) une rétinite pigmentaire semblable à celle de l'Homme. Il l'attribue à la *consanguinité* étroite dont les malades étaient issus, ou à une dégénérescence raciale, ce qui au total semble bien être la même chose. Au symptôme subjectif d'hespéranopie qui apparaît vers le sixième mois de la vie, s'aggrave avec le temps et aboutit à la cécité en un an environ, s'ajoutent objectivement une prolifération abondante de pigment, surtout accusée à la périphérie et, plus tard, l'atrophie des vaisseaux rétiniens et de la papille. Sous le microscope, grande prolifération de pigment dans les couches rétiniennes externes qui disparaissent, tandis que la choroïde correspondante s'atrophie. On ne trouve pas de lésions inflammatoires.

En 1910, Magnusson constata le premier cas sur un lot de sept chiens issus de parents, frères et sœurs. En 1911, il enregistra six nouveaux cas sur douze chiens étroitement apparentés. Ils descendaient tous du même père, Ranger, et de deux chiennes. Avec l'une, Ranger eut un mâle et une femelle qui accouplés donnèrent une chienne hespéranope, laquelle couverte par Ranger, son grand-père, mit bas cinq petits (3 mâles et 2 femelles), dont deux devinrent malades (1 mâle et 1 femelle). Avec l'autre chienne, Ranger eut un petit mâle, qui couvrant sa cousine de la première génération produisit six petits (4 mâles et 2 femelles) sur lesquels trois mâles devinrent hespéranopes. Depuis, Magnusson a apporté d'autres observations confirmant sa thèse.

Il est curieux de rapprocher de cette pigmentation périphérique pathologique celle qui existe à l'état normal chez les Galagos, animaux voisins immédiats des Singes, qui étant des nocturnes deviennent aveugles si on les expose d'une façon constante à une lumière vive (Lindsay-Johnson).

Le *pronostic* des rétinites, affections toujours très graves, doit être réservé. Instituer le *traitement* méthodique des infections oculaires. Tuberculinothérapie si l'on a des doutes. Dans tous les cas, strychnine en injections sous-cutanées. Contre le diabète, insuline...

III. — AFFECTIONS DU NERF OPTIQUE

§ 1. — Anomalies congénitales.

1° **Les prolongements de la lame criblée**, qu'on rencontre dans l'œil de l'Homme, faisant saillie dans le vitré sous forme de filaments ou de membranes, sont bien visibles chez le Mouton, même adulte (Rochon-Duvigneaud). Ce sont vraisemblablement des reliquats du pédicule embryonnaire du vitré restés adhérents à la papille.

2° **Colobome de la papille** (Voy. p. 261) (1).

3° **Micropapille**. — Sur un Cheval qui présentait dans un globe, apparemment normal extérieurement, des milieux transparents et des plis transversaux de décollement rétinien sous-papillaire tout à fait exceptionnels, il existait aussi une papille circulaire, rose, sans vaisseaux, ayant à l'image droite le tiers environ des dimensions d'une papille normale (fig. 155). L'animal était borgne. Larthomas observa un cas analogue sur une Jument de 5 ans. Dans un œil de volume normal, parfaitement éclairable, la papille était moitié plus petite que celle de l'œil opposé, blanche, dépourvue de vaisseaux. De son bord inférieur irrégulier, descendait verticalement une traînée blanche... Comme autres signes : opacification granuleuse en croissant du limbe cornéen naso-inférieur. L'iris semblait avoir disparu..., la pupille embrassant toute l'étendue de la cornée... Vision nulle.

L'absence de la papille a été signalée sur le Chat.

§ 2. — Productions kystiques péripapillaires.

On rencontre sur le Cheval, assez rarement, dans un œil ou les deux, sur le pourtour de la papille, quelquefois en son milieu, de petites productions globuleuses, oblongues, piriformes, bilobées, de la grosseur de grains de riz ou un peu plus à l'image droite, dont elles ont aussi parfois l'apparence ; non transparentes, de couleur blanche ou légèrement jaunâtre, isolées ou multiples et formant alors tantôt une collerette godronnée plus ou moins irrégulièrement à la papille, tantôt une tumeur mûriforme. Elles paraissent être sous-rétiniennes comme le prouve le soulèvement des vaisseaux passant à leur niveau quand il en existe. Elles ne sont pas immuables : on les a vues grossir, recouvrir la papille et disparaître ensuite en laissant derrière elles l'atrophie de celle-ci, ou

(1) Sous le nom de *colobome ectasique de la papille*, Ko Hidano a décrit une ectasie vésiculaire du pôle postérieur de l'œil d'un jeune Chat, englobant totalement la papille qui était dépourvue de vaisseaux. Dans l'iris, un colobome.

bien se fondre en quelques semaines en un boudin gonflé, à
bords polycycliques, entourant la papille (fig. 156), toutes
choses qui feraient supposer qu'elles sont creuses et en communication avec l'espace arachnoïdien du nerf optique dont
elles ne seraient que des hernies.

Chez l'Homme, où elles sont observées, elles laissent la
vision indemne quel que soit leur nombre, dit Panas. Chez
le Cheval, elles coïncident souvent avec la disparition des
vaisseaux rétiniens, un état plus ou moins avancé d'atrophie
de la papille et du nerf optique (dans un cas examiné sous le
microscope par Virchow, l'atrophie du nerf se prolongeait de

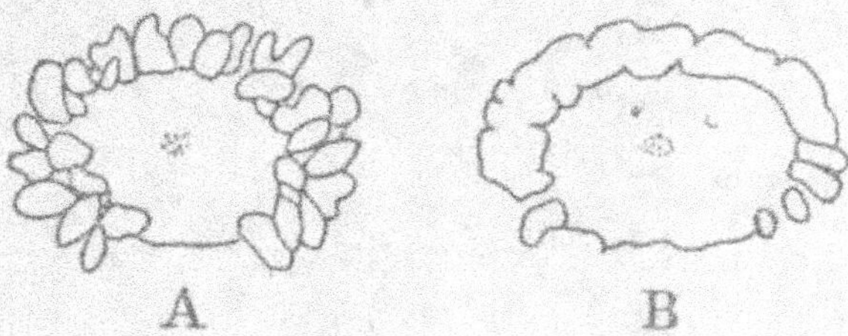

Fig. 156. — Kystes péripapillaires chez le Cheval, vus à l'ophtalmoscope
(d'après des aquarelles inédites de Berton).

A et B, deux aspects de la même papille à un mois d'intervalle.

3 centimètres à partir de la papille), et la cécité des yeux
atteints avec mydriase totale. Comme autres symptômes, on
a constaté l'hypertonie oculaire élevée, l'envahissement du
vitré par des corpuscules blancs, bleutés, quelques mouvements de fièvre même. Des recherches histologiques faites
chez l'Homme, il résulte que ces « verrucosités » évoluent en
plein tissu nerveux et sont indépendantes des vaisseaux;
d'autre part, que leur tissu est mucilagineux, sans structure
propre. Chez le Cheval, Hieronymi a trouvé leur contenu
amorphe, et, dans l'enveloppe et les faisceaux nerveux du
nerf optique, une infiltration de petites cellules rondes...

Quelle est leur origine causale? — Un Cheval arabe de
cinq ans, ayant passé la nuit sous une pluie diluvienne et
froide, tombe, présente de l'essoufflement et de l'inquiétude,
mais pas de température : cécité double avec mydriase complète, un fond d'œil sain, l'autre avec production mûriforme
du diamètre de la papille, à cheval sur le bord supérieur de

celle-ci (Teppaz). Dans deux observations de Möller et de Kärnbach, les lésions font suite de très près à des coliques...

La ponction rachidienne serait peut-être une intervention utile, du moins au début, alors que la rétine est encore vascularisée...

§ 3. — Névrites optiques.

A) *Symptomatologie*.

La névrite peut atteindre l'extrémité oculaire du nerf et être visible à la papille : c'est la *névrite intra-oculaire* ou *papillite*. Au contraire, elle peut siéger en un point quelconque du parcours du nerf : c'est la *névrite rétrobulbaire* qu'on peut soupçonner chez l'Homme en raison des symptômes subjectifs, troubles de la vision, qu'elle détermine, mais qu'il n'est guère possible de diagnostiquer en vétérinaire tant que sa marche descendante n'a pas atteint la papille. L'inflammation ne se localise jamais exclusivement à la papille et il s'agit toujours de rétino-névrite ou de névro-rétinite. Lorsqu'elle débute dans la rétine ou plus exactement encore dans les membranes de l'œil, la névrite est ascendante ; elle est descendante, si elle part du nerf pour s'étendre à la rétine. Mais c'est là une division beaucoup plus anatomique que clinique.

Elle est caractérisée à l'ophtalmoscope, au niveau de la papille et de son voisinage, par des modifications de la vascularisation, des œdèmes, infiltrats blancs ou rouges, des altérations atrophiques du tissu nerveux. L'association ou la dissociation plus ou moins marquée de ces éléments pathologiques donne au fondus des aspects variés.

1° **Congestion papillaire et névrite simple.** — La papille est rouge, rougeâtre, floue. Ses bords mal délimités, quelquefois indistincts, la font se confondre plus ou moins manifestement avec la rétine avoisinante qui a perdu de sa transparence. Certains de ses vaisseaux sont plus apparents, plus gonflés, plus sinueux (ce sont les veines) que les autres plus fins, parfois interrompus çà et là (ce sont les artères). Elle peut apparaître légèrement en saillie. Dans la rétine, quelques taches blanches ou hémorragiques ; dans le vitré, quelque trouble poussiéreux ou autre...

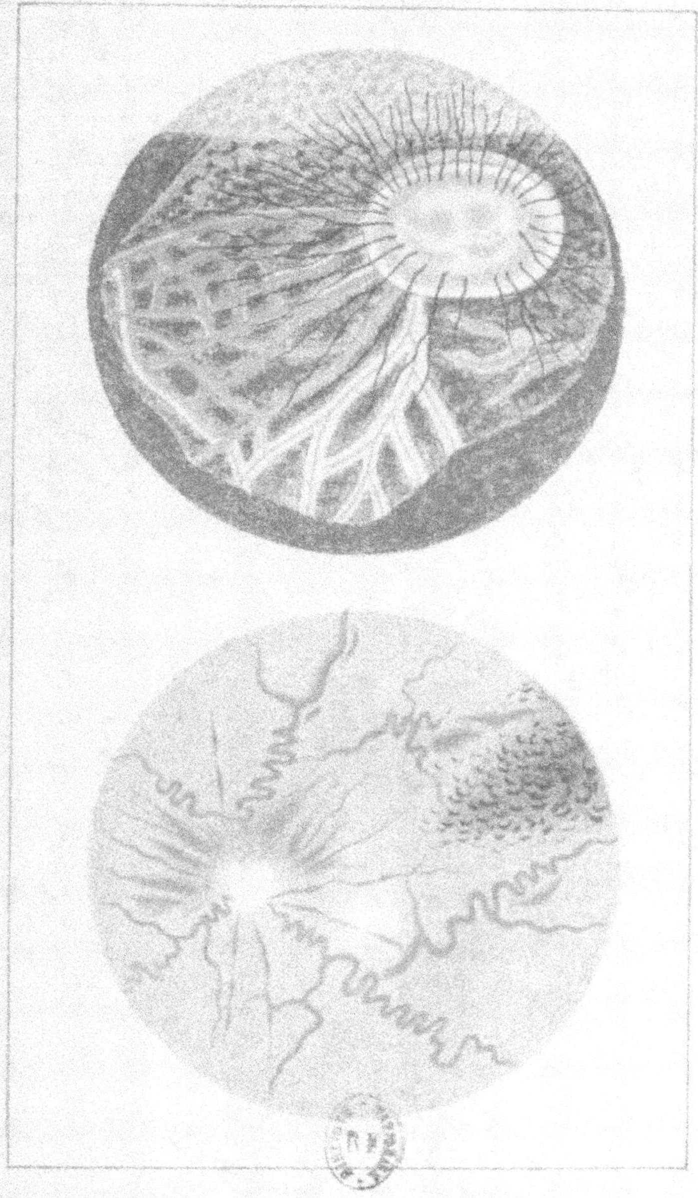

Fig. 1 — CHEVAL — Anomalie congénitale : colobome du pigment choroïdien.

Fig. 2 — CHAT — Stase papillaire avec œdème, hémorragies et pigmentation de la rétine.

La rougeur de la papille est si variable dans l'état norma
et suivant les individus que le diagnostic de congestion papillaire ne devra être admis qu'après comparaison avec l'autre
œil et que s'il y a en même temps du flou dans ses diverses
régions.

2° **Œdème de la papille, stase papillaire, névrite étran-
glée**. — Ici, la papille et la rétine immédiatement environ-
nante sont le siège d'un véritable œdème. Tuméfiée, agrandie,
déformée (de triangulaire chez le Chien elle devient circulaire), la papille, reconnaissable seulement à l'émergence des
vaisseaux, fait saillie dans le vitré sous forme d'un champi-
gnon blanc gris, strié de lignes blanches radiaires. Les vaisseaux soulevés, dilatés ou filiformes, disparaissent çà et là
dans cette masse pour réapparaître en dehors de l'œdème.
Ces phénomènes sont le résultat d'une gêne de la circulation
dans la partie intrasclérale du nerf optique. Les artères à
parois plus résistantes laissent encore passer un peu de sang
que les veines sont impuissantes à écouler par suite de la
compression qui se fait sentir plus facilement sur elles. Aussi
les hémorragies papillaires et rétiniennes ne sont-elles pas
rares à observer (Pl. IX, fig. 2).

3° **Névrite hémorragique**. — Les hémorragies de la
papille se produisant en dehors de tout symptôme inflammatoire caractérisent cette forme qui est, comme la précédente,
généralement d'origine descendante.

4° **Atrophie de la papille et du nerf optique.** — C'est généralement une fin, une terminaison — la plus fréquente — des
papillites et des névrites, voire même des rétinites. Mais elle
peut aussi être un commencement et s'établir sans exsudat,
sans œdème, par ischémie papillaire progressive, comme on
l'a constaté expérimentalement sur le Chien après injection
hypodermique de doses croissantes de chlorhydrate de quinine, ou bien par congestion d'abord et ischémie ensuite,
comme dans les intoxications par la morphine, la pelletiérine...

Elle est partielle ou totale. Dans l'atrophie complète, le disque
optique devient « lunaire », avec çà et là des taches jaunâtres,
parfois d'aspect cicatriciel, qui sont, semble-t-il, des portions
de la lame criblée. Les bords sont bien limités lorsqu'elle fait
suite à une névrite descendante, indécis, diffus et se confondant en partie avec la rétine lorsqu'elle est consécutive à une

névrite ascendante. La papille peut être plus excavée qu'à l'état normal. Les vaisseaux rétiniens font à peu près complètement défaut sur le Cheval, mais ils persistent généralement dans les espèces à circulation rétinienne totale. Dans l'atrophie partielle, on rencontre dans un plus ou moins grand secteur papillaire les signes précédents alors que le reste du

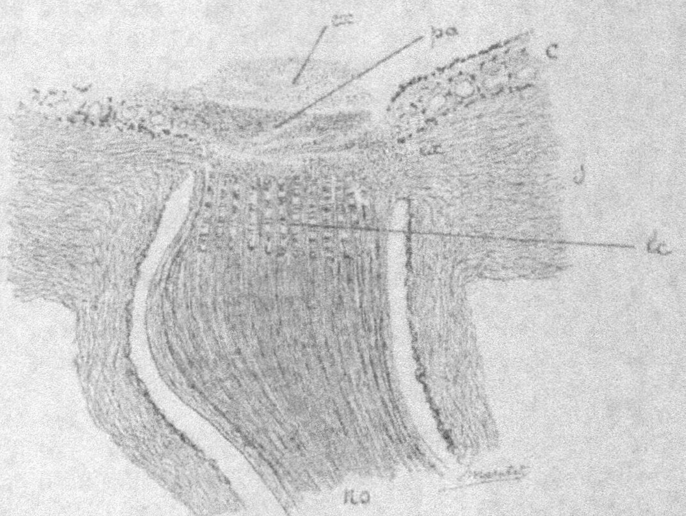

Fig. 157. — Lésions de papillite dans l'irido-choroïdite du Cheval.

ex, exsudat recouvrant la papille infiltrée *pa*, et faisant saillie dans le vitré ; *c*, choroïde ; *lc*, lame criblée très schématisée. Enveloppant le nerf optique *no*, la gaine arachnoïdienne.

disque se rapproche de l'état normal (Pl. V, VIII, fig. 1, et 149).

L'atrophie complète provoque à peu près constamment la cécité de l'œil atteint, mais elle ne s'accompagne de mydriase que si elle est double.

Les lésions anatomiques des névrites optiques résultant d'examens dus à Westrum pour le Chien, à Schindelka pour le Cheval, à Nettleship pour le Bœuf, concordants dans leurs résultats, sont les suivantes : papille proéminente dans le vitré de 1 à 1 mm. 5, parfois déprimée au centre ; structure alvéolaire de la tête du nerf optique ; lame criblée et conjonctif hypertrophiés ; vaisseaux à parois épaissies et à lumière rétrécie, infiltrats et hémorragies autour et entre les faisceaux nerveux dégénérés ou atrophiés; rétine également atrophiée et disloquée... (fig. 157).

B) *Etiologie des papillites et névrites*.

Les causes pouvant les produire sont des plus variées. Nous les grouperons sous trois chefs : compressions du nerf et des centres nerveux d'où partent ses fibres originelles; intoxications agissant sans doute plus particulièrement sur les centres; infections venant de toutes parts, de l'œil comme dans les névrites ascendantes, des foyers généraux et locaux de l'organisme par métastase, de l'extérieur par la voie sanguine (infection primitive).

Compressions. — Ligaturant le nerf optique sur le Lapin, Adalbert Russi, Redart, Vennemann, enregistrent la succession des symptômes suivants : période d'anémie papillaire et rétinienne, période de stase veineuse avec œdème de la papille et disparition de l'infundibulum du nerf, période de teinte rose vif de la papille avec, quelquefois, petites hémorragies et néoformations vasculaires, période d'atrophie papillaire avec dépôts pigmentaires et formation de taches blanches d'atrophie dans la rétine avoisinante.

L'adrénaline agit de même. Injectée à la dose de 2-3 gouttes dans le vitré du Lapin, elle détermine une contraction intense et persistante des vaisseaux papillaires. Son action se répercute également sur les vaisseaux ciliaires, et le cristallin qui s'opacifie dans ses couches corticales postéro-inférieures. Sous le microscope, l'épithélium du corps ciliaire est modifié; il ne sécrète plus. L'injection d'adrénaline, en arrière du globe, produit les mêmes phénomènes, mais moins marqués (Redslob).

Dans les formes spontanées de papillite, on a trouvé un épanchement endorbitaire métastatique, entourant le nerf, survenu au cours d'une pneumonie infectieuse du Cheval (Schindelka); une sinusite sphénoïdale chez le Cheval également (Tomassen, Peters). Bouchut démontra le premier (1876), en traumatisant le crâne du Chien, que l'apoplexie cérébrale est capable de produire la stase papillaire. Après des traumatismes spontanés du crâne du Cheval, Bayer, Payron, font des constatations semblables. Aboutissent au même résultat, la cœnurose cérébrale (cas de Bouchut sur la

Brebis), l'échinococcose (cas de Boschetti sur le Bœuf), les tumeurs du crâne (cas de Nicolas et Fromaget sur le Chat). Sur le Cheval, nombre de symptômes cérébraux : vertige, immobilité, coma, prostration, mouvements de manège, troubles locomoteurs... sont accompagnés de cécité mono ou bilatérale par stase et hémorragies papillaires... et, à l'autopsie, lorsqu'on peut la faire, des tumeurs, des abcès, des collections séreuses... sont mis en évidence dans les lobes occipitaux, frontaux, l'hypophyse, la région du chiasma...

Chez l'Homme, les tumeurs intracraniennes, quels qu'en soient le volume et le siège, donnent naissance 90 fois sur 100 aux papillites.

Intoxications. — 14 à 46 grammes d'extrait de fougère mâle, à raison de 1,5-3 grammes par jour, suffisent chez le Chien à déterminer brusquement la cécité qui peut disparaître d'un seul coup, cependant que les phénomènes de dégénérescence commencent dans les nerfs optiques avant qu'il n'y ait amblyopie (Masius et Mahaim). La pelletiérine, la quinine, la morphine agissent de même (expériences diverses sur le Chien). L'ingestion de feuilles de tabac par des Chevaux, l'urémie chez le Chien (cas de Schlesinger, de Roger — « œil rénal » —, d'Eversbusch) créent des névro-papillites...

La grossesse détermine chez 70 p. 100 des Femmes enceintes de 10 mois des altérations marquées de la papille ne s'accompagnant pas de troubles visuels apparents (Bosse).

Infections. — Deutschmann a démontré expérimentalement sur le Lapin que les infections des méninges peuvent se traduire par la stase veineuse, parfois la papillite simple. Dans l'espèce humaine, on rencontre la papillo-névrite dans les maladies infectieuses...

Causes diverses. — *Affections cardiaques* : cas de Bayer sur un Cheval, de Schlampp sur un Chien (1).

Pertes de sang générales : Des troubles visuels apparaissent chez l'Homme 3-8 jours, parfois 3 semaines, après des hémorragies survenues dans une région quelconque de l'organisme. Ils se présentent sous trois formes : *hespéranopie* (mauvaise vision au crépuscule), *hémianopie* (cécité dans une moitié du

---

(1) Deux Chevaux restés dans la rue pendant un orage accompagné de *coups de foudre* devinrent aveugles quelques jours après. L'examen ophtalmoscopique montra des disques papillaires atrophiés (Hilberg).

champ visuel, difficile à mettre en évidence chez les animaux), *affaiblissement visuel,* allant jusqu'à la cécité mono ou bilatérale. Les deux premières sont généralement curables et ne s'accompagnent pas de lésions du fond de l'œil, qu'on rencontre dans la troisième : pâleur ischémique de la papille, parfois œdème (Terson).

Chez les Animaux, on provoque expérimentalement l'atrophie papillaire par des saignées répétées (Holden). De dix observations cliniques relevées dans nos Annales, concernant 8 Chevaux, 1 Vache, 1 Chien, dont les plus complètes sont dues à Monod, Hirschberg, Möller, il découle : que les symptômes attirant tout d'abord l'attention sont la maladresse des animaux qui se heurtent la tête contre les objets extérieurs, et la fixité des pupilles en mydriase ; que les troubles visuels frappèrent toujours les deux yeux ; qu'ils apparurent, quand la chose fut notée, 2-3-4... 14 jours après l'hémorragie ; que dans 7 cas, et faute d'examen ophtalmoscopique, la lésion oculaire ne fut pas déterminée ; qu'une fois l'amaurose disparut après 4 mois et sans traitement..., et que trois fois la cécité était accompagnée de lésions optico-rétiniennes : ischémie, œdème, atrophie des papilles, décollements, hémorragies punctiformes péripapillaires, taches de sclérose de la rétine ; que dans un cas, deux mois après la perte de sang, les globes étaient légèrement atrophiés et hypotones.

Les hémorragies externes ou internes, causes premières de ces phénomènes morbides, firent suite, chez le Cheval, à la castration plus particulièrement, à une coupure du paturon par la faux, à un traumatisme de la cage thoracique causant fracture et œdème locaux..., hématurie qui dura plusieurs jours ; chez le Chien, à une blessure de la région testiculaire. La perte de sang fut estimée une fois sur le Cheval à 6 litres environ.

Consanguinité : L'atrophie papillaire s'établit progressivement dans une famille de 7 Chiens King-Charles (Eversbusch) ; Westrum rapporte à la même cause la stase papillaire observée également sur des Chiens ; sur 8 Bovins de race Guernesey, liés par le sang (inscrits au même livre d'origine), Nettleship constate que chacun d'eux présente de la naissance à l'âge de deux ans des troubles cérébraux se manifestant par la tendance à tourner en cercle, des mouvements de lécher, et devient finalement et parfois subitement aveugle par névrite optique double, et il assimile l'affection, par son origine et son développement, à la névrite familiale des jeunes garçons.

Sans donc exagérer l'importance de l'investigation ophtalmoscopique dans les affections cérébrales, ainsi qu'avait voulu le faire Bouchut en créant la *cérébroscopie*, il est permis de dire qu'une observation les concernant ne saurait être complète si l'on n'a procédé systématiquement à l'examen des membranes profondes de l'œil. Aussi, ne saurions-nous trop engager les Vétérinaires à entrer dans cette voie où ils trouveront d'amples matériaux pour l'édification de la pathologie cérébrale des animaux.

C) Le *pronostic* est grave. Le **traitement** s'inspirera de la cause qu'on recherchera d'abord dans la rétine et la choroïde, puis dans l'orbite (tumeurs, abcès, collections séreuses ou sanguines). L'iodure de potassium *per os*, la saignée, les diurétiques et purgatifs aideront à la résorption des épanchements intracraniens. A l'infection, opposer vaccins et sérums antistaphylo-streptococciques..., le cyanure de mercure, les arsenicaux, en injections intraveineuses et rétrobulbaires, voire même intracraniennes ; la ponction lombaire, l'hypertension du liquide céphalo-rachidien pouvant à elle seule produire la stase papillaire. Dans tous les cas, user de la strychnine, reconstituant du système nerveux, en injections sous-cutanées.

Le *traitement* préconisé par Terson dans les pertes de sang est le suivant :

Le malade saigne encore : hémostase, situation tête en bas si possible, adrénaline...

Le malade ne saigne plus : même position que ci-dessus, compresses très chaudes renouvelées sur les yeux que l'on massera à plusieurs reprises. Dionine en injections périoculaires. Sclérotomie répétée pour diminuer la tension oculaire et amener la dilatation des vaisseaux rétiniens. Caféine. Transfusion de sang citraté à l'occasion. Auto-hémothérapie. Abcès de fixation.

Dans le traitement tardif de l'atrophie papillaire confirmée : injections sous-conjonctivales et péri-oculaires révulsives. Strychnine. Fibrolysine.

CHAPITRE XII

CRISTALLIN

§ 1. — Anatomie et physiologie.

Le cristallin est une lentille transparente séparant l'humeur aqueuse du vitré, située immédiatement derrière l'iris, au milieu de la couronne formée par les procès ciliaires où elle est fixée par les fibres de la zonule de Zinn ou ligament suspenseur.

Le *volume* du cristallin présente de grandes variations suivant les espèces. D'après Emmert, il est, du point de vue *absolu*, en centimètres cubes, de 3,2 sur le Cheval, 2,2 sur le Bœuf, 0,7 sur le Porc, 0,5 sur le Chien et le Chat. *Comparé à celui du globe*, point intéressant notamment en ce qui concerne l'extraction de la cataracte, le rapport est le suivant : 1 : 18 chez l'Homme, 1 : 16,3 chez le Cheval (voire même 1 : 12,1 d'après Matthiessen), 1 : 14,5 chez le Bœuf ; 1 : 12,4 chez le Porc ; 1 : 10,2 chez le Chien ; 1 : 9,8 chez le Chat ; 1 : 10 chez le Lapin. On voit ainsi que pour donner issue au cristallin, l'incision cornéenne doit être relativement plus grande sur le Cheval et surtout le Chien que sur l'Homme. Le cristallin est également variable quant à sa forme. Presque sphérique chez les Poissons, il est plus ou moins aplati chez les Oiseaux et les Mammifères. De ses deux faces inégalement bombées, la postérieure est généralement la plus courbe ; ce n'est que chez les Carnivores, les Félins, le Chat entre autres, que la face antérieure est la plus bombée. On trouvera consignées au Chapitre Ier les différentes *autres mesures* relatives au cristallin. Sa *consistance* est liée à l'amplitude de l'accommodation, le cristallin étant d'autant plus mou que celle-ci est plus grande. Chez les Oiseaux, particulièrement, la région équatoriale est très molle (zone annulaire). Dans tous les Mammifères, la consistance, comme l'indice de réfraction, va progressivement en croissant de la périphérie au centre de la lentille. Parfois elle fait un saut en passant des couches corticales molles aux couches nucléaires dures, d'où la division qu'on établit entre ces régions mal délimitées sur le cadavre, mais qui se différencient parfois très nettement sur le vivant à l'examen ophtalmoscopique : il se forme à leur limite un anneau sombre, très étroit, fictif ; et aussi à l'éclairage oblique : le centre réfléchit plus de lumière que la périphérie et prend

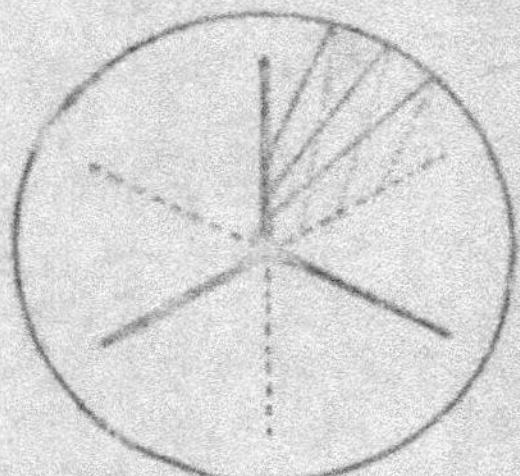

Fig. 158. — Schéma de la structure du cristallin.

une teinte opaline qui donne l'illusion d'une cataracte contre laquelle le praticien doit se tenir en garde.

Structure. — On distingue une enveloppe et un contenu, la lentille. L'enveloppe ou *cristalloïde*, membrane élastique, anhiste, continue, est distinguée en *antérieure* et *postérieure*. La première est notamment plus épaisse que la seconde chez les Mammifères et les Oiseaux ; de plus, elle est tapissée sur sa face interne par une couche de cellules épithéliales qui sont l'origine des fibres du cristallin. La lentille, ou *cristallin* proprement dit, comprend une charpente et des fibres ou lamelles.

La *charpente*, de substance amorphe, forme deux étoiles, l'une antérieure, l'autre postérieure, dont les rayons au nombre de 3 ou 4 alternent. Dans certains cas de cataracte, elles se différencient nettement du reste de la substance lenticulaire et sont visibles par les divers moyens d'investigation. Les *fibres* ou lamelles s'appuient par leurs extrémités sur les branches des étoiles comme le montre la figure ci-contre. Elles sont extrêmement nombreuses : on en a compté de 800 à 2.000, suivant les espèces. Crénelées sur leurs bords, elles s'engrènent les unes dans les autres et forment par leur assemblage des enveloppes qui s'emboîtent comme celles d'un oignon.

La *zonule de Zinn* est le ligament suspenseur du cristallin. Elle est formée de fins tractus, sans structure, dirigés radiairement, qui se détachent de la membrane hyaloïde au

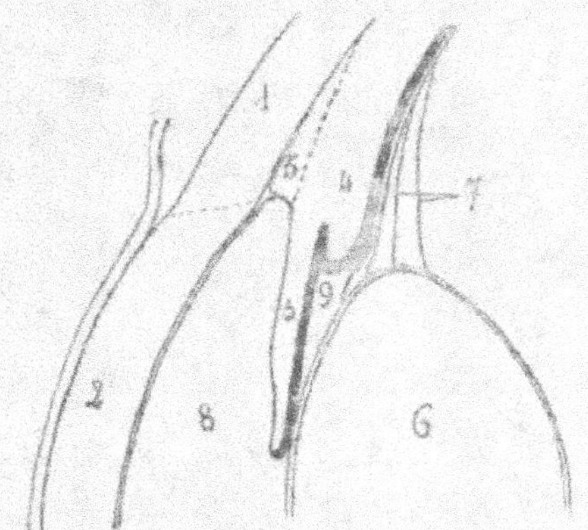

Fig. 159. — Coupe schématique du segment antérieur de l'œil montrant le ligament suspenseur du cristallin.

1, sclérotique; 2, cornée; 3, iris; 4, corps ciliaire; 5, espaces de Fontana; 6, cristallin; 7, fibres de la zonule de Zinn; 8, chambre antérieure; 9, chambre postérieure.

niveau de la face postérieure du corps ciliaire et se fixent sur les cristalloïdes au voisinage et de chaque côté de l'équateur, en délimitant un canal circulaire appelé *canal de Petit*.

La *nutrition* du cristallin dépend *pendant la vie fœtale* de la membrane vasculaire cristallinienne alimentée par l'artère hyaloïde (fig. 12, 13, 14), qui se résorbe généralement avant la naissance; et, *après la naissance*, des milieux qui l'entourent et sans doute du corps ciliaire. En tout cas, les altérations du tissu cristallinien sont une conséquence presque constante des affections du tractus uvéal, comme nous le savons déjà.

La *fonction* du cristallin est de faire converger vers la rétine les rayons lumineux déjà rendus convergents par la cornée. Mais pour que cette action aboutisse constamment à

son but, quelle que soit la distance des objets, il est nécessaire que la lentille puisse augmenter la courbure de ses
faces, c'est-à-dire augmenter son pouvoir convergent. C'est à
ce phénomène qu'on donne le nom d'*accommodation*, phénomène dans lequel le cristallin par suite de son élasticité est
l'organe passif et le muscle ciliaire l'organe actif.

§ 2. — Anomalies congénitales.

1° **Aphaquie.** — On désigne ainsi l'absence complète du
cristallin, anomalie tout à fait exceptionnelle et dont nous
avons peu d'exemples chez les animaux. Les signes auxquels
on la reconnaît sont les mêmes que ceux qui sont constatés
dans la luxation totale de la lentille (Voy. plus loin). Le diagnostic ne peut guère être tenu pour vrai que s'il est fait peu
après la naissance, le cristallin étant susceptible de se
résorber...

2° **Défaut d'homogénéité du cristallin.** — Cette anomalie
est relativement très fréquente chez le Cheval; on la rencontre moins sur le Chien. Elle se traduit à l'éclairage direct,
à l'image droite et à l'examen skiascopique, par des signes
décrits ailleurs (Voy. ombres annulaires, fond d'œil kaléidoscopique... p. 82). On ne retrouve pas cette imperfection
du cristallin aussi marquée sur l'Homme dont l'œil est mieux
« fini ». Berlin pense que l'astigmatisme irrégulier auquel
elle donne lieu est pour les animaux un bien en ce qu'elle
augmente la perception des mouvements (Voy. Acuité
visuelle), comme chez les Insectes l'œil à facettes. Elle est
aussi probablement un élément causal de la peur, phénomène
réflexe des plus utiles aux Ongulés en particulier en ce qu'il
provoque la fuite, seul moyen de défense dont ils disposent
contre l'attaque.

3° **Colobome du cristallin.** — Il n'a pas été constaté sur les
animaux comme anomalie spontanée, mais on l'a engendré
expérimentalement sur le Chat et le Lapin en pratiquant
dans les premiers jours de la vie l'iridectomie qui fut suivie
très rapidement de colobome cristallinien (Wessely).

4° **Hypertrophie du cristallin.** — Sur un fœtus de Lapin,
le développement exagéré du cristallin qui remplissait l'œil

en entier arrêta la croissance de ce dernier. De ce fait, Bach tire une théorie de la microphtalmie.

5° **Cataractes congénitales.** — Elles seront étudiées plus loin quant à leurs caractères. Mais disons ici que Pagenstecher détermina des cataractes et autres anomalies congénitales en faisant ingérer de la naphtaline à des Lapines et Cobayes pleines. Sur 100 p. 100 des Lapereaux vivants, on constata des cataractes variées. Et en faisant agir le toxique à l'époque fœtale du détachement du cristallin, il obtint chez 50 p. 100 des Lapereaux et 33 p. 100 des Cobayes des malformations diverses de la lentille, des colobomes de la paupière supérieure, de l'iris, de la choroïde, la persistance de l'artère hyaloïde, la microblépharie, la microcornée, le symblépharon total...

6° **Ectopies congénitales du cristallin** (Voy. ci-après § 4).

§ 3. — Déchirure de la zonule de Zinn. Zonulo-dyalise.

L'arrachement, ou la déchirure de la zonule, alors qu'il est peu étendu et que le cristallin conserve encore sa position normale, est facile à diagnostiquer sur le Cheval, seul animal chez lequel il a été signalé un assez grand nombre de fois. Une observation de Phisalix recueillie chez l'Homme rapporte quelques-uns des symptômes que nous allons décrire. L'attention est attirée par la présence d'une *encoche* sur le bord pupillaire dont la régularité est ainsi rompue (fig. 160), encoche qui est l'expression du retrait du corps ciliaire et de l'iris au niveau de la déchirure zonulaire (fig. 161). Après dilatation complète de la pupille, on aperçoit à l'éclairage direct, sous le bord pupillaire et dans la région correspondant à l'encoche, une zone réfractant anormalement la lumière. Si l'on cherche à se rendre compte de ce phénomène en dirigeant les rayons de l'ophtalmoscope obliquement pour les faire pénétrer sous le bord pupillaire, un *croissant très éclairé* apparaît dont le bord central est formé par l'équateur du cristallin et le bord excentrique par le corps ciliaire. A son niveau, les tractus de la zonule sont absents ou rompus et l'on retrouve leurs vestiges flottants, leurs points d'attache noirs sur le cristallin; dans les angles, ils sont distendus. Le croissant mesure dans sa longueur l'étendue de la déchirure zonulaire et dans son épaisseur le degré

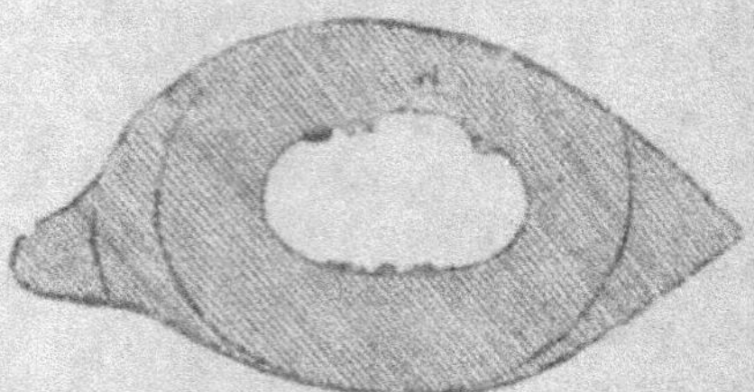

Fig. 160. — Encoche *a* du bord pupillaire d'un œil de Cheval dénonçant une déchirure de la zonule de Zinn.

de rétraction de la couronne ciliaire. Sa luminosité spéciale

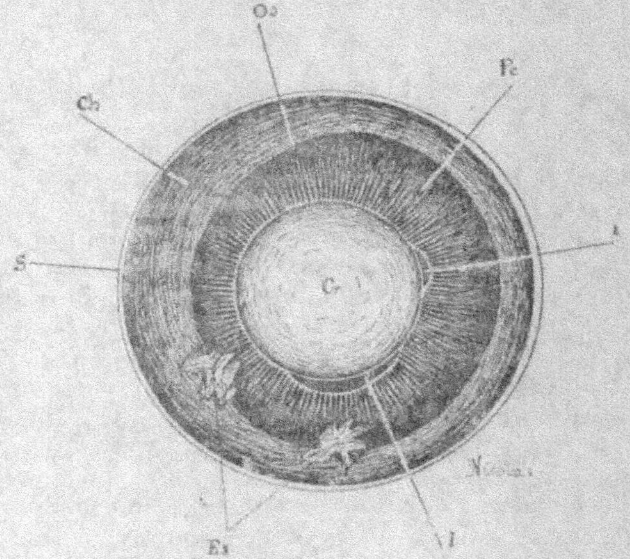

Fig. 161. — Segment antérieur de l'œil du Cheval, vu par la face postérieure, montrant deux déchirures *I, I* de la zonule de Zinn, et des exsudats organisés, fibreux, *Ex*, à la surface des procès ciliaires.

vient sans doute de ce que l'arête équatoriale du cristallin joue le rôle d'un prisme à réflexion totale.

En jetant un coup d'œil sur la figure 161, on s'expliquera

clairement que l'iris attiré excentriquement découvre, dans l'état de dilatation complète, un plus grand champ d'exploration pupillaire qui permet par conséquent de voir la région équatoriale du cristallin invisible dans l'état normal.

Un symptôme signalé chez l'Homme par Phisalix, la *différence de réfraction* existant entre les parties du cristallin voisines de la déchirure et celles qui en sont éloignées, celles-ci étant emmétropes et celles-là myopes, ce qui tendrait à prouver que le cristallin non soumis aux tractions de la zonule augmente ses courbures, n'a pas été retrouvé par nous sur le Cheval où nous avons observé plusieurs fois la déchirure zonulaire qui s'étendait dans un cas au quart environ du ligament.

Cette altération peut être déterminée par des contusions orbitaires : c'était le cas dans l'observation de Phisalix, mais, chez le Cheval, elle doit être aussi fréquemment la conséquence de la rétraction des exsudats que les iridocyclites de cette espèce produisent en si grande abondance. Sa *gravité* se tire du fait qu'elle prépare la luxation.

§ 4. — Ectopies du cristallin.

Dans l'œil normal, le cristallin est centré, son axe se confondant avec celui de l'œil. Hors de cette position, il est déplacé, ectopié. S'il a conservé intactes ses attaches normales, l'ectopie est congénitale ; elle est acquise dans le cas contraire.

1° **Ectopie congénitale.** — Nous l'avons observée trois fois sur le Cheval. Le bord pupillaire présente une encoche comme dans la déchirure zonulaire ou reste régulier. Vue à l'ophtalmoscope, la pupille dans son état de dilatation normale s'éclaire en un point de son bord irien, celui de l'encoche quand elle existe, d'une ligne brillante rappelant la réflexion au niveau du biseau d'une glace et qui attire l'attention. Il est probable qu'il s'agit encore ici d'une réflection totale produite au niveau de l'arête équatoriale du cristallin. Dans cette même région, on perçoit un léger tremblotement de l'iris à chaque mouvement de l'œil. Après dilatation à l'atropine, on constate les signes suivants (fig. 162) : le champ pupillaire, circulaire, est divisé en deux parties par une ligne courbe, sombre, se dégradant du côté de sa concavité, qui est le bord équatorial du cristallin. L'une, formant croissant, est aphaque (image très réduite du fond de l'œil) et traversée de lignes radiaires ombrées, très rapprochées, qui sont des fibres fortement allongées et intactes du ligament suspenseur. L'autre est occupée par le cristallin et fournit une image normale du fondus. Si l'on cherche à voir celui-ci en

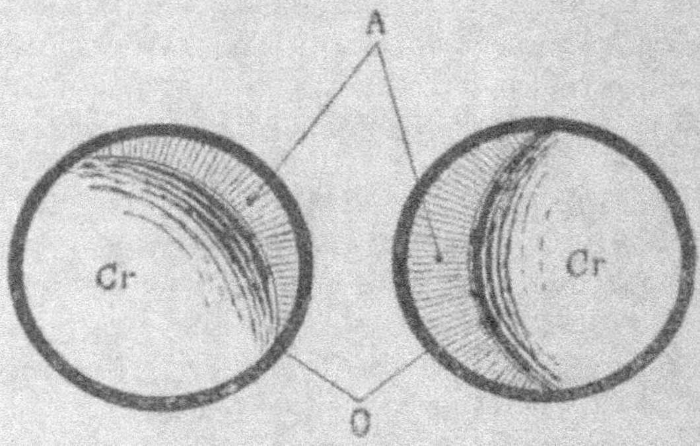

Fig. 162. — Ectopie congénitale des deux cristallins d'un Cheval.

O, pupilles dilatées au maximum; Cr, cristallins déplacés, décentrés; A, fibres intactes mais agrandies de la zonule de Zinn, appareil suspenseur du cristallin. Le fond de l'œil était visible à travers les cristallins Cr, avec agrandissement normal, et par les croissants A, avec agrandissement beaucoup plus petit donné par la cornée seulement, qui est celui des yeux d'Équidés aphaques.

dirigeant les rayons à cheval sur la ligne sombre, on peut en avoir simultanément une double image, l'une réduite, l'autre normale.

Dans les trois cas observés, l'ectopie n'affectait les deux yeux qu'une fois; elle était temporale d'un côté, temporo-supérieure de l'autre; de plus, elle était plus accusée dans un œil que dans l'autre, ce qui est contraire à ce qu'a été constaté sur l'Homme. Dans les deux autres cas, elle était inférieure. Appréciée par la flèche du croissant, l'étendue du déplacement variait de 3 à 5 millimètres environ. Deux fois, la malformation n'allait pas seule : il existait dans un cas un vestige de l'artère hyaloïdienne, dans l'autre, une anomalie de direction de la papille, le grand axe étant supéro-inférieur et temporo-nasal. Les cristallins étaient absolument transparents.

2° Ectopies acquises. Subluxation et luxation du cristallin. — Le déplacement est accompagné de la rupture partielle ou totale des fibres de soutènement. Dans le premier cas, le cristallin garde quelques relations avec sa position normale (subluxation), qu'il n'a plus dans le second, alors qu'il gît dans le vitré ou la chambre antérieure (luxation).

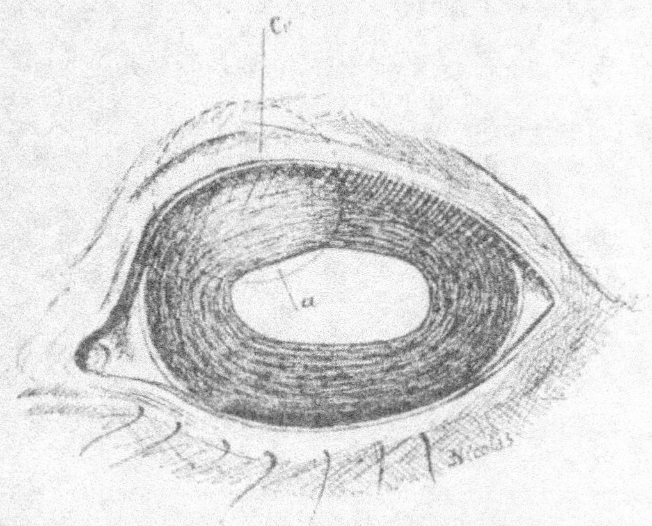

Fig. 163. — Luxation en haut du cristallin d'un Cheval.
Cr, cristallin repoussant l'iris en avant, le faisant tomber et déformant la pupille ; a, partie visible.

Symptômes. — L'iris est dévié en avant par refoulement du cristallin, ou en arrière par manque d'appui (tremblotement, déplissement). La pupille est déformée (encoche, dent, profil rectiligne en une région limitée...), partiellement aphaque, le cristallin la masquant en avant s'il est tombé dans la chambre ou se montrant derrière par un de ses bords, complètement aphaque s'il est couché dans le vitré où il apparaît comme un globe opalin grossi par la cornée (fig. 163, 164).

Les *symptômes subjectifs* tirés de l'ophtalmologie comparée consistent en *diplopie monoculaire* si la lentille est restée transparente et se trouve en partie dans le champ pupillaire. Si la luxation est totale, la *vision est réduite à celle d'un opéré de cataracte* (1). En dehors de ces troubles visuels, l'œil affecté est exposé à des *complications*.

Les luxations cristalliniennes sont fréquentes chez le Cheval, moins chez le Chien, le Chat, le Bœuf, sans doute parce que ces animaux sont moins soumis aux investigations oculaires. Les uvéites sont leurs principales *causes* chez les Equidés (18 fois sur 19 cas d'après Schindeska) (2) ; viennent ensuite les traumatismes, l'hydrophtalmie.

L'*intervention* consistera à enlever le cristallin dans les cas où il amènerait des complications ou bien si, luxé dans la chambre antérieure et cataracté, ce qui est la règle, il déparait trop l'animal. On pourra aussi trouver l'occasion de transformer utilement une subluxation en luxation complète, ou une luxation antérieure en luxation dans le vitré ; on fera alors précéder l'opération de la discission dans le but de provoquer la résorption (Voy. opération de la cataracte).

§ 5. — Cataractes.

A) *Symptômes, marche, anatomie pathologique, diagnostic.*

L'opacité du cristallin constitue anatomiquement l'unique symptôme de la cataracte. Mais elle a de nombreux aspects suivant qu'on la considère du point de vue géométrique, de son siège, de sa couleur et aussi de son évolution, tous éléments que nous étudierons d'abord et qui serviront par leur groupement à donner une figure aux cataractes et à les différencier en clinique. Du point de vue géométrique et de celui du siège, les opacités sont des *points* isolés (cataractes pointillées), ou groupés en surface et en volume mal délimités (cataractes diffuses). Ce sont des *stries* isolées ou réunies en petits groupes dans les régions polaires (cataractes étoilées) ; groupées en palis radiaires près de l'équateur ; ou bien se coupant en forme de V renversés qui sont à cheval (*cavaliers*) sur la partie équatoriale des différentes couches

(1) C'est-à-dire à la vision du jour.
(2) La luxation se présenta 18 fois dans le vitré, 1 fois dans la chambre antérieure.

cristalliniennes; ou encore disposées en lignes discontinues ou continues concentriques dans les couches corticales profondes, stries qui finissent par s'assembler en une opacité en volume (cataractes zonulaires). Ce sont des opacités en *surface*, circulaires généralement, siégeant dans le voisinage des pôles (cataractes polaires). Ce sont des opacités en *volume*, nuageuses ou plus ou moins denses, siégeant dans le noyau (cataractes nucléaires); développées assez symétriquement autour de l'axe réunissant les pôles sous forme de fuseau, de

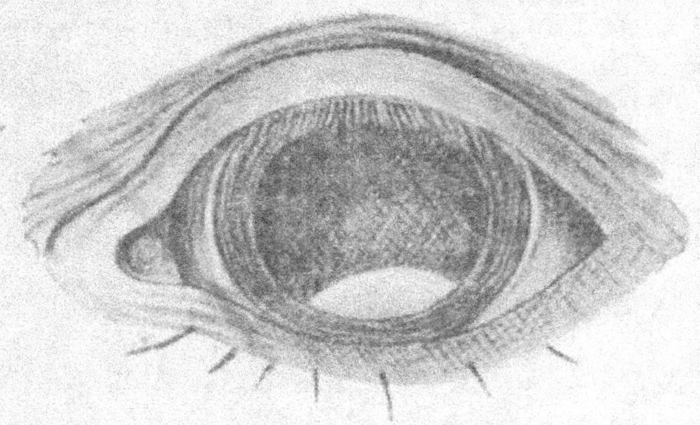

Fig. 164. — Luxation dans le vitré du cristallin d'un Cheval (Vachetta).

poire, de pirouette... (cataractes fusiformes, piriformes...). (fig. 165).

Quand elles sont récentes, les opacités lenticulaires présentent à la lumière réfléchie une *teinte* opaline qui se fonce avec le temps comme il est dit ci-dessous.

La *marche* des cataractes est variable. Certaines ont peu ou pas de tendance à augmenter, ni à diminuer (cataractes stationnaires). D'autres peuvent s'éclaircir avec le temps ou disparaître (cataractes régressives), s'étendre (cataractes progressives), lentement ou rapidement. La cataracte qui progresse *mûrit*. Elle est *mûre* lorsqu'elle a envahi tout le cristallin. A partir de ce moment, elle vieillit, devient ambrée, brune, parfois grise ou noire. En même temps elle durcit. Ces caractères permettent au chirurgien de décider du meilleur moment d'opérer la cataracte ; trop jeune, le noyau seul s'énucléerait et les parties corticales restant et s'opacifiant dans la suite nécessiteraient une nouvelle intervention; trop vieille, et par suite trop dure, l'énucléation serait difficile et nécessiterait une incision cornéenne trop large pour n'être pas dangereuse. Il faut donc que la cataracte soit à point, « opérable ». Chez l'Homme, tant que les couches corticales sont transparentes, l'éclairage latéral projette sur les couches profondes une ombre irienne dont l'étendue est en rapport avec l'épaisseur des dites couches corticales. Lorsque l'opacification est complète, l'iris ne projette plus d'ombre, la cataracte est mûre et opérable.

Anatomie pathologique. — Les altérations que subissent la capsule cristallinienne et son contenu ont été étudiées par Mette dans les cataractes spontanées du Cheval et par Pagenstecher dans celles du Lapin et du Cobaye provoquées expérimentalement par la naphtaline. Les opacités capsulaires externes sont dues à des dépôts d'origine inflammatoire ou hémorragique, à des dépôts de pigment... Celles qui siègent à la face interne de la capsule antérieure proviennent de néoformations épithéliales qui pénètrent plus ou moins les couches corticales. Les cristalloïdes elles-mêmes sont incrustées de calcaire, dédoublées, divisées en fibrilles, rompues... Dans le cristallin proprement dit, il y a dégénérescence des lamelles d'une part : scléreuse, graisseuse, calcaire..., et, d'autre part, dislocation des assemblages de lamelles et des couches de lamelles avec formation d'interstices bulleux, vacuolaires, qui se remplissent des produits de dégénérescence opaques formant le liquide de Morgagni. C'est probablement à la résorption de ce liquide que sont dus les retours de transparence du cristallin auxquels on assiste quelquefois. Dans les vieilles cataractes, à la bouillie cristallinienne plus ou moins coagulée s'ajoutent des cristaux de cholestérine formant des plaques et masses d'aspect micacé, des dépôts calcaires ambrés... Le cristallin peut être liquéfié dans ses couches corticales : le noyau surnage dans la capsule qui tend à prendre la forme sphérique. On le trouve aussi liquéfié complètement. D'autres fois, la capsule est vide et ratatinée, plissée comme un ballon dégonflé.

Le *diagnostic* des cataractes et de leur siège se fait par l'examen à l'œil nu, oblique, et ophtalmoscopique, après mydriase. Rappelons que les opacités apparaissent avec leur teinte naturelle dans l'examen latéral ou oblique, pratiqué à l'œil nu ou avec une lumière, et à l'examen ophtalmoscopique

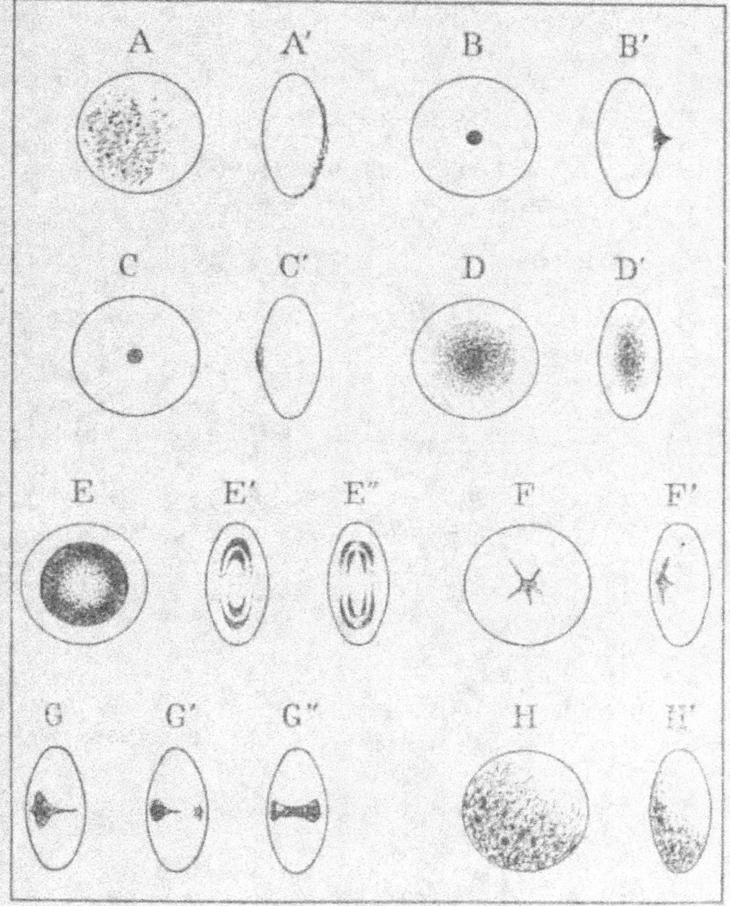

Fig. 165. — Formes schématisées des cataractes.

Vues de face : A, B, C, D, E, F, H, et en coupe : A', B', C', D', E', E", F', G, G', G", H'.
Cataractes capsulaires : diffuse AA'; polaire postérieure BB'; polaire antérieure, CC'.
Cataractes lenticulaires : nucléaire DD'; corticale zonulaire E E' E"; corticale polaire FF'.
Nucléo-corticales : interpolaires piriforme, fusiforme, . . . G G' G"; diffuse H H'.

direct avec une teinte d'autant plus grise ou noire qu'elles sont plus épaisses ; que les débutants doivent se méfier des mirages que créent, tout en étant parfaitement transparentes, les différentes couches du cristallin en réfléchissant d'autant plus de rayons qu'elles sont plus denses et par conséquent plus centrales, mirages qui peuvent faire croire à l'existence de cataractes là où il n'y a rien, si ce n'est parfois une myopie d'indice : 5 D. de Mie. sur un Chien considéré à tort comme porteur de cataractes...

B) *Formes cliniques des cataractes* (fig. 165).

CATARACTES CAPSULAIRES.

1° **Cataracte diffuse**. — Les opacités réparties en points, lignes ou surfaces, d'une façon irrégulière, groupées ou dispersées, mal délimitées, siégeant de préférence au voisinage du centre des cristalloïdes, se rencontrent plus fréquemment sur les cristalloïdes postérieures que sur les antérieures. Elles donnent à l'ophtalmoscope l'impression de fines coupes de moëlle de sureau. Elles sont rarement denses au point de gêner manifestement l'examen du fond de l'œil. Elles sont susceptibles de régresser (A, A').

2° **Cataracte polaire postérieure**. — Elle est caractérisée par sa forme régulière, circulaire (quelques millimètres de diamètre), et son siège. Elle peut faire saillie dans le vitré sous forme d'un petit cône (lenticône postérieur, cataracte pyramidale), au sommet duquel s'attache parfois tantôt un filament, tantôt une membrane, flottants dans le vitré. Ces appendices, restes fœtaux de l'artère hyaloïde et de la capsule vasculaire du cristallin, seraient pense-t-on la cause du lenticône et ils arriveraient à ce résultat en tirant sur la cristalloïde, à un moment de leur évolution... Dans l'opacité polaire, on a trouvé des vaisseaux sous le microscope. Cette cataracte est stationnaire et souvent bilatérale. Elle n'est pas rare à observer sur le Lapin, la Chèvre, le Chien, le Cheval, le Bœuf... (B, B'). Voy. aussi fig. 172.

3° **Cataracte polaire antérieure**. — Elle affecte les mêmes caractères que la précédente à ces différences près qu'elle est plus rare et moins souvent pyramidale. On l'a rencontrée sur le Cheval, le Chien et plus rarement le Chat (Gray). Elle est stationnaire. Son origine est très discutée (C, C') (Voy. p. 170).

CATARACTES LENTICULAIRES.

1º **Cataracte nucléaire.** — L'opacité localisée au noyau est plus dense au centre qu'à la périphérie. La zone corticale reste longtemps transparente. Fréquente sur le Chien, beaucoup moins sur le Cheval, sa marche est progressive, mais lente (D, D').

2º **Cataracte corticale zonulaire, lamellaire, stratifiée.** — L'opacité siège dans les couches corticales moyennes et profondes, mais elle est plus dense à la périphérie qu'au centre, ce qui est absolument l'inverse de ce qui existe dans la cataracte nucléaire. A la périphérie de l'opacité se développent assez souvent des stries radiaires qui sont des « cavaliers ». Les couches corticales superficielles restent transparentes. Sur la coupe méridienne d'un cristallin ainsi cataracté, le noyau est transparent et les cavaliers apparaissent nettement (E, E', E"). Cette cataracte est celle des enfants. Elle a été observée sur le Chien (Jakob, Gray), et dans de plus rares cas sur le Cheval (Möller). Elle est stationnaire, régressive ou progressive.

3º **Cataracte corticale polaire.** — Son siège est dans les couches corticales superficielles, au voisinage des pôles. Elle prend l'aspect de points, de stries, d'étoiles plus ou moins régulières, de plaques se rapprochant du cercle, de volumes. Elle peut se résorber, rester stationnaire, progresser (F, F').

CATARACTES NUCLÉO-CORTICALES.

1º **Cataracte interpolaire, fusiforme, piriforme.** — L'opacité occupe l'axe cristallinien et se développe autour de lui assez régulièrement sous forme de fuseau, de poire, de toupie... (G, G', G"). Elle est stationnaire.

2º **Cataracte diffuse, sans siège fixe.** — Elle forme des taches ou des masses mal délimitées, sans siège fixe, envahissant partiellement ou totalement tout le cristallin. D'abord peu dense et assez homogène, elle devient de plus en plus opaque, se parsème de dépôts calcaires, micacés, comme tous les tissus en voie de dégénérescence. Sa marche est le plus généralement progressive (H, H').

C) *Etiologie des cataractes.*

1º **Cataractes congénitales.** — Elles ont pour caractères d'avoir une grande prédilection pour les pôles (cataractes capsulaires et corticales polaires), d'être limitées, voire souvent bien régulières et développées symétriquement autour de l'axe cristallinien (cataractes interpolaires et zonulaires), d'affecter assez souvent les deux yeux, de progresser parfois après la naissance et d'être stationnaires ensuite, enfin de s'accompagner assez régulièrement de malformations oculaires diverses. La clinique a relevé la plupart des formes ci-dessus indiquées sur le Chien en particulier, le Porc, le Cheval, le Bœuf... Toutes ont été développées sur des Lapereaux dont les mères en état de gestation ingéraient de la naphtaline mélangée à leur nourriture (Pagenstecher).

2° **Cataractes traumatiques.** — De nombreux chercheurs ont produit des *cataractes expérimentales traumatiques*. Celles obtenues par Bonnefon (1912), à la suite de contusions graduées faites sur l'œil du Lapin, au moyen d'une baguette de caoutchouc, nous semblent particulièrement instructives. Leur localisation très nette au début permettait de suivre leur évolution. C'étaient des opacités linéaires ou étoilées des pôles capsulaires, transitoires ou durables; des stries transversales, en équerre, en étoile, des couches corticales antérieures, généralement stationnaires; des troubles de transparence diffus, laiteux, des couches corticales postérieures, des « cavaliers » dont l'évolution se faisait vers la cataracte complète...

Les traumatismes déterminèrent en outre les complications suivantes dont il sera bon de se rappeler en clinique pour appuyer le diagnostic : suffusions hémorragiques sous-conjonctivales, chémosis sanglant, hématomes intracamériens; dans la rétine, hémorragies, taches blanches et autres signes de rétinite généralement fugaces...

Nous savons peu de chose des *cataractes traumatiques spontanées* chez les animaux, du moins en dehors de celles qui résultent de perforations oculaires (cataractes lenticulaires diffuses) et dont l'intérêt est le plus souvent dominé par l'infection du globe. Et cependant, combien elles doivent être fréquentes, les conditions de leur production étant multiples : heurts, coups, morsures, compressions par les brides et bridons mal assujettis... Sur près de 2.000 Chevaux de tout âge, Szutter a trouvé des taches pointillées, étoilées, siégeant de préférence dans la région des pôles, le plus souvent d'un seul côté, dont les Poulains étaient exempts alors qu'elles se montraient sur les autres proportionnellement d'autant plus fréquentes qu'ils étaient plus âgés...

Disons que tout traumatisme qui aboutit à la déchirure des cristalloïdes produit une cataracte par imbibition des fibres cristalliniennes par l'humeur aqueuse et l'humeur vitrée, celle-ci n'amenant toutefois pas aussi vite que celle-là le même résultat (expériences de Schlösser). La cataracte ainsi produite est nucléo-corticale diffuse. Elle est partielle si la déchirure est étroite et se laisse difficilement pénétrer, ou bien si les fibres superficielles gonflées font hernie et obstruent l'effraction capsulaire. Le plus ordinairement cependant les fibres gonflées sont résorbées et permettent aux humeurs de continuer leur œuvre d'opacification. Mais aussi il arrive un moment où le cristallin a complètement disparu : c'est là sans doute le processus de bien des guérisons spontanées de cataractes constatées chez les animaux, les jeunes plus particulièrement, et le résultat qu'on cherche dans l'opération de la discission.

Le *diagnostic* de cataracte traumatique a pour base l'unilatéralité le plus souvent de la lésion, les commémoratifs, la déchirure possible des cristalloïdes parfois constatable à l'œil nu ou à la loupe, les complications externes rappelées ci-dessus (et aussi internes, constatables à condition que l'œil soit éclairable), ou leurs reliquats.

3° **Cataracte sénile**. — La forme nucléaire, la bilatéralité, la marche très lente, chronique mais progressive, l'âge avancé, la caractérisent chez le Chien. Jakob, qui en a fait une longue étude, la dit si constante dans l'époque de son apparition, si régulière dans sa marche que ses caractères peuvent servir à déterminer l'âge des animaux de race plus sûrement que l'usure des dents... De 7 ans 1/2 à 8 ans 1/2 en moyenne apparaît ce que l'auteur appelle la « *réflexion sénile* » des noyaux cristalliniens, qui réfléchissent à l'éclairage oblique plus de rayons que la périphérie et leur donnent apparemment une teinte très légèrement opaline, cependant qu'à l'ophtalmoscope il n'y a pas opacité, mais seulement différence de réfringence entre noyau et zone corticale. A 9 ans, la *cataracte incipiens* (débutante, commençante), vraie, se montre, et à 10 ans elle est constatable chez tous les Chiens. Cette période peut se prolonger jusqu'à 13-14 ans. Enfin, la *cataracte sénile* proprement dite, avec trouble de transparence plus prononcé, quelquefois complet, est observée dès 9 ans 1/2, mais plus généralement à 10 ans 1/2-11 ans. Elle reste très longtemps stationnaire et ne conduit que rarement à la cécité totale (cataracte mûre), même chez des animaux de 20 ans et plus. Dans la zone corticale, transparente, on constate parfois des opacités pointillées, radiaires, disséminées. Sur le Cheval la cataracte sénile est beaucoup moins fréquente, mais elle peu

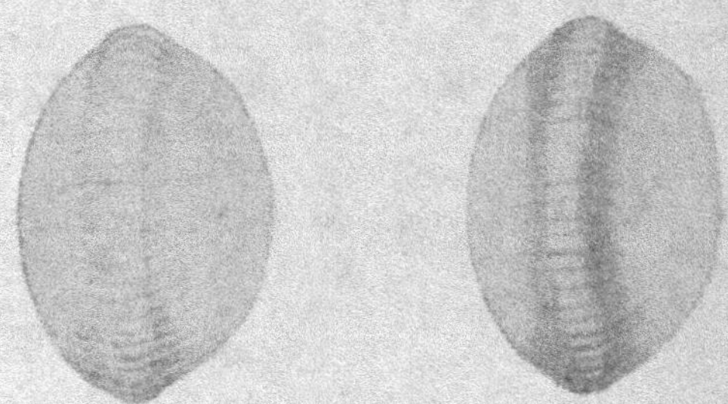

Fig. 166. — Cataractes zonulaires naphtaliniques. Cavaliers bien apparents

se montrer à partir de 12 ans. Elle est rencontrée occasionnellement sur le Chat, le Bœuf, les Oiseaux...

Comment l'âge agit-il? En amenant la dégénérescence de la couche épithéliale du corps ciliaire (Mawas), laquelle sécrète l'humeur aqueuse, liquide nourricier du cristallin. Dans la cataracte de l'Homme, on trouve des dégénérescences vacuolaires du protoplasma des cellules claires, de la sclérose totale du corps ciliaire. Pour Livesey, qui a étudié la cataracte sénile des animaux, l'hypertonie peu accusée, mais prolongée, jouerait un rôle en troublant la nutrition... (Voy. iritis épithéliale).

4e **Cataractes d'origine toxique**. — Nous réunissons sous cette dénomination les cataractes diabétiques, naphtaliniques... qui semblent avoir quelques caractères communs.

La *cataracte diabétique expérimentalement* développée par Magnus sur un Chien, qui absorba 225 grammes de sucre en trois jours, se présenta sous forme d'opacités radiaires péri-équatoriales. *Spontanée*, et assez fréquente chez le Chien — mais aussi rencontrée sur le Cheval et le Bœuf — elle débute également par les mêmes signes localisés. Ce n'est sans doute qu'au cours de son développement qu'elle envahit tout le cristalin et forme alors des cataractes opalines, jaunes.., qui ont retenu plus particulièrement l'attention des observateurs. Elle est bilatérale. Elle a une allure aussi capricieuse que les quantités de sucre qu'on décèle d'un jour à l'autre dans les urines : elle passe par des hauts et des bas alternatifs et peut même disparaître complètement durant des mois tantôt d'un côté, tantôt de l'autre. Finalement, après quelques semaines ou quelques mois, elle aboutit à la cécité définitive alors que le sucre urinaire est très variable (10 à 15-60 grammes par litre).

La *cataracte naphtalinique* affecte la forme corticale zonulaire. Obtenue à volonté chez le Lapin pour la première fois par Bouchard et Charrin (1886), elle a été reproduite depuis par un grand nombre d'expérimentateurs sur les animaux de laboratoire. L'intoxication est réalisée sur le Lapin par ingestion de naphtaline dissoute dans l'huile, à raison de 1 gr. 5 par kilogramme de poids vif (Lienhart et Mutel), de 3-4 grammes (Magnus). Assez rapidement après, parfois quelques heures, apparaissent les opacités au milieu desquelles on peut rencontrer des boules brillantes. Elle est binoculaire et disparaît avec l'intoxication, si toutefois celle-ci n'est pas trop longtemps continuée (fig. 166).

Récemment, Panisset et Verge étudiant l'action de la naphtaline dans le traitement de l'entérite des Bovins n'ont observé aucun trouble des cristallins et aucune des altérations oculaires variées qu'on est accoutumé de rencontrer dans cette intoxication, les doses croissantes données pendant 30 jours à un animal de 220 kilogrammes ayant atteint un total de 1.504 grammes et une moyenne journalière de 42.

5° **Cataractes compliquées.** — Elles sont du type nucléocortical diffus, sans forme, sans siège fixe. Fréquentes sur le Cheval en particulier, elles font suite aux hémorragies iriennes et ciliaires, mais surtout et pourrait-on dire presque immanquablement aux irido-cyclites dont elles peuvent parfois constituer le seul symptôme, comme le montre l'exemple suivant. Un Cheval atteint d'un côté d'une irido-cyclite ayant récidivé plusieurs fois présente subitement une cataracte nucléo-corticale de l'autre œil, qui se développe progressivement en trois semaines au point d'amener l'opacification à peu près complète. Comme symptômes concomitants : hypotonie légère et fixité de la pupille en demi-mydriase faisant suite à une dilatation atropinique totale obtenue tout d'abord. Il n'existe point de synéchie. Dans l'œil primitivement atteint et malade depuis plus d'un an, trois accès n'ont amené qu'un léger trouble pointillé des cristalloïdes laissant le fond de l'œil bien visible. Spooner a vu la cataracte totale survenir au dixième jour de l'irido-cyclite. Le cas présent montre qu'elle peut être le seul signe de cette dangereuse affection.

Cuny (1907) a rapporté sous le titre d' « *enzootie de cataractes chez le Cheval* » l'histoire d'une écurie du département de l'Oise contenant 11 Chevaux, dans laquelle depuis 60 ans on n'avait constaté ni maladie infectieuse, ni maladie des yeux, cependant qu'en onze mois il se déclara des opacités cornéennes accompagnées de larmoiement sur un animal et des cataractes sans réaction quelconque sur quatre autres, deux fois bilatérales, deux fois unilatérales. Deux ans après, apparut encore une cataracte double sans réaction oculaire sur un sixième cheval. Et l'auteur de se demander s'il y a eu infection ou intoxication ? Nous n'hésitons pas à pencher pour l'infection, uvéale, d'une part parce que le larmoiement et les opacités cristalliniennes qu'a présentés l'un des malades est un commencement de preuve qu'il s'agissait ici d'irido-cyclite subaiguë, et, dans les autres cas, d'irido-cyclite fruste à forme cristallinienne, d'autre part parce que l'enzootie de cataractes s'est développée tout à fait dans la manière des enzooties d'uvéites (Voy. p. 246).

6° **Cataractes parasitaires**. — Signalées chez les Poissons notamment, spécialement la perche et le gardon, elles sont produites par des larves de *diplostomum*, des *myxosporidies*... qui remplissent en partie la capsule et sont visibles à l'œil nu.

7° **Cataractes d'origines diverses**. — Des cataractes mono- et bilatérales, plus ou moins généralisées et denses, dites *arthritiques* parce que rencontrées sur des Chiens eczémateux, ont été observées de-ci de là. Trois cas de cataracte d'origine *hypothyroïdienne* ont été constatés sur des Lapins qui avaient hérité de thyroïdes atrophiées de parents dont les glandes de même espèce avaient été soumises à l'action des rayons X (Coulaud et Rochon-Duvigneaud). La thyroïdectomie totale et double chez le Chien provoque des cataractes. La forte *lumière* ultra-violette amène sur le Lapin des cataractes par altération directe des lamelles (Wimarck). Elle semble aussi jouer un rôle sur les Coloniaux qui sont assez fréquemment atteints d'opacités cristalliniennes (Elliot). Les *décharges électriques* au niveau du bord excentrique de l'iris du Lapin déterminent par altérations ciliaires et iriennes, accompagnées ou non d'exsudats, des opacifications du cristallin qu'on a constatées également sur l'Homme à la suite d'éclairs. Les *brûlures* de la conjonctive et de la sclérotique peuvent agir de même sur le Lapin.

L'*adrénaline* injectée dans le vitré du Lapin donne aussi lieu à la production de cataractes.

D) *Pronostic des cataractes*.

La gravité des cataractes doit être envisagée à deux points de vue : celui de l'individu et celui de sa descendance.

Du point de vue de l'individu, la gravité est en proportion de la diminution de l'acuité visuelle qu'elles sont susceptibles de laisser en fin de course, par conséquent de leur tendance à progresser ; et aussi de l'inesthétisme qu'elles produisent, question plus importante souvent pour le propriétaire d'un Chien de luxe, voire même d'un Cheval, comme le dit justement Train, que celle de la vision. La diminution de l'acuité visuelle dépend : a) de l'état diffus ou limité de l'opacité : la vision est plus abaissée quand l'opacité est diffuse que lorsqu'elle est limitée, même si dans le premier cas l'état de condensation est plus faible : une vitre couverte de buée ne laisse rien voir, tandis qu'une autre couverte d'un grillage absolument opaque permet la vision ; b) de l'étendue de l'opacité et de son siège : la vision est d'autant plus faible, cela va de soi, que la cataracte est plus étendue ; d'autre part, si elle est localisée à la pupille, la vision est gênée en tout temps ; toutefois elle est meilleure le soir lorsque la pupille se dilate et donne accès par la périphérie transparente du cristallin à un plus grand nombre de rayons visuels (nyctalopie) ; si, par contre, elle est périphérique, elle ne gêne pas dans le jour alors que la pupille est en myose, mais la vision devient mauvaise le soir ou à une faible lumière pour des raisons inverses des précédentes (hespéranopie).

Du point de vue de la descendance, toutes les cataractes, les congénitales plus particulièrement, sont graves en raison de leur transmission héréditaire, qui est loin d'être absolue, mais dont la possibilité est assez grande chez les animaux (1). Aussi tous les cataractés doivent-ils être exclus de la reproduction et des concours de reproducteurs, même s'il s'agit d'animaux de boucherie, le développement des produits pouvant être entravé par la diminution de la vision.

E) *Traitement et opération*.

1° En ophtalmologie humaine et vétérinaire, le **traitement médical** a donné quelques résultats, en particulier dans les cataractes séniles débutantes. Quand il n'amène pas la régression, il produit souvent un arrêt dans l'évolution. Il apparaît qu'à défaut d'opération il doit fréquemment trouver en médecine canine des applications qu'il n'y a pas lieu de négliger. L'iodure de potassium recommandé pour la première fois par Badal (1901) continue de garder la préférence, mais ou a obtenu aussi des succès avec d'autres produits utilisés en collyres, pommades, injections sous-conjonctivales...

Collyres. — Iodure de potassium et iodure de sodium, ââ 0 gr. 15 dans 10 grammes d'eau : instillations plusieurs fois par jour longtemps prolongées. Formiate de sodium 0 gr. 10, iodure de rubidium 0 gr. 20, glycérophosphate de strychnine 0 gr. 02, eau 100 (Augelucci). Dionine 0 gr. 25, eau 10 grammes.

Bains d'œil. — Iodure de potassium 2 grammes, eau 100 grammes. Iodure de potassium et iodure de calcium, ââ 5 grammes, eau 400. Les bains sont donnés tièdes avec des œillères *ad hoc* dont les bords sont garnis de bourrelets de caoutchouc pour éviter l'écoulement du liquide et l'irritation qu'il produit.

Pommade. — Résorcine 0 gr. 10, vaseline 20 grammes, en frictions sur les paupières et le pourtour de l'orbite.

Injections sous-conjonctivales. — Iodure de potassium, 1 p. 100. Cyanure de Mercure, 1 p. 4.000. Chlorure de sodium, 1 p. 100.

---

(1) Sur 150 Rats blancs provenant de générations successives, Jesse a trouvé 34,6 p. 100 de cataractés à des degrés divers.

Sérothérapie curative de la cataracte. — En prélevant aseptiquement des cristallins d'animaux, en les pulvérisant, les délayant dans le sérum physiologique et centrifugent, on obtient un liquide qui est injecté dans les veines d'autres animaux pendant une semaine ou hebdomadairement pendant six semaines. Le sang de ceux-ci fournit un sérum lysique qui est susceptible de liquéfier les cataractes complètes, mais reste sans effet sur les cataractes incomplètes et les cristallins sains (Davies).

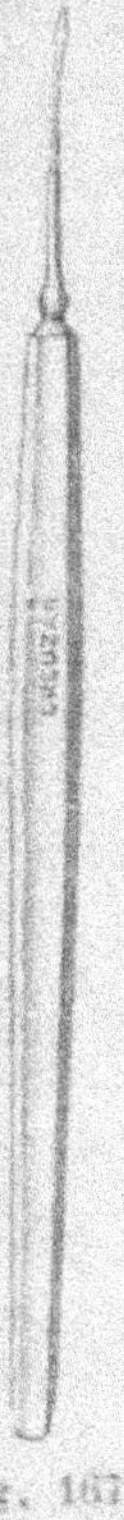

2° **Opération**. — Chez l'Homme, elle se propose deux buts : de lui rendre la vision du jour, à condition toutefois que la rétine soit intacte, et la possibilité de se conduire seul, voire même, grâce à l'emploi des lunettes, de lui faire récupérer une bonne partie de l'acuité visuelle normale; de lui rendre aussi sa physionomie ordinaire, la cataracte le disgraciant beaucoup Se justifie-t-elle chez les Animaux, tout au moins ceux qui sont le plus de son intimité et, par un autre côté, ont le plus de valeur sentimentale ou marchande, le Chien et le Cheval? Incontestablement, et il n'est que de voir les sollicitations des propriétaires pour être convaincu. Reste à savoir si les deux buts peuvent être atteints sur l'un et l'autre avec la même constance que sur l'Homme. Pour le Chien dont les cataractes se rapprochent beaucoup de celles de l'Homme, elles sont en grande majorité séniles et laissent à la rétine sa sensibilité, la vision est récupérée suffisamment pour permettre à l'animal de se conduire, mais plus rarement de reprendre ses fonctions spéciales de berger et de chasseur... Par contre, il faut renoncer à lui faire porter des verres, tant du fait de son indocilité à supporter un appareil que de la difficulté

Fig. 167.
Aiguille à discission courbée
sur le plat.

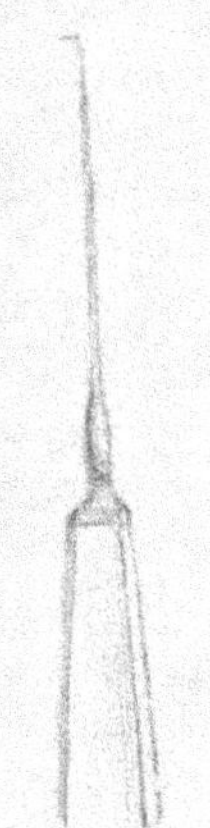

Fig. 168.
Kystitome.

d'assujettir celui-ci en bonne place, cependant que Suarez de Mendoza nous ait invités à recourir aux opticiens, en rapportant qu'un de ses opérés, après quelques jours d'essai, venait de lui-même mettre la tête dans la monture. Train pense que par l'usage des myotiques, faisant jouer à la pupille le rôle de trou sténopéique, on peut augmenter l'acuité visuelle des opérés de cataracte. C'est à vérifier. Il ne faut au contraire compter qu'exceptionnellement rendre au Cheval l'impression de la lumière pour la raison que les cataractes qui l'atteignent le plus souvent sont des complications des uvéites destructrices généralement de la rétine. Mais, par ailleurs, elles sont assez fréquemment unilatérales pour permettre à l'opération d'atteindre le but esthétique. Ce but prime d'ailleurs le premier, comme nous l'avons déjà dit, l'homme aimant plus les animaux pour le plaisir et les avantages qu'ils lui procurent que pour eux-mêmes...

Choix d'une méthode. — La méthode à adopter doit répondre aux deux conditions suivantes : être sans danger ; donner un résultat rapide, en quelque sorte immédiat, qui refasse de l'animal une œuvre d'art et ranime chez le maître l'orgueil de la posséder... (Train).

L'*extraction* ne répond pas à la première condition, parce qu'elle expose à trop d'aléas en vétérinaire. Elle nécessite l'incision de la moitié environ de la cornée en raison de la grosseur relativement très grande du cristallin par rapport au globe, d'où danger de sortie du vitré et d'infection. Les pansements occlusifs sont très difficiles à faire tenir en place. L'iridectomie est fréquemment suivie d'hémorragies abondantes qui compromettent le résultat final. L'atrophie du globe en est souvent la suite chez le Cheval. Enfin elle réclame la maturité de la cataracte, longue parfois à attendre chez le Chien dans la forme sénile, celle où l'on est le plus souvent appelé à intervenir. *Elle doit donc être laissée à la chirurgie humaine.*

La réclinaison et la discission sont plus de notre domaine, parce qu'elles ne réclament qu'une piqûre de la coque oculaire et n'exposent que très peu aux infections, et parce que leur technique est simple.

La réclinaison, qui consiste à luxer le cristallin dans le vitré, qui n'a pas à tenir compte ni de la forme de la cata-

racte ni de sa maturité, réalise en quelques minutes les deux
conditions ci-dessus : innocuité et résultat immédiat. Toutefois, elle n'est pas exempte de dangers : Wassilieff et
Andogsky expérimentant sur le Lapin ont constaté, à la suite
de 24 opérations, 19 fois des décollements rétiniens, 6 fois de
l'irido-cyclite et 6 fois des oblitérations de l'espace de Fontana. Par ailleurs, le cristallin ne se résorbant pas peut
reprendre sa place ou devenir un corps étranger dangereux et
nécessiter de nouvelles interventions.

La discission, dont la technique se résume à déchirer la
capsule cristalloïde antérieure aussi largement que possible
pour permettre à l'humeur aqueuse de résorber la cataracte,
n'arrive à réaliser les deux conditions cherchées que d'une
manière moins constante que la réclinaison et surtout moins
prompte, la résorption demandant quelques semaines, parfois un peu plus longtemps.

En présence des avantages et des inconvénients de ces
deux méthodes, on ressuscita à Alfort la méthode mixte
discission-réclinaison, abandonnée par les oculistes de
l'Homme depuis le milieu du siècle dernier, qui réalise les
deux desiderata : libération immédiate de la pupille de son
corps étranger fâcheusement inesthétique, résorption dans le
temps.

Méthodes opératoires. — A toutes fins utiles, nous décrirons la discission, la réclinaison et la discission-réclinaison.
Elles sont applicables à toutes les formes de cataracte. Les
seules *contre-indications* sont les infections générales et
locales.

Préparation de l'opération. — *Œil* : dès la veille, dilater la
pupille par des instillations d'atropine et immuniser le champ
opératoire par les vaccins ou sérums antistaphylostreptococ-
ciques. *Instruments* dégraissés et bouillis ou désinfectés à
l'autoclave : blépharostat, écarteurs ordinaires, pince à fixer
à bords larges, aiguille à discission, kystitome... *L'anesthésie* précédant l'opération sera générale ou locale. *Générale* : Chien, injection intra-péritonéale de chloral hydraté, à
raison de 0 gr. 30 par kilo de poids vif ; ne nuit pas trop à la
mydriase et procure un sommeil de 3/4 d'heure environ
(Train). Chlorure d'éthyle (kélène), administré par masque
spécial de Bataillé, en quantité variable suivant la durée de

l'intervention : 12 centimètres cubes environ pour anesthésie
de 15 minutes; réveil instantané. Cheval, chloroforme. *Locale*:
Chien, solution de cocaïne-adrénaline suivante : chlorhydrate
de cocaïne 0 gr. 20, adrénaline au millième X gouttes, eau
stérilisée 10 grammes; instillée à raison de 4-5 gouttes en
3 fois, à quelques minutes d'intervalle, procure anesthésie de

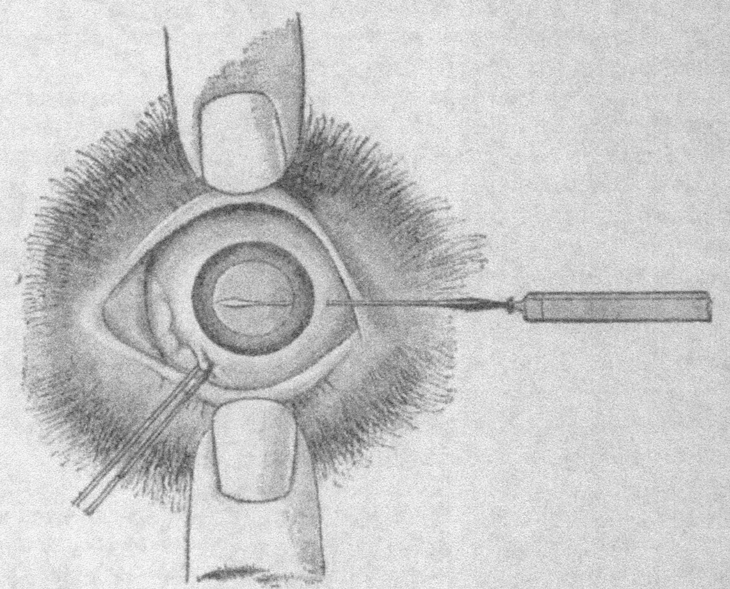

Fig. 169. — Réclinaison et abaissement de la cataracte chez le Chien
(Cadiot et Almy).

15 minutes, suffisante. Ou bien stovaïne en solution à
2 p. 100; instillée à raison de 5 gouttes, amène anesthésie en
2 minutes (Train). Cheval, solution de cocaïne à 10 p. 100.

La novocaïne (Voy. Ch. XVIII), très utilisée chez l'Homme
en injections rétro-bulbaires, supprime toute douleur et
permet de se passer de la narcose dans nombre d'interventions oculaires.

Position de l'animal. — Couchée de préférence, ou bien
sterno-abdominale pour le Chien, les membres attachés à la
table, la tête tenue haute et le corps aplati.

a) Discission. — L'opération consiste à déchirer la capsule antérieure pour permettre aux humeurs d'entrer en contact avec la masse cristallinienne et de la résorber. L'œil étant fixé en un point opposé à celui choisi pour la ponction ou maintenu avec les doigts de la main gauche, saisir l'aiguille à discission comme une plume à écrire et l'enfoncer en dehors du bord de la cornée à 2-3 millimètres de celui-ci, dans la chambre antérieure, en avant de l'iris par conséquent et sans le blesser. En diriger la pointe contre le cristallin et, par de petits mouvements tangentiels, sans trop appuyer, crainte d'amener la luxation, déchirer la capsule en croix sur

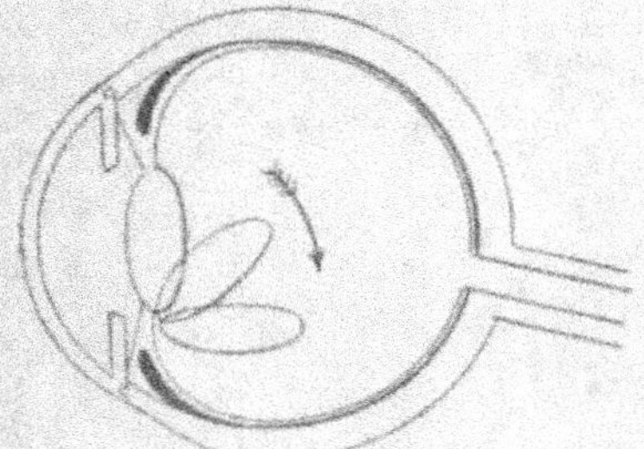

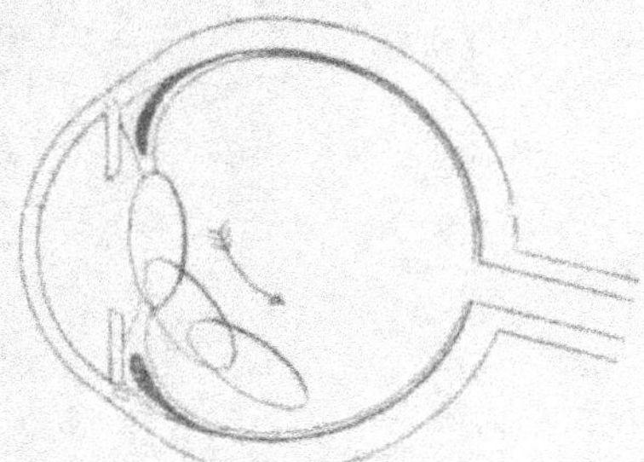

Fig. 170. — Réclinaison.
Fig. 171. — Abaissement.

une assez grande étendue. Retirer l'aiguille, tenir l'œil sous l'influence du vaccin anti-infectant et mettre le patient autant que possible dans l'impossibilité de se frotter. Renouveler l'opération 15 jours, 3 semaines après si nécessaire pour hâter la fonte du cristallin. Complications : on a vu sur l'Homme le gonflement des masses cristalliniennes provoquer des attaques de glaucome ou des symptômes d'iritis. Rien de semblable n'a été signalé chez les animaux.

b) RÉCLINAISON ET ABAISSEMENT. — Il s'agit de luxer le cristallin dans le vitré. Ponctionner la sclérotique à 3-4 millimètres de son bord et un peu au-dessous du diamètre horizontal, puis enfoncer l'aiguille de manière qu'elle passe entre l'iris et le cristallin et apparaisse dans le champ pupillaire. L'appuyer sur le cristallin, pousser d'abord doucement celui-ci d'avant en arrière (réclinaison) et, en relevant progressivement l'aiguille, le presser ensuite de haut en bas (abaissement). Lorsque le bord cristallinien supérieur commence à se dégager de ses attaches, remonter encore l'instrument au niveau du tiers supérieur de la lentille et la basculer dans le vitré. Cela fait, la maintenir « le temps d'un Pater » pour qu'elle ne remonte pas et retirer l'aiguille.

Cette opération, quasi abandonnée chez l'Homme, est de nouveau conseillée chez les vieillards (Lindsay Johnson).

c) DISCISSION-RÉCLINAISON. — La ponction est faite dans la *sclérotique* et l'aiguille à discission poussée, comme dans la réclinaison, en arrière de l'iris. Déchirer la cristalloïde antérieure et culbuter le cristallin dans le vitré comme il a été dit.

En principe, et s'il y a lieu, n'opérer les cataractes bilatérales qu'à quelques jours d'intervalle et lorsqu'on sera assuré de la réussite de la première intervention.

CHAPITRE XIII

CORPS VITRÉ

§ I. — Anatomie.

Le corps vitré, incolore, transparent, est la masse qui se trouve entre la rétine et le cristallin. Celui-ci le déprime légèrement en avant (*fossa patellaris*). Il est formé d'une membrane d'enveloppe, l'hyaloïde, et d'un contenu, l'humeur vitrée. L'*hyaloïde* tapisse la rétine; au niveau du corps ciliaire, elle s'épaissit et fournit les fibres du ligament suspenseur du cristallin, qui forment par leur ensemble la zonule de Zinn; au niveau du cristallin, elle est séparée de lui par un espace qu'on peut injecter et qui contient des fibres de liaison; à sa face interne, elle est revêtue d'une couche de cellules plates. L'*humeur vitrée* est faite d'une substance colloïdale et de cellules embryonnaires, le tout contenu dans les mailles d'un tissu lâche qui forme trame. Elle est traversée pendant la vie fœtale par un canal allant de la papille au pôle postérieur du cristallin : c'est le canal *hyaloïdien* ou de Cloquet, dont l'existence a été mise en doute, mais que des méthodes nouvelles d'examen permirent à Dejean (1926) et à Redslob (1927), d'affirmer. Il peut être injecté par un liquide coloré et ainsi délimité soit par la voie rétro-cristallinienne, soit à travers la papille sans ouverture du globe, ce qui évite le reproche de créer un canal artificiel : il est occupé par un vitré plus liquide, une trame plus lâche. Il persiste chez l'adulte, mais il n'est pas visible. Redslob en a mis deux en évidence sur le Veau. Le canal de Cloquet livre passage à l'*artère hyaloïde*, organe fœtal qui va de la papille au pôle postérieur du cristallin, disparaît à la naissance, mais peut persister exceptionnellement pendant la vie. La *consistance* du vitré est variable suivant les espèces : chez le Cheval, elle est faible ; elle croît ensuite dans l'ordre ci-après : Chat, Porc, Chien, Lapin, Bœuf, Mouton ; et aussi, comme nous venons de le dire, suivant qu'elle est à l'intérieur du canal de Cloquet ou au dehors.

§ 2. — Anomalies congénitales.

1° **Persistance de l'artère hyaloïde et visibilité du canal de Cloquet.** — La persistance de l'artère hyaloïde n'est pas rare à observer après la naissance sur le Poulain, le Veau, le Porc, le Lapin, la Souris ; elle est plus rare sur le Cheval de remonte, c'est-à-dire de 3 à 5 ans, et devient exceptionnelle chez les chevaux d'âge, ce qui permet d'inférer qu'elle se résorbe dans les premières années de la vie. Elle a été également ment constatée sur le Chien et le Chat. Sur le Cheval, on rencontre tantôt l'artère seule, tantôt l'artère enveloppée d'un manchon, parfois assez gros, qui est probablement le canal de Cloquet dont les parois sont épaissies. Ce manchon se présente sous la forme d'un cylindre plus ou moins régulier, parfois interrompu et formant cône saillant en avant de la papille ou en arrière du cristallin, comme Möller l'a vu sur le Bœuf et nous sur le Cheval, cylindre de teinte opalescente, un peu diaphane, atteignant à l'image droite les dimensions d'un tuyau de plume d'oie. L'artère ressemble à un vaisseau fin, nettement rouge, parfois brun ou gris blanc. Son insertion a lieu au centre de la papille ou près du limbe inférieur par plusieurs branches. L'insertion antérieure a lieu au pôle du cristallin ou à la périphérie par un faisceau de fibrilles. Lorsqu'elle forme un câble complet, elle oscille dans les mouvements de l'œil comme une corde mollement tendue, ce qu'explique la fluidité du vitré à l'intérieur du canal de Cloquet. En même temps que ces anomalies, on en trouve d'autres telles que cataracte polaire postérieure et lenticône, lesquelles, moins fréquentes dans l'âge adulte, se résorbent donc également au cours du premier âge. La vision ne semble pas affectée (fig. 172).

Diagnostic. — Pour bien examiner les attaches de l'artère

yaloïde au cristallin, et d'une manière générale toute la région antérieure du vitré, pratiquer *l'examen latéral avec éclairage direct à l'ophtalmoscope*, qui consiste à éclairer les milieux à l'ophtalmoscope comme à l'ordinaire, mais à regarder en se plaçant sur le côté du miroir et non derrière l'ouverture centrale. De fins tractus d'attache, ou formant réseau comme s'il s'agissait de la trame même du vitré, appa-

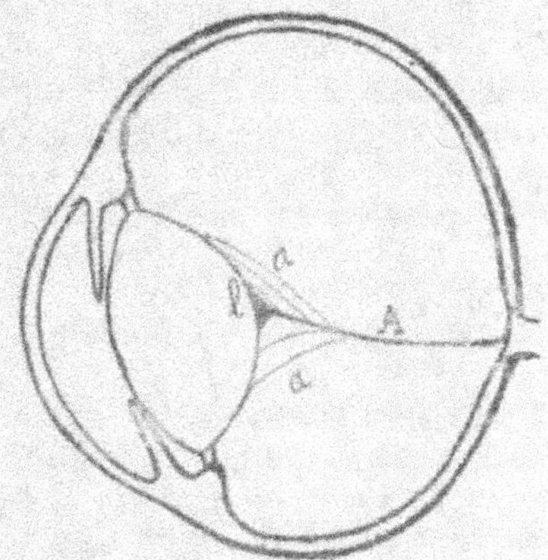

Fig. 172. — Persistance congénitale de l'artère hyaloïde *A*, et de ses attaches *a*, *a*, au cristallin; *l*, lenticône. OEil de Cheval.

raissent alors qu'ils passent inaperçus par les autres moyens d'investigation.

2° **Colobome**. — Hess a signalé chez le Porc l'existence d'un colobome du vitré, entaille dans laquelle s'engageait un pli de la rétine...

§ 3. — Parasites du vitré et corps étrangers.

Leese a trouvé dans l'Inde à l'autopsie d'un Chameau deux petites *filaires* dans le vitré que Raillet et Henry ont identifiées sous le nom de *Thelazia Leesei*. L'œil atteint présentait les signes suivants : photophobie, larmoiement, opacité légère de la cornée et du cristallin, bride fibreuse dans la chambre. L'acuité visuelle était conservée. Dans le sang, des embryons de filaire...

Dans le vitré du Porc, on a rencontré aussi le *cysticercus cellulosæ*.

Pour les *corps étrangers*, voy. Yalite.

§ 4. — Opacités du vitré.

1° **Hématomes**. — Le sang peut envahir le vitré localement ou s'y diffuser. Dans ce dernier cas, l'œil est généralement inéclairable. Dans le premier, les taches, flaques ou filaments siègent de préférence en avant et semblent provenir du corps ciliaire, ou en arrière et sont, selon toute apparence, d'origine rétinienne ou papillaire. Si l'hématome est abondant ou antérieur, il donne à la pupille vue à l'œil nu et un peu à distance un reflet rougeâtre. S'il y a seulement des filaments sanguins, on mettra leur couleur en évidence en pratiquant l'examen indiqué ci-dessus (§ 2, 1°).

Chez l'Homme, on les rencontre soit sur les adolescents où ils sont à répétition et ont tendance à inonder le vitré en entier : leur pathogénie est très obscure (hémophilie); soit dans l'âge mûr où l'on tend de plus en plus à les rattacher aux hémorragies sous-arachnoïdiennes et cérébrales (Terson) dont ils constituent en quelque sorte un signe diagnostique (*syndrome de l'hématome du vitré* ou *oculo-cérébral*). La ponction lombaire est cependant plus affirmative.

Les hématomes ont été signalés chez le Cheval et le Chien à la suite de *traumatismes*. Ils sont relativement fréquents dans les *irido-cyclites* et *irido-choroïdites* de tous les animaux. Leur gravité dépend de leur volume, la résorption étant rarement complète et leur organisation amenant facilement le décollement de la rétine. Pröbsting injectant du sang dans le vitré de Lapins constata que la couleur rouge disparaît assez facilement, que le caillot se résorbe en partie, s'organise pour le reste et laisse des filaments blanchâtres adhérents à la rétine, qui donnent l'image ophtalmoscopique de l'affection décrite chez l'Homme sous le nom de *rétinite proliférante* et dont il cherchait à éclaircir la pathogénie : thèse actuellement admise.

2° **Poussières, flocons, filaments, membranes**. — Les *poussières* forment des nuages qui donnent au vitré l'aspect de l'urine jumenteuse et au fond de l'œil une teinte jaune sale qui en uniformise les différentes régions dans une image floue. *Flocons, filaments, membranes* restent généralement indépendants s'ils ne sont pas trop abondants et laissent voir partiellement le fond de l'œil. Ce sont des exsudats originaires du corps ciliaire et de la choroïde enflammés. Leur mobilité très accusée dénonce la liquéfaction du vitré et par conséquent l'altération de ce milieu. Toutes ces opacités sont fréquemment trouvées sur le Cheval, dans la proportion de 10 à 15 p. 100, surtout à partir de 4 ans.

3° **Synchisis étincelant, scintillant**. — Ici, les opacités sont brillantes et ressemblent à des paillettes métalliques lancées dans le vitré à chaque mouvement des yeux. Leurs déplacements sont si rapides qu'ils supposent un vitré absolument liquéfié, d'où le nom de synchisis. Elles sont formées de cristaux de cholestérine, de tyrosine, de sels de chaux, de phosphate, de gouttelettes de graisse, de margarine...

On les a rencontrées assez souvent à l'ouverture d'yeux de Chevaux atteints d'irido-cyclite. Les cas cliniques de synchisis sont plus rares : Berlin en rapporte deux relevés, l'un sur un Cheval où les paillettes blanches ou jaune clair occupaient tout le vitré et donnaient au fond de l'œil l'aspect d'un ciel étoilé, l'autre sur un Pigeon. Brocq-Rousseu observa aussi l'affection sur le Cheval, Gray et Jakob sur le Chien. Elle peut être acquise ou congénitale. Expérimentalement, Panas l'a produite chez le Lapin en lui faisant ingérer de la naphtaline. Les corps miroitants étaient exclusivement composés de cristaux de sulfate et de carbonate de chaux.

Chez l'Homme, on a vu les paillettes envahir l'humeur aqueuse, le cristallin, la choroïde,..., ce qui a fait attribuer entre autres causes l'affection à une dégénérescence des tissus reconnaissant pour origine première les diathèses, la sénilité...

L'affection laisse parfois la vision intacte, mais elle peut aussi déterminer la cécité. La *gravité* des opacités du vitré en général doit se juger beaucoup plus du point de vue des causes qui les produisent que de celui de leur présence sur le trajet des rayons lumineux. On *interviendra*, s'il y a lieu, par l'auto- ou mieux l'hétéro-sérothérapie, les injections sous-cutanées d'hémostyl, les purgatifs et diurétiques...

§ 5. — Yalite.

L'inflammation du vitré existe-t-elle? Ce n'est pas douteux. Elle peut être septique ou aseptique, primitive ou secondaire. On a déterminé des altérations primitives expérimentales en portant un corps étranger septique dans le vitré. Sur le Chien, le Chat, le Lapin, Haensell a montré qu'autour d'un fil de coton ou de plomb introduit il se forme dès la première heure un léger trouble qui enveloppe le corps étranger comme un cocon et se perd insensiblement dans le vitré avoisinant. Ce trouble peut se localiser et se résorber, mais il peut aussi progresser en intensité et en étendue; l'inflammation envahit alors la rétine et le tractus uvéal : c'est le début d'une panophtalmite. L'expérimentation a montré aussi que les corps étrangers oxydables, non septiques, comme le mercure, le cuivre, le nitrate d'argent, l'essence de térébenthine introduits dans le vitré, produisent la suppuration. D'un autre côté Sattler a fait connaître que le sérum sanguin d'un animal injecté dans le vitré ou la chambre antérieure d'un animal de la même espèce ne provoque aucune réaction oculaire. Il agit, au contraire, comme toxique dans les yeux des espèces différentes et amène des troubles vitréens, des inflammations rétiniennes et uvéales et parfois de l'hypertonie. Pour le vitré du Lapin, le sérum de Bœuf est le plus toxique, puis viennent par ordre décroissant celui du Chat, de la Chèvre, de la Poule, du Cochon d'Inde. Même résultat chez le Singe avec le sérum de Chat. Le chauffage n'atténue pas l'action des sérums.

Les hyalites spontanées primitives sont rares. Elles sont le fait de traumatismes, de corps étrangers, d'infections endogènes. Les plus fréquentes sont celles qui sont consécutives aux uvéites.

CHAPITRE XIV

PAUPIÈRES

§ 1. — Anatomie et physiologie.

Les PAUPIÈRES proprement dites, l'une supérieure, l'autre inférieure, sont deux voiles mobiles dans le sens vertical, qui ferment l'ouverture orbitaire au devant de l'œil. Elles s'attachent sur le pourtour de l'orbite. La supérieure est de beaucoup la plus grande et la plus mobile chez les Mammifères. C'est le contraire chez les Oiseaux.

Leur face externe, recouverte d'une peau fine, est lisse et convexe dans tous les sens dans l'état de fermeture. Dans l'état d'ouverture au contraire, la paupière la plus mobile est plissée parallèlement à l'arcade orbitaire, tandis que la moins mobile reste lisse. Leur face interne est tapissée par la conjonctive (conjonctive palpébrale). Par leur bord libre, les paupières forment la fente palpébrale, boutonnière plus ou moins ouverte, mais toujours proportionnellement moins chez les animaux Mammifères que chez l'Homme (l'Éléphant a la plus ouverte, le Chameau la moins ouverte d'après Pütter). La commissure temporale forme un angle à sommet légèrement arrondi, tandis que la commissure nasale représente une courbe à trois arcs, le moyen, petit, logeant la caroncule lacrymale. L'ouverture palpébrale est complètement circulaire sur les Oiseaux. Dans l'état d'ouverture normale, la paupière supérieure du Cheval s'avance de quelques millimètres sur la cornée tandis que l'inférieure en affleure le bord. Il en est à peu près de même chez le Chien. La sclérotique n'est ainsi à découvert que près des commissures.

Les bords palpébraux, convexes, sont d'épaisseur inégale : le supérieur est plus épais que l'inférieur. D'autre part, dans chacun d'eux l'épaisseur est la plus grande dans la région d'implantation des cils et la plus faible près de la commissure temporale. Ici, ils sont presque coupants et s'appliquent très étroitement sur le globe dont ils débordent à peine le niveau. Près de leur marge externe, et dans leur région moyenne, s'insèrent les *cils*, forts à la paupière supérieure où ils se disposent sur trois ou quatre rangs, fins à l'inférieure où ils ne se distinguent bien des poils de la peau que sur le Bœuf, la Chèvre, le Mouton. Ils sont remplacés par de petites plumes

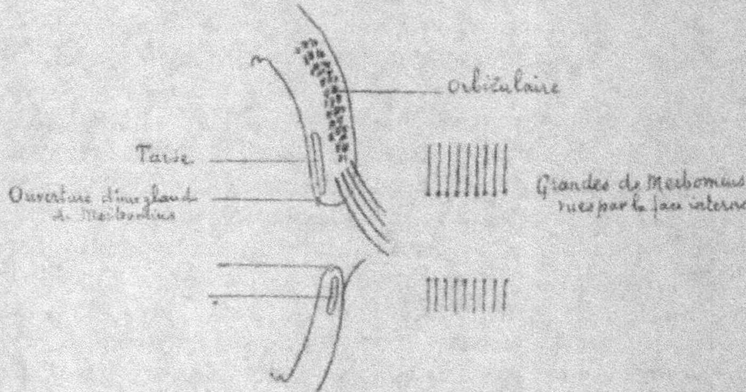

Fig. 173. — Coupe schématique des paupières du Cheval.

sur les Oiseaux, où les paupières sont quelquefois nues (Perroquets). Près de la marge interne se trouve une lignée de points de couture, bien visibles chez le Cheval, représentant les ouvertures des *glandes de Meibomius*. Celles-ci forment à la face interne de chaque paupière une rangée régulière de petits palis perpendiculaires au bord libre, de couleur blanc rougeâtre, légèrement saillants sur la muqueuse. Elles sont plus grandes à la paupière supérieure qu'à l'inférieure. Elles sont moins développées sur les autres Mammifères et manquent même chez le Chameau, l'Éléphant (Richiardi) et aussi chez les Oiseaux. Au niveau des angles formés par la réunion des arcs de la commissure nasale, et sur la face muqueuse, se trouvent les ouvertures des conduits lacrymaux.

Structure. — Les paupières ont pour charpente des lames de tissu fibreux, attachées par leur partie excentrique au pourtour de l'orbite et épaissies près des bords libres (*tarses*) auxquels ils donnent la rigidité voulue pour qu'ils ne se froncent pas sous l'influence des contractions du muscle orbiculaire. Chez les animaux domestiques, les tarses sont moins développés que chez l'Homme et les Singes. Sur le Cheval, le supérieur, de 8 millimètres environ de hauteur, est un peu plus large que l'inférieur qui n'en a que 4 à 5 (fig. 173). Dans leur épaisseur sont creusées les glandes de Meibomius (celles du Porc siégeraient à leur face antérieure), acineuses chez les Équidés, tubuleuses chez le Porc, en grappe chez le Chien, dont le produit est destiné à faciliter le glissement des paupières et à empêcher l'action irritante des larmes. Au niveau des bords palpébraux existent aussi des glandes sébacées rattachées aux cils.

MUSCLES DES PAUPIÈRES. — A la face externe de la charpente fibreuse se trouvent les fibres du *muscle orbiculaire*, beaucoup plus nombreuses et plus développées à la paupière supérieure qu'à l'inférieure. Elles se réunissent près des commissures sur de petits tendons, dits *ligaments palpébraux*, qui s'attachent sur l'orbite. Sur le Cheval, l'orbiculaire est recouvert directement par le revêtement cutané sans interposition de graisse ni de tissu conjonctif lâche, ce qui rend la peau peu mobile et la région peu apte à certaines opérations plastiques. A la face interne de la charpente supérieure se trouve chez tous les Mammifères, les Cétacés exceptés, le tendon épanoui du *releveur de la paupière supérieure* qui s'attache sur le tarse. Mais il n'y a pas d'*abaisseur de la paupière inférieure*. Ce muscle n'existe que sur les Oiseaux où, la paupière inférieure étant plus développée et plus mobile que la supérieure (elle est souvent la seule mobile), il est plus puissant que le releveur. Il prend comme lui son insertion dans le fond de l'orbite. Alors que ces muscles sont striés chez les Mammifères, ils sont lisses chez les Oiseaux.

L'*innervation* des muscles palpébraux est assurée, pour l'orbiculaire par le nerf facial (VII⁰ paire), et pour le releveur ou l'abaisseur par l'oculo-moteur commun (III⁰ paire) (Voy. tableau de l'innervation des muscles oculaires, Chap. XVII). La *vascularisation* des paupières est assez riche. Le sang amené de différents côtés s'en retourne en partie par la veine lacrymale, en partie par l'angulaire de l'œil.

Le CORPS CLIGNOTANT, paupière clignotante ou troisième

paupière des Mammifères, est situé entre la paroi nasale de
l'orbite et le globe oculaire. C'est un cartilage incurvé pour
épouser la rotondité de l'œil, figurant assez bien chez le
Cheval et le Chien une hache dont la partie amincie et
élargie est antérieure et recouverte par la conjonctive, tandis
que la tête ou base, épaissie et étroite, est située plus profondément et s'appuie sur une boule graisseuse, prolongement

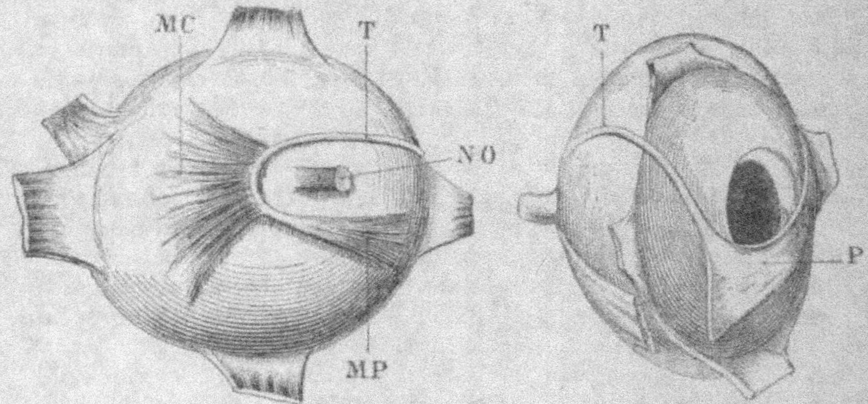

Fig. 174 et 175. — Muscles moteurs de la membrane nictitante des
Oiseaux (Motais).

MC, muscle carré; MP, muscle pyramidal; T, T, tendon du muscle pyramidal; P, membrane
nictitante; NO, nerf optique.

du coussinet adipeux de l'orbite. Ses mouvements sont pas-
sifs et assurés indirectement par le muscle choanoïde ou
rétracteur du bulbe ; en tirant le globe au fond de l'orbite,
il comprime le coussinet adipeux qui fuit en avant, en repoussant le corps clignotant. Lorsque la contraction du choanoïde
cesse, le corps clignotant reprend sa place. Müller a décrit de
petits muscles à fibres lisses de la paroi antérieure de l'orbite,
retrouvés par Sappey, dont l'action motrice sur la 3ᵉ paupière
reste problématique...

Le développement du corps clignotant est en raison
inverse de la facilité qu'ont les êtres de se frotter et de se
nettoyer les yeux. Très grand chez les Equidés et les Ruminants, il est réduit chez le Chien, plus encore chez le Chat et
rudimentaire sur les Singes et l'Homme (pli semi-lunaire).

Dans l'état de repos, il apparaît sous la forme d'un mince croissant parfois pigmenté, parfois rosé. Il est toutefois plus visible, plus saillant dans certaines races de Chiens : Terre-Neuve, Saint-Bernard... chez lesquelles il arrive jusqu'au bord nasal de la cornée. Sur les Oiseaux, le corps clignotant est membraneux et prend le nom de *membrane nictitante*. Mû par des muscles spéciaux : *muscles carré et pyramidal* (fig. 174, 175), il joue un rôle beaucoup plus actif que chez les Mammifères.

Les paupières ont pour rôle de protéger l'œil, en particulier la cornée, contre les injures extérieures et de maintenir celle-ci constamment humide, condition essentielle de sa transparence parfaite. Elles le remplissent passivement du fait de leur présence, mais d'une façon beaucoup plus active par le clignement dont elles sont animées, acte réflexe déterminé par la sensation de sécheresse, de corps étrangers, de gaz irritants.. Leur fermeture est provoquée par la contraction du muscle orbiculaire qui se fait progressivement de la commissure temporale vers la commissure nasale en chassant les larmes et les souillures vers les fentes lacrymales. Dans l'état normal, la coaptation des bords est complète. Leur ouverture résulte du relâchement de l'orbiculaire et de la contraction du releveur de la paupière supérieure, qui n'agit ainsi que grâce à la présence du globe qui remplit le rôle de poulie de renvoi. Si le globe manque, la paupière est tirée vers le fond de l'orbite.

§ 2. — **Anomalies dans la conformation et la position des paupières, d'origine congénitale ou acquise.**

1º **L'ablépharie** ne semble pas avoir été signalée sur les animaux comme anomalie congénitale; mais, partielle, elle est quelquefois acquise et la conséquence de traumatismes.

2º La **microblépharie** est liée à la microphtalmie.

3º Jakob a rapporté le cas d'un **colobome** congénital de la paupière inférieure du Chien ressemblant à une fente en V. On l'a vu sur des Lapereaux issus de Lapines ayant absorbé de la naphtaline pendant qu'elles étaient pleines (fig. 176).

4º Heichlinger a décrit un **dédoublement** de la paupière

inférieure... sur un Poulain, l'une fut enlevée au bistouri.

5° Les paupières peuvent être soudées par leur bord libre :
complètement (ankyloblépharon), incomplètement (blépharo-

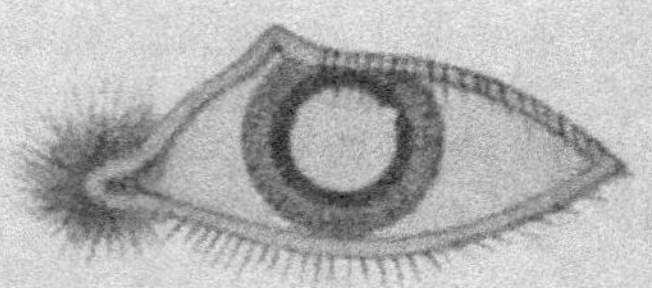

Fig. 176. — Colobome de la paupière supérieure
et petit colobome atypique de l'iris chez le Lapin (Pagenstecher).
Malformations congénitales déterminées par intoxication naphtalinique de la mère
en état de gestation.

phymosis); ou bien avec le bulbe oculaire par leur face conjonctivale (symblépharon). L'ankyloblépharon est le plus
souvent congénital et la règle chez les Carnivores nouveau-

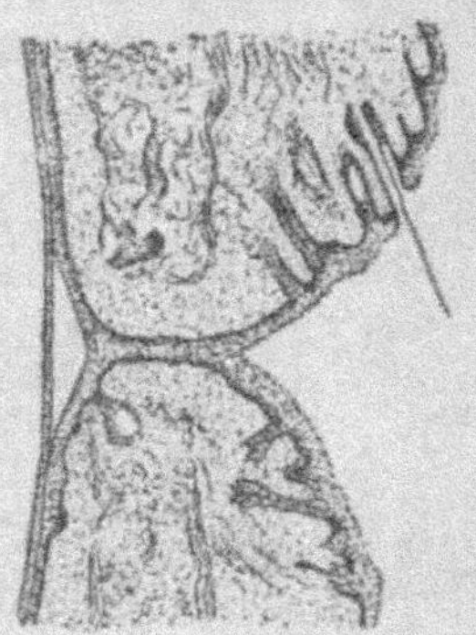

Fig. 177. — Coupe verticale
des bords palpébraux d'un
fœtus de Cheval montrant
leur union normale. Anky-
loblépharon fœtal (Dexler).

nés dont les paupières ne se séparent que du 10ᵉ au 15ᵉ jour (fig. 177).
On l'a constaté aussi sur le Porc et
le Cheval. Il n'y a pas lieu d'intervenir pendant la période de soudure
physiologique chez les Carnivores.
Si l'opération est jugée nécessaire,
on procédera comme le fit Leblanc,
de Lyon, sur un Chien atteint d'ankyloblépharon persistant double :
soulever les paupières pour y faire
un pli, pratiquer une petite boutonnière sur la ligne très apparente du
sillon de soudure, introduire une
sonde cannelée et débrider suivant
le sillon. L'ankyloblépharon acquis
est très généralement chirurgical
et consécutif à la tarsorraphie.

6° Le blépharophimosis (rétrécissement) siège ordinairement à l'angle temporal et détermine un rétrécissement de la
fente palpébrale. Chez l'Homme, il est plus apparent que réel,
étant constitué non par une soudure des paupières, mais par
un repli de la peau qui s'avance devant l'angle temporal et

qu'on rencontre sur les personnes souffrant de larmoiement chronique et de spasme palpébral. On y remédie, le cas échéant, en débridant l'angle temporal d'un coup de ciseau et en suturant les bords cutanés et conjonctivaux de chaque plaie palpébrale (*canthoplastie*).

7° Le **symblépharon** congénital a été observé sur le Chien (Vachetta), le Chat (Leblanc, Rivabella), à la paupière supérieure. Il est partiel, ou total et alors le cul-de-sac conjonctival n'existe plus. La paupière peut recouvrir la plus grande partie de la cornée. Dans le cas de Leblanc, il était partiel, bilatéral et symétriquement placé vers l'angle temporal où il présentait le même développement; correspondant aux soudures, il y avait deux entropions, toutes particularités qui font penser plutôt à une anomalie congénitale qu'à une adhérence acquise par brûlure... comme l'auteur en a émis l'hypothèse. Dans l'observation de Vachetta, il existait concomitamment d'autres anomalies congénitales. L'intervention consiste à libérer la paupière du globe auquel elle adhère, avec un fin couteau de Graefe, et à la mobiliser fréquemment jusqu'à cicatrisation des plaies cruentées, préalablement enduites de pommades antiseptiques.

8° Il y a **lagophtalmie** (de *lagos*, lièvre : les lièvres, dit la fable, dorment les yeux ouverts) lorsque l'occlusion des paupières reste incomplète. La portion de cornée ou de conjonctive correspondant à l'espace intermaginal des paupières, exposée constamment à l'air, s'irrite et peut devenir le siège de graves altérations. La conjonctive s'épaissit, la cornée se dessèche, s'opacifie, se nécrose et se perfore. Les larmes n'étant plus poussées vers l'angle interne par le rapprochement complet des paupières, s'écoulent en dehors en irritant la peau. Les causes les plus ordinaires sont l'ectropion, l'exophtalmie, mais on l'observe aussi dans la paralysie de l'orbiculaire (Nogès sur le Bœuf, Stockfleth et Gotti sur le Cheval). Les traumatismes des paupières avec perte de substance suffisante la déterminent également. Le *traitement* s'attachera d'abord à éloigner la cause et si cela n'est pas possible on préviendra le dessèchement de la cornée par l'application de pommades ou l'instillation fréquente de collyres huileux. On interviendra plus activement encore en pratiquant, comme le fit Valude sur des Chiens, la *tarsorraphie*.

9° **Le trichiasis** (de *thrix*, *tricos*, cheveu) est la déviation congénitale ou acquise, partielle ou totale, des cils vers le globe oculaire qu'ils irritent, d'où larmoiement, hyperémie conjonctivale, opacification et ulcération même de la cornée. Congénital, il se rencontre chez le Chien, surtout dans les races miniatures, où il a tendance à être héréditaire, et occasionnellement sur le Chat et les Oiseaux (Gray). Acquis, il est généralement une conséquence des blessures déformantes du bord libre des paupières. On peut le rencontrer sur tous les animaux. Lorsqu'il est partiel, l'arrachement avec une pince à épiler des cils déviés, ou leur excision aux ciseaux, est une intervention utile, mais qui n'est que temporaire. On peut à l'exemple de ce qui se fait chez l'Homme détruire les bulbes, au cautère, s'il n'y a que quelques cils déviés. Sur les Equidés Jewiejenko eut recours à l'ablation du champ portant les cils : deux sections verticales de 1 centimètre délimitèrent la portion de bord ciliaire à exciser, une section intermarginale sépara de la conjonctive la peau portant les cils qui fut enlevée, après quoi on réunit les lambeaux. Si le trichiasis est total, son traitement est lié à celui de l'entropion (fig. 178).

10° **La procidence de la troisième paupière** peut être telle que la cornée soit complètement masquée. Elle est le plus souvent bilatérale. Congénitale, elle est permanente. Acquise, elle est plutôt temporaire comme dans les différents états de débilité où elle coïncide avec l'énophtalmie, comme dans le tétanos. Elle peut aussi être clonique et s'accuser sous l'influence de certaines excitations, la marche, par exemple : la cause est probablement d'origine nerveuse. Lorsque la procidence est unilatérale, elle est sans doute l'effet d'une néoplasie orbitaire. Dans un cas de procidence double observé sur un Cheval qui ne marchait plus qu'avec hésitation, Krait fit l'ablation partielle des cartilages : après, les yeux paraissaient anophtalmes (fig. 189).

11° **Entropion.** — L'enroulement des paupières du côté de leur face muqueuse est une affection fréquente sur le Chien qui y est prédisposé d'une manière générale par la faible hauteur du tarse, mais qu'on rencontre plus particulièrement dans certaines races à peau lâche et abondante sur la tête : grand Danois, Saint-Bernard, Saint-Germain, dogues, Pomé-

raniens... On le constate aussi sur les Equins, le Chat et
même le Lion. Il siège de préférence à la paupière inférieure
et dans sa moitié temporale, mais on le trouve aussi à la supérieure et sur les deux en même temps. Il détermine par l'irritation de l'œil des symptômes réactionnels : larmoiement,
photophobie, qui attirent les premiers l'attention, et, dans la

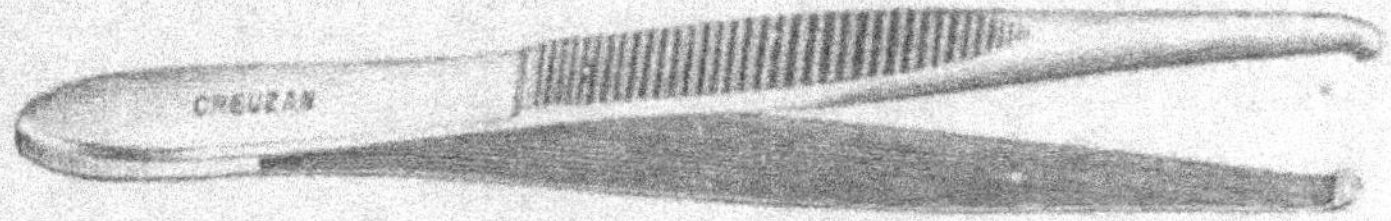

Fig. 178. — Pince à épiler.

suite, des lésions conjonctivales et surtout cornéennes pouvant aller jusqu'à l'ulcération.

Etiologie. — L'entropion est congénital ou acquis. *Congénital*, c'est une malformation qui, comme les autres de même
origine, a tendance à être familiale, héréditaire : observations
d'Haltenhoff sur le Chien. On l'a signalé également sur les

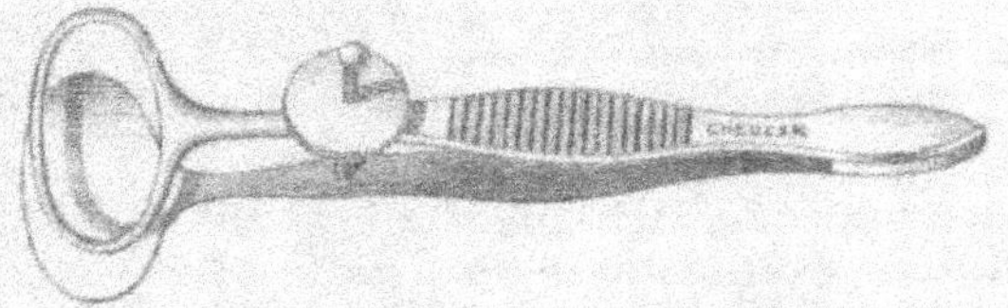

Fig. 179. — Pince fenêtrée de Desmarres.

Equidés (1). *Acquis*, il provient directement ou indirectement
de la photophobie, quelle qu'en soit l'origine, et la photophobie est un spasme tonique de l'orbiculaire. L'entropion
est donc essentiellement spasmodique, spastique, toutes les
autres causes invoquées n'étant qu'occasionnelles : la gale
des paupières n'aboutit à l'entropion que par l'irritation
conjonctivale que détermine le grattage ; la cassure mécanique des paupières, les cicatrices vicieuses de la muqueuse
palpébrale... n'amènent l'entropion que par l'irritation cornéenne que produisent les poils ; et l'énophtalmie n'agit pas
autrement. Et s'il est particulièrement fréquent sur les

____

(1) Sur l'enfant il est nasal.

Chiens c'est sans doute parce que dès leur jeune âge ils n'échappent guère à la « maladie », génératrice constante peut-on dire de photophobie par toxémie ou infection conjonctivo-cornéenne, qu'ils ont l'habitude de fermer les paupières dès qu'ils sont au repos, ce qui, comme Magnin en a émis l'hypothèse, peut provoquer chez certains maintenus longtemps enfermés : chiens de meute, de garde, d'appartement, un état d'hypertonicité du sphincter aboutissant au renversement du bord palpébral. Sur les Équidés l'entropion est

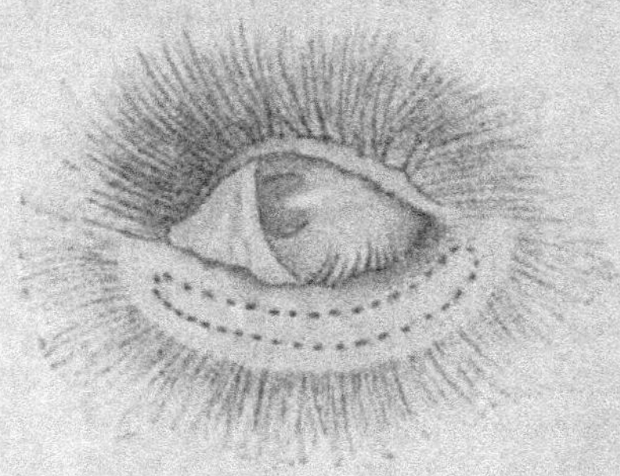

Fig. 180. — Opération de l'entropion sur le Chien. Le lambeau cutané à exciser est limité par deux incisions (Cadiot et Almy).

relativement commun à la paupière inférieure dans les régions tropicales où les mouches harcèlent les yeux (Général Smith). La *gravité* de cette malformation vient de ce qu'elle ne peut guérir seule, qu'une fois opérée elle est sujette à récidiver et peut amener finalement l'opacification de la vitre.

Traitement. — Il est exclusivement chirurgical. Les nombreux procédés imaginés ont pour objectif de raccourcir la peau de la paupière, dans la région inversée, de la quantité voulue pour que le bord palpébral et les cils reprennent leur position normale. On arrive à ce résultat soit par la cautérisation qui laisse une cicatrice rétractile, soit par suture à la base d'un pli de peau, soit par excision d'un lambeau de peau et réunion des lèvres de la plaie.

La *cautérisation actuelle* demande l'anesthésie générale. La résolution étant complète, repérer au moyen du crayon dermographique la ligne d'inflexion de la paupière, puis étaler celle-ci au moyen de la pince de Desmarres. Tracer

alors avec le cautère préalablement porté au rouge sombre
et ramené au gris par refroidissement une raie de feu entre
la ligne d'inflexion de la paupière et le bord ciliaire, mais plus
près de celle-là que de celui-ci, et qui dépasse les limites
nasales et temporales de l'entropion. Cautériser en dirigeant l'instrument de la partie la plus infléchie vers celle qui
l'est le moins, c'est-à-dire, pour la paupière inférieure qui
est le plus souvent atteinte, en allant de l'angle temporal vers

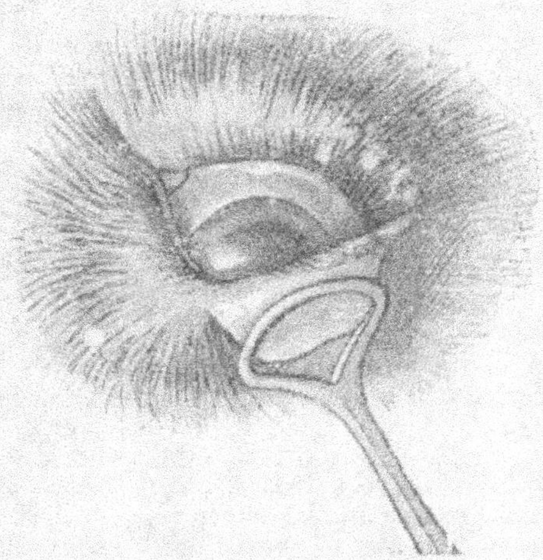

Fig. 181. — Le lambeau à exciser est maintenu par des pinces.

le nasal. Passer ainsi plusieurs fois dans la même raie de feu
et s'arrêter quand le tarse s'est redressé sous l'action du calo-
rique. Une seule ligne de feu suffit; cependant, quand la
partie infléchie est relativement grande et atteint près d'un
centimètre, la surface cautérisée doit être plus large. La
pince de Desmarres facilite l'opération et protège l'œil contre
les échappées et le rayonnement. Les soins consécutifs consistent à mettre l'animal dans l'impossibilité de se gratter, et à
prévenir l'infection de l'œil par les vaccins et sérums antivirulents. Les suites de l'opération ont une durée de 18 à
25 jours (Magnin) (fig. 179).

On utilise la *suture* lorsque le propriétaire de l'animal refuse
l'intervention sanglante. Faire un pli de peau parallèle au
bord de la paupière et suffisant pour que disparaisse l'entro-

pion ; pratiquer à la base une suture serrée. Au bout de quelques jours, le pli cutané se mortifie et la paupière reprend sa forme normale. Cette intervention ne nécessite, comme la suivante, que l'anesthésie locale.

L'*excision* est le procédé classique. Faire au moyen de pinces à béquilles ou à verrou un pli de peau parallèle au bord libre de la paupière redressée et dans son voisinage immédiat, soit à un demi-centimètre, en proportionnant son étendue en largeur et longueur aux dimensions de l'entropion. Puis, au moyen des ciseaux ou du bistouri, exciser ce lambeau de peau à la base. Suturer les bords de la plaie. On peut aussi (Marlot) placer quelques épingles à la base du pli, l'exciser et terminer par une suture entortillée. Si l'entropion siège dans la partie temporale des deux paupières, exciser un croissant de peau en haut et un en bas ou bien un seul embrassant l'angle temporal (180, 181) (1).

12° **Ectropion**. — C'est la malformation inverse de la pré-

(1) Par l'*alcoolisation des terminaisons nerveuses*, on obtient des parésies si elles sont motrices, des anesthésies si elles sont sensitives. Cette action de l'alcool, utilisée en nombre de circonstances dans la thérapeutique humaine, permet d'éviter des interventions sanglantes. C'est ainsi que dans les cas d'*entropion spasmodique*, l'injection en traînée tout le long du bord libre de la paupière, à 3 millimètres environ de ce bord, et sous la peau, d'abord de 1/2-3/4 de centimètre cube d'une solution de novocaïne à 4 p. 100, puis 5-10 minutes après de la même quantité d'alcool à 80 p. 100, ramène en place en une huitaine de jours le bord palpébral. Intervention indolore, ne produisant qu'un peu d'œdème. Même effet dans le *trichiasis*. Le *blépharospasme* et les *tics de la face* bénéficient du même traitement, les injections étant alors faites dans la région de la tempe, à raison de 4 cc. de novocaïne à 2 p. 100 et de 4 cc. d'alcool à 80°. Le nerf facial est ici visé (Weekers).

C'est ainsi que pour préserver la cornée contre l'infection et l'ulcération dans la kératite par lagophtalmie, dans la k. neuroparalytique, dans l'exophtalmie...... on remplace la *tarsorraphie*, la *blépharorraphie* (voyez p. 185, 186 et ci-dessus) par l'alcoolisation des terminaisons de l'oculo-moteur commun dans le releveur de la paupière supérieure, qui produit en quelques minutes un ptosis durant plus d'un mois et qu'on peut provoquer de nouveau si la chose est nécessaire ; pratique qui a l'avantage de la simplicité, de la rapidité, et de permettre la surveillance de l'œil et la continuation d'une thérapeutique utile. Injection dans la paupière supérieure, au niveau de l'insertion du releveur palpébral, de 1 cc. d'alcool à 90°, additionné de quelques gouttes de novocaïne (Salvati).

C'est ainsi qu'on combat les névralgies du trijumeau en portant suivant le cas l'alcool aux différents points d'issue, superficiels ou profonds, des branches terminales du nerf.....

cédente : le renversement palpébral se fait en dehors. Il
siège très généralement à la paupière inférieure. Il est moins
fréquent que l'entropion. Il a des degrés. On dit qu'il y a
éversion lorsque le bord palpébral ne s'applique plus exactement contre le globe et forme gouttière. Celle-ci se remplit
de larmes qui s'écoulent par les voies naturelles si la fente
lacrymale est restée à peu près en place, mais débordent sur
la peau si elle-même est éversée.

Étiologie. — L'ectropion est paralytique, cicatriciel ou

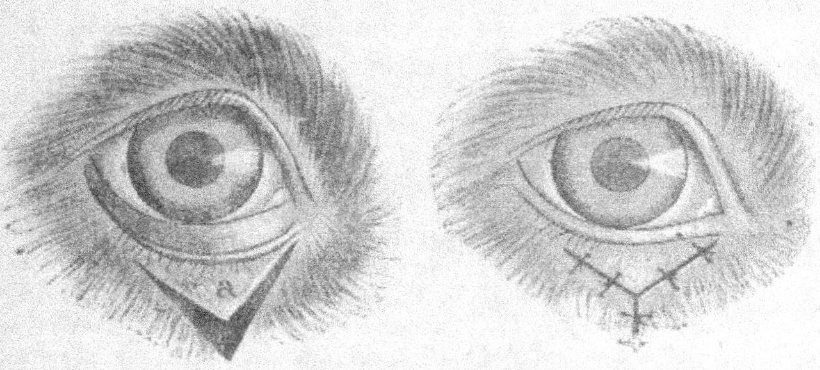

Fig. 182 et 183. — Opération de l'ectropion.
Procédé de Sanson-Wharton Jones (Cadiot et Almy).

mécanique. L'*ectropion paralytique* est consécutif à la
parésie, à la paralysie du muscle orbiculaire ou du nerf facial
qui l'anime. Chez l'Homme, dans la vieillesse, on le rencontre
sous forme d'éversion par manque de tonicité musculaire
(*ectropion sénile*). Egalement, chez certains vieux Chiens et
Chevaux à lèvre inférieure pendante. Il est possible aussi
que l'éversion soit le fait de l'obstruction des voies lacrymales
ou d'un larmoiement chronique, les larmes par leur poids
finissant par amener le relâchement de l'orbiculaire. Dans la
paralysie vraie du facial, l'ectropion fait partie du syndrome
de cette affection.

L'*ectropion cicatriciel* est le mieux caractérisé chez les
animaux. Il est consécutif aux plaies avec perte de substance
de la peau des paupières. Tous les traumatismes aboutissant
à ce résultat peuvent le produire ; c'est le cas des différents

traitements de l'entropion, lorsqu'ils dépassent leur but. Les affections de la peau des paupières avec épaississement du derme et rétraction le déterminent également. L'*ectropion mécanique* est la conséquence de l'exophtalmie, des tumeurs de l'orbite ou du globe repoussant devant elles les paupières...

Quelle que soit son origine, l'ectropion s'accompagne de rougeur et d'épaississement de la conjonctive, de larmoiement, et trouve dans l'irritation de la peau produite par celui-ci une cause nouvelle de développement et de chronicité.

Traitement. — Dans le cas d'éversion, explorer d'abord les voies lacrymales et, le cas échéant, rétablir leur conductibilité. Contre l'ectropion paralytique, essayer la *cautérisation* actuelle de la conjonctive palpébrale pratiquée chez l'Homme en pareil cas, plus maniable que la cautérisation par les caustiques liquides, tel que l'acide azotique utilisé sur le Cheval par Girolano, et suivre la même technique que pour l'entropion. L'*opération* de l'ectropion cicatriciel comporte des procédés variés. Nous n'en décrirons que quelques-uns parmi les plus simples. Sanson-Wharton Jones circonscrit le tissu cicatriciel par deux incisions en V (fig. 182, 183). Le lambeau triangulaire *a* est décollé et mobilisé de la pointe à la base, ce qui lui permet de remonter; puis les lèvres de l'incision sont réunies de façon à obtenir une suture en Y. Dans un cas d'ectropion de la paupière supérieure du Cheval, Truc et Duquet procédèrent ainsi : parallèlement au bord palpébral, incision comprenant toute l'épaisseur de la cicatrice ; décollement et mobilisation des lèvres et de leurs commissures dans un rayon suffisamment grand pour que, en les saisissant par leur milieu et en les tirant à contre-sens en direction verticale, on puisse transformer la plaie horizontale en une plaie verticale qu'on suture. Ils ne réussirent pas à suturer en raison du peu de souplesse de la peau. Mais l'opération est réalisable chez le Chien dont la peau est plus lâche. La *blépharoplastie* est pratiquée soit contre l'ectropion constitué (cas de Truc et Duquet), soit pour le prévenir lorsque des traumatismes récents avec perte de substance des paupières réalisent les conditions de son développement. Dans le premier cas, l'incision de la peau est faite parallèlement au bord ciliaire, au niveau de la cicatrice dont les adhérences avec les plans profonds sont rompues, et prolongée du côté temporal ou nasal jusqu'au niveau de la région choisie pour le prélèvement du lambeau. Dans le second cas, la plaie palpébrale récente est régularisée et prolongée comme ci-dessus. Dans l'une et l'autre circonstances, ramener la paupière dans sa position normale et la réunir à l'autre par des agrafes pour se rendre compte de l'étendue de la plaie à combler et des dimensions à donner au lambeau. Celui-ci est taillé de manière que son pédicule corresponde au niveau de l'incision des paupières. Il est alors rabattu sur la plaie et fixé à ses bords par suture. Pansement au vaccin ou sérum antivirulent.

§ 3. — Troubles dans la motilité des paupières.

Les mouvements d'ouverture et de fermeture des paupières sont commandés par deux muscles antagonistes, l'orbiculaire et le releveur, qui peuvent être en état de spasme ou au contraire parésiés ou paralysés.

1° **Blépharospasme.** — Le blépharospasme produit l'occlusion partielle ou totale des paupières. Il est déterminé par la contraction de l'orbiculaire et se présente sous la forme tonique ou clonique. Le *blépharospasme tonique* existe à l'état permanent ou se produit par accès. Il est fréquent. C'est un réflexe *symptomatique* d'affections oculaires nombreuses : kératites, conjonctivites, irido-cyclites, rétinites... Il traduit la défense de l'œil sensible, douloureux, contre la lumière (photophobie) et les agents extérieurs. Il est assez puissant pour opposer à la main qui explore une sérieuse résistance chez les grands animaux. La pression qu'il exerce sur le globe est parfois telle que la cornée s'œdématie au niveau de la fente palpébrale rétrécie. Il cède à l'anesthésie de la cornée par la cocaïne et disparaît avec la guérison des états qui le déterminent. Son traitement est exclusivement causal. Le *blépharospasme clonique* est beaucoup plus rare. Quelques cas en ont été observés sur le Cheval, la Vache, le Chien. Il est caractérisé par un clignement fréquent, parfois très rapide (180 à la minute), bilatéral, s'accompagnant d'un petit bruit produit par la rencontre des bords palpébraux (cheval) et coexistant généralement avec d'autres symptômes nerveux de la face : frémissements et contractions musculaires s'étendant même à la région du cou, saillies répétées du corps clignotant. Tous signes relevant de l'infection ou de l'intoxication des noyaux bulbaires des nerfs craniens. Sur le Chien, la maladie du jeune âge est souvent en cause. Sur la Vache, c'est après un quatrième vêlage suivi de lochies vineuses et de fourbure que Parant constata l'affection ; les symptômes disparurent quelques jours après qu'on eût irrigué l'utérus. Dans les observations de Mouquet et de Douville sur le Cheval, le spasme se produisait après le travail et disparaissait ensuite avec le repos. Eventuellement, essayer l'hémothérapie, les injections intracérébrales de sérum et vaccin antivirulents...

Chez l'Homme, il existe un blépharospasme, dit *essentiel*, qu'on rencontre chez les nerveux, neurasthéniques, hystériques (*bl. hystérique*) et chez les vieillards (*bl. sénile*). Il est tonique ou clonique et presque toujours bilatéral. Dans la forme hystérique, il existe au pourtour de l'orbite, dans la zone d'émergence des nerfs, des points dont la compression fait cesser le clignement. La forme sénile accompagne souvent les tics de la face.

2° **Paralysie de l'orbiculaire**. — Elle est consécutive à certaines altérations du facial (VII° p.). Chez l'Homme, en dehors des symptômes banaux de l'hémiplégie : déviation des lèvres, affaissement, rétrécissement et immobilité de l'aile du nez en inspiration, l'œil correspondant reste ouvert, grand ouvert (tandis que l'autre se ferme comme à l'ordinaire), *il ne cligne plus*, la paupière inférieure est relâchée, éversée. D'autre part, les paralysies centrales ne s'accompagnent généralement pas de paralysie de l'orbiculaire, alors que celle-ci dénonce plutôt une paralysie faciale périphérique.

Dans les paralysies faciales du Cheval et du Bœuf, les seules à peu près qui aient attiré l'attention des cliniciens et qui soient rapportées dans nos annales, le fond du tableau est sensiblement le même que chez l'Homme, avec cette différence qu'il est complété par la chute de la conque auriculaire correspondant au côté paralysé. Mais le signe de l'œil ouvert, qui ne cligne pas, ne tombe pas toujours sous le sens et il est nécessaire de le provoquer soit par le geste de la main qui menace, soit plus sûrement encore en touchant du doigt la

cornée. Il peut arriver alors qu'au signe cherché, il s'en
ajoute d'autres qui semblent vouloir suppléer à l'absence du
réflexe de fermeture des paupières, réflexe de défense :
Wosshage, touchant la cornée d'un Cheval atteint d'hémiplégie faciale, constate que les paupières ne se ferment pas,
mais il se produit une déviation du globe en haut et en dehors
(action réflexe des muscles droits), connue en ophtalmologie
humaine sous le nom de *signe de Bell*. Dans des circonstances
semblables, Hamoir sur le Cheval et Dutrey sur le Bœuf
déterminent par la menace de la main la saillie du corps clignotant (contraction réflexe du choanoïde), alors que les
paupières restent fixes.

En ce qui concerne les relations plus ou moins étroites
existant entre l'hémiplégie faciale et la paralysie de l'orbiculaire suivant que celle-là est due à des lésions périphériques
ou centrales, nous sommes assez peu renseignés. Dans cinq
cas d'hémiplégie du Cheval, relevés sur des malades atteints
de gourme, ou de suppurations abondantes par blessures de
guerre, et attribués à l'action des toxines sur les noyaux bulbaires, Hamoir ne semble avoir observé la paralysie de l'orbiculaire que dans deux cas. Celle-ci existait dans l'observation
de Wosshage où l'hémiplégie faciale était due à une throm-
bose de l'artère cérébelleuse inférieure.

Ce que les observations nous révèlent plus sûrement, c'est
qu'à l'hémiplégie faciale d'origine centrale est associée, presque invariablement, la ptose de la paupière supérieure, par
conséquent la paralysie du releveur, c'est-à-dire une paralysie
partielle de l'oculo-moteur commun (III° p.). Et cette ptose
semble avoir accaparé l'attention des observateurs aux dépens
de la paralysie de l'orbiculaire.

Diagnostic. — Insistons-y. La paralysie de l'orbiculaire
laisse l'œil ouvert, c'est-à-dire que le réflexe palpébral de
fermeture, clignement, ne se produit plus ni spontanément,
ni si on cherche à le provoquer par la main qui menace ou en
touchant la cornée avec la pulpe du doigt.

Pronostic. — La paralysie de l'orbiculaire produit la
lagophtalmie et ses conséquences graves sur la cornée.

Le *traitement* est causal.

3° **Blépharoptose, ptose, ptosis**. — On désigne ainsi la chute
de la paupière supérieure qui recouvre l'œil ou l'orbite plus

que dans l'état normal. Elle est *symptomatique* d'états locaux ; énophtalmie, atrophie du globe, microphtalmie... ; on peut encore la dire *mécanique*. Elle est *sympathique* lorsqu'elle résulte de lésions paralytiques du nerf sympathique. Les expériences sur les animaux de Pourfour du Petit, de Claude Bernard, ont démontré sa possibilité, et les faits de Ogle, Panas..., recueillis sur l'Homme, sa réalité clinique. Les traumatismes accidentels ou opératoires, les tumeurs ganglionnaires ou autres comprimant le nerf dans son trajet cervical et même intra-thoracique peuvent la déterminer. Elle est alors d'intensité moyenne, unilatérale ordinairement, et accompagnée de myosis avec réactions normales de la pupille, d'énophtalmie et d'hypotension légères (syndrome de la paralysie du sympathique. Voy. aussi Énophtalmie). Enfin la ptose est *paralytique* lorsqu'elle est le fait de la paralysie du releveur de la paupière supérieure par lésion directe du muscle, ou du nerf (III⁰ p.) qui l'anime : traumatismes et tumeurs de l'orbite, ou encore par lésion des centres nerveux : tuberculose généralement sur les Bovins ; toxinémie dans les maladies infectieuses, les grandes suppurations ; intoxication alimentaire expliquant que dans une même unité Lemétayer ait hospitalisé à un jour d'intervalle deux Mulets pour paralysie faciale, l'un avec ptose et l'autre sans ptose. On a vu précédemment qu'hémiplégie faciale et ptose sont fréquemment associées. Il n'est pas rare que ce soient des symptômes passagers. Le *traitement* est causal. Dans les cas invétérés de l'Homme, on a recours à l'opération du ptosis.

§ 4. — Tumeurs.

A) *Des paupières proprement dites.*

Les néoplasies particulières aux paupières sont l'orgelet et le chalazion qu'on rencontre le plus souvent à la paupière supérieure chez le Chien, le Cheval, assez rarement d'ailleurs. L'*orgelet* est un kyste sébacé de la base des cils. Suivant le cas, on le vide en le pressant entre les mors d'une pince, en le ponctionnant au bistouri ou en l'excisant avec des ciseaux au ras de sa base s'il fait une saillie suffisante. Le *chalazion* est un kyste des glandes de Meibomius, à contenu d'aspect gélatineux, parfois crétacé, dont le volume peut atteindre celui d'une noisette sur le Cheval.

Il fait saillie sur les deux faces des paupières, mais d'une façon plus marquée généralement du côté conjonctival, et déforme aussi les bords ciliaires. On le produit expérimentalement sur le Lapin (fig. 184), en injectant dans la paupière des bouillons de cultures diverses (Boucheron), ou en inoculant le bacille trouvé dans son contenu par Deyl et H'la. Il est clair, dit Terson, que tout microbe injecté dans le tarse aura tendance à produire un petit nodule inflammatoire de

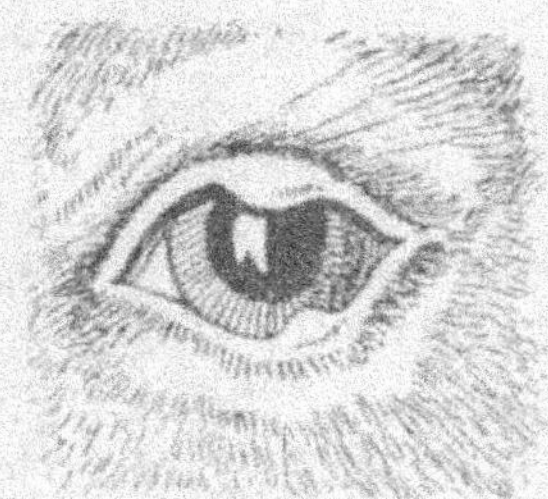

Fig. 184. — Chalazions des paupières du Lapin
déterminés expérimentalement (Boucheron).

cellules embryonnaires de structure analogue au chalazion. Pour Bellencontre, le chalazion de l'Homme est toujours le résultat d'un vice de réfraction : il n'y a pas de chalazion chez les emmétropes. L'ouverture du chalazion est faite par la face conjonctivale et son contenu enlevé par curetage si c'est nécessaire. Gray préfère inciser à son niveau un lambeau de muqueuse triangulaire à base tournée du côté des cils qui permet de mettre le kyste bien à jour, de l'enlever avec sa capsule plus sûrement et d'éviter les récidives; après quoi, le lambeau est rabattu et fixé par quelques points de suture.

Parmi les tumeurs générales ont été relevés des *kystes hydatiques* sur le Porc (*cysticercus cellulosæ*, Prettner) où ils ne sont pas rares, le Chien (*c. cellulosæ* également, Cunier), le Cheval (espèce indéterminée, mais kyste à paroi striée sous le microscope, Nicolas). Ils siègent de préférence au voisinage des angles palpébraux, sous la peau où ils font une légère saillie et dont ils peuvent modifier l'aspect si elle est

dépigmentée (1) ; de petits *fibromes*, pédiculés, de la grosseur
d'un haricot, insérés sur la face muqueuse de la paupière inférieure du Cheval, dissimulés dans le cul-de-sac, produisant
un larmoiement chronique avec flaccidité de la paupière et
éversion de la fente lacrymale correspondante ; le *sarcome* et
l'*épithéliome*, fréquents sur le Chien et le Cheval âgés, moins
sur l'Ane et le Mulet, le Chat, prenant facilement la forme
mélanique, généralement envahissant, d'origine traumatique
parfois, récidivant souvent après ablation... Chez les Oiseaux,
ce sont des verrucosités de nature diphtéro-variolique, contagieuses, nécessitant des mesures prophylactiques et un traitement spécifique (Voy. conjonctivites membraneuses).

B). *De la 3ᵉ paupière.*

Sous le nom d'*onglet*, on a désigné le bourrelet plus ou
moins accusé, de couleur rougeâtre, d'aspect granuleux, que
forme parfois le bord libre sous l'influence de causes encore
mal déterminées. Est-ce le fait d'une inflammation chronique
de la conjonctive très exposée aux injures des poussières et
à l'action des agents microbiens, ou d'une altération
néoplasique, nous l'ignorons. Ce que nous savons, c'est
qu'Urbain Leblanc a vu l'onglet se compliquer de carie, que
parfois il suffit de l'enlever d'un coup de ciseau pour obtenir
la guérison, mais qu'ainsi opéré il peut récidiver et prendre
la forme du *sarcome* malin (observations d'Hébrant et Antoine
sur le Chien). Ce que nous savons aussi, c'est que la 3ᵉ paupière du Cheval est fréquemment le siège de néoplasies
variées, malignes pour plus de moitié (20 sur 37), comme nous
l'apprend une statistique de Puschmann établie après

---

(1) Il est un parasite, le *Sparganum Mansoni*, larve supposée d'un cestode
de la famille des Dibothriocéphalidés qui, en Indo-Chine, envahit l'organisme et parfois l'œil, en particuler la région palpébro-orbitaire, où il produit un empâtement tendu, douloureux, avec ptose et chémosis blanc ou rouge,
exophtalmie, parfois adénopathie du voisinage. Au milieu siège un nodule
induré contenant le ver. Il est fréquent dans les paupières de l'Homme.
Yoshima, cité par Elliot, l'a trouvé chez le Chat et développé expérimentalement chez le Chien, mais dans l'organisme. Evanno ne l'a pas observé
cliniquement sur les animaux, mais il a réussi après plusieurs essais à infester
la paupière inférieure d'un Singe en introduisant dans le cul-de-sac inférieur un *sparganum* de 7 mm. Il se produisit une tumeur qui, en quelques
jours, prit le volume d'une noisette, laquelle contenait le parasite long de 3 cm.

examen anatomique : les 37 tumeurs (16 carcinomes, 5 papil-
liome, 5 lipomes, 4 sarcomes, 4 fibromes, 1 épithélomes,
1 angiome et 1 dermoïde) siégeaient pour la plupart à la face
externe : les grosses provoquaient de la conjonctivite purulente et avaient tendance à produire des hémorragies. Le
blastomycome, assez fréquent sur l'Ane au Maroc, moins
sur le Cheval, siège parfois à la face interne du corps clignotant.

Les tumeurs des paupières peuvent se développer au point
de gêner la vision, s'ulcérer et présenter un aspect repoussant, parfois se propager à l'œil et le détruire. Le *traitement*
consiste dans l'ablation aussi complète que possible et la cautérisation de la base d'implantation. Si l'opération nécessite
une trop grande perte de substance, on termine par la réunion
des lèvres de la plaie ou la dermatoplastie dans le but d'éviter
toute déformation.

§ 5. — Traumatismes des paupières et de l'orbite.

Les *Déchirures* des paupières intéressent le bord libre
seulement ou une partie plus ou moins grande de leur
étendue. Celles du *bord libre*, fréquentes sur le Cheval de
troupe, siègent de préférence à la paupière supérieure et
sont dues généralement à des coups de dents. Elles sont
ordinairement parallèles à la rangée des cils et comprennent
toute l'épaisseur et parfois toute la largeur du voile, si bien
que le tarse est emporté complètement et qu'il ne reste plus
qu'un bord cruenté découvrant la cornée. Dans d'autres cas,
le lambeau reste adhérent par une de ses extrémités. On les
rencontre aussi chez le Chien et le Chat à la suite de batailles.
Ces blessures sont peu graves et guérissent facilement, bien
souvent sans qu'on ait à intervenir. Elles nuisent seulement à
l'esthétique de la face ; elles sont parfois aussi la cause d'irri-
tations chroniques de l'œil, qui n'est plus aussi bien protégé
contre les injures extérieures. D'autres déchirures déterminées par des clous, des crochets, des coups de pied de
cheval à cheval, ou de cheval à chien, intéressent aussi le
bord libre mais plus ou moins perpendiculairement à sa direction. Le *traitement* doit avoir pour objectif la conservation de

la paupière et des cils, même si le lambeau ne tient plus que par un pédicule, la vitalité des tissus permettant des restaurations remarquables et rapides par suture de la peau et, s'il y a lieu, de la conjonctive. Pansement au sérum, plaie collodionné.

Les *Traumatismes* perforants ou non des paupières et de l'orbite produisent très rapidement un gonflement, un œdème, souvent considérable, englobant et débordant la région orbito-palpébrale. La peau est tendue, lisse, luisante; l'ouverture palpébrale est réduite à une fente d'où sort sous forme de bourrelet rosâtre la conjonctive ectropiée (chémosis) en même temps que des larmes mêlées de chassie, de sang, de pus, voire même de lambeaux membraneux provenant de la mortification de l'épithélium conjonctival et qui n'ont rien de spécifique. L'exploration, très douloureuse, ne peut être faite qu'après avoir mis l'animal dans l'impossibilité de se défendre. Alors, on constate ou une *plaie anfractueuse* par corps irrégulier ou une *plaie à bords nets* par instrument coupant ou piquant, demandant l'une et l'autre à être sondées avec prudence, ou des *plaies en surface* résultant de frottements, de chutes comme il s'en produit notamment dans les mouvements désordonnés des Equidés atteints de coliques. Mais parfois on ne trouve pas la moindre trace de lésion cutanée; on pensera alors à une *contusion* simple, ou à une *compression* longtemps exercée en arrière des orbites par un collier ou un licol déplacé par les tentatives d'évasion des animaux attachés, comme nous avons eu plusieurs fois l'occasion de constater *de visu* le fait sur le Cheval. En interrogeant le conducteur, on saura que l'animal a été trouvé à moitié délicoté, retenu d'une part par la sous-gorge qui passait au niveau de la partie la plus large des maxillaires et, d'autre part, par la têtière arrêtée au niveau des arcades sourcillières où elle entravait la circulation.

La *gravité* des traumatismes tient moins aux lésions apparentes que nous avons décrites qu'aux complications qu'ils peuvent produire assez rarement dans l'orbite : phlegmon parfois mortel, beaucoup plus souvent dans le globe oculaire : panophtalmie par perforation, surtout lésions diverses de l'iris, du cristallin, de la rétine... par ébranlement, et qu'il y aura lieu de rechercher pour établir le pronostic complet.

Traiter les plaies perforantes par les vaccins antivirulents ou le sérum polyvalent instillés dans les anfractuosités et appliqués en pansement. A défaut, user des bactéricides. Lorsqu'il n'y a pas d'infection, l'œdème disparaît, les plaies se cicatrisent. Quelques scarifications faites sur le bourrelet conjonctival hernié facilitent le processus de résorption. Instiller, dès qu'on le peut, de l'atropine, dans le cul-de-sac conjonctival, pour lutter contre les réactions de l'iris. S'il se forme des fistules, si la tuméfaction douloureuse de la région orbito-palpébrale persiste, s'il y a de la fièvre, penser au phlegmon et à la panophtalmie.

Les *Fractures* de l'orbite se produisent au niveau de l'arcade orbitaire et de l'apophyse zygomatique, mais elles ont été observées aussi au bord inférieur de l'orbite, sur l'os lacrymal. Dans les plaies de guerre ou par armes à feu on les rencontre également sur la paroi nasale. Elles n'offrent rien de particulier si ce n'est que par leurs abouts elles sont susceptibles de déterminer des déviations oculaires mécaniques ou paralytiques et, ce qui est plus grave, des blessures du globe. On s'ingéniera à réduire les abouts, ce qui n'est pas toujours facile, faute de prise suffisante : Hendrickx, en présence d'une apophyse enfoncée, chez un Cheval, fut obligé de trépaner le sinus frontal, d'y introduire une tige de fer recourbée pour remettre les choses en place. On enlèvera les esquilles trop mobiles et on s'attendra à ce que d'autres non reconnues sur le moment s'éliminent d'elles-mêmes par suppuration d'une plaie contemporaine ou formation d'un abcès.

§ 6. — Dermatoses et lésions cutanées

L'*Eczéma* des paupières n'est pas rare sur les animaux, le Chien et le Chat en particulier. Lorsqu'il y débute ou reste localisé à la tête, il prend chez le Chien la forme furfuracée non prurigineuse, et il peut être un symptôme de leishmaniose. Ou bien sur le Chien et le Chat, la forme d'une kératose : peau épaissie, plissée, sèche avec ou sans prurit, et il est l'expression d'un état général mal déterminé, peut-être d'une lésion du sympathique, nerf qui entretient des rapports fonctionnels avec l'épiderme et les glandes, ainsi qu'il résulte des

expériences faites en 1890-91 par S. Arloing sur le Chien, le
Bœuf... Coupant le cordon vago-sympathique au niveau du
cou, il vit se développer d'une part et presque aussitôt du
catarrhe conjonctival et de la blépharite (hypersécrétion
lacrymale et des glandes de Meibomius qui encombrait de
mucus les paupières et le pourtour de l'œil), d'autre part et
quelques semaines après une hyperkératose symétrique du
pourtour des yeux et du bout du nez. Cet ensemble de faits,
que nous groupons sous le nom de *syndrome lacrymo-pal-
pébral d'Arloing* pour attirer l'attention des cliniciens, a été
retrouvé par Henry et Lesbouyries (1927) sur une Chienne
de 6 ans, racée, dont l'examen du réflexe oculo-cardiaque
montra le déséquilibre vago-sympathique. Dans le cas
de leishmaniose, traiter, après confirmation du diagnostic
par ponction du foie ou de la rate... et examen sous le microscope, par les injections intraveineuses de solutions aqueuses
d'émétique à 1 p. 200 qui ont donné des résultats remarquables à Rozier. Dans le second utiliser l'eau d'Alibour et les
différentes pommades antiseptiques comme topiques locaux
et, comme traitement général, prescrire les arsenicaux,
le soufre lavé ou, sur les animaux d'appartement, l'opothérapie hépatique suivant la formule de Jonquières. (Voy. For-
mulaire). L'*Erythème* siégeant à la paupière inférieure, plus
particulièrement au voisinage de sa partie nasale, est déterminé par l'écoulement des larmes et autres sécrétions irritantes
chez les animaux souffrant ou ayant souffert récemment d'une
affection oculaire. Ce n'est qu'un symptôme mais qui doit
toujours porter le praticien à faire un examen complet du
globe, surtout s'il s'agit d'une consultation d'achat.

Les *Gales* débutent assez souvent sur les paupières et provoquent des grattages qui conduisent à l'épaississement de la
peau et, par voie de conséquence, à l'ectropion et parfois à
l'entropion. La forme *démodécique* est particulièrement inté-
ressante parce que son agent, le *demodex folliculorum*,
serait un hôte assez constant des glandes de Meibomius des
animaux, voire de l'Homme. Toutefois, comme il ne se
montre pas toujours nocif, on tend de plus en plus à lui dénier
une action causale dans le développement de l'affection.
Parmi les autres gales, celle que Löhlein a observée sur le
Lapin et qui est due à *sarcoptes minor* mérite une mention.

Elle est cantonnée autour des yeux, s'étend parfois quelque peu en dehors mais ne dépasse pas la tête. L'abondance des croûtes accumulées formant autour de chaque œil un anneau gris sale, épais de 1/2 à 3/4 de centimètre, luisant, crevassé, se soulevant sur son bord excentrique, et l'absence presque complète de prurit la caractérisent; la conjonctive et le globe ne souffrent en aucune manière de ce voisinage. Sa marche est non moins curieuse : les animaux sont tristes, maigrissent rapidement et la mort arrive en quelques semaines ou quelques mois si on n'oppose aucun traitement. La contagion est facile de lapin à lapin. Elle n'a jamais réussi sur le Cheval, les Ruminants, le Chien, le Chat, mais elle est possible sur l'Homme où l'affection n'est pas grave et guérit d'elle-même. Les sarcoptes, larves, œufs, occupent des galeries creusées dans les couches profondes de l'épiderme qu'ils ne dépassent jamais. L'hyperkératose, atteignant plusieurs centimètres d'épaisseur, a été rencontrée en Norvège, dans des cas de gale affectant des Hommes atteints de lèpre anesthésique qui se grattaient peu; elle paraît donc être moins l'effet de l'agent que de l'hypoexcitabilité des individus qui la présentent. Traiter les gales du Chien par l'huile de Chaulmoogra.

D'autres parasites capables de déterminer l'irritation de la peau ont été trouvés sur les paupières. Ce sont l'*ixode ricin* qui se réfugie dans les cils, l'*hypoderma bovis* qui dépose ses œufs dans le tissu conjonctif sous-cutané, le *rouget* ou *mile rouge*, la *puce du sable* dans les pays tropicaux, qui affectionne particulièrement la paupière des Perroquets, les *abeilles*, *guêpes*, *fourmis*, le *tabanus pluvialis*... dont les piqûres peuvent amener la formation de vésicules avec œdème des paupières et sécrétion muco-purulente de la conjonctive. Le frontal à franges, lorsqu'il est possible de le faire porter, permet d'éviter bien des inconvénients dus à ces parasites. On éloigne aussi les insectes par l'application sur la peau de topiques *ad hoc*. Traiter par la poudre de soufre.

Les *Ulcérations* spécifiques des paupières reconnaissent pour cause le bacille de la morve et le cryptocoque chez les Equidés. Elles ne se différencient pas des lésions que produisent ces agents sur les autres parties de la peau et se diagnostiquent par les mêmes moyens. Carougeau a fréquemment observé à Madagascar des nodules et des ulcères des paupières et de la conjonctive qu'il attribue à un sporothrix, et dont il a obtenu facilement la guérison par l'iodure de potassium à la dose de 5 à 15 grammes. Sur le Chien et le Chat, elles sont le plus souvent de nature tuberculeuse : leur marche est envahissante. Chez le Lapin et le Lièvre, le *bacillus necrophorus* amène des nécroses graves allant jusqu'à la destruction complète des paupières et affectant la forme enzootique (Gray).

§ 7. — Blépharite ciliaire ou marginale.

Cette affection, très typique de l'Homme, caractérisée par le prurit, la rougeur, la tuméfaction, la desquamation épithéliale du bord libre des paupières avec chute des cils, formation de petites ulcérations et de croûtes à leur base, a fait l'objet de peu de relations en vétérinaire et semble être très rare. On la rencontre chez le Chien pendant et après la « maladie », et aussi chez certaines races trop domestiquées : les bords palpébraux sont tuméfiés et les cils agglutinés par une matière jaunâtre ou grise très adhérente et plus ou moins desséchée qui peut en amener la chute. (Voy. eczéma, chapitre précédent). Mensa en a observé quelques cas sur le Cheval : il existait des ulcérations du bord ciliaire associées à de la suppuration conjonctivale... Traiter localement par application de vaccin antistaphylo-streptococcique, de sérum polyvalent incorporés à de la vaseline, ou bien par la pommade à l'oxyde jaune de mercure dont l'emploi sera alterné avec des périodes de repos. Médication interne convenant à l'état général du sujet.

CHAPITRE XV

ORBITE

§ 1. — Anatomie.

La cavité orbitaire, à peu près complètement osseuse chez l'Homme et les Singes supérieurs, l'est très incomplètement chez les Animaux domestiques. Sur ceux-ci elle est presque entièrement ouverte en haut et en dehors et communique largement sur le squelette avec la fosse temporale. Sur le Cheval, les os de la face et du crâne forment la paroi interne, le tiers antérieur du plancher et liminent seulement d'un anneau (arcade orbitaire) les parties supérieure et externe de l'entrée de l'orbite. Il en est à peu près de même chez les Ruminants. Chez les Carnivores et le Porc, l'arcade orbitaire, incomplète en haut, est complétée par un ligament très résistant. Le rebord orbitaire est chez le Cheval saillant, rugueux, très aminci et presque coupant dans sa partie supéro-interne, effacé et arrondi en bas (1).

À la limite des parois interne et inférieure de l'orbite se trouvent l'*ouverture supérieure du conduit lacrymal* légèrement évasée en entonnoir; immédiatement en arrière, la *fosselle lacrymale* destinée à loger le sac lacrymal. L'orbite est transformée en cavité close par le *cornet*, membrane fibro-musculaire dite encore gaine oculaire. C'est un cône régulier chez le Chien, un peu aplati latéralement sur le Cheval, dont le sommet se fixe autour du conduit optique et

____

(1) L'orbite est complètement fermée et séparée de la fosse temporale sur les Chats viverrin et de Java, et, par exception, le cercle orbitaire est parfois incomplet chez le dernier. D'une manière générale, les orbites du Chat sont très grandes, très rapprochées et regardent en avant (Iliesco).

du canal sphénoïdal et la base à la face interne du rebord
orbitaire, pour ensuite former la membrane fibreuse des
paupières. Il est plus épais en dehors, où la paroi osseuse
fait défaut, qu'en dedans (fig. 185).

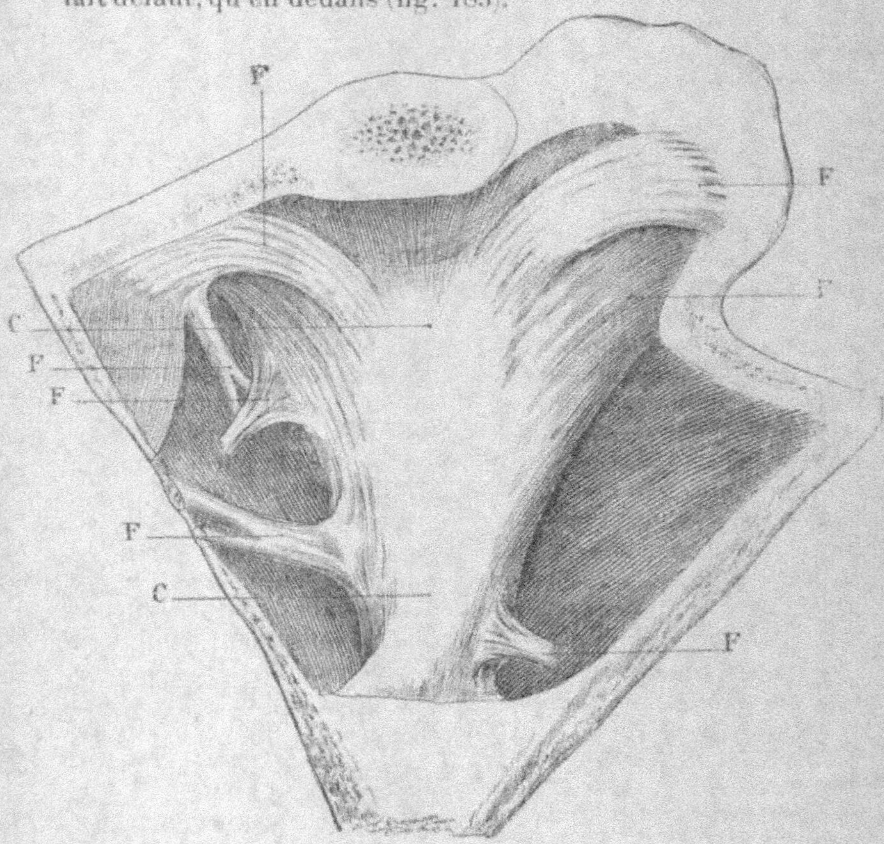

Fig. 185. — Cornet du Cheval (Molais).
C, C, cornet; F, F, F, faisceaux d'insertion du cornet.

Il contient le globe oculaire, ses muscles et leurs nerfs
(Voy. ch. XVII), le nerf optique (Voy. ch. XI), la glande
lacrymale (Voy. ch. XVI), le corps clignotant (Voy. ch. XIV),
le coussinet adipeux et des vaisseaux. Le coussinet adipeux
situé derrière le globe auquel il sert de dossier élastique,

d'autant plus épais que les animaux sont plus gras, envoie des prolongements en avant dont le plus important s'interpose entre le globe et la paroi osseuse interne et s'appuie sur la base renflée de la 3ᵉ paupière (boule adipeuse du corps clignotant) pour en commander les mouvements comme il est dit au chapitre précédent.

Vaisseaux de l'orbite. — La plupart des Mammifères possèdent deux artères ophtalmiques : l'interne fournie par la carotide interne, l'externe provenant de la maxillaire interne, branche de la carotide externe; la dernière est la plus volu-

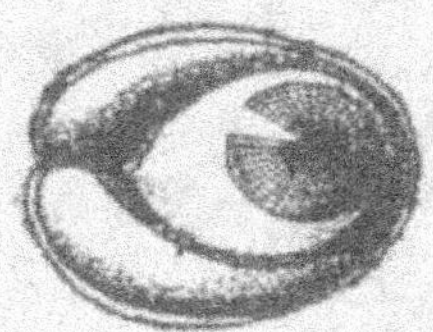

Fig. 186. — Déviation oculaire chez le Lapin, temporale-supérieure avec exorbitisme, après injection expérimentale de ses sinus veineux orbitaires, qui saillent comme des boudins (Ulbrich).

mineuse (Motais). Elles s'anastomosent dans l'orbite et donnent naissance, la première à l'artère centrale de la rétine, la dernière aux artères musculaires, sourcillière et lacrymale et toutes les deux aux artères ciliaires. Le sang s'en retourne par les veines ophtalmiques, l'une supérieure, l'autre inférieure, qui ont des anastomoses au pourtour de l'orbite avec les veines faciales et se jettent en arrière dans les sinus crâniens. Il existe chez le Lapin un important sinus veineux intra-orbitaire comprenant trois lobes dont le volume total atteint celui du globe : l'un inférieur, le plus grand, reçoit la veine ophtalmique inférieure, le deuxième est temporal, le troisième, nasal, s'avance jusque sous le corps clignotant. Cette particularité explique la facilité avec laquelle apparaît l'exophtalmie chez cet animal et se produit la luxation oculaire (Ulbrich) (1). L'injection de ces sinus produit un haut

(1) Peut-être est-elle aussi pour quelque chose dans cette particularité que les champs visuels des Léporidés arriveraient à se recouvrir partiellement en arrière et à constituer un champ binoculaire postérieur.

Enfin elle expliquerait encore que les éleveurs, sans la connaître anatomiquement, l'exploitent de tout temps peut-être pour saigner ces animaux :

degré d'exorbitisme avec déviation supéro-temporale (fig. 186).

Tapissant l'intérieur du cornet, une fine membrane, la *capsule de Tenon*, se replie vers les différents organes y contenus pour les envelopper comme le péritoine enveloppe les organes abdominaux et les maintenir dans leurs rapports respectifs (fig. 187).

§ 2. — Anomalies congénitales.

1° Asymétrie horizontale des orbites. — Les asymétries de la face ne sont pas rares. Elles semblent provenir d'une hérédité croisée (Sanson). L'asymétrie des orbites, accompagne généralement le strabisme congénital du Cheval. Sur un fœtus de jument à terme examiné par Morot, il existait en même temps que l'asymétrie des orbites une incurvation de la tête suivant le plan médian antéro-postérieur, qu'on trouve également sur les animaux d'âge. Quelle est la relation qui lie ces déformations...?

§ 3. — Tumeurs.

Symptômes. — Elles ont leur siége au pourtour de l'orbite et se développent sous le regard; ou bien dans sa profondeur, soit qu'elles y aient pris naissance, soit qu'elles proviennent des régions voisines : crâne, cavités nasales, sinus maxillaire et frontal, ganglions rétro-pharyngiens.... Celles-ci dénoncent leur présence par des signes oculaires et des déformations orbitaires. Les signes oculaires dérivent tous des compressions exercées sur les organes intra-orbitaires, tels que le globe : exophtalmie, atrophie; les muscles et leurs nerfs : déviation et immobilité du globe, fixité du regard; les vaisseaux : hyperémie et œdème de la conjonctive, de la sclérotique, des paupières; le nerf optique : stase veineuse de la papille, œdèmes, hémorragies, décollements de la rétine, amblyopie, cécité, quelquefois troubles visuels subjectifs

tenus par les pattes de derrière de la main gauche et la tête tombante, ils sont assommés d'un coup du bord cubital de la main droite sur la nuque puis saignés aussitôt par extirpation d'un œil qui déchire les sinus veineux.

provoquant la peur (observation sur un Cheval de O'Connor);
le ganglion ophtalmique ou ciliaire et les fibres du sympa-

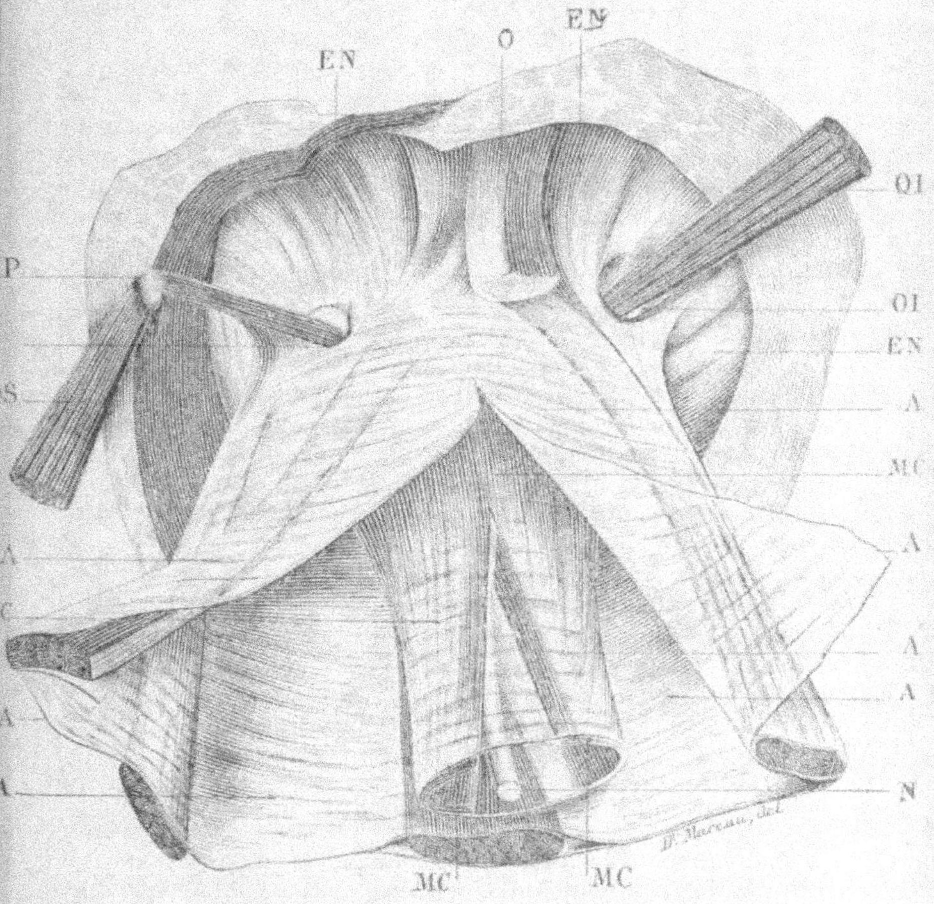

Fig. 187. — Capsule de Tenon du Cheval (Motais).

A, A, A, gaines et lames aponévrotiques intermusculaires des muscles droits; A, gaine du
muscle releveur MC; EN, EN, feuillet aponévrotique s'attachant à l'orbite; N, nerf
optique; OI, oblique inférieur; OS, oblique supérieur avec sa poulie P.

thique : mydriase... La compression peut aussi amener
l'agrandissement de l'orbite comme Guglianetti l'a constaté
sur des Poissons.

La déformation de l'orbite ou des régions voisines, l'exploration digitale de la salière et des culs-de-sac conjonctivaux... sont toutefois les seuls signes et moyens d'établir le *diagnostic* de tumeur.

Leur *nature* est très variable, et, le plus souvent, maligne : sarcomateuse, carcinomateuse, mélanique.... Parmi les formes les plus rares, citons les *kystes parasitaires* (cœnures sur le Lapin, échinocoques sur le Poulain, la Vache), qui, lorsqu'ils ont un certain développement, provoquent de l'exophtalmie intermittente, ou susceptible de diminuer ou de disparaître assez soudainement par éclatement et résorption de leur contenu (1) ; les *tératomes* : dents hétérotopiques (Cadiot et Almy...), deux bulbes d'apparence extérieure normale et fonctionnellement bons..., l'un ayant la moitié, l'autre les trois quarts du volume physiologique, dans l'orbite droit non agrandi d'un Bœuf (Weber), trois tératomes formés de tissu cartilagineux, graisseux, nerveux, musculaire..., dans l'orbite d'un Porc (Schlegel), un *leiomyome* (Wilbert) et un *actinomycome* (Rousselot) sur le Cheval.

Les tumeurs endorbitaires comportent souvent un *pronostic* grave.

Le *traitement* réclame l'*ablation*, à moins qu'il ne s'agisse d'un kyste congénital sans tendance à l'accroissement. Il est parfois possible d'enlever la tumeur en respectant le globe. Le plus souvent, on sera obligé de sacrifier l'œil et de pratiquer l'*exentération* de l'orbite. Si la tumeur récidive ou est inopérable, sacrifier l'animal pour la boucherie, s'il y a lieu.

§ 4. — Phlegmon de l'orbite. Ténonite.

L'abondance du tissu cellulo-graisseux et des plans aponévrotiques de l'orbite fait que, la cause en étant donnée, la suppuration s'y développe facilement, fuse de tous côtés, surtout vers l'entrée du nerf optique et l'encéphale et devient rapidement dangereuse. La ténonite a souvent une marche aiguë chez le Cheval, chronique chez le Chien. On l'a aussi observée sur le Bœuf.

(1) Voy. ch. XI pour le diagnostic de ces kystes par intradermo-réaction spécifique.

Symptômes. Gonflement très douloureux de la région orbitaire s'étendant généralement aux paupières, à l'oreille et parfois à l'œil opposé ; exophtalmie plus ou moins accusée et réductible entre des conjonctives chémotiques ; symptômes généraux manifestes. L'examen ophtalmoscopique, lorsqu'il peut être pratiqué, révèle des lésions papillaires : anémie, atrophie, stase veineuse. La vue est obnubilée par suite des compressions ou tiraillements dont le nerf optique est le siège. Assez rapidement, la tuméfaction orbitaire se durcit, les plaies de l'orbite s'il en existe se fistulisent et laissent écouler du pus, ou bien il se forme des abcès. Parfois, la mort survient avant que la suppuration ait trouvé une issue au dehors. Elle est déterminée tantôt par méningite, tantôt par septicémie. Harvey a constaté 5 fois la mort sur le Cheval dans ces conditions.

Étiologie. L'infection phlegmoneuse est d'origine exogène ou endogène. Comme causes externes ont été signalées les plaies de l'orbite ; les fractures ; des corps étrangers venus de la bouche : épillets de graminées cheminant jusqu'à l'orbite à la faveur des mouvements de mastication, laissant derrière eux un trajet fistuleux et ressortant avec le pus fétide, sanguinolent, du phlegmon qu'ils avaient provoqué (Lapoussée et Merle) ; fragments d'obus, pendant la guerre 1914-18, sur des Chevaux (Hamoir) ; aiguillon d'abeille retrouvé dans un phlegmon du Chien... (Schwenk) ; inflammations de voisinage se propageant par continuité de tissu : rhinite chronique, empyème des sinus chez le Chien (Lange) et le Cheval (Gray) ; nécrose dentaire (Harvey) ; diphtérie chez les Oiseaux... L'infection endogène, métastatique, a été constatée sur le Cheval au cours de la gourme (Nöhr, Veit, Lindemann), de l'anasarque (Blin et Ciattoni) et des pneumonies infectieuses. Ajoutons que dans une endémie familiale de ténonite de l'Homme dans laquelle six personnes furent atteintes simultanément et présentèrent, en dehors des symptômes locaux, des signes d'infection générale, Zelinski, Nencki et Karpenski accusèrent la « maladie » du Chien d'en être la cause : un Chien fut contaminé naturellement ; d'autre part, avec la sécrétion conjonctivale des malades humains, les auteurs ont reproduit sur d'autres Chiens une affection semblable à la ténonite de l'Homme et même la « maladie » du jeune âge...

Traitement. Dès qu'on aura des doutes sur le début du phlegmon, pratiquer des ponctions exploratrices dans la fosse orbitaire, en arrière du bulbe, qui pourront confirmer le diagnostic. Débrider dans l'axe du cornet les plaies et fistules, s'il en existe. Créer des cheminées d'évacuation dans le cas contraire, c'est-à-dire si la ténonite est endogène. Drainer et irriguer. Injecter les vaccins et sérums antipyogènes dans les veines, l'orbite, la cavité crânienne...

CHAPITRE XVI

APPAREIL LACRYMAL

§ 1. — Anatomie et Physiologie.

Cet appareil comprend la glande lacrymale, la glande de Harder, les voies d'évacuation des larmes et la caroncule lacrymale.

La **glande lacrymale** est située sous la moitié temporale de l'arcade orbitaire, entre celle-ci et le globe oculaire dont elle est séparée par les muscles releveurs de la paupière supérieure et droit supérieur. Allongée transversalement et aplatie de haut en bas, elle mesure chez le Cheval 6,5 sur 3,5 (Smith). Elle est un peu plus développée sur le Bœuf, peu apparente sur le Chien, réduite au volume d'un pois sur l'Éléphant et absente dans les Oiseaux. De son bord antéro-inférieur partent de petits *conduits excréteurs* mesurant sur le Cheval 1-1,5 mm., qui débouchent au nombre de 12-15 dans le cul-de-sac conjonctival supérieur. Chez le Bœuf, on en compte 6-8. Les larmes sécrétées par la glande lacrymale, glande tubulo-alvéolaire chez la plupart des animaux, sont poussées de la partie temporale de l'œil vers la partie nasale, où sont les voies d'évacuation, par la contraction spéciale, progressivement temporo-nasale, de l'orbiculaire. Elles nettoient ainsi complètement la cornée, ce qui semble être leur rôle principal (Voy. larmes).

La **glande de Harder**, véritable glande lacrymale accessoire, dont le développement est d'autant plus grand que celui de la glande lacrymale proprement dite est plus petit et réciproquement (Wiedersheim), s'observe dans presque tous les Vertébrés, les Primates exceptés, sous la troisième

paupière où elle s'ouvre par un ou deux petits conduits excréteurs. Bien développée chez les Ruminants, le Porc, les Carnivores, le Lapin, les Oiseaux, elle est réduite à quelques
granulations éparses chez le Cheval.

Les **voies d'évacuation** ou **lacrymales** comprennent les points
ou fentes et les conduits lacrymaux, le canal lacrymal et
l'égout nasal. Les points lacrymaux de l'Homme sont chez la
plupart des animaux domestiques de vraies *fentes lacrymales*.

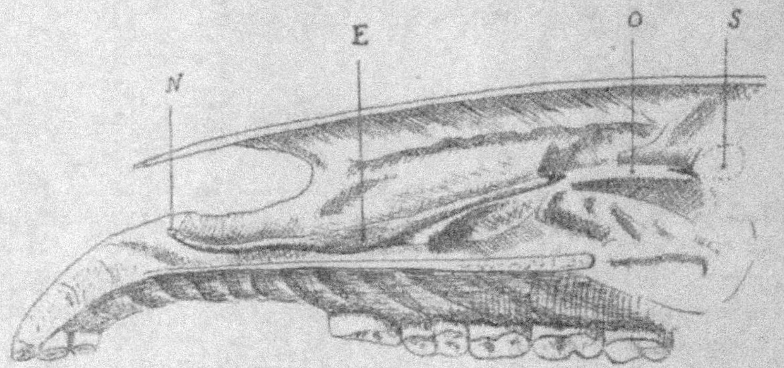

Fig. 188. — Trajet du canal lacrymal du Cheval (Kitt).

S, sac lacrymal; O, canal osseux; E, portion élargie du canal membraneux; N, égout nasal.

Au nombre de deux, une supérieure et une inférieure —
excepté sur le Lapin où il n'en existe qu'une inférieure et sur
le Porc où l'inférieure est souvent absente — les fentes lacrymales représentent l'ouverture conjonctivale des voies lacrymales. Elles sont situées sur la face muqueuse des paupières,
près de l'angle rentrant de leur commissure nasale et dans le
voisinage immédiat de leur bord libre. Sur le Cheval, l'inférieure mesure 2-3 mm., la supérieure 1-1,5 seulement. Les
conduits lacrymaux font suite aux fentes lacrymales. Egalement au nombre de deux, excepté sur le Lapin et le Porc où
ils manquent là où les fentes lacrymales sont absentes, ils
sont creusés dans les paupières, embrassent l'angle nasal
comme deux arcs de cercle se regardant par leur concavité et
s'ouvrent dans la partie supérieure du canal lacrymal ou sac
lacrymal. Sur le Cheval, le conduit inférieur est le plus court
(1,5 cm.), mais il est le plus large (5 mm. dans son plus grand

diamètre, près du sac); sa coupe est ovalaire. Le supérieur, à coupe circulaire, mesure 2 cm. de longueur et 4 mm. de diamètre. Ils se rendent séparément dans le sac contrairement à ce qui a lieu chez l'Homme où ils se réunissent pour former un court canal commun. Les conduits lacrymaux des Oiseaux sont larges et s'ouvrent presque immédiatement dans la partie supérieure des cavités nasales. Le *sac lacrymal*, peu développé sur le Cheval et le Chien, de 5-8 mm. de diamètre sur le Bœuf, est formé par l'extrémité supérieure évasée du *canal lacrymal*. Celui-ci, légèrement infléchi en forme d'*S* allongé sur le Cheval, mesure 25-30 cm. de longueur et 4-5 mm. de diamètre. Il présente sur son trajet plusieurs dilatations dont la plus importante, située à 10 cm. environ de son ouverture inférieure, a 1-2 cm. de large. Il est creusé pour le tiers supérieur de son trajet dans l'os lacrymal et le grand sus-maxillaire (canal osseux), et son ouverture supérieure est de ce fait toujours béante; le reste est placé sous la muqueuse nasale (canal membraneux).

Il n'a point de valvule, comme chez l'Homme. Chez le Bœuf, le canal lacrymal est court et étroit, de même que chez le Porc. Chez le Chien, il est parfois plus long d'un côté que de l'autre et souvent interrompu dans son trajet membraneux par des ouvertures étagées. L'*égout nasal*, ou orifice inférieur du canal lacrymal, est généralement situé près des naseaux, sur la muqueuse nasale. Il est taillé comme à l'emporte-pièce, mais non béant. Il est facilement accessible chez le Cheval, et quelquefois représenté par deux ou plusieurs orifices superposés. Il est situé en dedans de l'aile externe du naseau sur l'Ane et le Mulet et non vers la commissure inférieure comme chez le Cheval; profondément dans le méat inférieur de la fosse nasale chez le Bœuf. Sur le Chien, il s'ouvre tantôt en dedans et en bas de l'aile externe de la narine, tantôt dans le méat inférieur de la fosse nasale, sous le cornet inférieur (fig. 188, 190) (1).

La *structure* des voies lacrymales est variable suivant les régions. La muqueuse des conduits est blanchâtre et présente des plis perpendiculaires à leur axe; l'épithélium est pavi-

1) La portion osseuse du canal lacrymal du Chat est très courte, 5-7 mm.; le méat s'ouvre dans la partie interne de la région pigmentée de la narine (Iliesco).

menteux, stratifié. Celle du sac et du canal est rouge et à épithélium cylindrique. Le sac est entouré de différentes couches de tissus : couches de glandules et de capillaires lymphoïdes, couche fibreuse (Kitt).

Les *larmes* sécrétées dans l'état normal n'arrivent pas à mouiller l'égout nasal, c'est-à-dire que la sécrétion en est peu abondante. Elle augmente dans de nombreuses circonstances, notamment dans les états irritatifs et pathologiques variés de l'œil, mais aussi dans d'autres cas où l'œil n'est pas en cause, par exemple après la section du cordon vago-sympathique comme l'ont montré les expériences d'Arloing rappelées précédemment (p. 386), et après injection intra-veineuse chez le Chien d'adrénaline à la dose de 3-5 centimètres cubes de la solution au millième (Roger). Les voies lacrymales ne suffisant plus à les évacuer, elles débordent par dessus la paupière inférieure et constituent le *larmoiement* qui, s'il se prolonge, amène l'altération des poils et de la peau de la région infra-oculaire. La sécrétion lacrymale peut aussi diminuer comme dans les affections de la glande lacrymale ou du *nerf lacrymal*, branche secondaire du trijumeau (V^e p.), qui reçoit de nombreuses anastomoses du facial (VIIe p.).

Les larmes possèdent, suivant Valude, un véritable pouvoir bactéricide. Inoculant des cultures pures de virus tuberculeux dans le sac lacrymal de 20 Lapins, il n'obtint aucun résultat positif, tandis que les inoculations réussissaient toujours lorsqu'elles étaient faites dans le tissu cellulaire de la conjonctive, à l'abri du liquide lacrymal. Cela expliquerait la grande rareté des lésions tuberculeuses des voies lacrymales. Elles agissent aussi mécaniquement, en entraînant les produits virulents.

La **caroncule lacrymale** est un petit bouton d'aspect cutané occupant l'angle nasal des paupières, auquel il est rattaché par un pont. Pigmentée, portant des poils, très vascularisée, elle est aussi creusée de nombreuses glandules sébacées, sudorifères et même lacrymales. Elle est particulièrement développée chez le Lapin et le Chameau.

Chez le Mouton, il existe au-dessous de l'angle nasal de l'œil une invagination de la peau profonde de 12 millimètres environ, appelée *bourse lacrymale*, dans laquelle s'ouvrent des glandes sébacées.

§ 2. — Anomalies congénitales.

1º Ectopie de l'appareil lacrymal. — Un remarquable cas de cette anomalie a été relevé par Marcenac sur un Cheval de 7 ans, réquisitionné pendant la guerre 1914-1918 et faisant un excellent service. Il y avait du côté droit à la fois absence de la fente lacrymale inférieure, figurée seulement par une dépression en cupule non perforée, absence d'égout nasal et du canal lacrymal normal. L'appareil lacrymal était constitué comme suit : glande lacrymale hypertrophiée, formant saillie tout le long du bord libre de la paupière supérieure ; de son extrémité nasale partait un canal du diamètre d'un crayon qui, par un trajet sous-cutané, venait déboucher à 3 centimètres au-dessous de l'angle nasal de l'œil en un premier égout, ovalaire, de 8 millimètres sur 3, à grand axe parallèle à celui de la tête. Dans ce canal débouchait le conduit lacrymal supérieur. A partir de ce premier égout, le canal lacrymal, très rétréci, poursuivait son chemin sous la peau de la face en direction de l'aile externe du nez et s'ouvrait sur la lèvre supérieure à 2 centimètres environ au-dessous de la fosse nasale, en formant un deuxième égout de dimensions un peu plus petites que le premier. Tandis que les larmes sortaient goutte à goutte de l'égout supérieur et couraient vers l'aile du nez dans un large sillon sous-cutané, non dépilé, mais dont les poils étaient décolorés, celles qui s'engageaient dans le canal sous-cutané mouillaient simplement l'égout inférieur. Il y avait donc deux voies d'évacuation des larmes au dehors, superposées, l'une sous-cutanée, l'autre à ciel ouvert.

2º Atrésie et obstruction des voies lacrymales. — Elles sont étudiées avec les obstructions acquises. (Voy. plus loin).

§ 3. — Tumeurs.

A) *Néoplasies des voies lacrymales.*

1º Sporotrichose expérimentale et sporotrichome. — L'inoculation de sporotrix dans le sac du Lapin, faite avec une pipette dont l'extrémité éraille volontairement la muqueuse, donne naissance une fois sur trois, au dixième jour, d'abord

à une abondante sécrétion conjonctivale, et, après vingt
jour, au développement de sporotrichomes. Il existe dans
ceux-ci des corps en navette alors que la sécrétion conjonctivale et lacrymale contient des filaments mycéliens (Fava).

2° **Blastomycose spontanée et blastomycome de l'Ane.** —
Cette affection découverte au Maroc, en 1923, par Dekester
et Jaume, où elle atteint exclusivement les Anes et Anesses

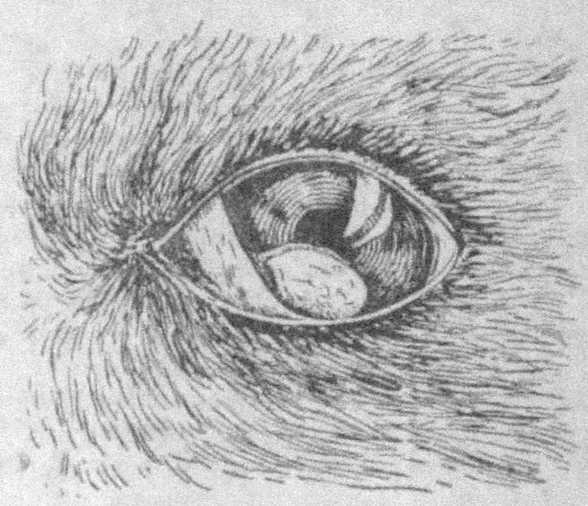

Fig. 189. — Luxation de la glande de Harder
et procidence de la membrane clignotante, chez le Chien (Henry Gray).

de tout âge, est très répandue. Elle est due à *cryptococcus
Mirandei* (Velu). Elle débute à l'intérieur du sac et des conduits lacrymaux, mais aussi sur la conjonctive palpébrale et
le corps clignotant, par du jetage jaune ambré et une sécrétion conjonctivale semi-purulente à filaments jaune verdâtres.
Puis apparaissent de petits boutons saillants, rosés, saignant
facilement, qui se développent sous forme de tumeurs dilatant le sac et les conduits lacrymaux, atteignant en un mois
la dimension d'un gros pois, et devenant ensuite assez vite
envahissants pour occuper entièrement la fente palpébrale,
refouler le globe et par ailleurs envahir le sinus maxillaire et
y déterminer des altérations diverses (Miégeville). Il se produit dès le début de l'affection une réaction des ganglions
parotidiens qui sont durs, mobiles, non douloureux, du

volume d'une noix et ne suppurent pas. Il n'y a pas de corde lymphatique. Les néoplasies et leurs sécrétions sont riches en cryptocoques inoculables à l'Ane, sur la conjonctive palpébrale où ils reproduisent l'affection tantôt lentement, tantôt d'une manière extrêmement rapide.

Traiter le plus rapidement possible par ablation et curettage de la base d'implantation des tumeurs qui sont très récidivantes. Ajouter la médication à l'iodure de potassium.

B) *Tumeurs de la glande de Harder*.

Il est tout un groupe de tumeurs malignes cancéreuses : sarcome, épithéliome... dont l'origine est la glande de Harder. Sur un ensemble de 19 Souris blanches, Maisin a trouvé en l'espace de trois mois, sur 3 d'entre elles, 3 cancers; sur 3 autres, des stades précancéreux de la glande. Dans un cas, le sarcome pleinement évolué était de la grosseur d'une cerise; dans un autre, la tumeur avait détruit l'œil. Rappelant qu'on a signalé parmi les Bovins et les Chevaux de Suède et de Norvège des enzooties de tumeurs orbitaires de même structure, l'auteur pense que la glande de Harder devait être en cause et qu'il y a là un nouveau champ d'infection à explorer dont la Souris pourrait bien être le foyer. Par ailleurs, comme dans toutes les glandes, on y rencontre assez souvent des adénomes (1).

(1) La *précidence*, ou encore *luxation de la glande de Harder* (fig. 189), prise parfois pour une tumeur, a été signalée chez le Chien, où elle n'est pas rare, par Vachetta et aussi H. Gray. Elle se rencontre principalement dans les races bull-dog, bull-terrier, pointer, braque, épagneul,...., en particulier sur les animaux jeunes. Elle se montre d'un ou des deux côtés, la glande, enveloppée d'une fine membrane, ayant la forme d'un pois ou d'une petite olive, une couleur rougeâtre, s'avançant peu ou prou au-devant de l'œil en entraînant la 3e paupière à la face profonde de laquelle elle est reliée par un pédicule, reprenant parfois sa position normale, mais jamais pour longtemps. Elle est d'origine traumatique et résulte le plus souvent de batailles avec des chiens, des chats. Une compression un peu forte et brusque, dit Vachetta, exercée sur le globe, de sa partie supérieure et temporale vers sa partie inférieure et nasale, fait jaillir la glande en dehors comme jaillit le noyau d'une cerise pressée entre le pouce et l'index. La laxité des tissus de la tête, spéciale aux races affectées, constitue pour elles, d'après Gray, une cause prédisposante. La luxation peut aussi accompagner l'exophtalmie, les tumeurs orbitaires et oculaires.

L'intervention consiste à remettre la glande en place, à la suturer au besoin à la membrane clignotante et, si le résultat cherché n'est pas obtenu, à la saisir avec des pinces, la tirer un peu en dehors et exciser son pédicule.

C) *Tumeurs de la caroncule lacrymale*.

Cet organe semble être le lieu d'élection du *cancer externe* (épithéliome lobulé et corné) chez le Bœuf. D'une statistique faite à l'abattoir de Chicago par Loeb et Jacobson il résulte que sur 49 cancers de cette sorte relevés sur 2 millions et demi de Bovins, 48 avaient la caroncule pour siège. De la grosseur d'une noisette ou d'une noix, ils envahissaient parfois le globe et le perforaient. Le carcinome, le sarcome ont été aussi rencontrés sur le Cheval, le Chien...

§ 4. — Obstructions des voies lacrymales.

Elles peuvent siéger dans les différents points de leur parcours. Elles sont congénitales ou acquises.

A) *Obstructions congénitales*.

1° **Par imperforation des fentes lacrymales**. — L'imperforation a été relevée sur le Cheval à la fente inférieure et à la supérieure; l'emplacement de la fente peut être marqué par une dépression en cupule. Elle passe inaperçue tant qu'elle n'est pas double, une seule fente suffisant à l'évacuation des larmes, et c'est une trouvaille d'autopsie. Elle provoque du larmoiement permanent dans le cas contraire, rare.

2° **Par imperforation des égouts lacrymaux**. — Les cas d'imperforation unilatérale, voire bilatérale, ne sont pas absolument rares, le canal s'ouvrant normalement très tard au cours de la vie fœtale dans la fosse nasale. Ils ont été relevés sur des Poulains de quelques jours ou de quelques semaines, et aussi sur des Chevaux âgés de 18 mois, 2 ans, 4 ans... L'œil correspondant est chassieux, larmoyant; les larmes charrient des filaments muqueux, du muco-pus, provenant autant des voies lacrymales que de la conjonctive irritée; elles s'écoulent en dehors, souillent les poils, amènent leur chute et entretiennent l'érythème de la peau. Parfois le larmoiement n'apparaît que pendant l'exercice (Barbier). Ces symptômes persistants, observés sur de jeunes animaux surtout, attirent l'attention et l'on constate l'absence de l'égout nasal. A la place qu'il devrait occuper existe un gonflement, une saillie plus ou moins allongée suivant l'axe de la cavité nasale, fluctuante. Si on la presse, un liquide louche jaillit par les fentes lacrymales. Un coup de la pointe du bistouri, de la lancette, ou mieux encore un coup de ciseaux à plat emportant une rondelle de muqueuse — la ponction simple et le débridement pouvant permettre le réa-

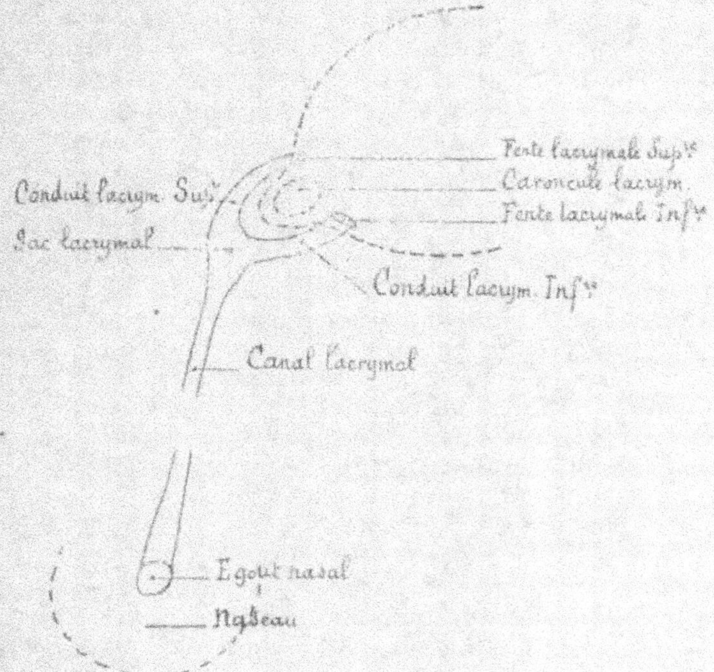

Fig. 190. — Schéma des voies lacrymales du Cheval destiné à éclairer les méthodes de lavage et de cathétérisme.

justement et la cicatrisation des bords — achève l'œuvre de la nature. Les injections d'eau boriquée, ou de préférence d'eau tiède salée à 10 p. 100, mieux supportée par les muqueuses, faites par l'égout rétabli, font disparaître en quelques jours toute trace d'irritation des muqueuses lacrymale et conjonctivale. On a vu l'égout nasal se perforer spontanément sous l'influence d'un jetage purulent gourmeux.

3° Par terminaison en cul-de-sac des canaux lacrymaux dans leur partie moyenne. — Sur une Pouliche de deux ans qu'opéra Mauri l'oblitération était double. Les culs-de-sac siégeaient à hauteur de la région moyenne des apophyses externes des os intermaxillaires, à la face interne des maxillaires supérieurs. Depuis sa naissance, l'animal avait les yeux chassieux et le chanfrein souillé par des larmes mélangées de pus. Les égouts nasaux manquaient des deux côtés. Le traitement chirurgical consista à trépaner le maxillaire supérieur au-dessus de la racine de la deuxième molaire, à ouvrir largement le canal lacrymal, à y glisser une sonde rigide, à perforer le cul-de-sac et à passer une mèche qu'on laissa 10 jours en place. L'opération fut faite des deux côtés à quelques mois d'intervalle. La cure fut complète.

4° Dans certaines races de Chiens à face repoussée, avec affaissement des os du nez, chez lesquelles le larmoiement est extrêmement fréquent et en quelque sorte physiologique, il ne serait pas étonnant qu'il fût le résultat d'une **déformation raciale** des voies lacrymales osseuses avec atrésie plus ou moins accusée. Chose curieuse et à rapprocher de ce qui a été constaté dans l'ectasie congénitale totale des voies lacrymales du Cheval (§ 2, 1°), malgré que les larmes mouillent constamment la région infra-palpébrale, les poils ne tombent pas, mais ils prennent un ton rouillé ou se décolorent.

B) *Obstructions acquises.*

Partielles ou totales, elles sont déterminées par des corps étrangers, des poussières, surtout sur les Chevaux de troupe évoluant en groupe sur les routes, les terrains de manœuvre, les manèges ; des épillets de graminées pénétrant par les égouts naseaux ; plus rarement des parasites (*Thelazia lacrymalis*) vivant dans les culs-de-sac conjonctivaux mais envahissant les voies lacrymales ; des sécrétions consécutives aux états inflammatoires de l'œil ou des muqueuses nasales (gourme), consécutives aussi au développement de néoplasies de voisinage. Ces néoplasies elles-mêmes peuvent être la cause principale de l'obstruction. Jouant d'abord un rôle mécanique, toutes ces causes, si on n'intervient pas à temps pour les faire disparaître, finissent par amener l'inflammation et le gonflement de la muqueuse du sac : c'est la *dacryocystite* qu'on a pu provoquer expérimentalement chez le Lapin par simple ligature du canal. Alors, le sac peut se distendre, former une tumeur saillante à l'extérieur (*tumeur lacrymale*), dépressible, atteignant sur le Cheval plusieurs centimètres de diamètre, des dimensions moindres chez le Chien et le Chat.

Si on la presse, on fait sourdre du muco-pus par les fentes lacrymales et l'égout nasal. A une période plus avancée, alors

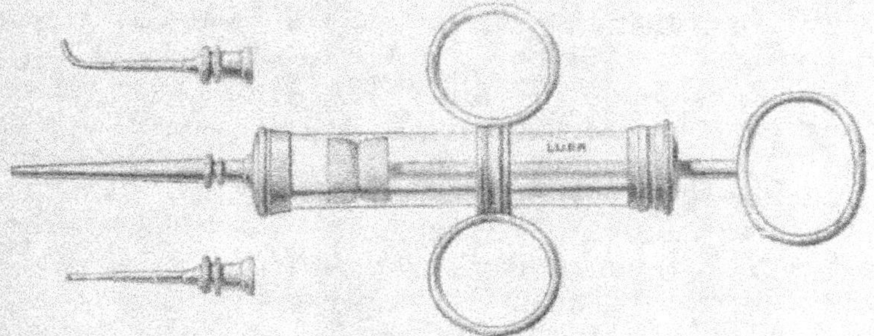

Fig. 191. — Seringue d'Anel.

que les tissus enveloppant le sac sont envahis, la tumeur prend l'aspect d'un abcès (*abcès lacrymal*), la peau devient brillante, rougeâtre ou pourpre sur le Chien et le Chat (Gray), et le pus, plus ou moins teinté de sang, s'ouvre un chemin vers l'extérieur (*fistule lacrymale*). Marcenac rapporte avoir relevé d'assez nombreux cas de fistulisation du sac chez le Cheval. Sur le Chien et le Chat, on rencontre dans la région infra-palpébrale d'autres fistules situées plus bas et plus du côté temporal que les fistules lacrymales et qu'il ne faut pas confondre avec elles ; ce sont des fistules dentaires.

Diagnostic et traitement. — Le larmoiement doit toujours attirer l'attention du côté de l'égout nasal et des voies lacrymales, si d'autres causes n'en expliquent immédiatement la raison. La présence d'un bouchon muqueux ou muco-purulent fera penser à une oblitération. Dans tous les cas d'ailleurs où il y aura doute, on aura recours aux interventions suivantes, qui sont autant des moyens de diagnostic que de traitement.

C) *Lavage des voies lacrymales.*

Il se fait de haut en bas (lavage lacrymo-nasal ou direct), ou de bas en haut (lavage naso-lacrymal ou rétrograde). Comme toutes les interventions sur l'œil et ses annexes, celle-ci demande l'assujettissement du patient, debout généralement.

1° **Lavage lacrymo-nasal ou direct.** — Il est assez délicat, par suite de la possibilité de blesser l'œil. On le pratiquera par la fente lacrymale inférieure en raison de sa plus grande facilité, par la supérieure en cas d'empêchement. Chez le Cheval, l'une et l'autre peuvent recevoir d'emblée l'extrémité d'une canule fine, de seringue à hydrocèle à anneau, facile à manier. Sur les petits animaux, se servir de la seringue d'Anel, ou d'une poire à injection et, si les fentes lacrymales sont trop petites pour recevoir la canule, les débrider au moyen du couteau boutonné de Weber (fig. 191, 192, 193).

Quelques gouttes de cocaïne ayant été instillées au préalable dans l'œil, renverser avec les doigts de la main gauche le bord interne de la paupière et s'assurer de la perméabilité de la fente qui est assez difficile à distinguer, tant parce qu'elle n'est pas béante, que parce que les contractions de l'orbiculaire et la saillie du corps clignotant gênent l'opérateur. Introduire la canule dans la fente en direction de l'angle nasal des paupières et un peu en bas. Le liquide à injecter, de préférence de l'eau salée à 10 p. 100 et tiède, poussé doucement, sort aussitôt par le naseau correspondant si le canal est libre ou, s'il est obstrué, exclusivement par la fente lacrymale supérieure. Si l'obstruction n'est que partielle, le liquide jaillit par la fente supérieure en même temps qu'il sourd par l'égout nasal.

Au point de vue diagnostic, le lavage lacrymo-nasal apprend deux choses : le canal est obstrué ou le canal est perméable aux liquides, mais il ne peut nous renseigner complètement sur le degré de perméabilité, ou, si l'on veut, sur l'existence ou la non-existence d'un *rétrécissement*. Il est, par ailleurs, assez difficile à exécuter en comparaison du lavage naso-lacrymal que nous allons décrire. Mais il est parfois nécessaire d'y avoir recours lorsque l'égout nasal est placé trop haut pour être abordé facilement, ou bien, ce qui revient au même, lorsqu'il y a plusieurs égouts étagés, ce qui nécessiterait, pour éviter la sortie du liquide par les trous voisins, l'introduction de la canule par l'égout situé le plus haut. C'est encore le cas pour l'Ane et le Mulet dont l'égout nasal n'est pas facilement accessible.

2° **Lavage nasolacrymal ou rétrograde**. — Procédé exclusivement vétérinaire, il est de beaucoup le plus commode.

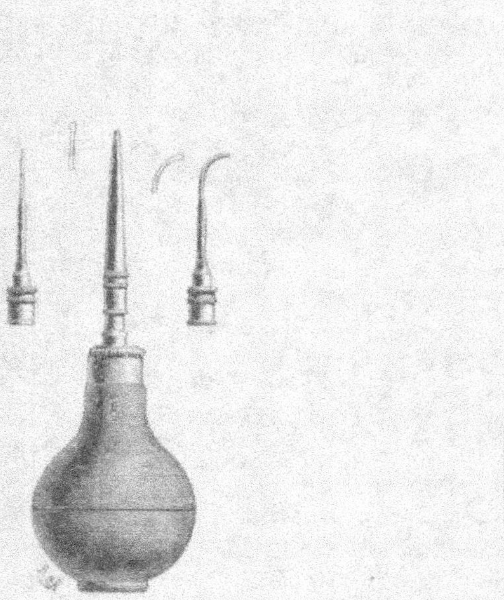

Fig. 192. — Poire en caoutchouc du Docteur Geude, avec canules.   Fig. 193. — Couteau boutonné de Weber.

Une main écartant l'aile du nez comme pour l'examen du naseau et l'autre tenant fermement la seringue à anneaux, on introduit l'extrémité de la canule dans l'égout, parallèlement au plan de la muqueuse nasale. Puis, sans faire pression sur les bords de l'égout, on pousse doucement le liquide. Au lieu d'injecter directement avec la seringue, on peut se servir d'un ajutage en caoutchouc comme intermédiaire, mais même s'il est vissé ou très adhérent à la seringue, même s'il est court et assez rigide, les mouvements du patient le déplaceront beaucoup plus facilement de sa position et rendront l'injection moins assurée. Par contre, on pourra remplacer

avantageusement la seringue par un *bock-laveur*, ou une poire
à double effet aspirante et foulante (énéma) (fig. 194). Pour
remédier à l'exiguïté possible de l'égout, avoir sous la main
un couteau boutonné de Weber pour débrider rapidement et
sans danger, le bistouri ordinaire exposant à blesser et la
paroi inférieure du conduit et l'aile supérieure du naseau.
Lorsque le canal est libre, on voit le liquide sourdre par les
fentes lacrymales, quelquefois former deux jets. Lorsqu'il
est obstrué par des mucosités, des poussières... la main qui

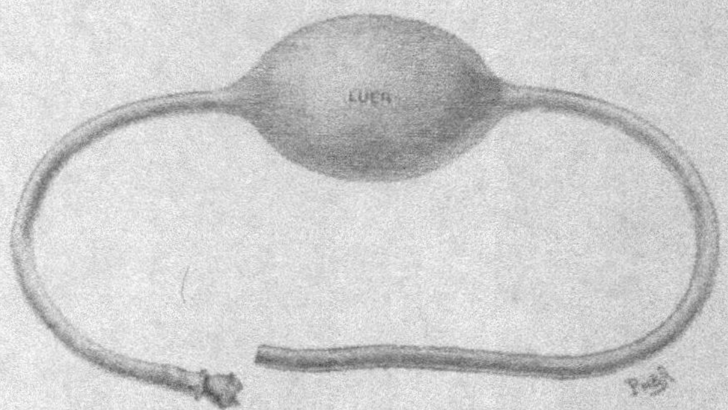

Fig. 194. — Injecteur énéma, en caoutchouc.

pousse le piston sent une résistance qu'il ne faut pas vaincre
brutalement, même si la chose était possible. Retirer alors la
canule et laisser le liquide revenir par l'égout nasal. Il
entraîne des parties désagrégées de l'obstacle fermant complètement ou incomplètement le canal. Puis recommencer de
nouvelles injections jusqu'à ce qu'on ait obtenu le complet
rétablissement de la lumière, ce qui est indiqué par la sortie
dans l'angle de l'œil du liquide parfaitement clair. Au cas où
ce résultat ne pourrait être obtenu dans une même séance, on
y reviendra les jours suivants. La distension sous la pression
du liquide détersif de la partie membraneuse du canal, inévi-
table lorsqu'il y a obstruction, amène souvent de petites
hémorragies sans conséquences immédiates ou éloignées.

Les injections naso-lacrymales provoquent chez l'animal
une défense particulière et fort gênante pour l'opérateur : c'est
la contraction du bout du nez, très vigoureuse, qui soulève la
seringue et fait sortir la canule de l'égout nasal. Un aide

avec ses deux mains ne sera pas de trop pour immobiliser chez le Cheval cette trompe de circonstance. Enfin, l'écoulement du liquide sur la muqueuse pituitaire détermine fréquemment des ébrouements contre lesquels on parera en abaissant l'aile supérieure du naseau, en se plaçant un peu latéralement et surtout en revêtant une blouse.

D) *Cathétérisme des voies lacrymales*.

Il se pratique avec des sondes flexibles sur les Equidés, seuls animaux semble-t-il sur lesquels il ait été utilisé jusqu'ici. Il est facile, alors qu'avec des sondes rigides il est sinon impossible, du moins incomplet et toujours dangereux, en raison des dispositions anatomiques des voies lacrymales : longueur du conduit lacrymal inférieur et insertion à angle presque droit sur le canal lacrymal, longueur et flexuosité de celui-ci (1). On le fait de haut en bas (cathétérisme lacrymo-nasal ou direct), ou de bas en haut (cathétérisme naso-lacrymal ou rétrograde). Les bougies sont analogues à celles qui servent dans l'exploration du canal urétral. Elles doivent être à double bout olivaire et mesurer 40 cm. environ de longueur. Le canal lacrymal normal des Equidés est susceptible de recevoir les n°s 7 et 8 de la filière Charrière. Quel que soit le sens dans lequel on veuille pratiquer le cathétérisme, instiller au préalable quelques gouttes de cocaïne et enduire deux ou trois bougies de vaseline.

1° **Cathétérisme lacrymo-nasal ou direct.** — Introduire une des extrémités de la bougie dans la fente lacrymale inférieure, de la main droite s'il s'agit de l'œil gauche, de la main gauche s'il s'agit de l'œil droit, les doigts de la main libre renversant légèrement le bord palpébral en dehors. Pousser doucement dans la direction de la caroncule. La bougie bute bientôt contre la paroi du sac; quelques mouvements de rotation du cathéter entre les doigts donnent vite, le plus ordinairement, la sensation d'une résistance vaincue : la sonde

(1) Toutefois, dans des cas analogues à celui de Mauri (Voy. A, 3°), et si le sondage préalable avec une sonde flexible situait le cul-de-sac aux environs immédiats de la terminaison du canal osseux, il serait indiqué, avant de recourir à une opération comportant certains délabrements de la face, de tenter l'introduction d'une sonde rigide, à bout olivaire, par la fente lacrymale supérieure, parce que le trajet est plus direct, et d'enfoncer sur-le-champ le cul-de-sac.

a glissé contre la paroi et s'est engagée dans la portion osseuse du canal lacrymal. Il n'y a plus qu'à pousser avec précaution en calculant approximativement la longueur de bougie introduite, car il faut surveiller la sortie de celle-ci par l'égout, sans quoi elle peut s'engager dans un cul-de-sac, se couder et se détériorer. Pour cela, un doigt de la main opposée à celle qui manie la bougie est placé à cet effet au niveau de l'égout et attend l'arrivée de la sonde dont il dirige la sortie. Alors, la bougie est retirée d'un côté ou de l'autre.

Il peut se faire, mais la chose est rare, que la bougie n'arrive pas à s'engager dans le canal lacrymal. On fera alors le cathétérisme suivant.

2° **Cathétérisme naso-lacrymal ou rétrograde.** — L'introduction du cathéter par l'égout nasal est des plus simples, mais il est rare qu'il ne soit pas arrêté après un parcours de 10 cm. environ, sans doute par un pli de la muqueuse signalé par Ablaire au niveau de l'élargissement du canal. Après quelques tâtonnements faits d'une main légère et patiente, on arrive le plus souvent à franchir ce passage difficile. Cela fait, le sondage s'effectue sans entrave, mais il faut ici encore surveiller la sortie de la bougie. Son arrivée dans l'angle de l'œil est annoncée par des mouvements fréquents et amples de la troisième paupière qui semblent vouloir défendre l'œil contre un corps étranger, mais c'est en vain, la sonde apparaît bientôt par la fente lacrymale supérieure le plus souvent, quelquefois par l'inférieure.

Le cathétérisme servira à l'occasion à élargir le canal lacrymal dans sa région membraneuse surtout, en utilisant des sondes de plus en plus volumineuses.

§ 5 . — Affections de la glande lacrymale.

Elles sont assez rares si l'on en juge par le petit nombre d'observations publiées. Il existe chez l'Homme, les vieillards en particulier, un *larmoiement chronique* qu'on ne peut rattacher à aucune cause, si ce n'est à un trouble fonctionnel.... de la glande lacrymale, et qu'on traite quand il est trop gênant, et qu'on a épuisé la thérapeutique habituelle, par l'ablation de la glande. Le même phénomène a été rencontré sur le Cheval, le Chien, le Chat; on pourra recourir le cas échéant à la même intervention . L'*hypertrophie* est généralement due à des concrétions obstruant les canalicules excréteurs, à des adénomes.... Son *atrophie* suit l'ablation, la section expérimentale des conduits excréteurs chez le Chien (Natanson).... Seydewitz a constaté de son côté que la même opération amène sur le Lapin l'élargissement de la lumière des tubes et l'altération des cellules glandulaires par prolifération du tissu

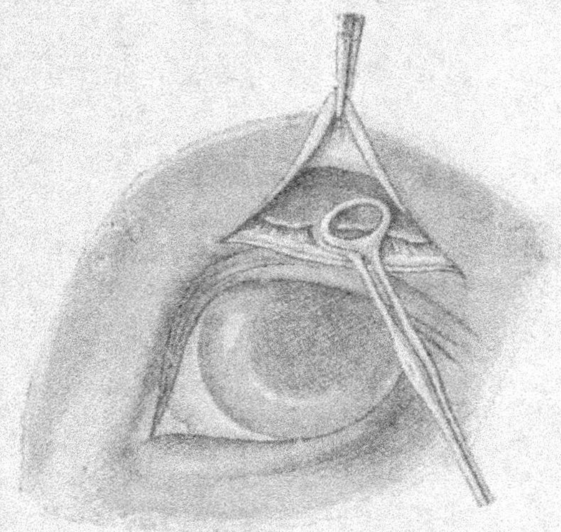

Fig. 195. — Enlèvement de la glande lacrymale (Cadiot).

conjonctif.... Fracaro a relaté un cas de *ptose* exorbitale double chez le Bœuf; il existait un bourrelet fusiforme s'étendant de l'angle temporal, où il avait la grosseur du petit doigt, vers l'angle nasal où il disparaissait, et qui variait de volume et de forme avec la position de la tête.

Extirpation de la glande. En partant de la ligne médiane de la paupière supérieure, inciser la peau vers le dehors parallèlement au bord de l'orbite et un peu en avant de celui-ci. Disséquer vers la glande, la saisir avec des pinces à mors plats, la libérer de ses adhérences et l'exciser. Suturer et appliquer un pansement collodionné (fig. 195).

Mais pourquoi, au lieu de l'extirpation, ne pas essayer la *section des canaux excréteurs*, ou leur *ligature*, comme cela a été recommandé chez l'Homme.

CHAPITRE XVII

GLOBE OCULAIRE

§ 1. — Anatomie.

Il ne sera question ici que de l'appareil moteur, l'anatomie du globe envisagé dans son ensemble ayant été étudiée chapitre 1er.

Appareil moteur.

Il comprend 7 muscles se décomposant ainsi : 4 muscles droits, 2 obliques et 1 muscle choanoïde ou droit postérieur. Les *muscles droits*, dits supérieur, inférieur, externe et interne, suivant leur position, partent du fond de l'orbite et viennent s'insérer sur la sclérotique en des régions voisines de la cornée correspondant à ses quatre points cardinaux. Nous résumons leurs insertions, très bien étudiées par Motais, dans les schémas 196 et 197 se rapportant au Cheval et au Chien. Sur le Cheval, d'après la direction de leurs fibres et quelques expériences de section de leurs attaches à la sclérotique (Voy. strabisme paralytique), les droits supérieur, interne et externe sont respectivement élévateur, adducteur ou abducteur de la pupille. Le droit inférieur semble être abaisseur et rotateur en dedans (Motais). Sur le Chien, ils doivent jouer le même rôle que chez l'Homme, à savoir que les droits interne et externe sont l'un adducteur et l'autre abducteur, alors que le droit supérieur est élévateur et rotateur en dedans et le droit inférieur abaisseur et légèrement rotateur en dehors. *Les obliques* sont dits grand ou dorsal et petit ou ventral. Le premier s'insère au fond de l'orbite avec les muscles droits, suit la paroi interne osseuse entre le

droit supérieur et le droit interne et vient se réfléchir
sur la poulie de renvoi qui lui est destinée — située à 2-4 centimètres du rebord orbitaire sur le Cheval et les Ruminants,
plus près sur le Chien, à quelques millimètres seulement chez
l'Homme — pour aller dans une direction plus ou moins
oblique passer sous le droit supérieur et s'insérer un peu en

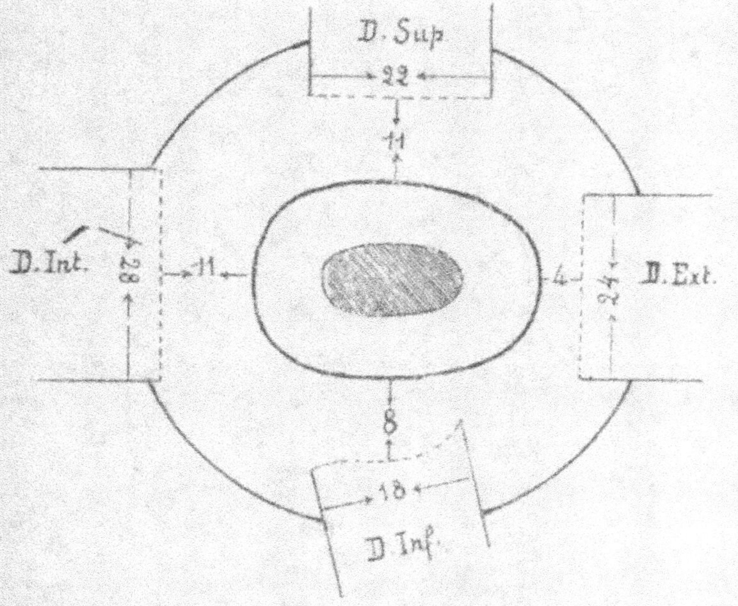

Fig. 196. — Insertions scléroticales des muscles droits du Cheval.
(Les chiffres indiquent des millimètres).

dehors de lui sur la sclérotique. Il a donc deux portions, l'une
directe et l'autre transversale par rapport à l'axe oculaire,
celle-ci étant la seule à considérer quant à son action sur le
globe. Le second, ou petit oblique, n'a qu'une portion transversale. Son insertion fixe a lieu à l'angle inféro-nasal de la
base de l'orbite, à 15-20 millimètres du rebord orbitaire sur
le Cheval, 7-8 sur le Chien, tout près chez l'Homme. Il se
dirige sous le globe, passe à la surface du droit inférieur et
s'insère un peu en dehors de lui sur la sclérotique. La fig. 198
montre que l'insertion des obliques se fait chez l'Homme sur

l'hémisphère postérieur du globe et chez les Solipèdes,
Ruminants et le Chien, sur l'hémisphère antérieur. Elle

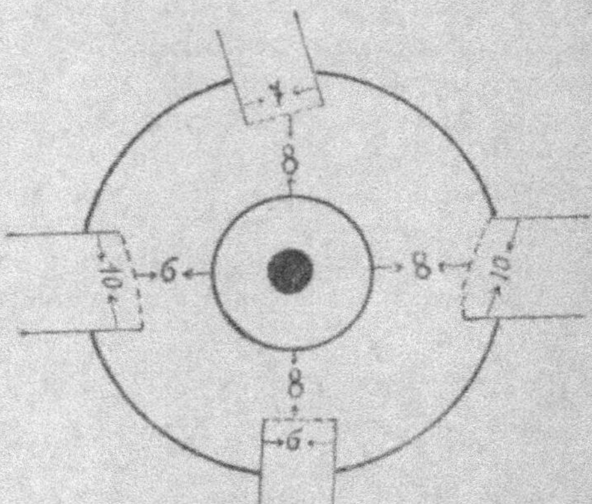

Fig. 197. — Insertions scléroticales des muscles droits du Chien.
(Même orientation que pour le schéma précédent).

montre également que les obliques sont de simples rotateurs
chez les Solipèdes et les Ruminants ; que chez l'Homme ils

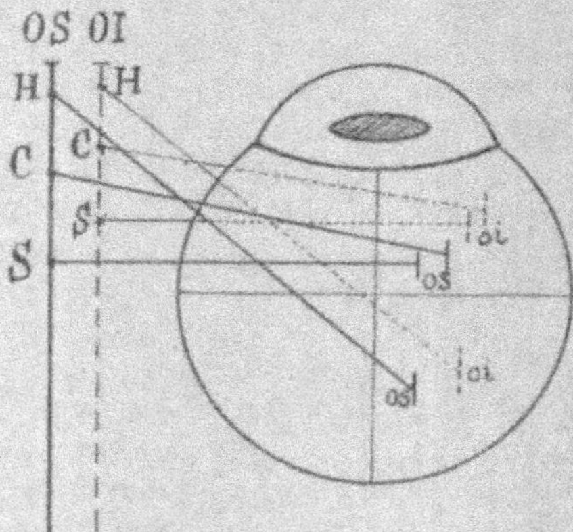

Fig. 198. — Insertions comparées des muscles obliques : chez l'Homme *H,H* ;
le Chien *C,C* ; les Solipèdes et les Ruminants *S,S*.
O S, points d'insertion des obliques super. ; *O I*, points d'insertion des obliques infér.

agissent en outre de deux autres façons : l'oblique supérieur
en déplaçant la cornée en bas et en dehors, l'oblique inférieur

en déplaçant la cornée en haut et en dehors ; enfin que chez le Chien les obliques jouent surtout le rôle de rotateurs, peut-être aussi en agissant simultanément peuvent-ils porter le globe en avant et le rendre exophtalme. *Le muscle choanoïde*, encore dit droit postérieur, existe chez tous les Mammifères excepté l'Homme. Il doit son nom à sa forme en entonnoir surtout bien

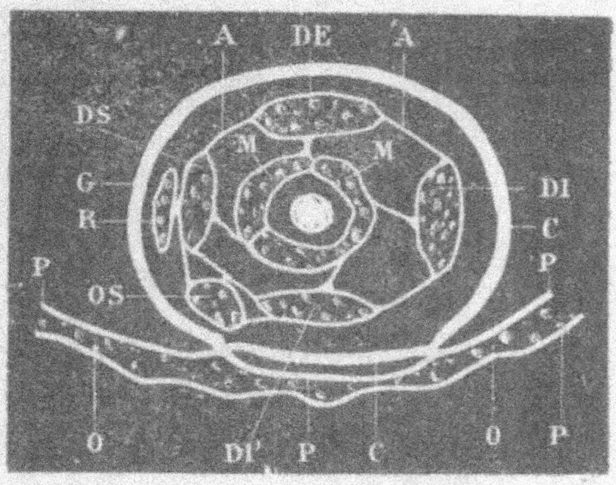

Fig. 199. — Coupe des muscles oculaires et de *l'aponévrose de Tenon* du Cheval, en arrière du globe, montrant les *connexions des muscles entre eux* (Motais).
A A, aponévrose; C C, cornet; D E, droit externe; D I, droit inférieur; D I, droit interne; D S, droit supérieur; M, muscle choanoïde; O O, paroi osseuse; O I, oblique supérieur ou dorsal; P P, périoste; R, releveur de la paupière supérieure.

nette sur les Ruminants, où il acquiert un grand développement. Inséré d'une part au fond de l'orbite, il se fixe d'autre part sur l'hémisphère postérieur du globe, en arrière des insertions des muscles droits, suivant une ligne irrégulièrement circulaire. Il n'a pas l'unité des autres muscles, il paraît être formé de plusieurs. C'est un suspenseur du globe dans l'attitude inclinée de la tête et un puissant rétracteur.

Peut-être aussi est-il quelque peu abducteur. Motais dit avoir observé sur le Cheval notamment qu'au moment de la rétraction du bulbe et du déploiement de la 3ᵉ paupière, le globe se portait en dehors... Et il se demande si le droit externe innervé par la même paire nerveuse a agi par synergie... (Voyez également plus loin : exophtalmie paralytique...)

Les muscles moteurs du bulbe entretiennent entre eux et diverses parties de l'orbite des *connexions* qui nous intéressent. Celles du droit supérieur avec le releveur de la paupière supérieure font que l'élévation de la pupille entraîne le soulèvement de la paupière. Celles du droit inférieur avec la pau-

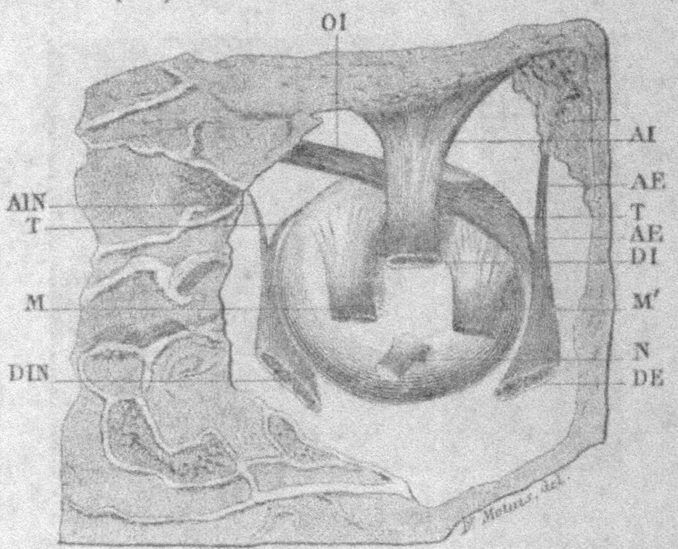

Fig. 200. — Tendons orbitaires des muscles droits du Chien et leurs connexions avec l'orbite (Motais).

DIN, droit interne; *AIN*, son tendon orbitaire (aileron interne); *OI*, droit inférieur; *AI*, son tendon orbitaire (aileron inférieur); *DE*, droit externe; *AE*, aileron externe; *OI*, oblique inférieur ou ventral

pière inférieure permettent un léger abaissement de celle-ci, à peine sensible sur le Cheval. Celles des droits avec les parois osseuses par le moyen d'ailerons (fig. 199, 200) éloignent le bulbe de l'orbite, limitent ses mouvements et font — l'action stabilisatrice de la capsule de Tenon aidant — que le globe a une position d'équilibre qui le fait se mouvoir autour d'un point fixe. La comparaison des déplacements de la cornée et de ceux de la papille, c'est-à-dire des deux pôles de l'œil, approximativement, a permis de fixer ce point, ou centre de rotation chez le Cheval, sur l'axe oculaire, dans la moitié postérieure du cristallin.

Innervation des divers muscles de l'œil : vue d'ensemble.

IIIe Paire		
Nerf oculo-moteur commun : animé directement. . . .	Droit supérieur. — interne. Droit inférieur. Oblique ventral. Releveur de la paupière sup.	Muscles extra-oculaires.
animé par l'intermédiaire du ganglion ophtalmique . . .	Sphincter pupillaire. Muscle ciliaire.	Muscles intra-oculaires.
IVe Paire		
Nerf pathétique.	Oblique dorsal.	
VIe Paire		
Nerf oculo-moteur externe.	Droit externe. Choanoïde.	Muscles extra-oculaires.
VIIe Paire		
Nerf facial.	Orbiculaire des paupières.	
Nerf sympathique.	Dilatateur pupillaire.	Musc. intr.-ocul.

Centres nerveux des nerfs moteurs. — Les mouvements des muscles de l'œil sont réglés par des centres de différents ordres dont les moins localisés sont les *centres des mouvements volontaires* d'une part (couches corticales motrices du cerveau..), et d'autre part les *centres d'association* (cervelet...), qui font que le droit interne gauche et le droit externe droit, par exemple, agissent de concert pour porter le regard à droite. Par contre, on est mieux renseigné sur l'emplacement des noyaux d'origine, ou *centres bulbaires*, et leurs connexions, ce qui permet d'expliquer les paralysies qui surviennent au cours des affections cérébrales. Les centres bulbaires sont situés sous l'aqueduc de Sylvius et dans le plancher du quatrième ventricule, où ils sont disposés par paire de chaque côté de la ligne médiane. L'étude du schéma ci-contre (fig. 201) en apprendra plus sur leur situation et leurs rapports qu'une longue description. Nous ajouterons toutefois que le noyau du moteur oculaire commun est formé de plusieurs noyaux partiels qui ont jusqu'à un certain point leur indépendance et sont affectés chacun à un des muscles innervés par la IIIe paire. Sur le Chien, ces petits centres ont d'avant en arrière la situation suivante : muscle ciliaire,

sphincter irien, droit interne, droit supérieur, releveur pal-
prébral, droit inférieur, petit oblique. Il en serait de même
chez l'Homme, tout au moins quant au voisinage des trois
premiers, voisinage qui explique l'association des trois mou-

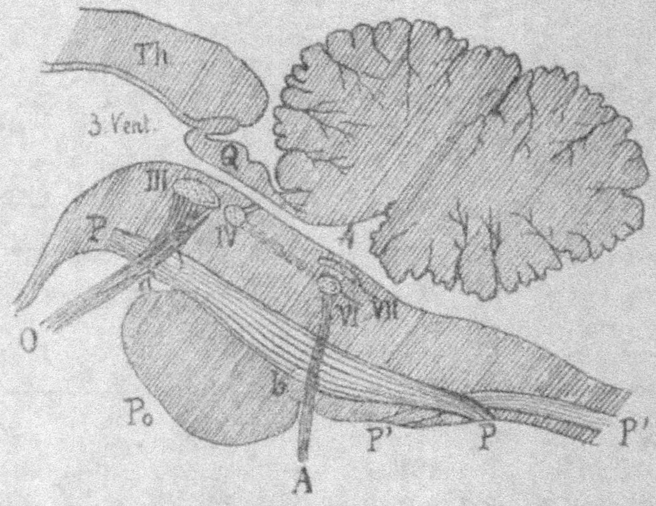

Fig. 201. — Noyaux d'origine des nerfs moteurs de l'œil. Coupe antéro-postérieure schématique de l'isthme de l'encéphale chez l'Homme (d'après
Fuchs).

III, noyau de l'oculo-moteur commun, situé au-dessous de la paire antérieure des tubercules
quadrijumeaux *Q*; *Q* son tronc nerveux sortant au bord antérieur de la protubérance annulaire *Po*. — *IV*, noyau du pathétique, dont les fibres se dirigent pour émerger de l'autre côté. — *VI*, noyau du moteur oculaire externe situé dans le plancher du quatrième
ventricule (4); *A*, son tronc nerveux. — *VII*, noyau du facial situé immédiatement au-
dessus du noyau de la VI⁰ paire. — *PP*, *P'P*, faisceaux pyramidaux droit et gauche, croisés; *Th*, thalamus.
Une lésion en *a* produira une paralysie alternante de l'oculo-moteur commun et des membres.
Une lésion en *b* produira une paralysie alternante de l'oculo-moteur externe et des membres.

vements d'accommodation, de contraction pupillaire, de
convergence.

Trajets des nerfs moteurs. — Dans le bulbe, les nerfs
oculaires moteur commun et moteur externe, ainsi que le
facial, ont un trajet direct, tandis que le pathétique ou nerf
du grand oblique a un trajet croisé. Comme le montre le
schéma, les III⁰, VI⁰ et VII⁰ paires ont dans leur partie bulbaire directe des relations avec les faisceaux pyramidaux

qui, eux, sont croisés, de sorte qu'une même lésion peut produire des paralysies oculaires et faciales d'un côté et des paralysies des membres de l'autre (*paralysies alternantes*). Nous
en trouverons des exemples chez le Chien. *En dehors du
bulbe*, le moteur commun (III⁰ paire) et le moteur externe
(VI⁰ paire) gagnent la fente sphénoïdale où ils s'engagent
avec la branche ophtalmique du trijumeau (V⁰ paire). Le
pathétique (IV⁰ paire) passe par le conduit pathétique qui lui
est exclusivement réservé, avant d'arriver à la gaine oculaire.
Ajoutons que le facial (VII⁰ paire), qui a des relations de voisinage dans le bulbe avec la VI⁰ paire, n'en présente plus en
dehors du crâne. Il gagne le conduit auditif interne pour sortir par le trou stylo-mastoïdien, sous la parotide.

§ 2. — Anomalies congénitales.

1º Anophtalmie. Cryptophtalmie. Microphtalmie. — L'*anophtalmie*, ou absence complète de tout organe oculaire a été
constatée par Guinard sur un Cobaye qui engendra 5 ana-
phtalmes doubles comme lui. Chez aucun il n'existait de globe
oculaire, de nerf optique; de plus les centres nerveux en
relation avec la vision étaient atrophiés. Becker fit des constatations analogues sur des Porcelets. Le plus souvent cependant il existe des vestiges de l'œil qu'un examen minutieux,
complet, microscopique, permet seul de reconnaître : il y a en
réalité *cryptophtalmie* (œil caché). C'est ainsi qu'il faut interpréter les quelques cas d'anophtalmie observés sur le Poulain
par Lesbre et Forgeot (présence des nerfs optiques, du chiasma, et des tubercules quadrijumaux) ; par Cadéac sur une
Pouliche de deux ans, née aveugle, mais dont l'autopsie montra l'existence de cornées formant bourgeons pédiculés de la
grosseur d'un pois, de vestiges des sclérotiques, alors que les
rétines manquaient et que les nerfs optiques étaient atrophiés ;
par Morot chez un Veau dont les yeux n'étaient représentés
que par les choroïdes reconnaissables à leur pigment.... La
microphtalmie, ou rapetissement de l'œil, se présente beaucoup plus fréquemment et il n'est guère d'espèces chez lesquelles on ne l'ait rencontrée à des degrés divers.

Comme toutes les anomalies que nous avons rencontrées

celles-ci s'accompagnent de malformations surtout bien accusées dans les annexes de l'œil : cavités orbitraires plus ou moins réduites, paupières soudées par leurs bords libres, partiellement ou complètement, déformation du crâne....

On a pu dans quelques cas incriminer comme *causes*, chez le Porc, des tumeurs de l'orbite entravant le développement de l'œil, chez le Lapin, un processus inflammatoire ayant évolué pendant la vie fœtale, chez tous, la consanguinité dont les effets frappent l'œil beaucoup plus fréquemment que les autres organes. Les intoxications ne doivent pas non plus être étrangères à la production de ces monstruosités comme on le verra ci-après.

2° **Cyclopie.** — La fusion plus ou moins complète des deux yeux en un seul, vers le plan médian, a été également observée un assez bon nombre de fois sur le Chat, le Chien, le Mouton, la Chèvre, le Porc par Moussu, Physalix, Neil... On trouvera une étude comparée complète de cette question dans les éléments de tératologie de l'œil de Van Duyse. Disons cependant que Stockard étudiant l'action de toxiques variés sur le développement de l'œil des Poissons produisit différents degrés de cyclopédie, et aussi d'autres malformations telles que microphtalmie, anophtalmie, monophtalmie asymétrique, parfois des anomalies de l'oreille. L'alcool et le mercure amenèrent la plus forte proportion de malformations : 98 p. 100 dans le premier cas, 66 p. 100 dans le second.

§ 3. — Exophtalmie.

La procidence de l'œil est variable suivant les espèces et les races animales et aussi les individus selon qu'ils sont gras ou maigres. C'est dans les petites races de Chiens en particulier qu'elle est le plus marquée et prend un caractère ethnologique bien tranché. Carlins, King Charles, Japonais, Pékinois... sont à ce point de vue remarquables. Chez les Bovins elle est plus prononcée que chez les Equins, surtout dans l'état d'engraissement parce que le volume de leur orbite comparé à celui du globe est plus grand et que la graisse s'y dépose par conséquent en plus grande abondance.

Quelle est la situation de la cornée par rapport aux bords

de l'orbite dans l'état normal chez les espèces animales et où commence l'exophtalmie pathologique? Nous sommes peu renseignés : sur le Cheval le globe déborde le rebord orbitaire supérieur d'environ 1 centimètre, non compris la paupière, et l'inférieure de 1 cent. 5. Un fil joignant par dessus les paupières les bords orbitaires supérieur et inférieur décrit une courbe dont la flèche est d'environ 1 cent. 5. Sur l'Homme, si l'on place une règle verticalement contre les rebords orbitaires supérieur et inférieur, elle touche le sommet de la cornée à travers les paupières fermées. L'exophtalmie n'a rien d'absolu et demande pour être considérée comme un symptôme pathologique à être envisagée relativement à chaque espèce, à chaque race, à chaque individu et surtout comparativement avec l'état antérieur si la protrusion est double, ou avec l'autre œil si elle est simple, ce qui est d'ailleurs le cas général. Toutefois, on peut considérer du point de vue du danger permanent que court l'œil que l'exophtalmie commence là où les paupières sont impuissantes à obturer la fente palpébrale.

1° **Goitre exophtalmique**. — Cette affection observée jusqu'ici plus particulièrement sur le Chien, mais aussi sur le Bœuf, le Cheval... est caractérisée par le *syndrome* suivant : tachycardie, goitre, exophtalmie et tremblements musculaires, l'ordre des symptômes n'ayant rien de fixe. Les palpitations cardiaques, assez fréquemment précédées d'une période d'impressionnabilité excessive, s'accusent à l'occasion de la moindre excitation. Le goitre, ou gonflement des glandes thyroïdes, peu marqué ou énorme, peut être accompagné d'œdème des régions sous-jacentes. Double en général, également ou inégalement développée d'un côté et de l'autre, l'exophtalmie peut apparaître par crises, disparaître avec le repos et la médication et réapparaître à d'autres moments avec une intensité telle que la moindre fermeture des paupières est impossible. Alors, par suite de l'allongement des nerfs optiques, de la tension des muscles et de l'immobilisation des globes ainsi que de la gêne de la circulation en résultant, le regard est fixe, hagard, la cornée brillante, la conjonctive hyperhémiée; il y a parfois de la mydriase. Chez l'Homme on relève quelquefois aussi l'absence ou la rareté du clignement (signe de Rosenbach) qu'on n'a pas signalé sur les animaux pour la raison peut-être qu'on ne l'a pas

recherché, cependant qu'étant un signe de la sensibilité rétinienne et de l'état de la vision, il serait précieux le cas
échéant de le provoquer. Les tremblements musculaires sont
limités aux membres ou généralisés, lents ou parfois très
rapides.

Dans le goitre exophtalmique provoqué expérimentalement
chez le Chien en implantant du thymus très frais dans le
péritoine, Bircher vit se dérouler chronologiquement le
tableau symptomatique suivant : 48 heures après, agitation.
Au 4e jour, exophtalmie atteignant son maximum le ving-
tième, restant stationnaire quelques jours pour diminuer
ensuite lentement et disparaître après 5 mois. Tachycardie le
3e jour (le pouls atteint 180 à la minute), qui dure plus de
3 mois. Le goitre se montre au bout d'un mois sous forme
de tuméfaction molle et persiste. Le tremblement des membres, rapide, débute à peu près dans le même temps, mais
disparaît assez vite...

Dans le goitre exophtalmique spontané on a relevé des
symptômes secondaires généraux : mauvais entretien, troubles intestinaux, oppression respiratoire, impressionnabilité
et inquiétude, fièvre, urticaire, paralysies, et des *complications oculaires* concomitantes et consécutives : ulcères cornéens survenant un mois après la guérison d'une Chienne traitée à l'iodure de potassium, cataractes doubles...

Les expériences de Bircher aussi bien que la thyroïdectomie montrent le rôle que joue l'hypersécrétion thymique
dans le développement de la maladie. Mais sous l'influence
de quelles causes occasionnelles, irritatives, la glande hyper-
sécrète-t-elle? La tuberculose généralisée ou localisée rencontrée sur trois Bovins atteints de goitre (Cozette), une
morsure dans la région du cou sur un Chien précédant la
maladie (Sonnenberg) semblent avoir été de ces causes. Il
est d'autre part reconnu que la Femme paie un plus large
tribut que l'Homme à cette affection, particulièrement lorsqu'elle est en état de gravidité. Dans 9 cas de goitre relevés
sur des Chiens, des Chevaux et des Bœufs, Satler a trouvé
7 fois des femelles.

C'est une maladie d'un *pronostic* grave, moins du point de
vue oculaire que de celui de la vie, la terminaison encore que
parfois favorable étant fréquemment mortelle.

Traitement. — Repos. Iodure de potassium. Médication antithyroïdienne : sérum, lait provenant d'animaux thyroïdectomisés, administrés *per os*. Thyroïdectomie. Régime reconstituant. Traiter les complications oculaires.

2° **Exophtalmie d'origine mécanique.** — C'est la forme la plus fréquemment signalée chez les animaux. L'œil est repoussé d'arrière en avant par des lésions endorbitaires : néoplasies telles que sarcome, épithéliome, tuberculome..., rencontrées chez le Bœuf, le Chien, le Chat, le Cheval; des kystes parasitaires : *cœnurus serialis* chez le Lapin (Lucet); des collections de produits inflammatoires : œdème d'anasarque (Ciattoni et Blin), abcès, ténonite sur le Cheval, tuberculose chez le Chat et le Chien, exsudats diphtériques chez les Oiseaux; hémorragies, hématomes, oblitération des veines ophtalmiques, thrombophlébites des sinus veineux, avec chémosis volumineux, rouge sombre... sur le Cheval, le Lapin (Berlin; Baillard, Babb et Grollet...); de la myosite chronique des muscles oculaires sur la Chèvre (Rivolta); fractures des parois orbitaires avec déplacement des abouts; hypertrophie de la glande de Harder développée expérimentalement par injection sous-cutanée de fortes doses d'adrénaline sur la Souris et le Rat, animaux chez lesquels la glande occupe une grande partie de la cavité orbitaire et enveloppe toute la région postérieure du bulbe, cependant qu'aucun résultat n'est obtenu sur le Chien, le Cobaye, le Lapin par la même intervention (Cords)...

L'exophtalmie mécanique est unilatérale le plus souvent, parfois double si les sinus veineux sont en cause, et accompagnée de déviation plus ou moins accusée de la cornée. Elle se développe progressivement et peut aboutir à l'avulsion du globe; elle peut aussi diminuer par résorption des épanchements qui lui ont donné naissance. Si l'on exerce sur le globe par l'intermédiaire des paupières une pression douce d'avant en arrière, l'exophtalmie est réductible dans une certaine mesure ou non réductible suivant que l'obstacle est mou ou dur. Chez l'Homme, certaines exophtalmies dues à des anévrismes donnent à la palpation une sensation de pulsations, de thrill...

Le *diagnostic* étiologique sera aidé par la déformation du creux de l'orbite qui peut être bombé, sa palpation, sa ponction. Le *pronostic* est dépendant de la cause. Le *traitement* consistera à supprimer celle-ci si possible : ablation de la tumeur, ponction d'un abcès, mise en œuvre des moyens propres à favoriser la résorption des épanchements, saignées aux angulaires. Protéger la cornée contre le dessèchement et l'infection...

3° **Exophtalmie d'origine paralytique.** — Elle résulte d'une paralysie périphérique ou centrale des muscles droits. Elle est assez soudaine, relativement peu accusée et réductible. Si elle est due à des lésions des centres nerveux, elle est accompagnée de mydriase et d'autres symptômes cérébraux. Dans un cas étudié par Lesage sur un Chien traumatisé, les lésions siégeaient dans le tubercule quadrijumau postérieur et le pédoncule cérébelleux moyen, par conséquent dans une région voisine des noyaux de l'oculo-moteur commun, ce qui pouvait expliquer le syndrome constaté : exorbitisme oculaire avec déviation de la cornée en dehors et en haut et mydriase, la déviation en dehors et en haut ne pouvant être attribuée qu'à la tonicité du droit externe et du choanoïde innervés par l'oculo-moteur externe. Des troubles locomoteurs et cérébelleux (mouvements de tonneau) accompagnaient les signes oculaires. Sur une Vache présentant de la tuberculose des méninges Benoist releva aussi de l'exophtalmie et des symptômes cérébelleux.

4° **Exophtalmie par excitation du sympathique. Syndrome de l'excitation du sympathique.** — L'excitation du sympathique au niveau du cou du Chien détermine le syndrome suivant : exophtalmie, mydriase, ouverture maxima de la fente palpébrale, hypertonie oculaire.

§ 4. — Enophtalmie.

C'est le déplacement inverse de l'exophtalmie, l'œil est anormalement enfoncé dans l'orbite. Elle est *congénitale* et liée à la microphtalmie. Elle est *acquise* et due à des causes diverses. Atrophie du coussinet adipeux de l'orbite dans la période avancée de l'anémie pernicieuse des Equidés, de la « maladie » du Chien, et, en général, dans les affections amenant l'atrepsie, la consomption. Traumatismes directs : Lée vit sur un Cheval ayant reçu un coup de caveçon le globe refoulé et comblant la salière ; une pression le remit en place ; on constata une hémorragie sous-conjonctivale, mais la vision fut conservée. Clonus du muscle choanoïde dans le tétanos. Parésie et paralysie du sympathique cervical : chez le Chien la section au niveau du cou du pneumogastrique et par conséquent du sympathique intimement accolé donne lieu aux signes suivants : énophtalmie, myosis, ptosis, hypotonie (*Syndrome* de Claude Bernard-Horner, ou *de la paralysie du sympathique*). Cliniquement, les lésions du sympathique peuvent être de diverses origines : traumatismes, blessures de la région cervicale et de la face, pressions exercées sur le parcours du nerf par les ganglions cervicaux tuméfiés, thyroïdes hypertrophiées, lésions pulmonaires et pleurales...

Dans un cas de sarcome volumineux du lobe olfactif droit du Chien faisant corps avec l'ethmoïde correspondant, Marchand, Petit et Coquot constatèrent une forte rétraction de l'œil dans l'orbite avec déviation en haut et en dedans. L'animal semblait aveugle, les réflexes oculaires étaient conservés... Il y a ici un complexe symptomatique difficile à interpréter. Chez l'Homme, l'énophtalmie accompagnée du déplacement latéral de l'œil est rapportée à des brides fibreuses d'origine inflammatoire siégeant au fond de l'orbite et fixant le globe dans sa position.

§ 5. — Strabisme.

Sous ce vocable, qui étymologiquement signifie « je tourne », nous étudierons les déviations anormales de l'œil se traduisant par un déplacement angulaire de l'axe oculaire par rapport à sa situation théorique normale, ce qui distingue ce déplacement de l'exophtalmie et de l'énophtalmie, l'œil restant ici dans son axe.

A) *Symptômes*.

Sens de la déviation. — Théoriquement, on peut concevoir trois directions générales anormales pouvant se repérer par la direction de la pupille : déviation de celle-ci dans le méridien vertical (en haut ou en bas) ; déviation dans le méridien horizontal (en dedans ou en dehors, ou mieux nasale ou temporale) ; déviation dans un des méridiens obliques. En fait, on a observé, chez les Animaux, du strabisme vertical, supérieur et inférieur, du strabisme horizontal nasal et temporal et du strabisme qu'on peut dire intermédiaire et qui n'est ni l'un ni l'autre de ceux-là.

Diagnostic du sens de la déviation. — Il est facile chez l'Homme où les axes visuels sont parallèles. La déviation frappera aussi chez le Chien et le Chat dont les yeux sont presque dans le plan frontal. Mais chez le Cheval et les autres animaux dont les yeux sont placés plus latéralement, il faut procéder par comparaison d'un côté à l'autre, au moyen de points de repère aussi fixes que possible, et ne pas se laisser tromper par des apparences.

Le *strabisme vertical* est le plus facile à reconnaître en prenant comme point de repère : sur l'œil, les bords supérieur et inférieur de la cornée et les quantités de conjonctive visibles au-dessus et au-dessous d'elle, en dehors du globe, les bords palpébraux, l'inférieur particulièrement, presque fixe. Il en est un autre, la situation de la papille par rapport au plan horizontal passant par le centre de la cornée. *a*) Sur le Cheval, la paupière inférieure masque toute la sclérotique au-dessous de la cornée et son bord affleure celle-ci ou la recouvre à peine : c'est le meilleur point de repère. *b*) La papille, située normalement à une faible distance au-dessous du plan horizontal passant par le centre de la cornée, s'en éloigne en bas dans le strabisme supérieur, s'en rapproche, le coupe ou le dépasse en haut dans le strabisme inférieur. On contrôlera le diagnostic par comparaison avec l'œil opposé. Sur l'Ane et le Mulet, on tiendra compte de ce que le globe est, en position normale, un peu plus incliné vers le sol que sur le Cheval. Dans le *strabisme horizontal*, c'est par comparaison bilatérale des quantités de conjonctive visibles de chaque côté des cornées qu'on fera le diagnostic. La situation des papilles rejetées en dehors ou en dedans le contrôlera. Enfin, dans le *strabisme intermédiaire*, on se basera surtout sur la direction du grand axe de la pupille, par rapport à l'horizontale et à la ligne commissurale de la fente palpébrale. Chez les animaux à pupille et à papille circulaires, la direction des vaisseaux rétiniens renseignera...

Symptômes associés au strabisme. — a) *Déviation de la tête*. — La déviation transversale hors du plan médian du corps, telle que le bout du nez regarde d'un côté et le haut de la tête à l'opposé, est suffisamment constante chez les Equidés dans le strabisme vertical pour avoir frappé nombre d'observateurs. Elle a été vue aussi sur la Poule par Larcher, le Lapin par Dor, le Chien par Gray. Elle est plus accusée lorsque l'animal semble fixer, comme le Cheval en liberté dans un box qui regarde l'homme faisant des mouvements de bras.

Les déviations de la tête ne peuvent se faire sans torsion de l'encolure ou du cou, qu'on ne prendra pas pour du torticolis traumatique, cependant que parfois le cou ne puisse être redressé.

b) *Asymétrie faciale*. — Comme autres symptômes connexes, on peut observer *l'asymétrie de position des orbites* par rapport au plan médian de la tête, la droite qui les réunit n'étant plus perpendiculaire à ce plan ; *l'asymétrie des faces de la tête*, celle qui regarde en bas étant plate, parfois légèrement concave, celle qui regarde en haut étant convexe ; *l'asymétrie des oreilles*, l'une étant tombante, l'autre

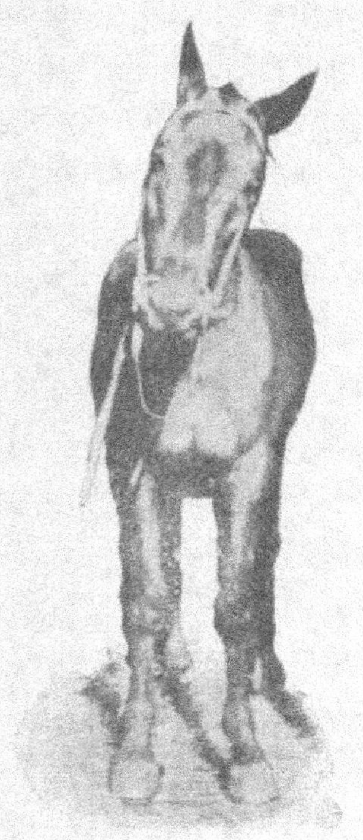

Fig. 202. — Déviation de la tête et asymétrie de la face dans un cas spontané de strabisme inférieur gauche du cheval.

relevée ; *l'asymétrie des paupières*, la supérieure suivant généralement le sens de la déviation oculaire.

c) Sur l'*état de la vision* dans le strabisme nous savons peu de chose, à part les cas où la pupille se trouvant masquée partiellement dans l'angle nasal, ce qui est assez fréquent sur les Bovins, la vision est diminuée dans une mesure proportionnelle. Peters, Bayer observèrent des Chevaux strabiques qui voyaient mal. Ballangée en vit un qui avait tendance à tourner du côté de l'œil strabique et à frôler de ce côté les parois de sa stalle comme s'il était borgne. La Jument, dont l'attitude est rapportée fig. 202, faisait son service dans l'armée et sautait les obstacles sans incident; une fois cependant elle se jeta dans une voiture et se blessa gravement.

B) *Etiologie.*

1° **Strabisme paralytique.** — Cette forme est due aux *paralysies des nerfs moteurs*. Elle se reconnaît à ce que *l'œil dévié se déplace en suivant l'œil normal dans tous ses mouvements, excepté dans le champ d'action du muscle ou des muscles paralysés.* Le diagnostic demande une observation de longue patience chez la plupart des animaux et qui n'est pas toujours couronnée de succès, certains déplacements, les verticaux en particulier, étant très rares. Sur le Chien on obtient plus facilement la mobilisation des yeux au moyen d'un morceau de sucre.

D'autre part, les *paralysies des nerfs moteurs* donnent à l'œil chacune un habitus spécial (d'où le strabisme peut d'ailleurs être absent) que nous décrirons en nous inspirant de ce qui est chez l'Homme. Notre description sera ainsi quelque peu théorique, les faits connus en vétérinaire n'étant pas suffisants pour appuyer toujours ce que nous dirons. Mais elle aura, pensons-nous, l'avantage de former un tableau où le clinicien pourra se repérer et, plus averti, apporter les retouches nécessaires :

a) Les paralysies les plus simples sont celles du *pathétique* (IV° p.) qui n'anime qu'un muscle, l'oblique dorsal; le strabisme est intermédiaire, avec déviation de l'axe horizontal de la pupille en direction supéronasale ou inférotemporale; et de *l'oculo-moteur* externe (VI° p.) qui en anime deux chez les animaux, le droit externe et le choanoïde; le strabisme est nasal et accompagné d'un léger exorbitisme. Chez l'Homme ces paralysies sont rares.

b) Viennent ensuite les paralysies de *l'oculo-moteur commun* (III° p.) qui sont complètes ou incomplètes. *Complètes*, on relève les signes suivants : chute de la paupière supérieure (ptosis) qui couvre peu ou prou l'œil, et qu'il faut relever avec les doigts pour constater la déviation du globe du côté temporal chez le Cheval et le Bœuf, du côté temporal et très légèrement en bas chez le Chien (action probable ici de l'oblique supérieur), légère exophtalmie résultant du

manque de tonicité de trois des muscles droits paralysés, pupille
dilatée et immobile (paralysie du sphincter). Le muscle ciliaire est
aussi paralysé et l'accommodation est supprimée, mais il n'est guère
possible de constater objectivement le fait chez les animaux. *Incomplètes*, certains des signes ci-dessus manquent.

c) Ophtalmoplégie totale. — Tous les nerfs des muscles extrinsèques et intrinsèques sont paralysés : les paupières sont flasques et
pendantes, l'œil est immobile et exophtalme, la pupille dilatée et fixe.

d) Ophtalmoplégie externe. — Seuls les nerfs des muscles extrinsèques sont paralysés : l'œil est immobile dans la position ci-dessus,
mais la pupille réagit (Voy. indépendance des noyaux des nerfs de
l'oculo-moteur commun, § 1).

e) Ophtalmoplégie interne. — Seuls les nerfs des muscles intrinsèques sont paralysés : la pupille est dilatée et immobile, mais le
globe conserve sa position et ses mouvements normaux.

f) Les paralysies ci-dessus peuvent être *bilatérales*. Elles peuvent
aussi être *combinées* avec les paralysies du facial (VII⁰ p.) et des
membres (*paralysies alternantes*) (Voy. fig. 201).

g) Enfin il existe chez l'Homme des *paralysies conjuguées*. Le type
en est la paralysie des mouvements latéraux. Par exemple, le droit
interne gauche et le droit externe droit agissent en association pour
porter les yeux de gauche à droite : dans la paralysie conjuguée les
yeux vont bien de la gauche vers la droite jusqu'à la ligne médiane,
mais ils ne peuvent aller plus loin, c'est-à-dire à droite, cependant
qu'il n'y a pas paralysie des muscles, mais seulement du centre
d'association de ces muscles qui siège probablement dans le cervelet.

*Rapports existant entre le strabisme paralytique d'une part,
la déviation de la tête et les asymétries de la face d'autre part.*
a) Dans le strabisme paralytique de l'Homme la déviation
de la tête est une attitude volontaire prise pour éviter le vertige que crée la fausse orientation résultant de ce que les axes
visuels ne se rencontrent pas sur l'objet fixé : en déviant la
tête l'Homme cherche à ramener les yeux dans le parallélisme et à supprimer par conséquent l'effet de la déviation
oculaire, ou à éliminer l'œil stabique de la vision binoculaire.
L'animal est-il poussé par le même besoin ? En tout cas la
déviation de la tête suit de très près la déviation oculaire
comme il va être dit. D'autre part, chez l'Homme on admet
qu'à la paralysie de chacun des muscles oculaires correspond
une attitude spéciale de la tête. Qu'en est-il chez les animaux ?
Quelques expériences faites à ce sujet sur le Cheval et le Chien

en collaboration avec Coquot nous ont donné les résultats consignés dans le tableau suivant :

Section d'un *droit supérieur* (Cheval). Résultat : strabisme inférieur : déviation de la tête avec bout du nez porté du côté opposé à l'œil strabique.

Section d'un *droit supérieur* (Chien) : même résultat.

Section d'un *droit inférieur* (Cheval). Résultat : strabisme supérieur : déviation de la tête avec bout du nez porté du côté correspondant à l'œil strabique.

Section d'un *droit interne* (Cheval). Résultat : strabisme temporal : déviation de la tête avec bout du nez porté du côté opposé à l'œil strabique.

Section d'un *oblique dorsal* (Cheval) : pas de déviation de la tête, pas de strabisme apparent.

Section d'un *oblique ventral* (Cheval) : pas de déviation de la tête, pas de strabisme apparent.

Nous n'avons donc obtenu que deux déviations symétriques. La déviation ne fut jamais grande. Parfois très faible immétement après la section, elle s'accentuait quelque peu soit qu'on fît marcher les animaux, soit qu'on attendît quelques heures.

b) Les asymétries faciales semblent être le résultat du port oblique de la tête, et n'avoir aucune relation directe avec le strabisme. La vision binoculaire exigeant pour se faire sans fatigue l'égalité de niveau des lignes visuelles dans la verticalité (Stevens), c'est-à-dire l'égalité de niveau des globes et des orbites, on peut concevoir que l'asymétrie de celles-ci — qu'on rencontre sur les animaux comme nous le savons — provoque aussi la déviation de la tête...

Siège et nature des lésions déterminant les paralysies des muscles oculaires. — Le *siège* des lésions est orbitaire ou intra-cranien. Les *lésions orbitaires* atteignent les nerfs moteurs ou les muscles eux-mêmes et les paralysies qu'elles produisent sont unilatérales, simples ou multiples : elles peuvent prendre la forme de l'ophtalmoplégie externe... Les *lésions intra-craniennes* atteignent les noyaux bulbaires ou les centres nerveux supérieurs, et donnent lieu à des paralysies plus complexes où se mêlent des symptômes d'ophtalmoplégie externe et d'ophtalmoplégie interne, des paralysies des membres et d'autres signes nerveux et cérébelleux... les paralysies peuvent aussi être bilatérales.

Les lésions sont quant à leur *nature* des plus diverses. Ce sont des *tumeurs* : Hébrant constate sur un Chien une ophtalmoplégie droite avec hémiplégie alterne gauche, syndrome déterminé par un sarcome de la région bulbo-protubérantielle droite; sur une Vache, Zschokke observe un strabisme nasal bilatéral causé par un angiome comprimant la protubérance au niveau des noyaux de la VI° paire. Ce sont des *kystes parasitaires* trouvés sur le Mouton (*tænia cenurus*) dans les parties antérieures, latérales et postérieures du cerveau, ainsi que dans le cervelet (Delmer); des altérations de *tuberculose* de la base du cervelet et des parties latérales et inférieures de l'isthme sur des Bovins (Hamoir, Moussu), des méninges (Benoist); des *fractures* de l'apophyse basilaire sur un Cheval ayant « tiré au renard » (Payrou); des *hémorragies* traumatiques intra-orbitaires sur le Chien (Lesage, Taylor), la Vache (Bischoff), intra-crâniennes sur le Cheval (Arloing). Ce sont des altérations par *toxémie* dans les maladies infectieuses : « maladie » du jeune âge du Chien (Liénaux), par *intoxication* : la narcose par la morphine produit chez le Chien du strabisme convergent double qui disparaît au réveil (Gray)...

Le strabisme paralytique est peu *grave* en soi pour les animaux. Il sera toutefois prudent d'écarter les strabiques de certains services comme celui de la selle pour le Cheval et de la chasse pour le Chien. Il est surtout grave par les causes qui le déterminent et leur siège...

Le *traitement* sera surtout causal : sérum antituberculeux sur les petits animaux, dans les cas spécifiques, ou tuberculinothérapie. Dans le doute, la révulsion périorbitaire, l'iodure de potassium à l'intérieur, les injections sous-cutanées de pilocarpine comme sudorifiques (Ballangée) pourront être utiles. Sur un Chat de 3 ans trouvé soudainement avec les yeux en strabisme convergent, la vision et les réactions pupillaires conservées, Cajory obtint la guérison en un mois par des lotions oculaires de décoction de belladone remplacées ensuite par l'atropine instillée. Taylor opéra avec succès un cas de strabisme externe traumatique du Chien. Dans certains cas simples, en sectionnant les insertions scléroticales du muscle antagoniste de celui qui est paralysé, ou en avançant l'insertion de ce dernier, on peut obtenir le rétablissement d'un certain équilibre musculaire favorable à la physionomie des petits animaux (Gray).

2° **Strabisme non paralytique**. — Il est chez l'Homme un strabisme non paralytique qui diffère objectivement du précédent en ce que *l'œil dévié suit l'œil normal dans tous ses mouvements* — d'où le nom de *concomitant* qui lui est donné — *tout en conservant par rapport à lui le degré de déviation qui mesure le strabisme*. Il reconnaît pour cause un trouble primitif de l'équilibre musculaire de l'un des yeux : le patient, obligé à un effort pour maintenir la vision binoculaire et éviter la diplopie d'abord fort gênante, se fatigue et il arrive un moment où il abandonne l'œil en état latent de déviation à son équilibre propre, et s'habitue à faire abstraction de l'image qu'il lui fournit; à ce moment le strabisme apparent est constitué.

Sur un Lapin observé par Dor, l'œil droit était dirigé en bas et en avant lorsque l'œil gauche était dirigé en haut et en dehors. L'animal pouvait assez bien mouvoir les yeux dans tous les sens. Le strabisme n'était donc pas paralytique. Il était concomitant, mais non acquis. Il était congénital.

En même temps il existait une déviation de la tête et un nystagmus mixte : rotatoire à droite et oscillatoire horizontal à gauche. L'autopsie montra une asymétrie cérébelleuse frappante, avec atrophie du « flocculus » droit (lobule du pneumogastrique) et du lobe latéral gauche. Aucun noyau protubérantiel, aucun nerf moteur n'était malade. L'observation confirmait une fois de plus, dit l'auteur, le rôle du cervelet comme centre de coordination des mouvements associés...

Les observations de strabisme congénital chez les grands animaux ne sont pas rares, mais elles restent muettes quant à la forme du strabisme et aux causes déterminantes...

3° **Strabisme mécanique**. — La déviation oculaire est quelconque et l'œil fixe ou peu mobile. Elle est déterminée par des tumeurs de l'orbite généralement, des fractures, ou des adhérences cicatricielles du globe avec les parois orbitaires, les paupières...

§ 6. — Nystagmus.

Sous ce nom (*clignoter*) on désigne des mouvements courts, saccadés, d'un œil ou des deux yeux, se répétant plus ou moins rapidement. Ils s'effectuent dans le sens horizontal ou vertical à la façon d'un pendule (n. oscillatoire horizontal ou vertical), ou bien autour de l'axe oculaire antéro-postérieur (n. rotatoire). Quelquefois le nystagmus est mixte, (oscillatoire d'un côté, rotatoire de l'autre). Il a été constaté sur la plupart des animaux domestiques : Bovins particulièrement où il est relativement fréquent d'après Schluep (8 p. 100 sur les animaux de tout âge, 15 p. 100 sur les Vaches, avec proportion plus forte encore chez les bonnes laitières), Equins, Chien, Chat, Lapin, Coq. On a compté de 60 à 150 oscillations par minute. Il peut être monoculaire, et ce serait l'apanage des animaux à vision monoculaire (Arking et Sterling)..? Mais dans la grande majorité des cas il est bilatéral (proportion de 20 sur 23 chez les Bovins). Tantôt il présente des crises d'accélération sous l'influence d'excitations diverses : effort, marche ..., tantôt des interruptions se répétant avec une quasi régularité.

Comme *symptômes associés* on rencontre des tremblements de la tête, des contractures cloniques des extenseurs du cou, du strabisme, de la mydriase, des rougeurs conjonctivales, des crampes, vomissements...

Les *causes* sont très variées. Il est congénital et s'accompagne très généralement de malformations oculaires; il peut alors se transmettre par hérédité. Les formes acquises ont été constatées chez les animaux après des traumatismes de la tête amenant fractures et altérations des nerfs craniens; au cours des inflammations et autres altérations des centres nerveux cérébro-spinaux et de leurs enveloppes; dans les affections de l'oreille, du labyrinthe en particulier : on provoque le nystagmus chez le Lapin et autres animaux de laboratoire en extirpant le labyrinthe d'un côté, comme aussi en injectant de l'eau froide dans le conduit auditif externe, ce qui produit l'exclusion du labyrinthe (Kleyn); dans les intoxications par chloroforme, strychnine, plomb, sulfate de magnésie, créosote, lysol, acide phénique, saumure; dans les infestations parasitaires : ascarides... On l'observe chez les jeunes Chiens et jeunes Bovins soumis à une obscurité prolongée, de même que parmi les Mineurs du fond; il disparaît à la lumière. Chez les Mineurs l'action des poussières est incriminée autant que celle de l'obscurité.

Le *traitement* s'inspirera de la cause. Dans les cas où elle ne pourra être déterminée agir par le repos, l'iodure de potassium, l'hémothérapie, les purgatifs, les anthelmintiques...

§ 7. — Corps étrangers de l'œil.

Des expériences de Leber confirmées par d'autres il résulte que seuls les corps étrangers aseptiques et chimiquement indifférents peuvent être tolérés dans l'œil où ils restent libres ou s'encapsulent. A la longue, il se produit cependant souvent de l'atrophie et du décollement de la rétine. Sont chimiquement indifférents l'or, l'argent, le verre, le zinc, tandis que les métaux facilement oxydables comme le fer, le cuivre, donnent lieu à des inflammations suppuratives de nature chimique qui peuvent toutefois se résorber. Le cuivre est cependant bien toléré dans le cristallin et n'amène pas toujours la cataracte.

En se dissolvant, le fer et le cuivre produisent des dépôts et incrustations d'oxydes colorés. Ovio a montré de son côté la grande tolérance de l'œil pour les corps étrangers lancés par les armes à feu. Tirant avec des grains de plomb souillés de germes pyogènes sur des Lapins et des boîtes contenant de la gélatine de culture, il ne vit se développer de germe ni dans les blessures oculaires ni dans les boîtes. D'autre part, il put introduire des grains de plomb dans la chambre antérieure et le vitré sans que les yeux, six mois après, eussent présenté d'autres altérations que la présence visible des corps étrangers.

§ 8. — Contusions, luxation, avulsion et blessures du globe.

1° **Contusions.** — Si elles sont très fréquentes sur les animaux — elles entrent pour près de moitié dans les statistiques des affections oculaires — leurs conséquences indirectes sur les diverses parties constituantes du globe, où elles se présentent sous forme d'altérations variées et souvent graves, sont bien moins connues. Celles-ci ressortent d'une façon beaucoup plus nette des faits expérimentaux que de ceux de la pratique peu publiés, et serviront de guide en clinique pour établir leur vraie origine causale (voyez à ce sujet : traumatismes de la sclérotique, altérations de la chambre antérieure, cataractes traumatiques, déchirures de la rétine).

Parmi les causes, dont la plupart sont banales et trop souvent le fait direct de l'Homme, signalons les heurts rencontrés chez les chevaux de mines qui sont en quelque sorte des accidents professionnels.

2° Luxation, arrachement, avulsion du globe. — Il y a luxation ou avulsion lorsque l'œil est complètement sorti de la boutonnière palpébrale. C'est ordinairement le résultat de traumatismes divers, coups de griffes chez le Chien et le Chat, seuls animaux chez lesquels des observations ont été relevées. Chez les tout petits Epagneuls, dit Gray, il suffit parfois de tirer la peau de la tête et du cou en arrière pour provoquer la luxation, et quand on procède à la remise en place d'un œil, c'est l'autre qui se luxe.

Le *traitement* comporte la reposition, si le globe est intact et a conservé des rapports vasculaires et nerveux suffisants pour sa nutrition. Pour faciliter l'opération, tirer en avant les paupières pour les amener devant le globe qu'on refoule en arrière par leur intermédiaire, ou se servir de compresses cocaïnisées, ou encore agrandir au besoin l'ouverture palpébrale en donnant un coup de ciseau à l'angle externe. Puis, pour maintenir l'œil en position, pratiquer deux ou trois points de suture aux paupières — le fil restant intra-palpébral dans son parcours de manière à ne pas blesser la cornée — qu'on maintient réunies quelques jours, comme le firent Hartle et Peuch chez le Chien. Des fomentations chaudes aident l'œil à reprendre toute sa vitalité. Dans les cas où la reposition n'est pas possible, parce qu'elle serait inutile, ou bien si la luxation récidive, pratiquer l'*extirpation*, opération parfois des plus simples lorsque l'œil n'est plus adhérent que par quelques fibres musculaires, comme dans le cas de Poncet où le nerf optique lui-même était arraché.

3° Plaies perforantes. — En dehors de la désorganisation qu'elles déterminent dans les parties constituantes de l'œil et dans leurs rapports, de l'infection qu'elles y laissent et de la panophtalmie qui en est la suite, elles ont encore une gravité plus grande, celle de se compliquer de phlegmons de l'orbite, parfois de méningites et encéphalites et d'amener la mort, terminaison plusieurs fois signalée sur le Cheval en particulier. Parmi les causes les plus rares, enregistrons la perforation par éclats de verre sur un Cheval ayant passé la tête au travers d'une vitre (Gray), par un fil de fer qui, tout en restant inclus des mois dans le globe et même y progressant, n'amena qu'une infection lente, destructrice du globe, avec suppuration fistuleuse légère (Gosset).

4° Transmission héréditaire des tares et défauts oculaires acquis. — On a vu combien les anomalies congénitales sont facilement transmissibles, combien aussi le sont les cataractes. Ajoutons encore que toutes les tares et défauts oculaires acquis peuvent l'être également. Le Professeur Marey observa une Jument qui, ayant eu l'OG. crevé par traumatisme, donna un Poulain borgne du même œil, malgré qu'il eût été conçu longtemps après l'accident. Guyer et Smith provoquant expérimentalement des défauts variés de l'œil chez le Lapin, les virent se transmettre jusqu'à la 6° génération.

§ 9. — Panophtalmie.

Etymologiquement, cette dénomination devrait s'appliquer à toute inflammation atteignant le globe oculaire en totalité. Mais nous préférons la réserver aux affections franchement suppuratives de l'œil qui en amènent d'une manière générale très rapidement la destruction. Entre l'irido-choroïdite du Cheval par exemple et la panophtalmie ou, comme on l'appelle encore, l'irido-choroïdite purulente, il n'y a pas de limite bien nette, toute la différence gît dans le degré de virulence de l'agent causal. Toutefois, l'étiologie presque toujours spéciale, la symptomatologie généralement très dessinée et le pronostic d'une gravité pour ainsi dire absolue, font de la panophtalmie une forme clinique propre.

L'infection est d'origine exogène généralement et le résultat de traumatismes oculaires avec perforation, mais elle peut aussi être endogène et consécutive à des infections métastatiques dans la gourme, la broncho-pneumonie du Cheval (Gmelin, Humann), la « maladie » du Chien, les

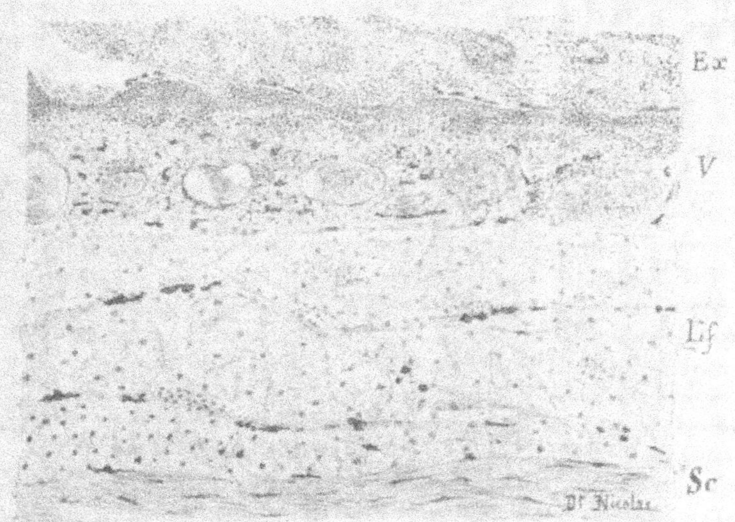

Fig. 203. — Coupe microscopique de la choroïde du Cheval dans la panophtalmie.

Sc., sclérotique; L. f., lamina fusca dont les mailles sont gonflées de fibrine; V., couche des gros vaisseaux, revenue presque complètement à l'état embryonnaire; la lumière de ceux-ci est remplie de fibrine et leurs parois ont disparu en grande partie; Ex., exsudat recouvrant la choroïde et séparé d'elle par quelques reliquats de la couche pigmentaire de la rétine.

maladies par bacille de la nécrose (1). Expérimentalement on la provoque chez le Lapin par injection de pneumo-

(1) La pyobacillose du Mouton, étudiée récemment au Chili par Descazeaux, affection à localisations pyohémiques extrêmement graves, frappant de préférence les agneaux de 3-4 mois, se présente sous les formes d'omphalophlébite avec pyohémie généralisée, de broncho-pleuro-pneumonie et d'arthrite purulentes, de *panophtalmie* atteignant un œil ou les deux yeux : œil complètement opaque par exsudat abondant, purulent, jaune verdâtre, distendant la cornée, remplissant le globe. Pas d'ulcération de celle-là, pas d'abcédation externe de celui-ci, mais perte sans rémission de la vision... Un bacille isolé permet d'opposer à la septicémie la vaccinothérapie par voie intraveineuse.

coque dans la veine marginale de l'oreille (Fava), de staphylocoque blanc dans le vitré (Nicolas). La panophtalmie a été signalée aussi dans d'assez nombreux cas comme altération congénitale : entre autres faits elle atteignit tous les Porcelets d'une portée comme le vit Becker.

Symptômes. — Si l'infection est exogène, les symptômes sont souvents bruyants et accompagnés de fièvre. La région oculaire présente extérieusement le tableau d'une violente inflammation : fosse temporale comblée ; paupières tuméfiées, lisses, dures, recouvrant complètement le globe, laissant difficilement voir que la conjonctive est infiltrée, hémorragique, chémotique ; suppuration parfois sagneuse, abondante, souillant le bord des paupières. Cornée opalescente laissant plus ou moins bien reconnaître les exsudats purulents, hémorragiques, de la chambre antérieure, s'infiltrant et se vascularisant profondément, se perforant. Ordinairement cependant la perforation traumatique, cause de tout le mal, sert de soupape à la suppuration interne. On la reconnaît au bourgeon rouge noirâtre qui la recouvre, dans lequel est inclu du tissu pigmenté de l'uvée. Puis, l'inflammation diminuant, les paupières reprennent leur forme et leur souplesse, la conjonctive se libère de son infiltration œdémateuse, la sécrétion purulente se tarit en même temps que l'œil devient mou et s'atrophie. Au bout d'un mois et demi à deux mois le globe est souvent réduit à un corps informe enfoncé dans l'orbite et recouvert à moitié par le corps clignotant. Les paupières tombent et se recroquevillent en dedans....

Lorsque l'infection est d'origine endogène les symptômes sont généralement ceux d'une irido-choroïdite aiguë avec hypertension et hydrophtalmie, amenant très rapidement la destruction du globe par processus suppuratif. Dans l'infection provoquée chez le Lapin par injection dans le vitré de culture de staphylocoque blanc, nous avons assisté au développement relativement discret, surtout au début, de la panophtalmie. Les signes oculaires réactionnels restèrent pour ainsi dire inapparents tant que la suppuration fut localisée au fond de l'œil. En gagnant le segment antérieur elle donna à la pupille un reflet blanchâtre visible à distance et qu'au premier moment on pouvait prendre pour un décollement rétinien ou une cataracte. Quelques jours plus tard se dessina l'injection périkératique dénotant l'envahissement du corps ciliaire, puis une congestion intense de l'iris donnant lieu à des hémorragies intra-camériennes. Le reflet blanc de la pupille s'accusa au fur et à mesure que le pus se rapprochait du cristallin. Bientôt il envahit la chambre antérieure. La vascularisation gagna de proche en proche le centre de la cornée en formant un anneau rouge de plus en plus épais. La vitre se troubla, s'agrandit, devint conique en même temps que l'œil tout entier se distendait et devenait exophtalme. L'infection mit quinze jours pour en arriver à ce point, après après quoi commença la résorption et arriva l'atrophie du bulbe sans perforation.

Anatomie pathologique. — On se rendra compte des altérations que peut subir un œil atteint de panophtalmie par les suivantes relevées sur un Cheval, dans un cas de perforation traumatique de la cornée et alors que l'inflammation était à la période aiguë : œil très rempli, dur, entouré d'un œdème sous-conjonctival et intermusculaire considérable, remplissant l'orbite. Infiltration de la cornée perforée suivant une plaie linéaire laissant hernier l'iris. Chambre antérieure pleine de pus et de sang. Iris recouvert et infiltré par un exsudat fibrino-purulent. Vitré transformé en liquide séro-purulent et hémorragique. Toute sa cavité est tapissée par un exsudat épais, hémorragique, formant une couenne résistante englobant la choroïde qui se détache facilement de la sclérotique. Le corps ciliaire et le cristallin sont recouverts par le même exsudat. La rétine a complètement disparu.

Sous le microscope, la choroïde s'est fondue en quelque sorte dans l'exsudat qui la pénètre et la recouvre, le tout ne constituant plus qu'une membrane formée de fibrine, de cellules embryonnaires et de quelques cellules pigmentaires entourant des vestiges de vaisseaux (fig. 203). Le corps ciliaire et l'iris présentent les mêmes altérations intimes.

Diagnostic. — La violence des symptômes externes fait naître immédiatement l'idée de suppuration oculaire par traumatisme perforant. Cependant, certaines contusions de l'orbite et des paupières sans lésion oculaire donnent lieu au même tableau apparent. Aussi l'*exploration* pratiquée sur l'heure doit-elle dans tous les cas assurer le diagnostic.

Le *pronostic* est très grave : l'œil atteint est compromis à

peu près irrémédiablement; l'autre est menacé d'ophtalmie
sympathique; la vie est en cause : Paola vit sur le Bœuf la
panophtalmie traumatique se compliquer 14 jours après son
début d'ophtalmie sympathique, puis de phlegmon de l'orbite
et de septicémie mortelle. Il le sera d'autant moins qu'on
interviendra d'une façon plus hâtive.

Traiter par des injections intra-camériennes, vitréennes et
rétrobulbaires de vaccins et sérums anti staphylo-streptococciques, et de bactéricides. Faire en même temps de la prophylaxie dans l'œil opposé (Voy. ophtalmie sympathique).

§ 10. — Chirurgie du globe.

1º **Énucléation**. — Cette opération consiste à enlever le
globe en laissant au fond de l'orbite le nerf optique, les
muscles et la boule graisseuse, qui, enveloppés de la capsule
de Tenon et de la conjonctive, formeront moignon. Pratiquer, suivant les cas, les moyens et les préférences, soit
l'anesthésie générale, soit l'anesthésie locale.

Technique. — Saisir la conjonctive dans le voisinage
immédiat du limbe cornéen supérieur; l'inciser le plus près
possible de la cornée pour la conserver en totalité; la détacher
sur tout le pourtour cornéen dans la largeur nécessaire à l'introduction sous elle du crochet à strabisme et glisser celui-ci
sous chacun des tendons des quatre muscles droits qu'on
soulève et sectionne avec des ciseaux courbes au ras de la
sclérotique. Le globe, ainsi libéré d'une partie de ses attaches,
est saisi par sa paroi temporale et tiré en dehors de l'orbite et
vers l'angle nasal comme si on voulait le luxer, ce qui permet
d'introduire à fond les ciseaux courbes par la région temporale de l'orbite, de couper le muscle droit postérieur et le nerf
optique contre la coque oculaire. L'œil se luxe alors complètement et il ne reste plus qu'à sectionner les deux muscles
obliques. Suturer la conjonctive et la membrane de Tenon
en bourse englobant le moignon, non sans avoir, au préalable, instillé quelques gouttes d'antivirus pour prévenir
l'infection. Déterger et combler avec de la gaze comprimée
modérément par crainte de provoquer des accidents nerveux
(Blandinières). Suturer les paupières par les angles, de

manière à maintenir le pansement tout en laissant une fenêtre centrale permettant de le renouveler.

2° **Prothèse fixe**. — L'énucléation a l'inconvénient de laisser la cavité orbitaire trop vide, d'amener l'affaissement des paupières et l'enroulement des bords vers l'intérieur, ce qui est disgracieux quand on n'a pas recours aux yeux artificiels. Et ceci a amené quelques chirurgiens à tenter, aussitôt après l'énucléation, la prothèse fixe.

Prothèse à la vaseline. — Ghisleni, reprenant une méthode appliquée déjà à l'Homme, fait une blépharorraphie après cicatrisation du moignon, puis il injecte dans l'angle nasal, entre deux points de suture, de la vaseline blanche portée à 40 degrés, à raison de 7-15 centimètres cubes pour le Chien, de 15-25 pour le Cheval; après quoi on active la solidification de la vaseline en appliquant sur l'œil des pansements froids. Autour du corps étranger se forme un exsudat fibrineux, bientôt remplacé par du tissu conjonctif qui envoie des prolongements servant de charpente au milieu de prothèse...

Prothèse par cartilage. — Sattler (1912) prélève sur des Chiens, à l'extrémité de la septième côte, une bande de cartilage de 6-8 centimètres de long sur 1-2 de large qui s'enroule spontanément et à laquelle il donne la forme globuleuse. Introduit dans l'orbite, le cartilage y est maintenu par suture en bourse de la capsule de Tenon. Il obtint ainsi un moignon bien mobile, insensible. Trois mois après l'implantation le cartilage était encore en pleine vitalité. On emploie aussi des faisceaux de fibres tendineuses. Déjà Bayer avait tenté sur le Cheval de remplacer le bulbe énucléé par un corps étranger globuleux inclus dans les tissus de l'orbite, mais qui s'élimina assez rapidement.

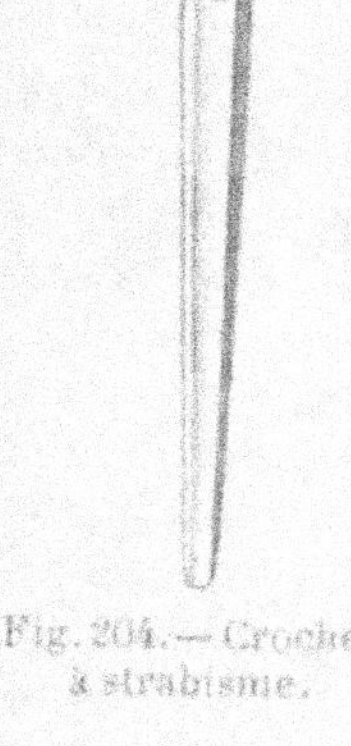

Fig. 204. — Crochet à strabisme.

3° **Eviscération ou exentération du globe**. — L'intervention consiste à enlever la partie antérieure du globe, à vider la

cavité et à conserver la plus grande partie de la coque.
Disséquer la conjonctive largement autour de la cornée, puis,
avec un couteau à cataracte ou un bistouri, ponctionner la
sclérotique à quelques millimètres du limbe et la sectionner
circulairement au ciseau de manière à détacher le segment
antérieur du globe. Le cristallin et le vitré s'éliminent d'eux-
mêmes, la rétine est coupée au ras de la papille et la choroïde
enlevée par curettage. On suture la sclérotique et, par-dessus,
la conjonctive, en laissant un drain pendant quelques jours
si on le juge utile. On obtient ainsi un gros moignon qui se
réduit un peu avec le temps, mais comble bien mieux l'orbite
que celui laissé par l'énucléation.

4° **Eviscération ou exentération de l'orbite**. — Pratiquée
dans les cas de tumeur maligne pour en éviter la récidive,
cette opération se propose d'enlever avec le globe toutes les
parties molles de l'orbite. A cet effet, l'ouverture palpébrale
est agrandie en dedans et en dehors jusqu'au delà du rebord
orbitaire, de manière à permettre l'accès facile de l'orbite.
Puis, au moyen du bistouri, les parties molles sont section-
nées au ras du rebord orbitaire, décollées de la paroi du
cornet, de sa base vers son sommet. Là le nerf optique est
coupé par écrasement pour éviter l'hémorragie qu'on arrête
au thermocautère si elle vient à se produire. La gaîne oculaire
étant curettée, cautérisée s'il y a lieu, tamponnée à la gaze
imbibée de vaccin ou de sérum antistaphylo-streptococcique,
on termine le pansement par la suture temporaire des paupières qui tient lieu de bandeau compressif.

Lorsque la cicatrisation est complète, Gray a recours sur le
Chien et le Chat, dans le but de faire disparaître le vide de
l'orbite, réceptacle de poussières et conséquemment de sécrétions muco-purulentes qui souillent la face, à la *tarsorraphie
totale* et permanente, après avivement des bords palpébraux.
La dépression palpébrale en résultant peut être supprimée
par la méthode des injections de Ghisléni.

5° **Yeux artificiels**. — C'est Schmidt (1853) qui semble
avoir le premier fait usage d'yeux artificiels sur le Cheval. On
les a appliqués ensuite au Chien, au Chat. Leur usage est
assez répandu en Angleterre où l'on fabrique des appareils
adaptés à chaque espèce, chaque type comprenant plusieurs
tailles. Celui qui a donné les meilleurs résultats sur le Cheval

est une calotte sphérique en caoutchouc durci, ou en cellu-
loïde, à bords lisses et bien arrondis ; le Général Smith la préfère légèrement ovale. La face convexe est polie et présente
un sillon simulant le bord cornéen. On le pose 15 jours à
trois semaines environ après l'énucléation, c'est-à-dire aussitôt
après cicatrisation du moignon, après l'avoir enduit de vaseline, en l'introduisant d'abord sous la pau-
pière supérieure, puis sous l'inférieure. Pour
l'enlever, ce qui doit avoir lieu tous les
jours en vue du nettoyage de la cavité orbitaire et de l'appareil, on procède en sens
inverse, bord inférieur le premier. Son emploi n'a pas amené de phénomènes d'irritation suivis d'ophtalmie sympathique comme
cela a été constaté chez l'Homme. Chez le
Chien, Mouquet s'est mal trouvé de l'emploi
des yeux en caoutchouc et en émail. Il s'est
arrêté à un appareil en verre ayant l'aspect
d'un bouton double à col très court. Enlevé
chaque soir et replacé le lendemain, il a

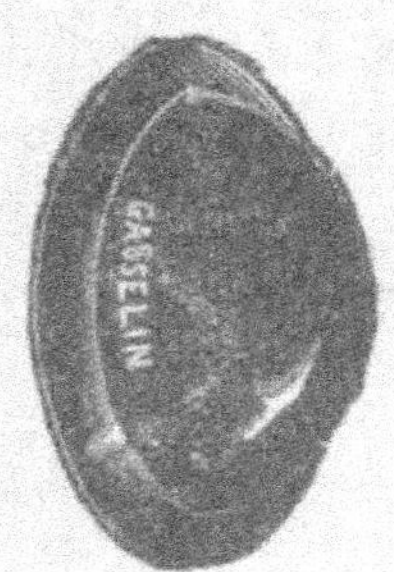

Fig. 205. — OEil
artificiel pour le
Cheval.

été porté deux ans sans accident. A son Chat, Schauber mit
des yeux en émail préparés pour l'homme, puis après différents essais il en fit faire de spéciaux que le patient porta
sept ans.

CHAPITRE XVIII

MÉDICATIONS ET FORMULAIRE

(par ordre alphabétique)

Acide picrique. — *Dessicatif, analgésique. Solution aqueuse* à 1 p. 100. Attouchements et pansements contre *brûlures, piqûres d'insectes.*

Acoïne. — *Analgésique* et *anesthésique* de l'œil du Chien et du Lapin (Trolldenier et Hess), à action très prolongée : 1 heure et plus :

> Acoïne. . . . . 5 centigrammes
> Eau stérélisée *froide* . . . 10 grammes

Se prépare aussi en collyres huileux. *Instillations.*

Acétate de plomb. *Extrait de saturne.* — Contre les conjonctivites folliculaires :

> *Collyre* : Extrait de saturne. . 30 grammes
> Glycérine . . . . 30 grammes
> 30 gouttes dans un verre d'eau.
>
> *Pommade* : Extrait de saturne . 50 grammes
> Vaseline. . . . . . . 10 grammes

Adrénaline (Extrait des capsules surrénales). — *Vaso-constricteur puissant.* Augmente la tension artérielle. Augmente l'action des anesthésiques, mydriatiques, myotiques. Elle est mydriatique sur le Lapin en instillation, mais non par injection sous-cutanée. L'injection sous-conjonctivale provoque une mydriase en secteur (Fracassi). La solution au millième mélangée à la cocaïne à 2 p. 100 donne une dilatation en 10-15 minutes sur l'Homme, qui disparaît en 4 heures (Magitot).

Instillations :

a) Chlorydrate de cocaïne. . . . . 10 centigrammes
Solution d'adrénaline au millième . . X gouttes
Eau stérilisée . . . . 5 grammes

avant les opérations sur l'œil.

b) Chlorydrate de pilocarpine . . . . . 5 centigrammes
Sulfate d'ésérine. . . . . 5 centigrammes
Solution d'adrénaline au millième. . X gouttes
Eau stérilisée . . . . 5 grammes

dans l'hydrophtalmie (employée aussi en *injections sous-conjonctivales* et rétrobulbaires).

c) En solution au millième dans le *traitement de l'ulcère serpigineux* : la solution doit recouvrir l'ulcère pendant quelques secondes; répéter l'opération 5-6 fois.

L'injection d'adrénaline à faible dose dans le vitré du Lapin provoque le spasme des vaisseaux avec paleur de la papille, perte partielle ou totale, passagère ou définitive de la vision, atrophie optique en quelques semaines. Elle détermine aussi des cataractes. Chez le Chat, l'injection ne provoque aucun spasme quelle que soit la dose injectée (Redslob).

Alcool. — Employé en *injections intratissulaires* dans le traitement des tumeurs (Mazzéi). Voy. aussi p. 374.

Allocaïne. — Mélange titré de novocaïne et d'adrénaline (commerce).

Alun. — *Astringent.* Solutions à 1 p. 100. *Lavages* et *instillations* dans les catarrhes et hypersécrétions conjonctivaux.

Ambrine. — Mélange de gutta-percha et de paraffine que l'on fait fondre pour assujettir les *pansements* sur l'œil.

Argyrol (Vitellinate d'argent). — *Bactéricide.* Solutions à 2-5 p. 100. *Collyres,* dans les conjonctivites, les ulcères de la cornée. *Injections* directes ou rétro-nasales dans les infections des voies lacrymales.

Arsenicaux (Voyez atoxyl, galyl, novarsénobenzol).

Atoxil (composé arsenical). — *Antiparasitaire. Injections sous-cutanées* et *intra-musculaires* dans les trypanosomiases. Seul ou associé à l'émétique (Voyez : *Vade mecum* Mollerau, Porcher et Nicolas).

Atropine. — *Mydriatique* prompt et de longue durée. *Décongestionnant de l'iris. Antisécrétoire.* Joue un rôle des plus favorables dans les kératites (ulcères exceptés), uvéites et autres affections où l'iris se contracte sous l'influence d'une cause infectieuse. En *instillation*, elle fait cesser la myose ésérinique, mais l'ésérine n'a que très peu d'action sur la mydriase atropinique. Par *injection sous-cutanée*, l'atropine provoque la mydriase bilatérale. Les diverses espèces ne sont pas également sensibles à son action : le Chat est un des plus sensibles, le Lapin un des moins sensibles. Les Oiseaux y seraient insensibles. Bouvinici a accusé les instillations trop répétées de causer sur le Cheval atteint d'affection des premières voies respiratoires des accidents, même mortels, par fausse déglutition, dus à l'action antisécrétoire du médicament.

Collyre : 1° *faible*, pour l'examen ophtalmoscopique :

> Atropine (sulfate d') . . . 5 centigrammes
> Eau distillée bouillie . . . 100 grammes

2° *fort*, comme moyen thérapeutique.

> Atropine (sulfate d') . . . 10 centigrammes
> Cocaïne (chlorhydrate de) . 10 centigrammes
> Eau distillée bouillie . . . 10 grammes

On l'associe aussi à l'adrénaline.

Autovaccins (Voyez Vaccinothérapie, p. 116).

Bactériothérapie de Blaizot, dans la kératite contagieuse des Bovidés. Émulsion de streptocoques et staphylocoques isolés de kératites contagieuses. Ampoules. *Injecter sous la peau*, derrière l'épaule. Deux ampoules à la fois pour les Bovinés au-dessus d'un an ; une ampoule pour ceux d'un an et au-dessous, 2-5 jours après, renouveler l'injection. Au besoin troisième injection.

Beurre. — (Voyez Vitamines).

Biiodure de mercure. — *Bactéricide. Solutions* :

> Biiodure de mercure 1
> Iodure de potassium 1
> Eau 500

Lavages et *instillations* dans les conjonctivites du Cheval, du Chien. Dans la lymphangite épizootique du Cheval, *injections intraveineuses* de 50 cmc. répétées 3 fois par semaine ;

per os, 25 cmc. de la solution, dilués dans 4 parties d'eau, donnés chaque jour dans le barbotage (Nainsouta, Plantureux).

Bleu de méthylène. — *Antiseptique. Solutions* à 1 p. 100 dans les conjonctivites. *Crayon* : attouchements dans les ulcères cornéens.

Borate de Soude. — *Antiseptique. Solutions* à 2-5 p. 100. *Collyres, lavages, compresses chaudes* surtout, dans les conjonctivites et ulcères de la cornée.

Butocaïne. — *Anesthésique*. A une action plus accusée et prolongée que la cocaïne. La *solution* à 2 p. 100 anesthésie l'œil en une minute. La solution à 5 p. 100 donne une anesthésie supérieure à celle que réalise la cocaïne à 10 p. 100. Elle ne dessèche pas la cornée, étant hyperémiante. Elle ne modifie ni le diamètre pupillaire, ni le pouvoir accommodateur (Bollet et Rosnoblet).

Calomel (protochlorure de mercure). — *Antiseptique. Antiparasitaire. Insufflations* de poudre, mélangée ou non de sucre porphyrisé, dans les taies de la cornée. Sur les animaux soumis au régime ioduré, elles peuvent donner lieu à la production d'iodomercurate très irritant et susceptible de perforer la cornée. *Purgatif*, dans les irido-cyclites du Chien.

Chlorure de calcium. — *Hémostatique*. Utilisé dans les hémorragies intra-oculaires de l'Homme. *Solutions* à 5 p. 100 pour *injections sous-cutanées*, à 1 p. 100 pour *injections intraveineuses*.

Chlorure d'éthyle (Kélène). — *Anesthésique*. Procure une narcose rapide, de peu de durée mais pouvant être prolongée sans danger, et suivie de réveil instantané. Favorable pour les interventions courtes sur les petits animaux difficiles à endormir et que leurs maîtres ne veulent pas voir se débattre : énucléation d'œil, entropion (Voyez *Vade-mecum* M.-P.-N.).

Chlorure de sodium. — *Solutions* à 1-5 p. 100 utilisées à la dose de 3-5 cc. sur le Cheval, 1-2 cc. sur les petits animaux, en *injections sous-conjonctivales* (précédées d'injection de cocaïne), dans les kératites, taies de la cornée, troubles du vitré, choroïdites, décollements et hémorragies de la rétine ; à 1 p. 9,5 (sérum physiologique), *per os* ou *dans les veines*, dans l'*hydrophtalmie*.

Citron (Voyez Vitamines).

Cocaïne (chlorhydrate). — *Anesthésique sur la muqueuse* oculaire. *Mydriatique* faible. Solutions. *Collyre* à 1 p. 100 pour insensibiliser la conjonctive et la cornée au cours de la recherche des corps étrangers : l'anesthésie est complète au bout de 15 minutes et persiste 10 minutes. *Injections sous la conjonctive ou la peau des paupières avant les interventions opératoires* : 1 cmc. sur Chien, 2 sur le Cheval d'une solution à 1-2,5 p. 100. L'associer à l'atropine toutes les fois que celle-ci est indiquée soit pour faire l'examen ophtalmoscopique d'un œil douloureux, soit comme moyen thérapeutique : uvéites (Voyez : atropine). *Pommades* à 1 p. 100 dans les culs-de-sac conjontivaux. Sur le Chat, elle provoque de l'excitation qui peut aller jusqu'aux convulsions (Bru); il en est de même sur le Chien, d'où la nécessité de diminuer le titre de la solution. D'autre part, on lui reproche chez l'Homme d'avoir une action desséchante sur la cornée et défavorable à la cicatrition des plaies et ulcérations de cette membrane, ce qui lui fait préférer de plus en plus la *novocaïne* et la *butocaïne*..

Collargol (argent colloïdal). — *Bactéricide. Solutions* à 1-4 p. 100 pour *collyres* dans les conjonctivites et ulcères de la cornée; à 1 p. 100 pour *injections intraveineuses* dans les infections oculaires.

Poudre, sur les ulcères infiltrés :

> Argent colloïdal chimique. 9
> Lactose. 91

Cryothérapie. — Les attouchements au *crayon neige carbonique*, préparé à l'aide du moule détendeur de Mouton-Chapal, arrêtent le développement du cancer, au début de la partie cutanée des paupières de l'Homme.

La neige carbonique a donné aussi des résultats contre les décollements rétiniens étendus de l'Homme. Appliquée expémentalement sur la sclérotique des animaux de laboratoire, elle provoque par ailleurs, en une ou deux semaines, la formation de foyers de chorio-rétinite, avec pigmentation abondante des bords, et sans réaction extérieure (Schoeler).

Cyanure de mercure. — *Bactéricide puissant. Solutions* à 0,5-1 p. 100. *Instillations* et *lavages* dans les conjonctives, kératites, affections des voies lacrymales. *Injections sous-conjonctivales* de la solution à 0,5 p. 100 à raison de 1-2 cc.

sur les grands animaux, 1/2 cc. sur les petits, en plusieurs piqûres réparties autour de la cornée, dans les ulcères progressifs, à hypopion. *Injections intraveineuses* de préférence, parce que plus actives et bien supportées : Fromaget injecte chez l'Homme 1 cgr. de cyanure, soit 10 cc. de la solution au millième, quotidiennement, pendant 10 jours. Puis repos de 10-15 jours et nouvelle série si cela est nécessaire. Résultats remarquables dans des cas désespérés d'uvéite sympathique, de rétinite, de névrite avec oblitération de l'artère centrale... Les doses devraient débuter à 50-60 cmc. sur le Cheval, à 1-5 cmc. sur le Chien.

Dionine (dérivé de la morphine). — *Analgésique, hypotenseur* :

Dionine	0,20
Salicylate d'ésérine	0,05
Chlorhydrate de pilocarpine	0,10
Eau distillée bouillie	10 gr.

Instillations et *injections sous-conjonctivales* au début de l'hydrophtalmie.

Eau d'Alibour. — Traitement local de l'eczéma du Chien. *Lotions et pansements* :

Sulfate de cuivre	1 gr.	
Sulfate de zinc	3 —	50
Eau saturée de camphre	250 —	
Eau distillée	750 —	

On trouve dans le commerce des *grains d'Alibour* bien dosés dont l'emploi est commode.

Emétique. — *Antiparasitaire.* Utilisé en *injections intraveineuses*, seul ou associé aux arsenicaux, dans le *traitement des trypanosomiases* (Voyez : *Vade-mecum* de M.-P.-N.).

Esérine (salicylate). — *Myotique, dépresseur de la tension oculaire.* N'agit pas contre la mydriase cocaïnique. *Solutions à à 0,5 p. 100. Instillations et injections sous-conjonctivales* dans les états glaucomateux et au cours du développement de l'hydrophtalmie, dans les perforations et ulcères de la cornée. On l'associe à l'adrénaline et à la pilocarpine pour en augmenter les effets.

> Esérine (salicylate d') . . . .   5 cgr.
> Pilocarpine (chlorhydrate de) . .   5 cgr.
> Adrénaline au millième . . . . . .   X gouttes
> Eau distillée bouillie. . . . .   5 gr.

Essence de térébenthine. — *Antiseptique, leucopoïé-tique. Injections intraveineuses* dans toutes les infections, à la dose de 2-3 cmc. sur le Cheval. Sans danger, rapidité d'action, indolore, ne laisse pas de reliquat, économique. Peuvent être renouvelées (Saint-Etienne)

Extraits éthérés de tissus animaux (Voy. Vitamines).

Fluorescéine. — *Instillations*. Permettent de déceler l'étendue des ulcérations cornéennes qui se colorent en vert alors que les parties saines ne se colorent pas.

> Fluorescéine.   0,20
> Bicarbonate de soude.   0,20
> Eau distillée . . . .   10 gr.

Formiate de sodium. — *Collyre* dans les cataractes (Voir p. 350).

Gaïacol (extrait de la créosote). — *Anesthésique*, sur les brûlures (huile gaïacolée à 1 p. 20). *Action spécifique* dans les kératites, iritis tuberculeuses...

> Cacodylate de gaïacol   0,20
> Eau stérilisée . . . .   10 gr.

Dissoudre à chaud sans addition d'alcool. Faire quelques *injections sous-conjonctivales*, à titre d'essai : si résultat, il s'agit très probablement de lésions tuberculeuses. C'est donc autant un moyen diagnostique que thérapeutique (Darier).

Galyl (produit arsénical). — *Antiparasitaire. Solutions* à 1 p. 100. *Injections intra-veineuses* dans les trypanosomiases. Combiner les traitements au galyl et à l'émétique. (Voir *Vade-mecum* de M.-P.-N.).

Hémothérapie (Voy. p. 113).

Huile de Chaulmoogra. — Traitement de la gale démo-décique du Chien.

> Acide phénique   10
> Ether.   250
> Huile de Chaulmoogra   750

Appliquer d'abord journellement avec du coton, sans frotter, pendant 5-6 jours ; puis ensuite tous les 2-3 jours jusqu'à la repousse du poil et au retour de la souplesse de la peau. Une fois par semaine nettoyer à l'alcool la région traitée. Guérison en 3-6 semaines.

Inconvénients : odeur désagréable, huile irritante, provoque des vomissements, prix élevé. Appliquer le traitement soi-même (Barat).

Huile de foie de Morue. — (Voy. Vitamines).

Iode. — *Antiseptique, cicatrisant*. S'emploie sous forme d'iode naissant et de glycérine iodée.

Iode naissant : instiller dans l'œil quelques gouttes de solution 3 p. 100 d'iodure de potassium, puis quelques instants après de l'eau oxygénée. Celle-ci se colore en brun et bleuit le linge empesé. Contre les ulcères cornéens de la cornée (Hoorens).

Glycérine iodée. S'évapore moins rapidement que la teinture d'iode. *Collyre* dans les ulcères cornéens, le pannus, la conjonctivite granuleuse (Dufaure).

Iode 1
Iodure de potassium 2
Glycérine 10

Iodo-bismuthate de quinine en suspension huileuse (Quinby). — *Antiseptique, antiparasitaire. Ampoules* de 3 cmc. renferment 10 cg. de sel par cc. *Injections intramusculaires* : 2 ampoules par semaine dans les kératites parenchymateuses de l'Homme; 1 cc. tous les 4 jours pour un Chien de 15-20 kilos dans les affections de l'œil par leishmaniose.

Iodoforme et Vioforme. — L'un et l'autre ont les mêmes effets, mais le vioforme n'a pas d'odeur, n'est pas irritant et convient pour les animaux d'appartement. *Poudre*, porphyrisée, dans les ulcères cornéens, les taies. *Pommade* : 20-30 cgr. pour 10 gr. de vaseline, même usage.

Iodure de potassium. — Spécifique dans la sporotrichose, l'actynomycose de l'œil. *Per os* dans les conjonctivites folliculaires du Chien et autres formes s'accompagnant d'adénopathie préauriculaire, les iridocyclites du Cheval, l'hydrophtalmie. *Injections sous-conjonctivales* de solutions à 1 p. 20

c ontre les opacités de la cornée. *Collyre* dans le traitement de la cataracte (Voy. p. 350).

Lait. — *Galactothérapie* (Voy. p. 115). Voy. aussi Vitamines.

Lithine (Benzoate). — *Solutions*, à 1-2 p. 100. *Injections sous-conjonctivales* contre les opacités cornéennes.

Massage. — *Hypotenseur*. Après massage de 10 minutes d es yeux normaux la pression s'abaisse de 9 mm. de Hg. Dans l'hydrophtalmie.

Neige carbonique (Crayon de) (Voy. Cryothérapie).

Nitrate d'argent. — *Bactéricide. Collyre* dans les conjonctivites purulentes : 1 p. 200 d'eau distillée. Après instillation de 2-3 gouttes, laver à l'eau salée à 1 p. 100. N'en pas abuser. Ne pas laisser le collyre entre les mains de tiers.

Novocaïne. — *Anesthésique.* Associée à l'adrénaline agit en outre comme dépresseur de la tension oculaire.

Collyre huileux à 1 p. 100; lubréfiant très utile dans les brûlures de l'œil, les ulcères cornéens.

Solutions :

Novocaïne.	20-40 cgr.
Adrénaline au millième.	XX gouttes
Eau.	40 gr.

Injections rétrobulbaires de 2,5-3 cc. chez l'Homme comme anesthésique dans les interventions sur le globe : supprime la narcose. Dans le glaucome douloureux. Agit sur les nerfs ciliaires et le ganglion ophtalmique à la façon d'une section, d'une ligature : l'œil est immobile, exophtalme, hypotone et insensible (Fromaget). 4-6 cc. chez le Cheval; 1 5, 2,5 chez le Chien, le Chat.

Novarsénobenzol (Billon). — Dans les infections parasitaires, en *injections intra-veineuses.* Pour les doses. Voy. *Vade-mecum* M.-P.-N. Combiner cette médication avec celle des mercuriaux, par alternance.

Œufs (Voy. Vitamines).

Opothérapie hépatique. — Contre l'eczéma. *Pulpe fraîche* : foie de Bœuf, de Cheval, de Porc; éplucher l'organe, enlever les kystes, canaux biliaires calcifiés, débris de vaisseaux; découper le parenchyme en morceaux de la grosseur d'une noix; passer au hache-viande; saler et conserver au frais. Administrer dans la soupe du Chien, après délayage, 150-200 grammes pour un gros Chien.

Pilules ou cachets d'extrait ou de poudre de foie : 8 à 10 pilules pour un petit Chien.

Solution d'extrait hépatique titrée à 50 centigrammes : 3 à 4 grammes par 100 kilos de poids vif (Jonquières).

Oxycyanure de mercure. — *Antiseptique*. Solutions à 1 p. 4.000. *Lavages* et *collyre* dans kératites ulcéreuses, conjonctivites, suppuration des voies lacrymales.

Oxyde jaune de mercure. — *Pommade* à 1-2 p. 100 dans les affections chroniques des paupières, de la conjonctive, de la cornée. En introduire gros comme un pois entre les paupières en se servant de la partie effilée de la sonde à spatule. Frotter quelques minutes par dessus la paupière supérieure rabattue, autant pour répandre l'antiseptique à la surface du globe que pour en favoriser l'absorption.

Oxyde rouge de mercure. — *Pommade* à 30-40 centigrammes pour 10 de vaseline. Plus irritante que celle à l'oxyde jaune. *Frictions* contre les taies.

Permanganate de potassium. — *Solutions* à 1 p. 2.000-4.000. *Lavages* et *instillations* dans conjonctivites et ulcères cornéens.

Pilocarpine (nitrate). — *Myotique, hypotenseur, sudorifique, sialagogue*. Solutions à 1 p. 100-200. *Injections sous-conjonctivales* au cours de l'hydrophtalmie (Voy. Adrénaline), *sous-cutanées* dans les affections de la rétine, surtout les décollements.

Protargol (protéinate d'argent). — *Antiseptique. Solutions* à 1 p. 20-30. *Collyre*. Remplace le nitrate d'argent. Médicament cher, pour le Chien...

Pyothérapie (Voy. p. 114).

Pyrétothérapie (Voy. p. 115).

Quinby (Voy. Iodo-bismuthate de quinine).

Quinine (Voy. quinby).

Résorcine. — *Pommade* à 0,10 p. 20 de vaseline. *Frictions* dans les cataractes.

Salicylate de sodium. — *Solutions* à 10-20 p. 100 dans sérum physiologique.

Les *injections intraveineuses* de 1 à 2 grammes de sel ont donné chez l'Homme des résultats très favorables dans les irido-cyclites et surprenants dans l'ophtalmie sympathique...

Sérothérapie (Voy. p. 112).

Sérothérapie curative de la cataracte (Voy. p. 351).

Sérum contre les tumeurs malignes. — Avec de l'ovaire humain Deutschmann inocula un chien. Avec le sérum du chien il traita un cancroïde de la paupière inférieure de l'Homme (1 centimètre cube injecté en 2 ou 3 jours sous la base de la tumeur) ; guérison en 4 semaines ; puis un carcinome étendu aux deux paupières d'un vieillard (injections comme ci-dessus et injections intraveineuses de 1-2 centimètres cubes deux fois par semaine) ; arrêt de développement au bout d'un an. Faute d'ovaire humain, l'auteur inocula de l'ovaire de vache et de veau à des chevaux ; le sérum obtenu était moins actif que le précédent, mais nettement opérant. Enfin, il essaya d'inoculer des embryons de cobayes de trois semaines environ à des Chiens. Résultat total, 20 carcinomes de l'Homme furent arrêtés dans leur développement. Une fabrique débite sous le nom de « tumorcidin » un sérum obtenu par injection parentérale d'ovaire et de testicule.

Sérum de Blaizot contre les infections microbiennes dans la maladie du jeune âge des Chiens.

Sérum de Hayem :

Chlorure de sodium.	5 grammes
Sulfate —	10 —
Eau distillée.	1000 —

Sérum et vaccin antituberculeux de Vaudremer et de l'I. P. — Employés dans les uvéites tuberculeuses de l'Homme, à la dose de 1/4 à 1 centimètre cube en *injections sous-cutanées* progressives de 1/4-1/2-3/4-1 centimètre cube, espacées de 2-3 jours, et renouvelées en séries tous les 10-15 jours. Surveiller les lésions et ralentir en cas de réaction focale, ou de réaction générale accusée.

Sérum polyvalent de Leclainche et Vallée. — Spécifique des infections staphylo-streptococciques et colibacillaires. *Pansements* sur les plaies. *Instillations. Injections sous-conjonctivales* en plusieurs piqûres. *Injections rétrobulbaires* dans les irido-choroïdites, l'ophtalmie sympathique, la ténonite.... *Injections intraveineuses* à raison de 60-120 centimètres cubes chez le Cheval, 5-10 chez le Chien, dans toutes les infections oculaires.

Stockvaccins (Voy. Vaccinothérapie, p. 116).

Strychnine. — *Excitant nerveux*. Dans l'atrophie des nerfs optiques et les rétinites. *Injections* sous-cutanées dans la région de la tempe (Darier). Pour les doses Voy. *Vade-mecum* de M. P. N. *Collyre* de glycéro-phosphate dans le traitement des cataractes (Voy. p. 350).

Sucre. — *Per os*, dans l'hydrophtalmie. Porphyrisé, en *insufflation* contre les taies de la cornée.

Sulfarsénol. — *Bactéricide*. Employé chez le Chien dans les complications oculaires de la maladie du jeune âge, des piroplasmoses, des leihsmanioses. *Injections sous-cutanées* (laissent une petite douleur), *intra-musculaires* (petite boiterie après, quelquefois), *intraveineuses*. Doses : 5 centigrammes environ par kilogramme de poids vif, dans 1-3 centimètres cubes d'eau distillée. Augmenter progressivement les doses tous les 2 jours (Babb).

Tellurite de sodium. (*Trioxyde de tellure*). — Aurait une action curative dans la syphilis expérimentale et la spirochétose spontanée du Lapin (Levaditi et Nicoleau).

Trépol (Tartrobismuthate de potassium). — Essayé dans la tuberculose oculaire de l'Homme et expérimentale du Lapin. *Injections intra-musculaires* de 0 gr. 20 par kilogramme de poids vif sur l'Homme, de 0,02 sur l'animal. Développement arrêté et pas de généralisation (Gourfein).

Tripanobleu. — Action surtout marquée contre les piroplasmes. *Injections intra-veineuses* de solutions chaudes à 1-2 p. 100 (Voy. *Vade-mecum* M. P. N. pour la posologie). Jouit d'un véritable pouvoir spécifique dans les piroplasmoses dues à *P. canis*, *P. caballi*, *P. ovis*. Serait sans action contre les autres. Le résultat du traitement peut servir à faire le diagnostic (Donatien).

Tuberculine. — 1° *Dans le diagnostic de la tuberculose oculaire* : *a*) Par tuberculine I. P., contenant bacilles bovins et humains (Voy. *Vade-mecum* M. P. N.). Interpréter la réaction thermique, générale, locale et surtout *focale* (réaction de la lésion oculaire sous l'action de la tuberculine). *b*) Par tuberculine canine, diluée au 1/10e dans l'eau phéniquée. Dose 1 centimètre cube sous la peau. Action très active sur les carnivores tuberculeux.

2° *Dans le traitement de la tuberculose des carnivores*. **Tu-**

berculinothérapie. Injections de tuberculine canine, diluée au 1/10⁰, faites sous la peau tous les 3 jours le matin à jeun, à raison de 1/4 centimètre cube pour les 4 premières injections, de 1/2 centimètre cube pour les suivantes, chaque injection étant immédiatement suivie de l'injection de 1/2 centigramme de pilocarpine. Si celle-ci fatigue les sujets, diminuer la dose (Lesbouyries).

Vaccinothérapie (Voy. p. 116).

Vaccins antigourmeux, antipleuro-pneumoniques de Gaucher (Voy. p. 119).

Vaccins antistaphylo-streptoccociques. *Antivirus, filtrats de Besredka.* — Même emploi que le sérum polyvalent (Voy. ci-avant).

Vioforme (Voy. Iodoforme).

Vitamines A. — *Antixérophtalmiques.* Lait frais; beurre; œufs; huile de foie de morue (20 centimètres cubes par jour pour un Chien de moyenne grosseur); extraits éthérés de tissus animaux : rein, foie, ovaire, testicule; viande crue; jus de citron. *Per os,* dans les altérations oculaires par avitaminose.

LOI ET RÉGLEMENT CONCERNANT LES AFFECTIONS DES YEUX EN FRANCE
CONDUITE A TENIR DANS LES ACHATS D'ÉQUIDÉS POUR L'ARMÉE
ET DANS LA REPRODUCTION DE TOUS ANIMAUX

A) *Loi du 2 août 1884 sur les vices rédhibitoires.*

Elle stipule :

ART. 2. — Que pour le Cheval, l'Ane et le Mulet, la *fluxion périodique des yeux* est considérée comme vice rédhibitoire ;

ART. 5. — Que le délai pour intenter l'action est exceptionnellement de trente jours francs non compris le jour de la livraison.

ART. 7. — Qu'à peine de nullité, l'acheteur doit provoquer dans les délais de l'art. 5 la nomination, par le juge de paix du lieu où se trouve l'animal, de un ou trois experts qui doivent opérer dans le plus bref délai.

Ces experts vérifient l'état de l'animal, recueillent tous renseignements utiles et donnent leur avis en affirmant sous serment la sincérité de leurs opérations.

Cette loi définit si peu son objet qu'on ne saurait engager une action en en escomptant le résultat avec une probabilité suffisante. Dès lors, il y a plus à perdre qu'à gagner d'en appeler à elle. L'action rédhibitoire n'étant jamais ouverte sans l'avis des vétérinaires des parties adverses, ceux-ci doivent donc s'efforcer d'amener un arrangement amiable en se basant sur la gravité des lésions.

Par ailleurs, pour se prémunir contre le danger d'acheter un Cheval porteur de lésions oculaires graves, on atteint d'un vice quelconque, l'acheteur a deux moyens sûrs : *a*) faire subir à l'animal un examen avant l'achat, comme cela est courant en Angleterre, chaque grand marché, concours de chevaux, chaque *horse show* étant pourvu d'un service vétérinaire qui dispose des moyens nécessaires ; *b*) faire *garantir* par le vendeur que l'animal est « indemne de toute affection des yeux », comme il est de règle dans l'armée.

B) *Règlement dans l'armée.*

L'armée ne réclame pour ainsi dire jamais la protection de la loi du 2 août 1884. Mais elle spécifie dans ses règlements sur les opérations des remontes que les Chevaux, Anes et Mulets ne seront définitivement acquis à l'Etat que s'ils sont *indemnes de toute affection des yeux*. Ainsi elle se prémunit non seulement contre la « fluxion périodique », mais contre toute lésion pouvant avoir un retentissement grave sur la vision. Les animaux choisis par les commissions de remonte sont dirigés sur les dépôts où ils sont soumis à un examen oculaire complet. Ils ne sont payés que s'ils sont reconnus sains. 4 p. 100 environ des animaux achetés sous condition sont ainsi éliminés annuellement. Les équidés présentés aux commissions de remonte des corps de troupe sont, dans les mêmes conditions, soumis à l'examen oculaire.

C) *Conduite à tenir dans les achats d'Équidés pour l'armée.*

Doivent être exclus les Equidés qui sont porteurs des affections suivantes :

1° **Exclusion temporaire, sur le lieu d'achat.**

Affections de la conjonctive. — Dermoïdes, néoformations, traumatismes, conjonctivites...

Affections de la cornée. — Tumeurs, traumatismes, ectasies, kératites...

Globe oculaire et Annexes. — Néoformations, traumatismes, inflammations...

2° **Rédhibition après examen au dépôt de remonte.**

Affections de la cornée. — Opacités d'origine externe (traumatiques...) localisées aux régions antéro-inférieures ou généralisées...

Affections de la chambre antérieure. — Tout trouble de transparence de l'humeur aqueuse; présence de corps étrangers vivants ou inertes...

Affections du tractus uvéal. — Solutions de continuité : colobomes de l'iris, du c. ciliaire, de la choroïde, s'ils sont assez grands pour déterminer un trouble visuel; mydriase persistante; toute trace d'irido-cyclite, aiguë ou chronique; choroïdite diffuse...

Affections de la rétine et de la papille. — Micropapille; colobome de la papille, s'il détermine un trouble visuel à l'examen fonctionnel; troubles de transparence, hémorragies et décollements de la rétine; stase et atrophie partielle ou totale de la papille; productions kystiques ou autres, papillaires et péripapillaires...

Affections du cristallin. — Aphaquie; déplacements congénitaux accusés, rendant précaire l'équilibre du cristallin ou décentrant trop l'appareil de réfraction; toutes les luxations; cataractes, les polaires antérieures et postérieures exceptées, à moins que l'examen fonctionnel de l'animal ne décèle une diminution de la vision...

Affections du vitré. — Tout trouble de transparence; présence de corps étrangers vivants ou inertes. La persistance de l'artère hyaloïde et du canal de Cloquet n'entraînera la rédhibition que si l'examen fonctionnel de l'animal décèle une diminution de la vision...

Affections du globe et des annexes. — Exophtalmie et énophtalmie pathologiques; microphtalmie; hydrophtalmie; panophtalmie; strabisme; paralysie de l'orbiculaire des paupières; blépharoptose paralytique; nystagmus; obstruction partielle ou totale des conduits lacrymaux, à moins qu'on ne puisse y remédier facilement, et autres malformations de l'appareil lacrymal.

b) *Conduite à tenir dans la reproduction des animaux.*

Eliminer de la reproduction mâles et femelles porteurs d'affections congénitales ou acquises des yeux, transmissibles d'une façon relativement fréquente comme nous l'avons vu, c'est faire de la prophylaxie économique bien comprise contre la déchéance des espèces domestiques.

BIBLIOGRAPHIE

(Elle ne vise pas à être complète, il s'en faut de beaucoup, mais à renseigner le plus utilement possible les chercheurs de demain).

ACKERMANN. — Les troubles oculaires dans le coryza gangréneux des Bovidés. *Schweizer Arch. f. Tierheilkunde*, 1922.

ARISAWA (U). — Über hyaline Degeneration des Irisvorderblattes am Pupillarrand beim Kaninchenauge. *Archiv f. Vergleichende Ophtalmologie*, IV, p. 305, 1914.

ARLOING (S.). — Des rapports fonctionnels du cordon sympathique cervical avec l'épiderme et les glandes. *Archives de physiologie norm. et patholog.*, 1891, p. 160.

AUBARET, ROUSLACROIX et HERMANN. — Un cas de pasteurellose de la conjonctive. *C. R. Soc. de Biologie*, XIC, p. 1286, 1923.

AUBINEAU (E.). — Les entropions congénitaux. *Annales d'oculistique*, 1928, p. 161.

BAILLIART. — Rétine dans l'état normal et pathologique. Paris, 1924.

BAILLIART, BABB et GROLLET. — Exophtalmie chez un Cheval, hémorragie du sinus caverneux; mort rapide. *Soc. de pathol. comp.*, 1908, n° 37, p. 18.

BARAT (E.). — Ulcérations de la cornée chez le Chien. *Thèse de doctor. vétérin.*, Paris, 1926.

BAYER (J.). — Bildliche darstellung d. gesunden u. Kranken Auges unserer Haustiere. Wien, 1892.

BAYER (J.). — Tierärztliche Augenheilkunde, Wien u. Leipzig, 1906.

BEAUVIEUX et DUPAS. — Etude anatomo-topographique du ganglion ophtalmique chez l'Homme et divers Animaux. *Arch. d'ophtalmologie*, 1926, p. 641.

BERGER (E.). — Examen du malade et sémiologie oculaire. *Encyclop. franç. d'ophtalmol.*, IV, p. 209, 1905.

BERLIN (R.). — Über den physikalisch. optischen Bau des Pferdeauges. *Zeitschrift f. vergleich. Augenheilkunde*, I, p. 17, 1882.

BERTRAND. — Recherches sur le catarrhe oculo-nasal du Faisan. *C. R. Acad. des Sciences*, LXXIV, p. 683, 1913.

BESREDKA. — Immunisation locale. Pansements spécifiques. Paris, 1925.

BODEN (R.). — Uber d. Refraktionszustand des Hundeauges. *Archiv f. vergleich. Ophtalmol.*, I, p. 195, 1910.

BONNEFON. — Cataractes par contusion expérimentale. *Arch. d'ophtalmologie*, 1912, p. 718.

BOUCHARD et CHARRIN. — La cataracte produite par la naphtaline. *C. R. Soc. de Biologie*, 1886, p. 614.

BOUCHERON. — Du chalazion microbien expérimental. *C. R. Soc. de Biologie*, 1886, p. 336.

BOURBON. — Contribution expérimentale à l'étude de la sporotrichose par infection endogène. *Arch. d'ophtalmologie*, 1912, p. 601.

BRETAGNE, LIENHART et MUTEL. — Lésions oculaires naphtaliniques expérim. chez le Lapin. *C. R. Soc. de Biologie*, XIIC, p. 1106, 1923.

BRUNS (L.). — Vergleichend-anatomische Studien über das Blutgefässystem der Netzhaut. *Zeitschr. f. vergleich. Augenheilk.*, I, p. 77, 1882.

CADÉAC. — Enzootie de kératite ulcéreuse du Chien. *Journal de médec. vétérin.*, 1910.

CARPENTIER (L.) et TARTULIS (G.). — Mesure directe de la grandeur des images rétiniennes chez le Chien et le Chat. *C. R. Acad. des Sciences*, 1927, 1er sem.

CARRÉ. — Hémorragie de la papille et du nerf optique. *Revue de médec. vétérin. milit.*, 3e série, IX, p. 418.

CARRÉ (H.). — Mydriase paralytique dans la maladie du jeune âge du Chien. *Rec. de médec. vétérin.*, 1921, p. 614.

CARRÉ (H.). — La maladie des Chiens. *Rec. génér. de médec. vétérin.*, 1926, p. 545.

CARRÈRE. — Etude expérimentale de l'immunité locale oculaire. *Annales de l'Inst. Pasteur*, 1925, p. 67.

CAZALBOU. — Symptômes oculaires dans la m'bori expérimentale du Cheval. *Reue génér. de médec. vétérin.*, VIII, p. 409, 1906.

CHATIN (J.). — Les organes des sens dans la série animale. Paris, 1880.

CLARENS. — La kératite épizootique des Bovidés. *Thèse de doctor. vétérin.*, Toulouse, 1926.

COATS (G.). — Some instances of disease in the animal Eye. *Sect. of Ophth. of the Royal Soc. of med.*, VII, 1913.

CUNY. — Enzootie de cataractes chez le Cheval. *Journ. de médec. vétérin. et de zootechnie*, 1907, p. 471.

CRASTE. — Etude sur les ulcérations cornéennes d'origine infectieuse. *Rev. génér. de médec. vétérin.*, 1908, p. 636.

DAILLE. — La kératite contag. des Bovidés. *Revue vétér. et Journal de médec. vétér. et de zootechnie*, 1920, p. 1.

DALLING. — Recherches sur l'ophtalmie spécifique. *The Veterinary Journal*, janvier 1919, p. 16.

DARIER. — Traité complet de thérapeutique oculaire. Paris, 1921.

DARROU. — Ophtalmie sympathique et fluxion périodique. *Rev. génér. de médec. vétérin.*, VIII, p. 529, 1906.

DEJEAN (Ch.). — Le canal de Cloquet ou canal central du corps vitré. *Arch. d'anatomie, d'histol. et d'embryol.*, IV. p. 65, 98, 1926.

DEJEAN (Ch.). — Recherches sur la zonule de Zinn : développement, structure, topographie, physiologie. *Arch. d'ophtalmologie*, 1928, p. 66, 145.

DEKESTER et JAUME. — Cas multiples d'une blastomycose des voies lacrymales observés chez les Anes au Maroc. *Bull. Société de pathol. exotique*, 1923, p. 478.

DELBREUVE. — Hyperplasie bilatérale des grains de suie sur une Jument; ablation. *Rec. de médec. vétérin.*, 1920, p. 461.

DELMER. — Cénurose épizootique du Mouton. *Rec. de médec. vétérin.*, 1897, p. 689.

DELMER. — Conjonctivite muco-purulente épizootique des Chèvres. *Rec. de médec. vétér.*, 1905, p. 426.

DESCAZEAUX (J.). — La pyobacillose du Mouton. *Rev. gén. méd. vétér.*, 1928, p. 193.

DEUTSCHMANN (R.). — Impftuberculose der Kanincheniris von ungewöhnlichen Verlauf. *Zeitschr. f. vergleich. Augenheilk.*, V, p. 56, 1887.

DÉVÉ. — Kyste hydatique intraoculaire expérimental obtenu par voie artérielle. *Annales d'oculistique*, 1921, p. 721.

DEXLER (H.). — Casuistiche Beiträge zur kenntnis der statopathien des Auges beim Rinde. *Zeitschr. f. vergleich. Augenheilk.*, VII, p. 147, 1893.

DOR (L.). — De l'origine cérébelleuse de certains strabismes. *Soc. d'ophtalmologie de Paris*, 1900.

DRUAULT (A.). — Anatomie comparée de l'organe de la vision. In *Traité d'anatomie humaine* de Charpy et Nicolas, V.

DUBAR (J.). — Recherches sur le champ visuel des Vertébrés. *Thèse de doctor. de médec.*, Paris, 1924.

EATON. — Conjonctivites avec tissu cicatriciel chez les animaux; leurs relations avec les insectes et le trachome. *American Journal of Ophthalmol.*, 1919, p. 81.

ELLIOT (R.). — Ophtalmologie tropicale. *Traduct. franç.* par Coutela et Morras, Paris, 1922.

EMMEREZ DE CHARMOY et MÉGNIN. — Ophtalmie contagieuse des Poulets à l'île Maurice. *C. R. Soc. de Biologie*, 1901.

EMMERT (E.). — Vergleichend-anatomische Untersuchungen über Grössen-und Gewichtsverhältnisse des Augapfels unserer Hausthiere u. seiner Bestandtheile. *Zeitschr. f. vergleich. Augenheilk.*, IV. p. 40, 1886.

EVANNO (H.). — De la sparganose oculaire. *Thèse de doctor. vétér.*, Paris, 1927.

EVERSBUSCH (O.). — Vergleichende Studien über den feineren Bau der Iris der Saügethiere. *Zeitschr. f. vergleich. Augenheilk.*, I, p. 49, 1882; III, p. 33, 1885.

FEY (W.). — Über die Tränenkarunkel bei Karnivoren. *Arch. f. vergleich. Ophthalmologie*, IV, p. 182, 1914.

FOLTZ. — Recherches d'anatomie et de physiologie expérimentale sur les voies lacrymales. *Annales d'oculistique*, 1862.

FRACARO. — Ptose exorbitale de la glande lacrymale chez le Bœuf. *Clinica veterinaria*, 1909, p. 772.

FRANTZ (V.). — Studien zur vergleichende Anatomie der Augen der Säugetiere. *Arch. f. vergleich. Ophthalmologie*, II, p. 180, 269 ; 1914.

FREITAG (G.). — Die brechungsindices der Linse u. der flüssigen Augenmedien bei d. Katze u. beim Kaninchen. *Arch. f. Vergleich. Ophthalmol.*, I, p. 61, 1909.

FRÖHNER (E.). — Conjunctivitis follicularis beim Hunde. *Arch. f. Tierheilkunde*, XIV.

FROMAGET (C.). — Quelques guérisons inespérées : glaucome aigu, névro-choroïdite sympathique, oblitération de l'artère centrale de la rétine..., par les injections intraveineuses de cyanure de mercure. *Clinique ophtalmologique*, 1927, p. 17, 19.

FUCHS (E.). — Manuel d'ophtalmologie. *Edition française* par Lacompte et Leplat.

FUGITA (H.). — Die Fadenwürmer (*Oxyspirura Mansoni*) in den Conjunctivalsäcken der Hühner. *Arch. f. vergleich. Ophthalmol.*, I, p. 423, 1909.

GANSER (S.). — Zur Anatomie der Katzenretina. *Zeitschr. f. vergleich. Augenheilk.*, I, p. 139, 1882.

GAUCHER (L.). — Recherches bactériologiques sur la pneumonie infectieuse et la gourme des Equidés. *Rec. de médec. vétérin.*, 1927, p. 20.

NICOLAS. — Ophtalmologie.   30

Gray (H.). — Veterinary a. comparative ophthalmology. London, 1914.

Gray (H.). — Pyorrhœa in dog and cat. *The Veterinary Record* 1923, 10 mars.

Grynfeltt (Ed.) — Le muscle dilatateur de la pupille chez les Mammifères. *Thèse de doctorat de médecine*, Montpellier, 1899, et *Annales d'oculistique*, CXX, p. 331.

Guérin. — Diphtérie humaine et diphtérie aviaire. *Rec. de médec. vétérin.*, 1903, p. 20.

Guillot (L.). — Dermoïdes bilatéraux avec pigmentation de la cornée, chez un Poulain. *Rec. de médec. vétérin.*, 1925, p. 338.

Guilmot. — Conjonctivite blennorrhéique du Chien. *Annales de médec. vétérin*. Bruxelles, 1862, p. 179.

Hamoir. — Etude clinique et expérimentale sur la paralysie de la face du Cheval. *Revue génér. de médec. vétérin.*, 1916, p. 134.

Hancock (I.) a. Coats (G.). — Tubercle of the choroid in the Cat. *The Veterinary Record*, 1911, 14 janv., p. 433.

Harvey. — The clinical importance of the post orbital region. *The Veterinary Record*, XXVI, p. 449.

Hébrant. — Ataxie locomotrice chez un Chien; ophtalmoplégie. *Annales de médec. vétérin.*, 1904, p. 438.

Hess (C.). — Die Akkomodation bei Tauchervögeln. *Arch. f. vergleich. Ophtalmol.*, I, p. 153, 1910.

Houdemer. — Traitement des affections oculaires par les injections intramusculaires de lait. *Revue vétérin. militaire*, 1927, p. 401.

Houdemer et Guyonnet. — Tumeur de la choroïde chez le Cheval. *Revue génér. de médec. vétérin.*, X, p. 474.

Iliesco. — Recherches anatomiques sur les cavités nasales du Chat. *Archives d'anatomie, histologie et embryologie*, V, p. 1-45; et *Thèse de doctor. vétér.*, Paris, 1920.

Itourrat (F.). — Diagnostic biologique de l'hydatidose. *C. R. Soc. de Biologie*, 1923, 10 fév., p. 348.

Jakob (H.). — Tierärztliche Augenheilkunde. Berlin, 1920.

Jugeat. — La cataracte parasitaire des gardous. *Hyg. de la viande et du lait*, 10 mai 1914.

Kalt (E.). — Anatomie et physiologie comparée de l'appareil oculaire. *Encyclopédie française d'ophtalmologie*, II, p. 685, 1905.

Kalt (E.). — La dioptrique oculaire chez les Vertébrés. *Idem*, II, p. 917.

Kitt (Th.). — Zur Anatomie u. Physiologie d. Thränenwege des

Pferdes u. des Rindes. *Zeitschrift f. vergleich. Augenheilkunde*, II, p. 31, 1883.

KOBY (F.). — Contribution à l'étude de la chromhétéropie. *Revue génér. d'ophtalmologie*, 1921, p. 49; et Recherches sur l'hétérochromie. *Annales d'oculistique*, CLX, p. 119, 1923.

KOSCHEL (O.). — Ueber Form-, Lage-und Grössenverhältnisse der Orbita, des Bulbus u. der Krystallinse unserer Hausthiere. *Zeitschr. f. vergleich. Ophtalmol.*, II, p. 53, 1883.

KRAUSIUS (F.). — Ueber eine infektiöse Aerophthalmie bei Fischen. *Arch. f. vergleich. Ophtalmol.*, I, p. 165, 1910.

LAPICQUE (L.). — Relation du poids encéphalique à la surface rétinienne dans quelques ordres de Mammifères. *C. R. Acad. des Sciences*, 1908, 20 juillet; 1910, 27 déc.

LAPOUSSÉE. — Extraction d'une pelote d'arêtes de blé qui avaient pénétré de la bouche dans la salière droite. *Rec. de médec. vétérin.*, 1836, p. 64.

LARCHER (O.). — Mémoire sur les affections de l'appareil de la vision chez les Oiseaux. *Journal de l'Anatomie et de la Physiologie*, 1876, p. 337; et *Rec. de médec. vétér.*, 1876.

LAVIER (G.) et FOMBEURE (G.). — Complications oculaires dans la piroplasmose canine expérimentale. *Bull. Société de pathol. exotique*, 1922, p. 545.

LEBLANC. — Ankyloblépharon chez le Chien. Symblépharon double chez le Chat. *Journal de médec. vétérin.*, 1905.

LE CALVE. — Persistance de la membrane pupillaire chez un Chien. *Bull. Soc. centrale de médec. vétérin.*, 1898, p. 476.

LELEU (J.). — La piroplasmose bovine en Tunisie. *Thèse de doctor. vétérin.*, Paris, 1925.

LEPLAT (G.). — Contribution à l'étude de l'accommodation chez les Oiseaux. *Annales d'oculistique*, 1912, p. 404.

LESAGE (L.). — Lésion du tubercule quadrijumeau postérieur et du pédoncule cérébelleux moyen chez un Chien. *Rec. de médec. vétérin.*, 1902, p. 155.

LESBOUYRIES. — Iritis tuberculeuse du Chat. *Bull. Soc. centrale de Médec. vétérin.*, 1926, p. 63.

LESBOUYRIES. — Tuberculose des Carnivores domestiques. *Thèse de doctor. vétérin.*, Paris, 1926.

LEVADITI, MARIE et ISAÏEU. — Recherches sur la spirochétose spontanée du Lapin. *C. R. Soc. de Biologie*, 1921, 11 janvier.

LEVINSOHN. — Demonstration histologischer Schnitte von kurzsichtig gemachten Affenaugen u. die Entstehung der Kurzsichtigkeit. *Berliner ophtalmologie Gesellschaft*, 1911, 19 mars.

Lewis et Seddon. — Habronémose de la conjonctive. *The Journal of Comparat. Pathol. a. Therap.*, 1918, juin, p. 87.

Lieto-Vollaro (A.). — Il tessuto elastico nell'iride dell'uomo adulto e di alcune specie di vertebrati. *Arch. f. vergleich. Ophtalmologie*, I, p. 49, 1909.

Lieto-Vollaro (A.). — Nene Beiträge zur Kenntnis der feineren vergleich. Morphologie d. Zellen d. Cornea propria. *Idem*. I. p. 334, 452; 1909.

Lignères. — Sur les affections typhoïdes du Cheval. *Bull. Soc. centr. de médec. vétérin.*, 1907, p. 149.

Lindsay (G.) Johnson. — Contributions to the comparative anatomy of the Mammalian eye, chiefly based on ophtalmoscopic examination. *Philosophical Transactions of the Royal Society of London*, B, CXCIV, 1901, p. 1-82.

Lindsay (G.) Johnson. — ... of the Reptilian a. the Amphibian eye. *Philosophical Tr.*, 1927.

Löhlein (W.). — Die Liderkrankung d. Kaninchen bei Infektion mit *Sarcoptes minor. Arch. f. vergleich. Ophthalmol.*, I, p. 489, 1910.

Lor (L.). — Notes anatomiques sur les glandes de l'orbite et spécialement sur une glande lacrymale inconnue chez le Lapin. *Journ. d'anat. et de physiol.*, XXXV, 1898, p. 463.

Lucet. — *Cœnurus serialis* chez le Lapin. *Rec. de médec. vétérin.*, 1897, p. 633.

Mac Leod (J.). — Notice sur le squelette cartilagineux de la glande de Harder du Mouton. *Arch. de biologie*, I, p. 57.

Magitot (A.). — L'iris; étude physiologique sur la pupille et ses centres moteurs. Paris, 1921.

Magitot (A.). — Action mydriatique de l'adrénaline. *Annales d'oculistique*, 1927, 1er sem., p. 482.

Magitot (A.) et Bailliart. — Le réflexe oculo-cardiaque chez le Chien et les variations de la tension oculaire. *Ann. d'oculistique*, 1920, 2e sem., p. 401.

Magnusson (H.). — Über Retinis pigmentosa u. Konsanguinität beim Hunde. *Arch. f. vergleich. Ophthalmol.*, II, p. 147, 1911.

Maisin. — Un groupe nouveau de tumeurs intraorbitaires spontanées chez la Souris blanche. *C. R. Soc. de Biologie*, XIIC, p. 821, 1923.

Mandet. — Injection de lait en thérapeutique oculaire. *Thèse de doctor. vétérin.*, Toulouse, 1925-26.

Marcenac. — Curieuse anomalie du canal lacrymal droit chez le Cheval. *Rec. de méd. vétérin.*, 1917, p. 199.

Marotel et Cabougeau. — Les spiroptères et l'ophtalmie vermineuse des Gallinacés domestiques. *Bull. Soc. des sciences vétérin. de Lyon*, 1902, p. 323.

MARTIN (P.). — Die Entwickelung der Netzhaut bei der Katze. *Zeitschr. f. vergleich Augenheilk.*, VII, p. 25, 1893.

MARY. — Maladie du jeune âge : forme oculaire. *Thèse de doctor. vétérin.*, Toulouse, 1926.

MATTHIESSEN (L.). — Beitrage zur Dioptrik der Krystalllinse. *Zeitschr. f. vergleich. Augenheilk.*, IV, p. 1 ; V. p. 21, 97 ; VI, p. 118 ; VII. p. 102, 1886-1893.

MAUBL. — Imperforation congénitale des canaux lacrymaux chez le Poulain. *Revue vétérinaire*, 1894.

MAWAS (J.). — Hétérochromie de l'iris et cataracte. Étude biomicroscopique. *Soc. d'ophtalmol. de Paris*, 1927, 19 mars.

MELLO (U.). — Vaste enzootie de blépharo-conjonctivite du Cheval. *Il nuovo Ercolani*, 1914.

MENSA (A.). — Sur un cas de membrane pupillaire persistante et d'autres anomalies oculaires chez le Chien. *Il nuovo Ercolani*, 1925, 15 juillet.

MERLE. — Fistule de l'une des salières du Cheval occasionnée par des bromes. *Journal des Vétér. du Midi*, 1838, p. 248.

MICHAIL et VANCEA. — Action du goudron de houille sur la conjonctive et la cornée. *C. R. Soc. de Biologie*, XCI, p. 1460, 1924 ; XCII, p. 717, 1079, 1925.

MOENICH (P.). — Ueber den physikalisch-optischen Bau des Rindsauges. *Zeitschr. f. vergleich. Augenheilk.*, II, p. 1, 1883.

MOHR (TH.). — Kongenitale Hornhauttrübung mit vorderer Synéchie, Persistenz der Pupillarmembrane u. kongenitaler Aphakie bei Schwein. *Arch. f. vergleich. Ophthalmol.*, I, p. 444, 1910.

MÖLLER (H.). — Lehrbuch der Augenheilkunde für Thierärzte, Stuttgard, 1898.

MONOD. — Cécité comme complication d'une hémorragie de l'artère spermatique sur un Cheval. *Bull. Soc. centrale de méd. vétérin.*, 1908, p. 467.

MORAX (V.). — Manifestations oculaires au cours des trypanosomiases. *Annales de l'Inst. Pasteur*, 1907, p. 46.

MOTAIS (L.). Anatomie comparée des muscles de l'œil dans la série des Vertébrés. *Encyclop. franç. d'ophtalmol.*, I et II, 1905.

MOUQUET (A.). — Sur les kératites d'origine alimentaire. *Bull. Soc. centr. de médec. vétérin.*, 1919, p. 378.

NAKAZAWA (T.). — Uber das Verhalten der Pupillen bei der Inhalationsnarkose. *Archive f. vergleich. Ophthalmol.*, I, p. 20, 1909.

NICOLAS (E.). — Les maladies inflammatoires du tractus uvéal chez le Cheval, Paris, 1901.

NICOLAS (E.). — Prévention et traitement des infections oculaires des animaux par les bouillons- vaccins antistaphylo-streptococciques. *Annales de l'Inst. Pasteur*, XL, p. 1075, 1926.

NICOLLE (CH.) et LUMBROSO (V.). — La conjonctivite granuleuse du Lapin et l'origine du trachome. *C. R. Acad. des sciences*, 1926, 1ᵉʳ sem., p. 1116.

NEGRI e RICCIARELLI. — Oftalmoiatra Veterinaria, Milano, 1907.

NETTLESHIP (E.) a. HUDSON (C.). — Blindness from optic neuritis without Intracranial Disease in a Pedigree Bull. *Royal London Ophthalmic Hospital Report*, XIX. p. 1, 1913.

OVIO (G.). — Anatomie et physiologie de l'œil dans la série animale. *Traduction franç. de l'italien*, par Dejean Ch., Paris, 1927. (Un vol. de 700 p., illustré de 300 fig., contenant une très abondante bibliographie).

PAGENSTECHER (E.). — Experimentelle Studien über die Entstehung v. angeboren Staren u. Missbildungen bei Säugetieren. *Arch. f. vergleich. Ophthalmol.*, II, p. 424, 1912.

PALUSSIÈRE (E.). — L'autohémothérapie en médecine vétérinaire. *Thèse de doctor. vétérin.*, Paris, 1926.

PORCHER et BUSQUET. — Recherches sur l'antagonisme entre mydriatiques et myotiques. *Journ. de méd. vétér. et de Zootechnie de Lyon*, 1911.

PRUNEAU. — De l'autosérothérapie en ophtalmologie vétérinaire. *Rec. de médec. vétérin.*, 1913, p. 640.

RAILLET (A.). — Les habronèmes et les habronémoses des Equidés. *Rec. de médec. vétérin.*, 1923, p. 65.

RAILLET (A.) et HENRY (A.). — Les Thélazies, nématodes parasites de l'œil. *C. R. Soc. de Biologie*, LXVIII, p. 213, 783, 1910.

RAILLET (A.) et HENRY (A.). — Contribution à l'étude des Nématodes parasites de l'œil du Chien. *B. S. centr. de Méd. vétérin.*, 1913, p. 209.

RESDLOB. — Contribution à l'étude de la structure du corps vitré. *Annales d'oculistique*, 1927, p. 107.

RESDLOB. — Cataracte expérimentale. *Soc. franç. d'ophtalmologie*, XL° Congrès tenu à Paris, 1927, 9-12 mai.

REMLINGER et BEL. — Les injections transorbitaires (trou optique ou fente sphénoïdale). *C. R. Soc. de Biologie*, XC, p. 1388, 1924.

RICHTER (H.). — Beitrag zur Anatomie der Iris des Pferdes. *Arch. f. vergleich. Ophthalmol.*, II, p. 327, 1911.

ROCHON-DUVIGNEAUD. — Anatomie de l'appareil nerveux sensoriel de la vision : rétine, nerf optique, centres optiques. *Encycl. franç. d'ophtalmol.*, I, p. 551, 1903.

— — Un cas de buphtalmie chez le Lapin. *Soc. franç. d'ophtalmol.*, 1921, 9 mai ; et *Annales d'oculistique*, 1921, p. 401.

— — Une méthode de détermination du champ visuel chez les Vertébrés. *Annales d'oculistique*, 1922.

— — Que savons-nous de la vision des animaux ? *Journal de psychologie normale et pathologique*, XXI, 1924, p. 730.

ROCHON-DUVIGNEAUD, BOURDELLE et DUBAR. — Appareil pour la détermination du champ visuel anatomique par la méthode de l'image transclérale. *C. R. Acad. des Sciences*, 1925, 1er sem., p. 542. — Détermination du champ visuel anatomique monoculaire du Cheval. *Idem*, p. 765. — Essai de détermination du champ visuel anatomique binoculaire du Cheval. *Idem*, 2e sem., p. 145.

RÖMMER. — Affections générales du globe oculaire. *Encyclop. franç. d'ophtalmol.*, III, p. 649.

ROQUETTE. — Rupture de la sclérotique. *Thèse de doctorat de médec.*, Lyon, 1892.

ROSENOW (E.). — Etudes bactériologiques sur l'étiologie de la fluxion périodique. *Journ. of the American veterinary medical Association*, juin 1927 et janvier 1928. Analysé *Rec. Méd. vétér.*, 1928, p. 104.

ROUSSEL. — Inoculation de la syphilis au Lapin, par voie cornéenne. *Bull. Soc. centr. de médec. vétérin.*, 1920, p. 355.

ROY. — Anatomie et physiologie comparée de l'œil et de ses annexes. *Arch. d'ophtalmologie*, 1912.

ROZIER (L.). — Contribution à l'étude et au traitement de la leishmaniose canine en France. *Thèse de doctor. vétérin.*, Lyon, 1926.

RUBERT (J.). — Über Hornhautpigmentierung beim Meerschweinchen. *Archiv. f. vergleich. Ophthalmol.*, IV, p. 1, 1914.

RUPPERT. — Affection génitale contagieuse du Lapin provoquée par *Spirochæta cuniculi*. *Berliner tierartzliche Wochenschr.*, 1921, 20 oct.

SAINT-YVES MÉNARD. — Conjonctivite contagieuse (Cheval). *Bull. Soc. centr. de médec. vétérin.*, 1886, p. 704.

SCHAUDER (X.). — Künstliches Auge bei einer Katze. *Zeitschr. f. vergleich. Augenheilkunde*, VI, p. 115, 1888.

SCHLUEP. — Le nystagmus chez les animaux domestiques, notamment le Bœuf. *Schweizer Archiv f. Tierheilk.*, 1925, p. 414.

SCHNAUDIGEL. — Beiderseitiges Hornhautstaphylom mit Pigmentauskleidung u. aphakie bei einer Antilope. *Archiv f. vergleich. Ophthalmol.*, IV, p. 265, 1914.

Smith (F.). — Cataract in the Horse. *Journ. of comparative Pathol. a. Therap.*, IX, p. 136, 1896.

Smith (F.). — Anatomical notes on the accessory organs of the eye of the Horse. *Journal of Anatomie*, LVI, 1922, avril et juillet.

Sergent (Ed. et Et.). — La « thim'ni », myase humaine d'Algérie causée par *l'œstrus ovis*. *Annales de l'Inst. Pasteur*, 1907, mai, p. 392.

Sourdille. — Détermination d'une conjonctivite à fausse membrane sur le Lapin, par l'ammoniaque diluée. *Archives d'ophtalmologie*, 1894, p 240.

Stockard (Ch.). — The experimental production of various eye abnormalities and an analysis of the developpement of the primary parts of the eye. *Archiv f. vergleich. Ophthalmol.*, I, p. 473, 1910.

Terrien (F.). — Sémiologie oculaire : I. La calotte cornéo-sclérale ; II. Le diaphragme irido-ciliaire ; III. Le cristallin et son appareil suspenseur ; IV. Statique et dynamique oculaires... Paris, 1928.

Terson (A.). — Paupières. *Encyclop. franç. d'ophtalmol.*, V, p. 367, 1906.

Terson (A.). — Pertes de sang et troubles visuels. *Rec. de médec. vétérin.*, 1922, p. 79.

Thieulin (G.). — Recherches sur le globe oculaire et sur la vision du Chien et du Chat. *Thèse de doctor. vétérin.*, Paris, 1927.

Tourneux. — Contribution à l'étude du tapis chez les Mammifères. *Journal de l'Anatomie*, 1878.

Train (G.). — Les cataractes chez le Chien. *Thèse de doctor. vétérin.*, Paris, 1926.

Trapesontzeva. — De l'appareil folliculaire du Chien et de son importance pour l'étude expérimentale du trachome. *Arch. de l'Institut Pasteur de Tunis*, 1926.

Treacher-Collins. — Modifications in the visual organs correlated with the adoption of arboreal life a. with the assumption of the erect posture. *Trans. of ophthalmol. Soc. the United Kingdom*, 1921, p. 10.

Tschermak (A.). — Das Sehen der Wirbeltiere speziell der Haustiere. *Tierärzliche Rundschau*, XVI, p. 453.

Ulbrich (H.). — Die venösen Blutsinus in der Orbita des Kaninchens. *Arch. f. Augenheilkunde*, LXV, p. 179.

Vachetta. — Trattato di oftalmoyatria veterinaria, Pisa, 1892.

Valude (E.). — Sur le traitement de la kératite ulcéreuse des jeunes Chiens. *Annales d'oculistique*, 1913.

Van Duyse. — Embryologie de l'œil. *Encyclop. franç. d'ophtalmologie*, II, 1905, p. 443.

Varenne (H.). — Etude anatomo-clinique de l'appareil lacrymal chez le Cheval et le Chien. *Thès. doct. vétér.*, Paris, 1928.

Velter (E.) et Tournay (A.). — L'inégalité pupillaire. *Arch. d'ophtalmologie*, 1927, p. 721.

Velu. — Les troubles oculaires et locomoteurs dans la trypanosomiase des Chevaux du Maroc. *Bull. Soc. de pathologie exotique*, XI, 1918.

Velu. — La blastomycose des voies lacrymales de l'Ane et son inoculabilité. *Idem*, 1924, p. 545.

Verge. — Recherches sur la prévention et le traitement de l'affection diphtéro-variolique des Oiseaux. *Revue génér. de médec. vétérin.*, 1926, p. 65.

Weekers (L.). — Phlyctènes oculaires et tuberculose. *Archives d'ophtalmot.*, 1927, p. 342, 411.

— Décollement rétinien expérimental. *Idem*, 1926, p. 25.

— Traitement de l'entropion spasmodique par l'alcoolisation des terminaisons du facial dans la paupière. *Idem*, 1928, p. 208.

Westhues. — La cataracte zonulaire du Chien. *Archiv f. wissensch. u. prakt. Tierheilkunde*, 1926, 6 mars.

Weve (H.). — Uber d. angeblichen Astigmatismus der Katzenaugen u. die Bedeutung d. spaltförmigen Pupille. *Archiv f. vergleich. Ophtalmol.*, III, p. 77, 1912.

Wolfskehl (P.). — Uber Astigmatismus in Thieraugen u. die Bedeutung d. spaltförmigen Pupille. *Zeitschr. f. vergleich. Augenheilk.*, I, p. 7, 1882.

Wurdinger (L.). — Ueber die vergleichende Anatomie des Ciliarmuskels. *Zeitschr. f. vergleich. Augenheilk.*, IV, p. 126, 1886.

Zietzschmann (O.). — Der musculus-dilatator pupillæ des Vogels. *Archiv f. vergleich. Ophtalmol.*, I, p. 9, 1909.

Zietzschmann (O.). — Die Orbitalarterien des Pferdes. *Idem*, III, p. 129, 1912.

Zürn. — Vergleichende histol. Untersuchung über Retina u. Area centralis d. Haussäugethiere. *Archiv f. Anatomie u. Physiologie*, 1902, supplément.

TABLE MÉTHODIQUE DES MATIÈRES

CHAPITRE PREMIER
GÉNÉRALITÉS SUR L'ANATOMIE ET LE DÉVELOPPEMENT EMBRYOGÉNIQUE DE L'ŒIL

CHAPITRE II
DE L'ŒIL AU POINT DE VUE OPTIQUE

CHAPITRE III

MÉTHODES D'EXPLORATION

CHAPITRE IV

ÉTAT OPHTALMOSCOPIQUE DU FOND DE L'ŒIL NORMAL
PARTICULARITÉS CONGÉNITALES

CHAPITRE V

GÉNÉRALITÉS SUR LA PROPHYLAXIE
ET LA THÉRAPEUTIQUE DES INFECTIONS OCULAIRES
DE QUELQUES MODES D'EMPLOI DES MÉDICAMENTS
PANSEMENTS OCULAIRES

CHAPITRE VI

CONJONCTIVE

CHAPITRE VII

SCLÉROTIQUE

CHAPITRE VIII

CORNÉE

CHAPITRE IX

TRACTUS UVÉAL

CHAPITRE X

AFFECTIONS GLAUCOMATEUSES

CHAPITRE XI

RÉTINE ET NERF OPTIQUE

CHAPITRE XIII

CORPS VITRÉ

CHAPITRE XIV

PAUPIÈRES

CHAPITRE XV

ORBITE

CHAPITRE XVI

APPAREIL LACRYMAL

CHAPITRE XVII

GLOBE OCULAIRE

CHAPITRE XVIII

MÉDICATIONS ET FORMULAIRE
(par ordre alphabétique)

LOI ET RÈGLEMENT
(concernant les affections des yeux)

TABLE ALPHABÉTIQUE

A

— paupières, 381; — rétine, 304
— sclérotique, 155; — vitré, 360.

D

Dacryocystite, 407.
Déchirure, choroïde, 262; — sclérotique, 153; — zonule de Zinn, 333.
Décollements rétiniens, 309; — étiologie, 312; — formes, 310.
Décussation, 287.
Déplacements parallactiques, 56.
Dermatose, paupières, 385.
Dermoïdes, 128, 129, 162, 163.
Descemet, membrane, 158.
Descemélite, 175.
Développement, œil, 9.
Déviation, de la tête, 429.
Diabète, 317.
Diabétique, cataracte, 346.
Diamètre absolu, pupille, 257.
Diffusion, cercles, 38.
Dilatateur, de l'iris, 204
Dioptre, 20, 23, 26; — position des —, 27; — puissance réfringente, 30.
Dioptrie, 25.
Dioptriques, constantes, 25.
Diplopie, 217.
Direction, orbites, yeux, 6.
Discission, cataracte, 354, 356.
Disque de Placido, 160; — images fournies, 161.
Distance focale, 24; — de la cornée, du cristallin, 27; — de la vision distincte, 31, 44.
Division théorique de la cornée, 161.

E

Éblouissement, 217, 218, 262.
Écartement, orbites, yeux, 8.
Écarteur, des paupières, 127.
Éclairage, artificiel, 54; — direct, 52, 55; — focal, latéral, 46, 47; — à la lumière du jour, 52; — ophtalmoscopique, 49.
Éclaireur à bougie, 46.
École, Alfort, 295, 353.

Ectasie, papille, 320; — sclérotique, 156.
Ectopie, appareil lacrymal, 401; — cristallin, 335; — pupille, 217.
Ectropion, des paupières, 374; — paralytique, sénile, 375; — de l'uvée, 202.
Eczéma, paupières, 385.
Égout nasal, 399; — imperforation, 404.
Élasticité, sclérotique, 153.
Embryogénie, œil, 9.
Emmétrope, 32; — emmétropie, 66, 84.
Enéma, injecteur, 410.
Énophtalmie, 420.
Entropion, 370, 374.
Énucléation, globe, 442.
Équilibre et vision, 301.
Équivalence de la dioptrie en longueur axiale, 36.
Épizootique, kératite, 186.
Espaces de Fontana, 200, 202, 205, 207, 230.
Étoilée, kératite, 171.
Étoiles du cristallin, 330.
Éversion, paupières, points lacrymaux, 375.
Éviscération, de l'œil, de l'orbite, 443, 444.
Examen, de la conjonctive, 127; — de la cornée, 160; — à l'éclairage focal, latéral, 46, 47; — de la fonction visuelle, 93; — fonctionnel, 99; — des milieux, 52; — à l'œil nu, 45; — à l'ophtalmoscope, 49; — skiascopique, 73; — tonométrique, 90; — du vitré, 359;
Excavation papillaire, glaucomateuse, 273, 275; — physiologique, 276, 281.
Excision du sol ciliaire, 370.
Exclusion des Équidés, à l'achat, 460.
Exentération, voir *éviscération*.
Extraits de glandes, 242.
Exophtalmie, 122.
Exploration, culs-de-sac de la conjonctive, 127.
Extraction, cataracte, 352.

VIGOT Frères, Éditeurs, 23, rue de l'École-de-Médecine — PARIS
Successeurs de ASSELIN et HOUZEAU

TRAITÉ

DE

Thérapeutique Chirurgicale

des Animaux domestiques

P. J. CADIOT et ALMY

TROISIÈME ÉDITION

par P. J. CADIOT

Directeur honoraire de l'École Nationale vétérinaire d'Alfort.

TOME I. — Chirurgie générale, affections communes a tous les tissus, affections des tissus, affections des régions et des organes.

In-8 raisin de XVI-980 pages, 304 figures, cartonné, 1923 . . . . . 60 fr.

TOME II. — Affections des régions et des organes (*fin*), du Cou, du Thorax, de l'Abdomen, de la Queue, des Membres et du Pied.

In-8 raisin de XVI-1128 pages, 450 figures, cartonné, 1924. . . . . . 60 fr.

En écrivant ce livre, l'idée maîtresse des auteurs a été de réunir dans un seul ouvrage les données essentielles de la pathologie chirurgicale et de la médecine opératoire, mais surtout les moyens de traitement de toutes les affections chirurgicales des principales espèces domestiques. Leur but n'était pas de faire uniquement un livre didactique; ils ont voulu en même temps fournir au lecteur le plus possible de renseignements utiles pour la pratique de l'art et lui indiquer les interventions, procédés ou moyens de choix.

Les deux premières éditions du Traité de thérapeutique chirurgicale ont reçu des praticiens l'accueil le plus favorable. Aussi les auteurs ont-ils, pour cette troisième édition, adopté l'ordonnance générale et le groupement des matières des éditions précédentes, du moins pour le tome premier dont la première partie est consacrée à de brèves *remarques préliminaires* et à la *chirurgie générale*, puis vient l'étude des *affections communes à tous les tissus*.

Les *lésions traumatiques* et leurs complications, ici les auteurs signalent les innovations récemment préconisées dans le *traitement des plaies*, mais n'oubliant ni les conditions, ni les exigences de la pratique vétérinaire, ils restent partisans de la formule d'avant-guerre: — *pour les plaies exemptes d'infections, pansements aseptiques; pour les plaies souillées ou infectées, traitement antiseptique.* Parmi les questions nouvelles, signalons la sporotrichose et la leishmaniose.

Les *affections des tissus* en particulier sont ensuite étudiées longuement.

Viennent enfin, les *affections des régions*, la partie de beaucoup la plus étendue et dont les dix premiers chapitres — crâne et cerveau; rachis et moelle; oreilles et autres régions de la tête — terminent le volume.

Le tableau des abréviations bibliographiques a été composé en groupant d'abord les publications de langue française, celles où les auteurs ont surtout puisé.